新生物学丛书

肿瘤生物学导论

许兴智　朱卫国　詹启敏　主编

科学出版社

北京

内 容 简 介

本书由国内从事肿瘤生物学研究和教学的专家、学者撰写，以癌症十大特征为主线，用通俗易懂的语言阐述癌症发生发展和转移的分子机理及癌症诊断、治疗及预防的生物学基础，充分诠释了"大多数癌症是可以预防的"这个观点。

本书内容丰富、易懂，兼顾基础研究、临床及预防，可作为生物类、医学类本科生和研究生的肿瘤生物学入门书，可供从事癌症研究的科研人员、临床肿瘤与放射治疗科的医护人员参考使用，也可作为大众普及癌症基础知识和预防手段的参考书。

图书在版编目(CIP)数据

肿瘤生物学导论 / 许兴智，朱卫国，詹启敏主编. —北京：科学出版社，2014.6
ISBN 978-7-03-040522-7

Ⅰ.①肿… Ⅱ.①许… ②朱… ③詹… Ⅲ.①肿瘤-生物疗法 Ⅳ.①R730.54

中国版本图书馆 CIP 数据核字(2014)第 087700 号

责任编辑：罗　静　刘　晶 / 责任校对：郭瑞芝　王海龙
责任印制：徐晓晨 / 封面设计：美光制版

科 学 出 版 社 出版
北京东黄城根北街 16 号
邮政编码：100717
http://www.sciencep.com

北京虎彩文化传播有限公司 印刷
科学出版社发行　各地新华书店经销

*

2014年6月第　一　版　　开本：787×1092 1/16
2020年10月第五次印刷　　印张：22
字数：485 000
定价：88.00 元
（如有印装质量问题，我社负责调换）

《新生物学丛书》专家委员会成员名单

主　任：蒲慕明
副主任：吴家睿
专家委员会成员（按姓氏汉语拼音排序）

昌增益	陈洛南	陈晔光	邓兴旺	高　福
韩忠朝	贺福初	黄大昉	蒋华良	金　力
康　乐	李家洋	林其谁	马克平	孟安明
裴　钢	饶　毅	饶子和	施一公	舒红兵
王　琛	王梅祥	王小宁	吴仲义	徐安龙
许智宏	薛红卫	詹启敏	张先恩	赵国屏
赵立平	钟　扬	周　琪	周忠和	朱　祯

《新生物学丛书》丛书序

当前,一场新的生物学革命正在展开。为此,美国国家科学院研究理事会于 2009 年发布了一份战略研究报告,提出一个"新生物学"(New Biology)时代即将来临。这个"新生物学",一方面是生物学内部各种分支学科的重组与融合,另一方面是化学、物理、信息科学、材料科学等众多非生命学科与生物学的紧密交叉与整合。

在这样一个全球生命科学发展变革的时代,我国的生命科学研究也正在高速发展,并进入了一个充满机遇和挑战的黄金期。在这个时期,将会产生许多具有影响力、推动力的科研成果。因此,有必要通过系统性集成和出版相关主题的国内外优秀图书,为后人留下一笔宝贵的"新生物学"时代精神财富。

科学出版社联合国内一批有志于推进生命科学发展的专家与学者,联合打造了一个 21 世纪中国生命科学的传播平台——《新生物学丛书》。希望通过这套丛书的出版,记录生命科学的进步,传递对生物技术发展的梦想。

《新生物学丛书》下设三个子系列:科学风向标,着重收集科学发展战略和态势分析报告,为科学管理者和科研人员展示科学的最新动向;科学百家园,重点收录国内外专家与学者的科研专著,为专业工作者提供新思想和新方法;科学新视窗,主要发表高级科普著作,为不同领域的研究人员和科学爱好者普及生命科学的前沿知识。

如果说科学出版社是一个"支点",这套丛书就像一根"杠杆",那么读者就能够借助这根"杠杆"成为撬动"地球"的人。编委会相信,不同类型的读者都能够从这套丛书中得到新的知识信息,获得思考与启迪。

《新生物学丛书》专家委员会
主　任:蒲慕明
副主任:吴家睿
2012 年 3 月

主要作者简介

常智杰 博士

清华大学医学院教授、博士生导师。1982年毕业于西北农业大学畜牧兽医系,1989年在该校动物遗传育种专业获博士学位。1995～1998年在美国华盛顿大学医学院等留学。1998年回国在清华大学生物系工作至今。主要从事TGF-β、STAT3、Wnt信号传导机理研究,重点研究在这些信号通路中蛋白相互作用及其与肿瘤发生、炎症反应的关系。回国后在国际著名期刊 *Cancer Cell*、*Molecular Cell*、*JCB*、*Cancer Research* 等发表SCI论文70余篇。担任 *FEBS Letters* 杂志编委。

陈 佺 博士

中国科学院动物研究所研究员、博士生导师。中国科学院"百人计划"、国家杰出青年科学基金、教育部"长江学者奖励计划"和"谈家桢"生命科学创新奖获得者。中国生物物理学会和中国细胞生物学会常务理事,膜与细胞生物物理专业委员会主任。曾任生物膜与膜生物工程国家重点实验室主任,南开大学生命科学院副院长。先后在英国曼彻斯特大学和美国 Cleveland Clinic Foundation 从事博士后研究。主要从事线粒体生物学研究。在线粒体凋亡调控和线粒体自噬分子机制研究取得重要进展。发表包括 *Nature Cell Biology*、*Molecular Cell* 等杂志在内的研究论文70多篇。

陈晔光 博士

清华大学生命科学学院教授、博士生导师。1983年本科毕业于江西大学生物系,1996年在美国纽约爱因斯坦医学院获博士学位。历任清华大学生物科学与技术系副系主任、生命科学学院副院长、生物膜与膜生物工程国家重点实验室主任等职务。兼任中国细胞生物学学会副理事长、《国家重大科技基础设施建设中长期规划(2011—2030年)》编制工作专家组成员、国家自然科学基金委员会生命科学部专家评审组成员以及 *Cell Res*、*Biochem J*、*Int J Biochem Cell Biol*、*Exp Cell Res* 和 *Open Biol* 等期刊编委。长期从事细胞生物学的研究与教学工作。先后发表100多篇论文,其中自2002年以来作为通讯作者在 *Science*、*Cell Stem Cell*、*Nat Cell Biol*、*Proc Natl Acad Sci* 和 *Blood* 等期刊发表60多篇论文;主编的教材《分子细胞生物学》入选"十一五"国家级规划教材。先后获得教育部"长江学者奖励计划"特聘教授、国家杰出青年科学基金、中国高等学校十大科技进展、中国青年科技奖、何梁何利科学与技术进步奖和教育部自然科学奖等荣誉,入选"新世纪百千万人才工程",享受国务院特殊津贴。

丛羽生 博士

杭州师范大学教授、博士生导师。1994年毕业于法国巴黎第十一大学获博士学位。先后在加拿大麦克玛斯特大学、美国西南医学中心、美国路易斯维尔大学医学院做博士后和助理教授。2005年8月回国受聘北京师范大学京师特聘教授，2011年12月作为高端人才引进受聘杭州师范大学特聘教授。主要从事细胞衰老及无限增殖化分子机制的研究，在细胞衰老的分子机制、端粒酶活性调控及端粒酶生物学功能机制等方面开展了系统的原创性工作。

罗永章 博士

清华大学生命科学学院教授、博士生导师，肿瘤生物学家，国家"千人计划"专家，教育部"长江学者奖励计划"特聘教授。现任抗肿瘤蛋白质药物国家工程实验室和蛋白质药物北京市重点实验室主任。成功研发国家Ⅰ类抗肿瘤新药"重组人血管内皮抑制素"；在国际上首次发现并证明热激蛋白90α是一个全新的肿瘤标志物，自主研发的定量检测试剂盒获国家第三类（最高类别）医疗器械证书，并通过欧盟认证，获准进入中国和欧盟市场。

佟伟民 博士

中国医学科学院/北京协和医学院病理学系特聘教授、博士生导师、协和学者。1986年在中国医科大学获医学学士学位，1991年在白求恩医科大学获病理学硕士学位，1996年在奥地利维也纳大学获理学博士学位，在世界卫生组织国际癌症研究署（IARC/WHO）做博士后（1997～2000年）、研究员（2000～2007年）。主要研究方向为肿瘤分子病理学，利用转基因/基因敲除技术建立神经及上皮源性肿瘤及其他遗传疾病模型以探讨其发病机制。共发表SCI论文40多篇。

吴　缅 博士

中国科学技术大学生命科学学院教授、博士生导师，中国科学院"百人计划"引进人才。1988年获美国哥伦比亚大学分子生物学博士学位，1988～1990年在美国哈佛大学做博士后，1991～1998年在新加坡大学生物学系担任助理教授。主要研究兴趣：肿瘤发生及肿瘤代谢，非编码RNA以及干细胞的重编程等。研究成果在 *Nature Cell Biology*，*Molecular Cell*，*Proc Natl Acad Sci USA* 及 *EMBO J* 等国际著名期刊上发表。目前，任 *Journal of Molecular and Cell Biology* 副主编、*Acta Biochimica et Biophysica Sinica* 编委及《科学通报》编委。

解云涛 博士

北京大学肿瘤医院乳腺中心主任医师、教授、博士生导师。1986年于武汉大学医学院本科毕业，1992年获武汉大学医学院外科学硕士学位，2002年获瑞典皇家Karolinska医学院博士学位。2003年受聘于北京大学肿瘤医院乳腺中心工作，开展乳腺癌的各种类型外科手术治疗，同时开展术前及术后系统性综合治疗。积极开展乳腺癌基础与临床相结合的研究，研究方向为家族性乳腺癌易感基因及乳腺癌个体化治疗的分子标志物，在 *Journal of Clinical Oncology* 等国际主流肿瘤刊物上发表了系列研究论文。

许兴智 博士

首都师范大学教授、博士生导师，DNA损伤应答北京市重点实验室主任，国家自然科学基金学科评审专家组成员，北京市细胞生物学学会常务理事，*DNA Repair* 编委。1992

年本科毕业于上海医科大学，1992～1994 年在上海第八人民医院任普外科住院医师，1998 年硕士毕业于新加坡国立大学，1999 年博士毕业于美国南卡罗来纳大学医学院，2000～2004 年在耶鲁大学医学院做博士后，2004～2006 年在美国的希望之城国家医学中心/Beckman 研究所任 Beckman Fellow，2005 年到首都师范大学任现职。长期从事肿瘤生物学（DNA 损伤应答领域）的研究和教学工作，2006 年以来主持国家自然科学基金重点项目、"973"课题等 6 项，发表 SCI 论文 50 篇。

尹玉新 博士

北京大学讲席教授、博士生导师，北京大学基础医学院院长、系统生物医学研究所所长，中组部"千人计划"专家。长期从事肿瘤发生机理的研究，主要关注抗癌基因 p53 和 PTEN 在细胞周期调控、细胞凋亡和基因组稳定性中的作用。首次报道 p53 通过调节细胞周期控制基因组稳定性，并证实 PTEN 是维持染色体功能和结构的柱石。近年来，主持国家基础研究重大项目和国家自然科学基金重点项目，取得了一系列重要成果，发现了新的蛋白编码机制和 PTEN 家族新亚型 PTENα 蛋白。

詹启敏 博士

中国工程院院士，中国医学科学院副院长、北京协和医学院副院长，分子肿瘤学国家重点实验室主任，北京协和医学院教授、博士生导师，中国医学科学院肿瘤研究所研究员。国家"863"高科技研究计划医药生物技术专家组组长，教育部"长江学者奖励计划"特聘教授，国家杰出青年科学基金获得者，国家"973"项目"恶性肿瘤侵袭转移的分子机理和分子阻遏"项目首席科学家，新世纪百千万人才工程国家级人选，国家基金委创新群体首席专家，中国微循环学会理事长，中国抗癌协会副理事长。《中华肿瘤》和《科学通报》杂志副主编，担任 J Biol Chem（美国）、Carcinogenesis（英国）、Cancer Biol & Ther（美国）等国际学术杂志编委。在国际上率先发现和系统揭示了细胞周期监测点关键蛋白的作用和机制，阐明多个重要细胞周期调控蛋白在细胞癌变和肿瘤诊断与个体化治疗中的作用，研究工作位于本领域国际前沿。发表 SCI 论文 145 篇，SCI 他引 11 000 次，主编著作 4 部。

张宏权 博士

北京大学人体解剖学与组织胚胎学系主任、教授、博士生导师，北京大学肿瘤研究中心副主任，北京大学肿瘤研究中心肿瘤转移研究室主任。1994～1998 年在美国德克萨斯大学 MD Anderson Cancer Center 和佛吉尼亚大学 Cancer Center 做博士后，从事乳腺癌和前列腺癌的发生和转移的分子机制研究。1998～2007 在瑞典 Karolinska 医科大学担任助理教授和副教授。2008 担任北京大学教授。主要研究兴趣在跨膜受体整合素胞内结构域相互作用蛋白所介导的肿瘤增殖、侵袭和转移分子细胞生物学机制上。

张　毓 博士

北京大学医学部免疫学系主任、教授、博士生导师，教育部"长江学者奖励计划"特聘教授、国家杰出青年科学基金获得者、"973"项目首席科学家。1984 年毕业于第四军医大学，1997 年获多伦多大学博士学位，2004 年回国，任教于北京大学医学部。长期从事淋巴细胞发育研究,包括新的发育调节分子的功能、髓质区胸腺细胞发育中重要事件的调控、胸腺上皮细胞发育与胸腺退化。肿瘤免疫是近年来积极拓展的另一研究方向,包括新肿瘤抗原的鉴定、肿瘤微环境免疫抑制特性的解析及肿瘤疫苗的研发。

朱卫国 博士

北京大学基础医学院生化与分子生物学系教授、博士生导师、主任,北京大学-清华大学生命联合中心研究员,中国生物化学与分子生物学会表观遗传学专业委员会副主任、秘书长,中国侨联特聘专家,北京市侨联特聘专家委员会副主任,国家自然科学基金学科评审专家组成员。专业与学科方向:肿瘤学基础、表观遗传学。在 *Nature*、*Nature Cell Biology*、*PNAS*、*EMBO J*、*Cancer Research*、*Molecular and Cellular Biology* 等国际期刊发表 SCI 论文 70 余篇,获得教育部高等学校自然科学一等奖、中华医学会二等奖。

序

癌症已经成为影响世界上大多数国家民众健康的头号杀手，征服癌症和预防癌症成为社会和国家的最大挑战之一。1971年12月，美国总统理查德·尼克松签署《国家癌症法案》，创立国家癌症研究计划，将抗癌提升为国家战略。2009年3月，美国国会参议院发布新法案《21世纪获取挽救生命的早期探测、研究和治疗的癌症法案》，这是对1971年的《国家癌症法案》的全面修改，特别强调癌症早期检测和癌症预防的重要性。我国长期重视癌症的防治以及肿瘤生物学的基础研究。为全面实施国家的抗癌战略，需要在全社会进行癌症基本知识和预防手段的教育和科学普及。

非常高兴看到许兴智教授、朱卫国教授和詹启敏院士汇聚国内从事肿瘤生物学研究和教学的主流专家共同编写的《肿瘤生物学导论》一书。该书的最大特色是以Douglas Hanahan和Robert A. Weinberg教授于2011年提出的、经典而又全面的癌症十大特征为主线，深入浅出地介绍癌症发生发展和侵袭转移的分子机理，同时简要介绍了癌症病因、诊断和治疗的研究进展。该书强调大多数癌症是可以预防的观念，介绍了癌症预防的主要手段包括个人戒烟/公共场合禁烟、健康的饮食和生活习性、适量的运动及自身对癌症知识和预防手段的认知。

个人认为这是一本非常适合于生物医学类本科生、研究生以及广大科研人员的肿瘤学入门教程，同时也是广大民众普及抗癌知识和防癌手段的不可多得的高级科普读本。我希望这本书能吸引更多的年轻人投身于征服癌症的事业，进一步提升我国民众对癌症基本知识和癌症预防手段的认知水平。

中国医学科学院基础医学研究所研究员，中国科学院院士
原中国医学科学院副院长、中国协和医科大学副校长

前　言

毫无疑问,癌症是严重影响我国人口与健康事业发展的重大疾病,癌症防治已经成为国家和社会的战略需求,是全人类的共同目标。建立在对癌症发生发展分子机制深刻理解基础上的癌症早期发现、个体化治疗和有效的预防手段是征服癌症的关键所在,同时进行全社会公众普及癌症的基础知识,让人们了解到大多数癌症是可以预防的理念是我们征服癌症的最重要前提之一。

肿瘤生物学是一门高度交叉的生物医学学科。它是利用生物化学、细胞生物学、遗传学、微生物学、分子生物学、生理学、免疫学、药理学、病理学和流行病学等学科的基础知识和实验手段来综合诠释肿瘤的生物学行为,包括癌症发生发展及转移的分子机制,为肿瘤的早期发现、个性化治疗、抗癌药物开发及癌症预防提供生物学基础。

2007年起,许兴智教授为高年级本科生和研究生开设了全英文教学的"肿瘤生物学导论"课程,较早在本科教育中引入较系统的肿瘤生物学英文课程。2012年暑期期间,三位主编在一个偶然的机会碰在一起,简要讨论了詹启敏教授主编的"分子肿瘤学"(2005年)、詹启敏教授和刘芝华教授主译的"癌生物学"(2009年)及许兴智教授等主译的"癌症的分子基础"(2011年)等著作在生物、医学类本科生和研究生教学中的使用情况,一致认为有必要编写一本肿瘤生物学的入门书——肿瘤生物学导论,一致提议以Hanahan和Weinberg教授提出的癌症十大特征为主线,尽可能用通俗易懂的语言阐述癌症发生发展和转移的分子机理及癌症诊断和治疗的生物学基础,并贯穿"大多数癌症是可以预防的"这个观点。非常高兴的是,我国肿瘤生物学各个领域的顶级专家(见"主要作者简介")持有类似的看法并加入编写的行列。于是,几经讨论易稿,终于有了这本"肿瘤生物学导论"第一版。

尽管我们努力用通俗易懂的语言来编写,但是由于肿瘤生物学的内容博大精深、研究进展日新月异,晦涩难懂之处、不够准确甚至错误之处有所难免,敬请各位读者不吝告知,以便再版时完善修订。

许兴智　朱卫国　詹启敏

2014年5月于北京

目 录

《新生物学丛书》丛书序
主要作者简介
序
前言
第1章 癌症与人类健康 ·· 1
  1.1 癌症已经成为人类健康的最大威胁 ·· 1
    1.1.1 癌症概述 ··· 1
    1.1.2 美国癌症现状 ··· 3
    1.1.3 我国癌症现状 ··· 5
    1.1.4 全世界癌症现状 ·· 9
  1.2 癌症治疗已经成为社会的最大负担 ·· 9
  1.3 癌症已经成为家庭的最大恶魔 ··· 9
    1.3.1 对个人的折磨 ··· 9
    1.3.2 对家庭的折磨 ·· 10
  1.4 征服癌症已经成为人类最迫切的期待 ·· 10
  主要参考文献 ··· 11
第2章 肿瘤病因 ··· 13
  2.1 化学因素 ··· 13
    2.1.1 主要化学致癌物 ··· 13
    2.1.2 化学因素导致癌症的机制 ··· 15
  2.2 物理因素 ··· 21
    2.2.1 致癌的几种辐射因素 ··· 21
    2.2.2 辐射与癌症发生的关系 ·· 23
    2.2.3 辐射致癌的分子机制 ··· 25
    2.2.4 其他物理致癌因素 ··· 26
    2.2.5 物理致癌的预防 ·· 26
  2.3 生物因素 ··· 27
    2.3.1 病毒 ··· 27
    2.3.2 细菌 ··· 30
    2.3.3 其他微生物 ··· 31
    2.3.4 微生物感染导致癌症的机制 ··· 31
    2.3.5 人类抗癌过程中的教训 ·· 33
  2.4 遗传因素 ··· 33

    2.4.1 遗传原理 ·· 34
    2.4.2 肿瘤癌变的"二次打击学说" ································ 34
    2.4.3 癌基因和抑癌基因 ·· 35
    2.4.4 遗传危险性:其他基因和因素 ······························ 41
主要参考文献 ·· 42

第3章 癌细胞特征之一——持续增殖 ····························· 43
3.1 细胞增殖正常调控 ·· 44
    3.1.1 细胞增殖与组织稳态 ······································ 44
    3.1.2 细胞增殖与细胞分化 ······································ 44
    3.1.3 细胞增殖与细胞死亡 ······································ 45
3.2 癌细胞持续增殖——肿瘤恶性表型的基础 ···················· 45
    3.2.1 持续增殖与癌细胞浸润生长 ································ 47
    3.2.2 持续增殖与癌细胞转移 ···································· 51
3.3 癌细胞持续增殖的元素 ·· 52
    3.3.1 细胞周期异常与持续增殖 ·································· 52
    3.3.2 细胞凋亡异常与持续增殖 ·································· 58
    3.3.3 细胞分化异常与持续增殖 ·································· 63
主要参考文献 ·· 66

第4章 癌细胞特征之二——规避生长抑制 ························ 68
4.1 肿瘤细胞规避 RB 和 p53 介导的生长抑制 ····················· 68
    4.1.1 规避生长抑制(evading growth suppression)与肿瘤抑制蛋白 ········ 68
    4.1.2 RB 与规避生长抑制 ·· 68
    4.1.3 p53 与规避生长抑制 ······································· 72
4.2 肿瘤细胞规避接触性抑制 ····································· 76
4.3 肿瘤细胞规避 TGF-β 介导的生长抑制 ························ 77
    4.3.1 TGF-β 信号转导通路 ······································ 77
    4.3.2 TGF-β 作为肿瘤抑制信号 ·································· 79
    4.3.3 规避 TGF-β 介导的生长抑制作用 ··························· 80
    4.3.4 TGF-β 对肿瘤发生与发展的促进作用 ······················· 81
    4.3.5 TGF-β 靶向治疗:机遇与挑战 ······························ 84
主要参考文献 ·· 85

第5章 癌细胞特征之三——规避免疫攻击 ························ 87
5.1 机体产生针对肿瘤的免疫应答 ·································· 87
    5.1.1 免疫系统的"免疫监视"功能 ······························· 87
    5.1.2 肿瘤抗原 ··· 91
    5.1.3 抗肿瘤免疫效应机制 ······································ 92
5.2 肿瘤通过多种机制规避免疫攻击 ······························· 95
    5.2.1 下调肿瘤抗原或 MHC 分子的表达 ·························· 95

		5.2.2 缺乏共刺激信号	96
		5.2.3 产生免疫抑制性分子	96
		5.2.4 招募与诱导具有免疫抑制特性的细胞	97
	5.3	免疫干预为肿瘤治疗提供新的选择	101
		5.3.1 被动免疫治疗	101
		5.3.2 肿瘤的主动免疫治疗	105
	主要参考文献		108

第6章 癌细胞特征之四——永生化复制 110

- 6.1 端粒的结构与功能 111
  - 6.1.1 染色体末端复制问题 111
  - 6.1.2 端粒与端粒酶的发现 112
  - 6.1.3 端粒的结构与功能 114
- 6.2 端粒酶的结构、功能与调控 118
  - 6.2.1 端粒酶的结构 118
  - 6.2.2 端粒酶活性调控 119
  - 6.2.3 端粒酶的功能 121
- 6.3 细胞衰老与永生化 124
  - 6.3.1 细胞衰老与生物进化 125
  - 6.3.2 衰老细胞的特征 126
  - 6.3.3 细胞衰老的标志 128
  - 6.3.4 细胞衰老的原因 128
  - 6.3.5 细胞衰老的调控 132
  - 6.3.6 细胞衰老的重要性 132
- 主要参考文献 135

第7章 癌细胞特征之五——促瘤炎症反应 136

- 7.1 对肿瘤与炎症关系的认识 136
- 7.2 肿瘤相关炎症类型及一般作用机理 138
- 7.3 肿瘤发生过程中参与的免疫细胞 139
- 7.4 炎症促进肿瘤的作用 142
- 7.5 肿瘤相关的预炎因子 147
  - 7.5.1 肿瘤坏死因子 147
  - 7.5.2 白细胞介素1和白细胞介素6 148
  - 7.5.3 趋化因子 148
- 7.6 促肿瘤细胞因子的信号 149
- 7.7 DC细胞在炎症引起肿瘤中的作用 151
  - 7.7.1 耐受性DC及其对肿瘤诱导免疫抑制的作用 152
  - 7.7.2 调节性DC细胞(树突状细胞) 154
- 7.8 调节性T细胞在肿瘤中的作用 155

7.8.1　调节性 T 细胞 ·· 155
　　7.8.2　Treg 在癌症中的作用 ··· 156
主要参考文献 ··· 157

第 8 章　癌细胞特征之六——新生血管与新生淋巴管生成 ································ 158
8.1　新生血管生成及其在肿瘤中的作用 ·· 158
　　8.1.1　新生血管生成与肿瘤发生 ··· 159
　　8.1.2　新生血管生成与肿瘤转移 ··· 159
8.2　肿瘤新生血管生成的分子调节机制 ·· 160
　　8.2.1　血管生成促进因子 ·· 160
　　8.2.2　内源性血管生成抑制因子 ··· 162
8.3　周细胞在肿瘤新生血管生成中的作用 ·· 164
　　8.3.1　周细胞的组织学概述 ··· 164
　　8.3.2　周细胞招募的调控机制 ··· 165
　　8.3.3　周细胞与肿瘤新生血管发生 ··· 167
　　8.3.4　周细胞与抗肿瘤新生血管治疗 ··· 169
　　8.3.5　小结 ·· 170
8.4　骨髓来源细胞对新生血管生成的调节作用 ·· 170
　　8.4.1　骨髓来源的免疫细胞在肿瘤新生血管生成中的作用 ····················· 170
　　8.4.2　血管内皮祖细胞在肿瘤新生血管生成中的作用 ····························· 174
8.5　肿瘤新生淋巴管生成 ·· 175
　　8.5.1　新生淋巴管的来源 ·· 175
　　8.5.2　淋巴管的结构与功能 ··· 176
　　8.5.3　肿瘤新生淋巴管生成在肿瘤生长和浸润中的作用 ························· 177
8.6　肿瘤新生淋巴管生成的分子调控机制 ·· 178
　　8.6.1　肿瘤新生淋巴管生成促进因子 ··· 178
　　8.6.2　肿瘤新生淋巴管生成抑制因子 ··· 179
　　8.6.3　肿瘤新生淋巴管生成与淋巴转移 ··· 180
8.7　小结 ··· 180
主要参考文献 ··· 181

第 9 章　癌细胞特征之七——细胞代谢失控 ··· 182
9.1　肿瘤细胞的能量代谢 ·· 183
　　9.1.1　Warburg 效应 ·· 184
　　9.1.2　肿瘤细胞的线粒体呼吸 ··· 189
9.2　肿瘤细胞的生物大分子合成 ·· 192
　　9.2.1　核酸的合成 ·· 193
　　9.2.2　脂肪酸的合成 ·· 196
　　9.2.3　谷氨酰胺的代谢 ·· 198
9.3　肿瘤细胞的氧化还原平衡 ·· 200

         9.3.1 自由基的形成 ····· 200
         9.3.2 细胞抗氧化作用 ····· 200
         9.3.3 氧化还原环境的维持 ····· 201
    9.4 小结 ····· 204
    主要参考文献 ····· 205

第10章 癌细胞特征之八——规避细胞凋亡 ····· 207
   10.1 细胞凋亡的关键蛋白 ····· 207
         10.1.1 半胱氨酸蛋白酶家族 ····· 207
         10.1.2 Bcl-2蛋白家族 ····· 209
         10.1.3 IAP蛋白质家族 ····· 209
   10.2 细胞凋亡的信号调控 ····· 212
         10.2.1 受体介导的细胞凋亡 ····· 212
         10.2.2 内源的细胞凋亡途径 ····· 214
   10.3 Bcl-2家族蛋白与细胞色素c释放的调控 ····· 215
         10.3.1 转录水平的调节 ····· 216
         10.3.2 磷酸化的调节 ····· 216
         10.3.3 蛋白切割的调节 ····· 216
         10.3.4 细胞内的转移定位、构象变化和寡聚化的调节 ····· 217
         10.3.5 Bax或Bak寡聚化形成的通道能引起细胞色素c释放 ····· 217
   10.4 细胞程序性死亡与肿瘤 ····· 218
         10.4.1 肿瘤细胞的凋亡异常 ····· 218
         10.4.2 肿瘤干细胞的抗凋亡机制 ····· 221
         10.4.3 肿瘤微环境中效应T细胞的过度凋亡 ····· 223
   10.5 细胞凋亡与肿瘤的治疗 ····· 225
         10.5.1 Fas/FasL与疾病的治疗 ····· 225
         10.5.2 TRAIL与肿瘤治疗 ····· 226
         10.5.3 Bcl-2蛋白小分子抑制剂与肿瘤治疗 ····· 227
   10.6 小结 ····· 228
   主要参考文献 ····· 228

第11章 癌细胞特征之九——基因组不稳定及突变 ····· 231
   11.1 基因组不稳定性的获得 ····· 232
         11.1.1 基因变异 ····· 232
         11.1.2 染色体结构的变异 ····· 235
         11.1.3 染色体型改变 ····· 235
         11.1.4 端粒变异 ····· 236
         11.1.5 表观遗传变异 ····· 237
   11.2 基因组稳定性的维持 ····· 240
         11.2.1 基因组稳定性的维持——DNA损伤应答 ····· 240

11.2.2 基因组稳定性的维持——端粒保护 ················· 249
主要参考文献 ················· 249

第 12 章　癌细胞特征之十——浸润和转移 ················· 250
12.1　癌浸润能力的获得 ················· 250
12.1.1　肿瘤发生上皮-间质转化与细胞连接结构的丧失 ················· 250
12.1.2　肿瘤细胞向细胞外基质分泌蛋白水解酶 ················· 250
12.1.3　肿瘤细胞与基质之间的黏附力降低 ················· 251
12.2　肿瘤转移的生物学机制 ················· 251
12.2.1　肿瘤转移的"种子-土壤"学说 ················· 251
12.2.2　肿瘤转移的物理过程 ················· 251
12.2.3　肿瘤干细胞与肿瘤转移 ················· 254
12.2.4　调控肿瘤转移的信号通路 ················· 255
12.3　肿瘤在远端组织中的定殖 ················· 257
12.4　肿瘤的归巢 ················· 258
12.5　肿瘤的微小转移灶形成 ················· 259
12.6　肿瘤转移的抑制 ················· 260
12.7　展望 ················· 261
主要参考文献 ················· 261

第 13 章　肿瘤诊断 ················· 263
13.1　病史及查体 ················· 263
13.1.1　病史询问 ················· 263
13.1.2　体格检查 ················· 264
13.2　实验室检查 ················· 265
13.3　内窥镜检查 ················· 268
13.4　影像学检查 ················· 269
13.4.1　超声成像检查 ················· 269
13.4.2　X射线成像检查 ················· 270
13.4.3　X射线计算机断层扫描 ················· 272
13.4.4　磁共振 ················· 273
13.4.5　核医学 ················· 274
13.5　病理学检查 ················· 276
13.5.1　手术中施行的活体组织检查 ················· 276
13.5.2　常规组织病理学检查 ················· 277
13.5.3　特殊组织病理学检查 ················· 278
13.5.4　细胞学检查 ················· 281
13.5.5　尸体病理学检查 ················· 282
13.6　肿瘤分期 ················· 282
主要参考文献 ················· 285

第14章 肿瘤治疗 287

14.1 肿瘤外科治疗 287
  - 14.1.1 肿瘤外科治疗的历史 287
  - 14.1.2 肿瘤根治性手术 288
  - 14.1.3 肿瘤姑息性手术 289
  - 14.1.4 肿瘤的器官保留及重建手术 289

14.2 肿瘤化学药物治疗 290
  - 14.2.1 化学药物治疗的概况 290
  - 14.2.2 化疗药物的分类及作用原理 291
  - 14.2.3 肿瘤术前及术后辅助化疗 296
  - 14.2.4 化疗药物的不良反应 296

14.3 肿瘤放射治疗 298
  - 14.3.1 放射治疗概况 298
  - 14.3.2 放射治疗的基础理论 300
  - 14.3.3 放射治疗在临床中应用 302
  - 14.3.4 放射治疗的不良反应 304

14.4 肿瘤内分泌治疗 306
  - 14.4.1 肿瘤内分泌治疗概况 306
  - 14.4.2 肿瘤内分泌治疗的临床应用 307

14.5 肿瘤靶向治疗 309
  - 14.5.1 肿瘤靶向治疗概况 309
  - 14.5.2 肿瘤抗体药物的靶向治疗 311
  - 14.5.3 肿瘤小分子药物的靶向治疗 311

14.6 基于表观遗传学的肿瘤治疗 312
  - 14.6.1 基于肿瘤表观遗传的肿瘤治疗 312
  - 14.6.2 自噬与肿瘤治疗 317

主要参考文献 319

第15章 癌症预防 321
- 15.1 避免吸烟可以预防癌症 321
- 15.2 合适的饮食和运动可以预防癌症 323
- 15.3 接种肿瘤疫苗预防癌症 324
- 15.4 定期体检可以早期发现癌症 326
- 15.5 了解预防方法和个人的患癌风险有助于预防癌症 327

主要参考文献 328

图版

第 1 章 癌症与人类健康

1.1 癌症已经成为人类健康的最大威胁

1.1.1 癌症概述

肿瘤分为良性肿瘤和恶性肿瘤两种，恶性肿瘤就是癌症。良性肿瘤可以长得非常大，挤占其所在的健康器官和组织，但它们不能转移到身体的其他部位，这些肿瘤很少危及生命。癌症是对 200 多种疾病的总称。虽然癌症有许多种，但是所有癌症均始于正常细胞的失控性生长。我们的身体由万亿个（10^{13}～10^{14} 个）细胞组成。这些正常细胞以一种有序的方式生长、分裂、增殖或死亡。在一个人生命的最初几年中，细胞分裂速度较快，促进个体成长。成为成年人后，大多数细胞不再分裂；如果有分裂增殖，那是更换衰老或死亡的细胞。癌症开始时，身体的一部分细胞出现生长失控。肿瘤细胞生长是不同于正常细胞的，癌细胞变得长生不老或者永生化，并且形成新的、不正常的细胞。癌细胞经常会进入体内的血管或淋巴管而迁移到身体的其他部位，落地生根，并形成新的癌灶，这一过程称为癌症转移。这是正常细胞和良性肿瘤细胞所不能做的事。失控性生长和转移是正常细胞转变成癌细胞的核心特征。

癌症可能会扩散到机体的任何部位，但是其命名总是以它开始的地方（原发病灶）冠名。例如，乳腺癌已扩散到肝脏，被称为转移性乳腺癌，而不是肝癌；同样，前列腺癌已经扩散到骨头，被称为转移性前列腺癌，而不是骨癌。不同类型的癌症可以表现得非常不同。例如，肺癌和皮肤癌是非常不一样的，它们以不同的速率增长，应采取不同的治疗方法。即便是在同一个肿瘤内，其中的细胞表型也不尽相同。这就是为什么癌症治疗需要个性化的原因之一。

所有癌症都是由于控制细胞生长和分裂的基因功能异常而导致的。只有约 5% 的癌症是显著遗传性的，也就是说，单一遗传的基因变异赋予个体一种或多种特异性癌症发展的高危险性。从另一个角度来说，绝大多数癌症不是源于遗传了变异的基因，而是在人的一生中，基因受损伤而导致了癌症。因此，正常细胞变成癌细胞是因为 DNA（脱氧核糖核酸）损伤所致。DNA 存在于每一个细胞，并主导所有的细胞活动。细胞基因组 DNA 持续不断受到各种各样的内在因子和外在因子的攻击而损伤，平均每天每个细胞发生超过 6.8 万次的 DNA 损伤事件！内部因素（如激素或细胞内的营养物质代谢）或外部因素（如烟草、化工和过度暴露在阳光下）可能会导致遗传物质的损伤。幸运的是，人类细胞已经进化出一套高效的 DNA 修复系统。在正常细胞中，损伤的 DNA 要么被修复，要么诱导细胞死亡。修复差错则导致基因变异（如基因点突变、缺失或易位），基因变异的积累促进基因组不稳定性的发生，最终触发细胞的癌变（详细见第 11 章）。DNA 修复能力的下降导致细胞癌变。而在癌症晚期，癌细胞往往有增强的 DNA 修复能力（错误倾向的修复），导致细胞的耐药。

今天,数以千万计的人是癌症生存者或癌症携带者。其实,大多数癌症是可以通过改变其生活方式和/或习性而预防的。例如,远离烟草、锻炼身体和健康饮食可以有效降低许多种癌症的风险(详细讨论见第15章)。癌症的早期发现和早期诊断是癌症治愈的关键。

在21世纪的第一期 *Cell* 杂志上,Douglas Hanahan 教授(加州大学旧金山分校)和 Robert A. Weinberg 教授(麻省理工学院)携手撰写了肿瘤学研究的经典综述 *The Hallmarks of Cancer*,介绍了肿瘤细胞的六大基本特征。这六大特征分别是:生长信号的自给自足(self-sufficiency in growth signal)、对生长抑制信号的不敏感(insensitivity to antigrowth signal)、对凋亡的逃逸(evading apoptosis)、无限的复制能力(limitless replicative potential)、持续的血管生成能力(sustained angiogenesis)、组织浸润和转移(tissue invasion and metastasis)。

2011年3月,两位癌症研究泰斗再度携手在 *Cell* 杂志上发表了一篇升级版综述——*Hallmarks of Cancer*:*The Next Generation*,阐述了最近10年肿瘤学中的热点和进展,包括细胞自噬、肿瘤干细胞、肿瘤微环境等,并且将原有的肿瘤细胞六大特征扩增到了十个,这十大特征分别是:持续的增殖信号、对生长抑制的不敏感、避免免疫摧毁(avoiding immune destruction)、无限的复制能力、促瘤炎症反应(tumor promotion inflammation)、抵抗细胞死亡(resisting cell death)、持续的血管生成、组织浸润和转移、细胞能量调控异常(deregulating cellular energetics)、基因组不稳定和突变(genome instability and mutation)。以此十大特征为靶点的十大肿瘤靶向治疗药物(包括临床试验)的代表分别是表皮生长因子受体(EGFR)抑制剂、细胞周期依赖的激酶(CDK)抑制剂、激活免疫应答的 CTLA4 的单克隆抗体、端粒酶抑制剂、选择性的抗炎药、促凋亡 BH3 类似物、VEGF 信号转导抑制剂、HGF/c-Met 抑制剂、厌氧糖酵解抑制剂、PARP 抑制剂(图1-1)。

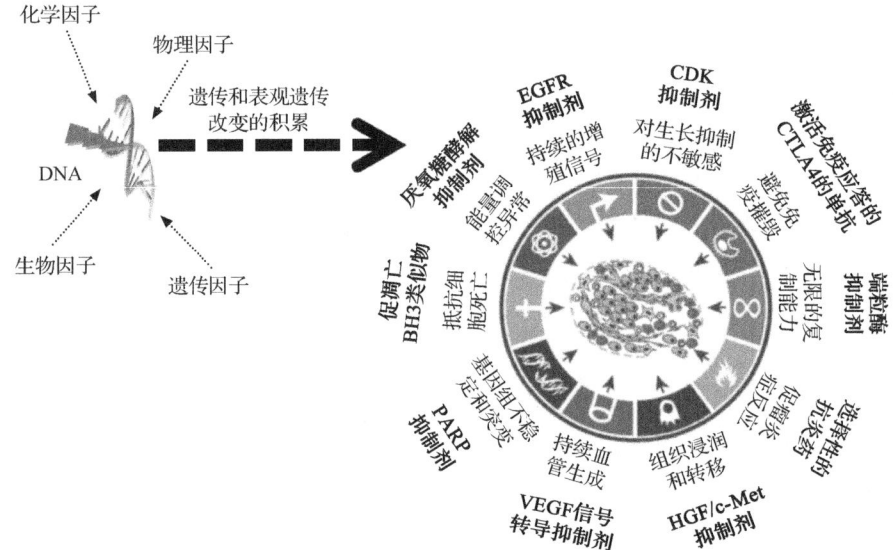

图1-1 癌细胞的十大特征及对应的靶向治疗策略。机体细胞持续性受到各种各样的化学因子、物理因子、生物因子和遗传因子等的攻击,导致基因组DNA在遗传和表观遗传水平上发生变化,这些变化的积累最终导致正常细胞获得十大特征性改变并转变成癌细胞。加粗字体描述的是针对癌细胞十大特征的靶向治疗策略。(修改自 Hanahan and Weinberg,2011)

1.1.2 美国癌症现状

癌症其实是与年龄或衰老密切相关的一类疾病。来自美国癌症协会的一项最新统计表明,在人的一生中,大约平均每两个男性或每三个女性就有一名会得癌症(表1-1)。

表1-1 美国2007～2009年期间不同年龄段发生浸润性癌的概率(%)

		0～39岁	40～59岁	60～69岁	70岁以上	一生
所有的	男性	1.46(1/69)	8.79(1/11)	16.03(1/6)	38.07(1/3)	44.81(1/2)
	女性	2.20(1/46)	9.19(1/11)	10.39(1/10)	26.69(1/4)	38.17(1/3)
膀胱	男性	0.02(1/4 924)	0.37(1/272)	0.92(1/109)	3.69(1/27)	3.81(1/26)
	女性	0.01(1/12 663)	0.12(1/864)	0.24(1/410)	0.98(1/106)	1.15(1/87)
乳腺	女性	0.50(1/202)	3.78(1/26)	3.56(1/28)	6.65(1/15)	12.38(1/8)
结直肠	男性	0.08(1/1 212)	0.94(1/106)	1.40(1/71)	4.19(1/24)	5.17(1/19)
	女性	0.08(1/1 236)	0.75(1/134)	0.98(1/102)	3.80(1/26)	4.78(1/21)
白血病	男性	0.16(1/612)	0.23(1/440)	0.35(1/288)	1.26(1/80)	1.59(1/63)
	女性	0.13(1/746)	0.15(1/655)	0.21(1/481)	0.81(1/123)	1.14(1/88)
肺及气管	男性	0.03(1/3 552)	0.92(1/109)	2.27(1/44)	6.82(1/15)	7.77(1/13)
	女性	0.03(1/3 287)	0.76(1/131)	1.72(1/58)	4.93(1/20)	6.35(1/16)
皮肤黑色素瘤	男性	0.15(1/691)	0.63(1/160)	0.77(1/130)	2.02(1/50)	2.87(1/35)
	女性	0.26(1/391)	0.55(1/181)	0.40(1/248)	0.84(1/120)	1.85(1/55)
非霍奇金淋巴瘤	男性	0.13(1/753)	0.44(1/225)	0.60(1/167)	1.77(1/57)	2.34(1/43)
	女性	0.09(1/1 147)	0.31(1/322)	0.44(1/229)	1.40(1/72)	1.93(1/52)
前列腺	男性	0.01(1/7 964)	2.68(1/37)	6.78(1/15)	12.06(1/8)	16.15(1/6)
宫颈	女性	0.16(1/641)	0.27(1/374)	0.13(1/795)	0.18(1/551)	0.68(1/147)
子宫	女性	0.07(1/1 348)	0.77(1/129)	0.89(1/112)	1.25(1/80)	2.64(1/38)

在临床上,5年相对存活率经常被用于评估某种疾病的预后,尤其是癌症。它指被确诊为某种疾病的患者生存5年的人数与相应性别、年龄的总人口中生存5年的人数的比例。虽然5年相对存活率在监测肿瘤早期发现和癌症治疗的进展方面是很有用的,但它并不代表永久治愈的患者比例,因为癌症患者在被确诊5年后也会死亡。在美国,2002年至2008年期间,所有确诊为癌症的5年相对存活率是68%,而1975年至1977年期间的5年相对存活率是49%(表1-2)。这既反映了某些癌症更容易得到早期诊断,也反映了肿瘤治疗的进展。

表1-2 美国1975～2008年期间5年相对存活率的变化趋势(%)

	1975～1977年	1987～1989年	2002～2008年
所有的	49	56	68[†]
脑	22	29	35[†]
女性乳腺	75	84	90[†]

续表

	1975~1977 年	1987~1989 年	2002~2008 年
结肠	51	61	65†
食道	5	10	19†
霍奇金淋巴瘤	72	79	87†
肾及肾盂	50	57	72†
喉	66	66	63†
白血病	34	43	58†
肝及肝内胆道	3	5	16†
肺及气管	12	13	17†
皮肤黑色素瘤	82	88	93†
多发性骨髓瘤	25	28	43†
非霍奇金淋巴瘤	47	51	71†
口咽	53	54	65†
卵巢	36	38	43†
胰腺	2	4	6†
前列腺	68	83	100†
直肠	48	58	68†
胃	15	20	28†
睾丸	83	95	96†
甲状腺	92	95	98†
膀胱	73	79	80†
宫颈	69	70	69
子宫	87	83	83†

† 1975~1977 年和 2002~2008 年的 5 年相对存活率的差别具有显著性（$P<0.05$）。

2013 年，美国预期有 166.03 万例被确诊为癌症，将有 57.03 万人死于癌症（表 1-3）。其中，与激素水平密切相关的前列腺癌和乳腺癌分别占男、女性癌症新发病例的首位，而其死亡率则均为第二位；与烟草使用密切相关的肺癌新发病例不管在男性还是女性均占第二位，但是，其死亡率均为首位；与饮食、生活习惯密切相关的结直肠癌发病率和死亡率在男女性均为第三位；胰腺癌的发病率虽然仅列在并列第 8 位，但是，其癌症死亡率不管是在男性还是女性均为第四位。结合表 1-2 和表 1-3 的数据，我们可以看到：女性乳腺癌和男性的前列腺癌、皮肤黑色素瘤、睾丸癌和甲状腺癌已经得到有效控制，其 5 年相对存活率已经超过 90%；而胰腺癌、肺癌、食道癌和肝癌的 5 年相对存活率都在 20% 以下，尤其是胰腺癌的 5 年相对存活率仅为 6%。

表 1-3 美国 2013 年预测新癌症病例和死亡的分布

新癌症病例		癌症死亡	
男	女	男	女
前列腺 238 590(28%)	乳腺 232 340(29%)	肺和气管 87 260(28%)	肺和气管 72 220(26%)
肺和气管 118 080(14%)	肺和气管 110 110(14%)	前列腺 29 720(10%)	乳腺 39 620(14%)
结直肠 73 680(9%)	结直肠 69 140(9%)	结直肠 26 300(9%)	结直肠 2 530(9%)
膀胱 54 610(6%)	子宫 49 560(6%)	胰腺 19 480(6%)	胰腺 18 980(7%)
皮肤黑色素瘤 45 060(5%)	甲状腺 45 310(6%)	肝及肝内胆道 14 980(5%)	卵巢 14 030(5%)
肾及肾盂 40 430(5%)	皮肤黑色素瘤 32 140(4%)	白血病 13 660(4%)	白血病 10 060(4%)
非霍奇金淋巴瘤 37 600(4%)	非霍奇金淋巴瘤 31 630(4%)	食道 12 220(4%)	非霍奇金淋巴瘤 8 430(3%)
口咽 29 620(3%)	肾及肾盂 24 720(3%)	膀胱 10 820(4%)	子宫 8 190(3%)
白血病 27 880(3%)	卵巢 22 480(3%)	非霍奇金淋巴瘤 10 590(3%)	肝及肝内胆道 6 780(2%)
胰腺 22 740(3%)	胰腺 22 240(3%)	肾及肾盂 8 780(3%)	脑及神经系统 6 150(2%)
所有部位 854 790(100%)	所有部位 805 500(100%)	所有部位 306 920(100%)	所有部位 273 430(100%)

纵观 1930～2008 年美国各种癌症发病率的变化(图 1-2 和图 1-3)，我们看到多种癌症的发病率呈下降趋势，这既反映了癌症基础研究促进了临床治疗(尤其是靶向治疗)的发展，也反映了癌症预防概念(详见第 15 章)在大众中普及的结果。特别值得一提的是，男性、女性的肺癌死亡率分别在 1990 年和 2000 年达到顶峰，这比烟草使用量的顶峰滞后了约 20 年，这表明烟草使用与肺癌具有极高的相关性，戒烟和禁烟是预防肺癌发生的最为有效的手段。

1.1.3 我国癌症现状

我国直到 2004 年才建立肿瘤登记年报制度。2011 年度的《中国肿瘤登记年报》汇总了 2008 年的肿瘤登记情况，但是，该数据仅覆盖全国 19 个省，覆盖人口共 66 138 784 人，占全国 2008 年末人口数的 4.98%。当年肿瘤发病数为 227 555 人，死亡数 139 240 人，由此推算全国的肿瘤发病数约为 4 581 607 例，死亡数约为 2 795 983 人；如果按中国人口

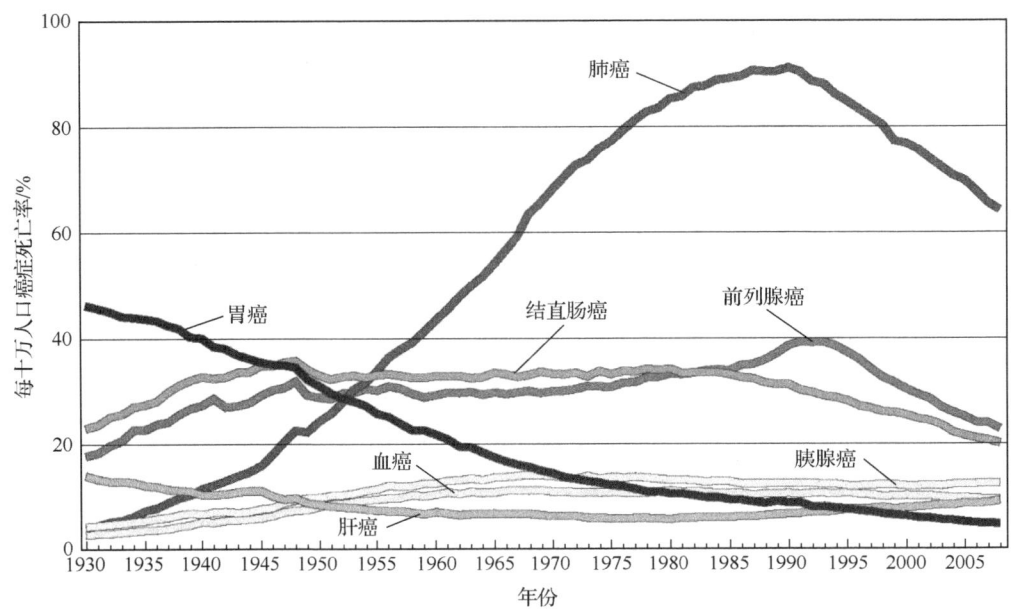

图 1-2　1930~2008 年美国男性年龄校正后的癌症死亡率

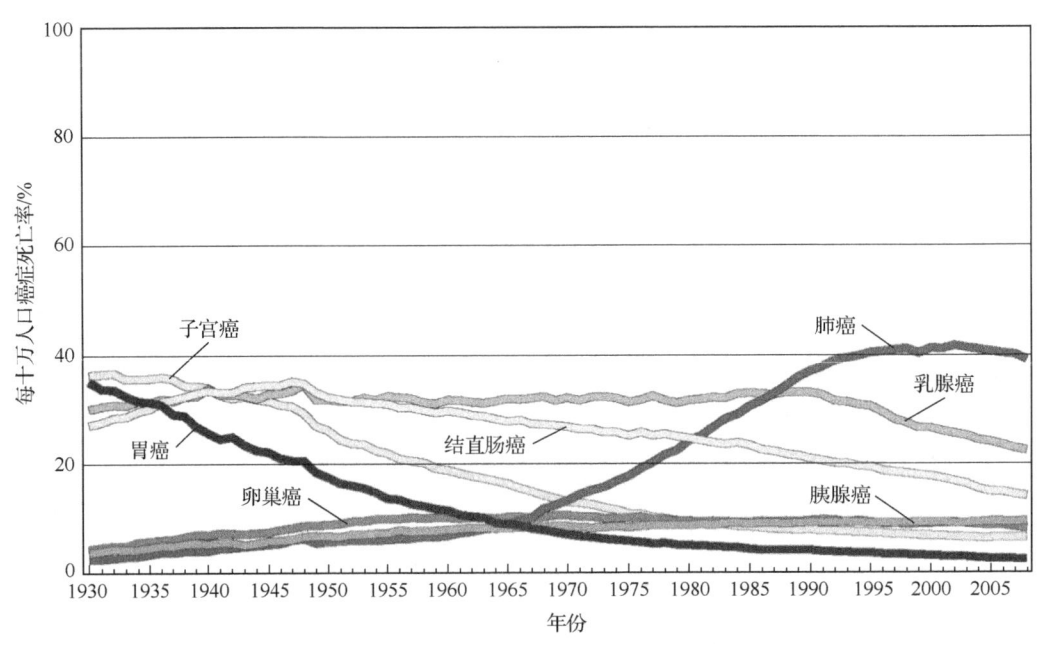

图 1-3　1930~2008 年美国女性年龄校正后的癌症死亡率

数与美国人口数相比，2010 年第六次全国人口普查显示中国内地的人口为 13.40 亿（是美国人口的 4.35 倍），那么，全国的肿瘤发病数约为 712 万人，死亡数约为 251 万人。假设中国和美国的总肿瘤发病率相似的话，那么我国还有许多肿瘤患者没有得到诊断；而被确诊的患者经常处于癌症的中晚期，相应的癌症死亡数高也就不奇怪了。

在我国,肺癌、胃癌、结直肠癌、肝癌、乳腺癌分别占据癌症发病率的前5位(表1-4),而肺癌、胃癌、肝癌、食管癌和结直肠癌导致的死亡分别占据癌症死亡率的前5位(表1-5)。

表1-4 全国肿瘤登记地区前10位恶性肿瘤发病情况

合计			
部位	发病率($1/10^5$)	构成/%	中标率($1/10^5$)
气管、支气管、肺	54.75	18.30	24.98
胃	37.88	12.66	17.89
结直肠、肛门	31.39	10.49	14.62
肝脏	28.17	9.42	13.99
乳腺	23.82	7.96	12.74
食管	20.85	6.97	9.88
胰腺	8.55	2.86	3.83
膀胱	7.49	2.50	3.29
淋巴瘤	7.21	2.41	4.04
脑及中枢神经系统	7.03	2.35	4.47
前10位	227.15	75.94	109.73
男性			
部位	发病率($1/10^5$)	构成/%	中标率($1/10^5$)
气管、支气管、肺	73.12	22.15	35.02
胃	51.63	15.64	25.41
肝脏	40.99	12.41	21.30
结直肠、肛门	33.93	10.28	16.59
食管	28.66	8.68	14.26
膀胱	11.41	3.46	5.30
前列腺	11.00	3.33	4.57
胰腺	9.26	2.81	4.42
淋巴瘤	8.28	2.51	4.74
肾及泌尿系统	8.01	2.42	4.13
前10位	276.29	82.68	135.74
女性			
部位	发病率($1/10^5$)	构成/%	中标率($1/10^5$)
乳腺	47.64	17.81	25.26
气管、支气管、肺	36.08	13.49	15.66
结直肠、肛门	28.80	10.76	12.78
胃	23.91	8.94	10.82
肝脏	15.14	5.66	6.81
食管	12.92	4.83	5.69
子宫颈	12.24	4.58	6.87
甲状腺	10.49	3.92	6.55
子宫	9.52	3.56	5.00
卵巢	8.50	3.18	4.76
前10位	205.26	76.71	100.21

表 1-5　全国肿瘤登记地区前 10 位恶性肿瘤死亡情况

合计			
部位	发病率($1/10^5$)	构成/%	中标率($1/10^5$)
气管、支气管、肺	46.07	24.95	20.09
胃	26.58	14.39	11.83
肝脏	25.84	13.99	12.61
食管	16.24	8.79	7.34
结直肠、肛门	14.82	8.02	6.18
胰腺	7.56	4.09	3.32
乳腺	5.23	2.83	2.52
白血病	3.99	2.16	2.71
脑及中枢神经系统	3.99	2.16	2.34
淋巴瘤	3.96	2.14	1.96
前 10 位	154.27	83.54	70.88

男性			
部位	发病率($1/10^5$)	构成/%	中标率($1/10^5$)
气管、支气管、肺	62.47	27.38	28.96
肝脏	37.40	16.39	19.23
胃	35.76	15.67	16.90
食管	22.44	9.84	10.84
结直肠、肛门	15.64	6.85	6.99
胰腺	8.10	3.55	3.83
淋巴瘤	4.64	2.04	2.36
脑及中枢神经系统	4.43	1.94	2.66
白血病	4.39	1.92	2.98
前列腺	4.07	1.78	1.50
前 10 位	199.33	87.37	96.24

女性			
部位	发病率($1/10^5$)	构成/%	中标率($1/10^5$)
气管、支气管、肺	29.39	20.93	11.91
胃	17.25	12.28	7.13
肝脏	14.08	10.01	6.13
结直肠、肛门	13.98	9.95	5.44
乳腺	10.41	7.41	4.90
食管	9.94	7.07	4.02
胰腺	7.01	4.99	2.83
胆囊及其他	4.12	2.93	1.58
白血病	3.60	2.56	2.44
脑及中枢神经系统	3.55	2.52	2.03
前 10 位	113.33	80.67	48.41

1.1.4 全世界癌症现状

根据 GLOBOCAN 的估计,在 2008 年全世界有 1270 万例新诊断的癌症病例,760 万人死于癌症;其中,56% 的新病例和 64% 的癌症死亡发生在发展中国家。在女性,乳腺癌最为常见,也是癌症死亡的首要原因,占总癌症病例的 23% 和癌症死亡人数的 14%。肺癌是男性最常见的癌症,占所有癌症病例的 17% 和癌症死亡人数的 23%。在发展中国家,乳腺癌也成为女性癌症死亡的首要原因,而在 10 年前是宫颈癌;女性肺癌死亡和宫颈癌死亡一样,约占女性癌症死亡人数的 11%。虽然在发展中国家的癌症发病率仅为发达国家的一半,然而总的癌症死亡率相差无几,这很可能是由于在发展中国家这些患者诊断时已是癌症晚期,并且缺乏及时和标准的治疗。

据预测,全世界癌症新发病例在 2030 年将达 2140 万例,癌症死亡病例将达 1270 万。

1.2 癌症治疗已经成为社会的最大负担

癌症是一种非常昂贵的疾病,它不仅向患者的健康、情绪、家庭索取,也很可能榨干患者的钱包。美国国立卫生研究院估计 2008 年癌症相关的费用达 2015 亿美元,其中直接的医疗费用为 774 亿美元,癌症死亡导致的费用(包括疾病导致的生产力丧失和过早死亡导致的生产力丧失)为 1240 亿美元。在中国,以乳腺癌为例,常规治疗费用(诊断、手术及术前和术后的传统化疗)可能为 10 万~20 万元。但是,新的、更有效的治疗手段(如靶向治疗)要昂贵得多。新的肿瘤治疗药物每年往往耗费 50 万元,甚至更多。在整个病程中,医生会给患者尽快用药,用药时间可能很长,甚至是终身用药;最新的发展趋势则是根据遗传检测而个性化联合用药,这无形中增加了治疗费用。放射治疗也因为采用新技术而费用大增,随着每一次的技术革新而来的必定是费用的飞跃,例如,质子治疗费用是常规放射治疗的 2 倍。

1.3 癌症已经成为家庭的最大恶魔

1.3.1 对个人的折磨

拒绝接受患癌的事实:当一个人在最初获知被诊断为癌症时,他经常会拒绝接受这样的事实。这种否认在一定程度上是有帮助的,这可以让患者有时间来接受这样的事实。但是,长期的否认将可能错过最佳的治疗窗口。

充满愤怒:一旦接受了患癌的现实,患者会感到愤怒和害怕,不自觉地问道:"为什么是我?";对癌症本身、医务人员、周边的健康人和所爱的人发怒。

恐惧和担心:癌症患者对癌症本身或癌症治疗所带来的疼痛及可能死亡感到恐惧;会担心如何照顾好家庭、保住工作及支付治疗费用。

感到压力:癌症患者心跳加快,感到头痛或肌肉疼,觉得没有胃口或食欲激增,感到胃不适或腹泻,觉得摇摇欲坠、脆弱或晕眩,喉咙或胸口闷,嗜睡或失眠,难以集中精力等。

失去控制和自尊：癌症患者觉得生活失去了控制、没有了自尊，因为他时刻处于生与死的交叉口，感到很无助，他的日常生活因为频繁治疗的需要而乱了套，还不得不接触他所不理解的医学术语和陌生的医务人员。

感到内疚、悲伤和抑郁：许多癌症患者因为癌症治疗结果的不确定性及因为患癌对家庭及所爱的人带来的心理和经济上的负担而感到内疚、悲伤并可能演变成抑郁症。

感到孤单：由于朋友和亲人往往因为不知道如何与癌症患者谈论癌症而避免见面甚至电话沟通，癌症患者经常会感到孤单。

充满希望：当一个人接受患癌的事实，他经常感觉到希望，因为他有诸多理由相信癌症治疗可能成功。当今有数以百万计的癌症患者还过着积极的生活，即便是在接受治疗过程中；癌症研究和治疗的进步使得越来越多的患者在癌症治疗后能生存许多年。

拥有感恩的心：有些癌症患者将患癌时间看成是一种"唤醒呼叫"，让他们意识到品尝生活小事的重要性，弥补破裂的关系，花更多的时间和家人朋友在一起，完成被搁置一旁的项目，等等。

总之，当一个人被确诊为癌症患者及在接受治疗的过程中，可以有各种各样的感受，上述的仅是比较普遍、典型的几种，其中对未来充满希望和一颗感恩的心非常有助于癌症的治疗。

1.3.2 对家庭的折磨

癌症不仅仅改变了患者的生活，对患者的家庭和所爱的人也带来方方面面的影响。例如，患者的家庭成员、亲朋好友发现与患者谈论癌症是非常困难的事情；常规的家庭生活因为患者治疗的需要而改变了；家庭内部的分工也改变了；治疗费用及患者自己收入的减少对家庭经济的维持是一种负担，甚至是非常严重的负担。当然，大多数的家庭能开诚布公地谈论癌症及其带来的问题，理解癌症患者心情上的变化，共同克服家庭财政问题。

1.4 征服癌症已经成为人类最迫切的期待

1971年12月23日美国总统理查德·尼克松签署了《国家癌症法案》，宣告对癌症战争的正式开始，期盼着在1976年之前征服癌症。向癌症开战，是指通过科学研究来增加我们对癌症生物学的认识并以此开发更有效的癌症治疗手段（如靶向治疗），最终到达根治癌症。毫无疑问，这是在一个对癌症所知甚少、癌症治疗手段屈指可数的年代，政治家提出的理想主义梦想；但是，该法案的签署触发了各国政府及各种各样基金会对癌症研究的关注和投资，极大地加深了我们对癌症生物学的认识，在此基础上开发了癌症的靶向性治疗手段，为最终征服癌症打下了坚实的基础。

四十年过去了，我们对癌症的复杂性有了深入的认识。癌症的复杂性表现在从族群、个体直至每一个基因和分子水平上，驱使癌症的发生和发展。癌症其实不是一种疾病，而是超过200种疾病的总和，每一种疾病都有不同的病因，需要不同的治疗。在过去几十年的实验室研究、转化研究和临床研究成果的基础上，我们开发了许多癌症治疗新方法、改善了许多传统的癌症治疗手段，以至于今天单在美国就有超过1200万的癌症生存者，癌症死亡率自1990年以来稳步下降。

在过去四十年中,我们对癌症的最基本本性、癌症如何发展并向全身扩散的机制有了深入的理解。我们揭示了绝大多数癌症是由于基因改变或突变而导致的。我们发现了超过290个的癌症基因,这些基因可分为两大类:驱使失控性增殖的癌基因和在正常细胞中维护基因组完整性的抑癌基因,这些基因在癌细胞中的功能往往是不正常的。更为复杂的是,虽然基因组DNA的序列没有发生变化,但是,DNA的化学修饰及其在细胞内的包装调控着大部分的细胞功能网络,以区别于DNA序列发生变化的遗传调控,这类调控被称为表观遗传调控。肿瘤微环境也调控细胞的行为,支持肿瘤增殖和转移。肿瘤转移是癌症研究的最难点,也是癌症死亡的最主要原因。还有,癌细胞可以抑制机体的免疫系统,避免被免疫清除。

这些在癌症生物学方面的重大发现正被转化成癌症诊断和治疗的新手段。由于癌症复杂的异质性,我们已经不再以组织或器官来诊断癌症,而是以驱使癌变的分子异常来诊断癌症,如ER/PR/HER2三阴性乳腺癌或HER2阳性乳腺癌,并结合化学及计算机模拟等技术开发特异性阻断这些异常分子的功能,从而达到靶向治疗的目的,同时有效地降低毒副作用。到目前为止,美国食品药品监督管理局(FDA)已经批准了32种靶向药物用于治疗特定基因变异而导致的癌症。例如,化学小分子药物伊马替尼(imatinib)可特异性阻断因染色体易位而形成的融合酪氨酸激酶BCR-ABL的活性,而BCR-ABL的形成是慢性髓系白血病(chronic myelogenous leukemia,CML)的主要病因。因此,伊马替尼将以前基本无药可救的CML的5年相对存活率奇迹般地提高到95%。单克隆抗体类癌症治疗药物赫赛汀(herceptin)能特异性阻断过表达的表皮生长因子受体2(HER2)的功能,约有25%的乳腺癌患者存在HER2过表达或基因扩增。因此,赫赛汀对这类乳腺癌患者的疗效极佳,而对三阴(雌激素受体、孕激素受体和HER2都阴性)乳腺癌则无效。

更重要的是,这些在癌症生物学的重大发现为癌症预防提供了理论基础。例如,遗传性乳腺癌易感基因*BRCA1/2*的突变使得女性在70岁以前患乳腺癌的概率为60%~80%,双侧乳腺预防性切除也就成为这类患者的有效预防手段。对基因特异性的高危人群的鉴定使得化疗预防成为可能,从而抑制疾病的进程或复发。目前有大约150种化疗预防临床试验在进行中。

尽管如此,这些进步仍掩盖不了这样的一个现实:癌症很快将成为人类的第一号杀手! 征服癌症已经成为我们这一代人和下一代人最为迫切的期盼。为达到这一目标,我们要集中支持创新性研究;开发高质量的、临床诊断及随访资料完整的组织样品库网络;运用信息学平台来储存、管理、分析这些海量的分子数据;倡导将物理科学、工程科学与癌症生物学整合一起来揭示癌症的复杂性;投资先进技术的开发;在此基础上,开发个体化抗癌药物。这里的我们包括政府、社会团体和个人。

(许兴智　朱卫国　詹启敏)

主要参考文献

赫捷,赵平,陈万青. 2012. 2011年中国肿瘤登记年报. 北京:军事医学科学出版社.

American Association for Cancer Research. 2013. AACR Cancer Progress Report 2012.

American Cancer Society. 2013. Cancer Facts & Figures 2013.

Hanahan D, Weinberg R A. 2011, Hallmarks of cancer: the next generation. Cell, 144: 646-674.

International Agency for Research on Cancer, World Health Organization. GLOBOCAN 2008 (http://globocan.iarc.fr).

Jemal A, Bray F, Center M M, et al. 2011. Global cancer statistics. CA: A Cancer Journal for Clinicians, 61: 69-90

第 2 章 肿瘤病因

癌症正在加速成为人类头号杀手。我国已成为世界第二大癌症高发国,每年新增 220 万名癌症患者,约占全球癌症患者总数的 20%。肿瘤细胞的增殖失控及浸润能力使癌症成为严重威胁人类生命的疾病。

癌症的起因虽经长期研究但仍未得到解决。通常认为正常细胞转化为肿瘤细胞是一个历经很多年的复杂、多步骤的过程。尽管具有这种复杂性,促使癌症发生、发展的许多潜在机制已经得以阐释。这些研究所得出的结论是:绝大多数人类癌症源于可确认的环境和生活方式因素影响。

对于肿瘤的确切病因,很多学者进行了大量的调查研究,提出了各种不同的假说。有的学者强调物理因素、化学因素或生物因素这些外因作用;有的则强调内因,认为是遗传物质 DNA 的结构或调控功能发生异常造成了正常细胞的癌变。接下来,我们将按照化学因素、物理因素、生物因素、遗传因素的顺序讨论肿瘤的病因并阐释其内在机理。

2.1 化学因素

人们在生活中接触大量的化学物质。化学物质存在于与我们息息相关的空气、食物、水、饮料和药品里。人类生活环境中的化学物质数量十分庞大,已知的超过 1000 万种,新合成的化学物质每年又增加 30 万种。随着科学技术的迅速发展,社会生产的日益工业化,各种化学物质正以农药、医药、食品添加剂及化学日用品等形式进入人类生活的各个方面。

有关化学物质可能导致癌症的发现首先来自医生对癌症患者的经历、工作背景及生活习惯等流行病学方面的调查。1761 年,伦敦的内科医生 John Hill 报道在常使用鼻烟的人群中有更高的鼻咽癌发病率,这意味在烟草中存在着导致癌症的化学物质。这是发现化学物质可能导致癌症的开始。随后数以千计的流行病学和实验研究证实了很多特定的化学物质可以致癌,所以人类患癌与化学因素有着重大关系。

2.1.1 主要化学致癌物

证明一种化学物质可以致癌常常是通过统计发现接触过这种化学物质的人中患癌概率大幅上升而确定的。20 世纪早期,人们注意到在制造煤焦油的工人中皮肤癌发病率显著上升,而膀胱癌在制造苯胺染料的工人中也高发。对苯胺染料致癌的研究导致了很多化学物质致癌基本原理的发现。接下来我们将介绍几种主要的化学致癌物。

1. 煤焦油

煤焦油是一种非常复杂的混合物,为炼焦所得副产品之一,在工业上的经济价值极大。从煤焦油内能提取出多种在化学工业上极有用的化学品,如苯、甲苯、萘、酚、吡啶、蒽油等,以及在基本建设和筑路上必需的材料——柏油和沥青。这些物质中含有苯并芘,是一种重要的致癌物质,其在烟草中含量也很多。

2. 石棉

石棉是非常典型的组织特异性强致癌物。常用石棉的分子式是$(Mg,Fe)_3Si_2O_5(OH)_4$,它也有其他化学变异体。17世纪,由于广泛的商业用途,大量的石棉矿石被开采。石棉矿石被打碎后的细纤维和其他材料编织起来可以制成很好的防火材料。石棉的广泛使用不幸导致了严重的不良健康后果。它可以很快断裂成非常小的、只能用电子显微镜观察到的针样纤维。这种"死亡之针"非常容易通过呼吸道进入体内并沉积在肺部造成瘢痕化,引起窒息,导致患者死亡。在和石棉工作有关的工人中发现这种"石棉病"不久,肺癌在同样的人群发生。因为当时吸烟不很普遍,肺癌很少,石棉和肺癌的关系很快被确定了。随后科学家们还确认石棉和吸烟对肺癌的发生具有协同作用。

3. 染料

19世纪晚期,随着一系列新的化学工业的诞生,用于制衣和纤维染色方面的染料产业得以发展,并首次使大量的工人暴露在高浓度的有毒物质中而导致一些特定癌症发病率的上升。19世纪中期以前,人们使用的多数染料都是植物或动物组织中的提取物。William Perkin 在 1856 年一次偶然的发现催生了合成染料工业。合成染料中的偶氮染料、乙苯胺、联苯胺等均有较强的致癌作用。

4. 亚硝胺

亚硝胺是目前已知的化学致癌物质中比较强的一种,科学家将亚硝胺称之为"广谱致癌物"。亚硝胺在自然界并不多,自然界广泛存在的是亚硝酸盐、仲胺,而亚硝酸盐又可由硝酸盐变成。这三种物质在土壤、植物、蔬菜、水果、鱼、肉、谷物、香烟、茶叶中均有存在。当这三种物质随饮食进入胃内,在胃液的作用下很快就可以变成亚硝胺而被吸收到血液中并输送到全身各个组织内。亚硝胺在体内受到酶的催化作用后,很快就生成重氮烷,并与细胞核内的核糖核酸和脱氧核糖核酸相结合,最后使细胞发生癌变。

5. 霉菌毒素

迄今发现的霉菌有5100属45 000种,霉菌产生的毒素不下百余种,它是霉菌的二次代谢产物。霉菌产毒素只限于少数菌种中的个别菌株,产毒菌株的产毒能力也有可变性和易变性。一种菌种或菌株可以产生几种毒素,而同一霉菌毒素又可由几种霉菌产生。食品的种类、环境和温度、湿度等对霉菌产毒有显著影响。某些霉菌的代谢产物可以致癌,如黄曲霉素、杂色曲霉毒素和橘青霉素等。

6. 其他无机物

砷、铬和镍等及其化合物也具有致癌性。砷具有金属的外形,不溶于水,大部分以化合物的形式存在于自然界中,化学性质稳定,但能与氢、氧、硫等元素形成多种剧毒化合物,引起各种急慢性中毒及潜在危险,尤其是致癌性危害。砷的化合物虽然有较强的致癌作用,但是某些砷剂对白血病有很好的疗效。在现代工业中应用十分广泛的稀有金属铬、镍等在一些情况下也具有致癌性。

2.1.2 化学因素导致癌症的机制

1. 化学致癌物的分类

尽管化学致癌物的结构各种各样,它们还是可以被分成相对小的类别。其中的大多数是自然界中的或是人工合成的有机化合物——一般为含碳化合物。它们所包含的范围可以从很小的、只有几个碳原子的有机分子,到大的、复杂的、具有多个碳环结构的分子。它们中的大多数可以归为以下 5 个类别。

(1) 多环芳烃类致癌物(又称多环性芳香化合物或多环芳香族碳氢化合物):是由多个融合在一起的苯环构成的一组不同的化合物。多环芳烃主要是由煤炭、油脂、烟草和其他含碳有机物的不完全燃烧所产生。其致癌性并不一样,有的没有致癌性或很弱,而有的致癌性非常强。当分子质量增加,多环芳烃的致癌性也增加,而其急毒性则下降。20 世纪 30 年代从煤焦油提取的一种多环芳烃——苯并芘是第一个被发现的化学致癌物质。不少多环芳烃已被界定为致癌物。临床试验报告指出,若长期接触高浓度多环芳烃混合物,会引起皮肤、肺、胃及肝等部位的癌症。

(2) 芳香胺类致癌物:是由附着在炭骨架上的氨基($-NH_2$)与一个或多个苯环直接相连而形成的有机分子。某些芳香胺是氨基偶氮化合物——具有和氨基相连的偶氮结构($N=N$)。致癌芳香胺类化合物包括联苯胺、2-萘胺、联苯-4-胺等。很多此类化合物都曾经被用于染料制造业中,随着对它们毒性的认识,现在已很少被应用。有些芳香胺如 2-萘胺和联苯-4-胺也存在于烟草中。芳香胺的致癌性也不尽一致,有些致癌性很强,有的则很弱或没有致癌性。

(3) 亚硝胺基致癌物:是亚硝基($N=O$)和氮原子相结合有机分子。这一类成员中的亚硝胺和亚硝基脲在动物试验中发现有致癌性。亚硝胺基致癌物中的大多数会在工业生产和实验室研究中用到,少量也存在于烟草中。用于腌肉的硝酸盐和亚硝酸盐本身不具致癌性,但在胃中可以转化成亚硝胺类物质。目前这些物质和人类癌症的关系还不十分明确。

(4) 烷化剂致癌物:是一种可以将羰基快速加到其他分子上的分子。与根据化学结构来分的前三类致癌物不同(如具有苯环、氨基或亚硝基),烷化剂不是根据结构而是根据其化学活性——把一个化学基团加到其他分子上的能力来定义的。有致癌作用的烷化剂包括乙烯和环氧乙烷。其他此类物质还有硫芥子气(一种化学武器)和数种治疗癌症的化疗药物。

(5) 自然界中的致癌物:是一些主要由微生物和植物产生的结构各异的分子。其中包括曲霉菌产生的强致癌剂黄曲霉素,它会污染储存在潮湿环境下的谷物和果仁。其他的还包括一些植物产生的分子,如存在于檫木树根皮中的黄樟油精,以及可以在很多种不同的植物中产生的吡咯里西啶类生物碱。

除了前面所列的 5 种有机分子外,数量不多的无机物如金属镉、铬和镍等也有致癌性。由硅、氧、镁和铁等组成的石棉制品的致癌性与其微细纤维的晶体结构及尺寸大小相关,而与化学构成和活性无关。

2. 化学致癌的启动需要 DNA 突变作为基础

给试验动物喂饲单一剂量的多环芳烃二甲苯蒽(DMBA)并用巴豆油刺激动物的皮肤会使动物患癌。单独使用 DMBA 会引发动物全身细胞产生一些永久性改变,刺激因子巴豆油作用于这些变异的细胞促进了癌症的发生。大多数化合物的致癌性与它们结合到 DNA 上导致 DNA 序列改变的能力有关。人们把这种细胞中 DNA 序列的永久性改变称为突变。致癌物通过这种方式起的作用被称为基因毒性,因为它们使得基因被破坏。基因突变的产生说明了为什么接触一次致癌物就可以导致永久性、可遗传的细胞特性的改变。

致癌物质引起的"永久性"突变是不可修复的 DNA 损伤,这与人们发现的存在于生物体中的 DNA 修复机制完全相反。DNA 修复机制可以在开始接触致癌物质时及时地修复突变。它只出现在 DNA 损伤的开始阶段而不会永远存在下去。

图 2-1 以致癌物甲基亚硝脲为例解释了这一 DNA 突变机制。甲基亚硝脲干扰了 DNA 上的鸟嘌呤碱基(guanine, G),产生甲基化的鸟嘌呤衍生物。在复制过程中,甲基化鸟嘌呤会趋向于和胸腺嘧啶(thymine, T)配对而不是和正常情况下的胞嘧啶(cyto-

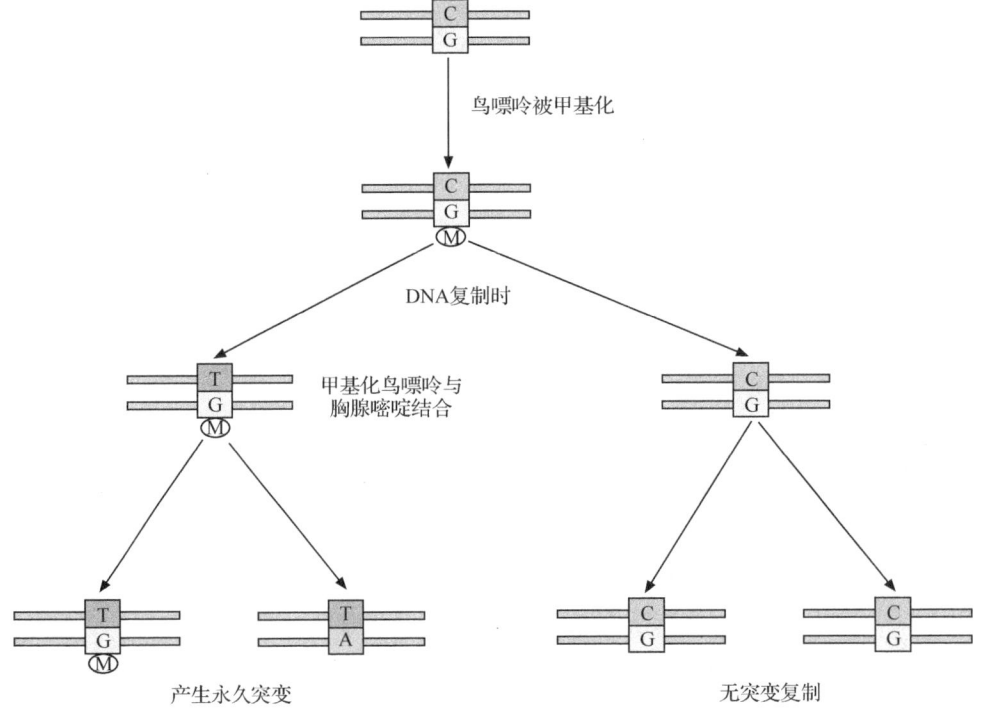

图 2-1　DNA 永久突变的产生过程

sine，C）配对。在下一次 DNA 复制中，不正确插入的胸腺嘧啶（T）会和在正常情况下它的互补碱基腺嘌呤（adenine，A）配对，产生一个腺嘌呤胸腺嘧啶碱基对（AT）。DNA 分子这时就会在本应是胸腺嘧啶-鸟嘌呤碱基对（GC）的位置带有一胞嘧啶-腺嘌呤碱基对（AT）。如果细胞没有认出腺嘌呤-胸腺嘧啶碱基对（AT）的不正常而未将其修复或清除，细胞 DNA 在改正错误的修复机制启动前完成了复制，这一错误就会被一直复制下去，永久性突变会随即产生。

这一过程展示了很多突变发生的重要原理：DNA 的复制发生在 DNA 突变被修复前，在复制过程中碱基对出现改变而不能被随后发生的细胞修复或清除机制所发现、清除。因此，在 DNA 复制时产生永久突变前将 DNA 序列改变尽快修复或随后将其清除就是避免癌症发生的非常重要的环节。

3. 大多数化学致癌是亲电分子与 DNA 的直接结合

尽管致癌物的分子结构各不相同，但它们很多都有相同的特性。当这些致癌物在肝脏中代谢时，它们会转化成为带有电子缺失原子的高度不稳定的化合物。这样的分子被认为是亲电的（electrophic），因为它们随时可以和带有富含电子的原子的物质进行反应。

DNA、RNA 和蛋白质都带有富含电子的原子，使得它们都是亲电致癌物潜在的攻击靶点。在三种分子中，DNA 最易被亲电致癌物影响，因为 AMES 检验显示大多数致癌物会导致 DNA 突变（AMES 检验是指 Ames 等经十余年努力，于 1975 年建立并不断发展完善的沙门氏菌回复突变试验。该法比较快速、简便、敏感、经济，适用于测试混合物，反映多种污染物的综合效应，已被广泛用来检验一个物质的致突变效应）。有实验数据显示，不同多环芳烃的致癌性和它们与 DNA 形成共价键的能力直接相关。具有和 DNA 强结合能力的多环芳烃有更高效的致癌性。

多环芳烃和 DNA 相互作用之前，它们必须先被激活。苯并芘是一个常态下并不活跃、没有致突变能力的化合物。进入体内后，肝脏中的代谢催化反应可以将其转化成活化的、带有一个环氧化物基团的衍生物。环氧化物是带有一个氧原子和两个碳原子共价结合的三原子环，这里的两个碳原子是电子缺失的，趋于和富含电子的原子进行反应，如 DNA 碱基鸟嘌呤中的氨基氮。环氧化物基团和鸟嘌呤的反应导致苯并芘和 DNA 之间形成共价结合而结成 DNA/致癌物复合体，被称为 DNA 加合物（DNA adduct）。DNA 和致癌物结合扭曲了 DNA 双螺旋结构而使 DNA 复制过程中发生碱基序列错误（产生突变）。

环氧化物的形成也参与了其他种类化学致癌物的激活。例如，黄曲霉素和氯乙烯在化学结构上虽与多环芳烃不一样，也像苯并芘一样都被肝细胞中的某些代谢酶氧化成环氧化物，与 DNA 碱基作用形成 DNA 加合物。不一样的环氧化物会和不同的 DNA 碱基作用。实际上，由于不同致癌物的参与，几乎不同的 DNA 碱基上的每一个富含电子的位置都可以是致癌物附着的靶点。除了环氧化物，有些致癌物可以被一些反应激活而产生其他种类的亲电基团，如带正电荷的氮原子（nitrenium，氮正离子）和碳原子（carbonium，碳正离子），或带有不成对电子的化合物（free radical，自由基）。像环氧化物一样，这些亲电基团也会攻击 DNA 中的富含电子的原子。

以上的机制显示，尽管化学构成各种各样，但很多致癌物都具有转化成亲电分子而和 DNA 相结合的特性。这一能形成 DNA 加合物的能力是用来预测一个分子是否有致癌性的最好指标之一。

此外，致癌物质可以通过其他方法造成 DNA 损伤。例如，它们可以使 DNA 螺旋的双链之间产生交叉连接，导致两个相邻的碱基之间发生化学连接，羟基化或去除单个 DNA 碱基，或者导致 DNA 单链或双链的断裂从而诱导突变的产生。

4. 某些化学致癌物需要体内代谢激活

动物和人接触多环芳香族碳氢化合物、芳香胺化合物、亚硝基化合物、烷化剂和一些无机物质（石棉、镉硫化物、镉镍、氧化镍等）后会发生癌症。将这些物质命名为致癌物并不意味着它们都会直接导致癌症。例如，给试验动物喂食 2-萘胺会导致膀胱癌的高发生率，但是把 2-萘胺直接注射到试验动物的膀胱中，却罕见膀胱癌发生。造成这一现象的原因是 2-萘胺必须先要经过肝脏代谢才能转化成为可以直接致癌的化合物。绕过肝脏而直接把 2-萘胺注射到膀胱中，跳过了激活这一步，就不会致癌。

很多致癌物在它们产生致癌作用之前都需要类似的代谢激活。这些需要此类作用的致癌物被称为致癌物前体（precarcinogens，间接致癌物），该名词适用于任何经过代谢激活后而致癌的物质。致癌物前体的激活通常是由肝脏中属于细胞色素 P450 家族的酶来完成的。这些酶的功能之一是氧化催化进入体内的外源化合物（如药物和污染物），降低这些分子的毒性而使它们更加易于排出体外。图 2-2 显示了细胞色素 P450 催化的羟基化作用——氧化外源化合物使它们更易溶于水，从而有利于经尿排出。但有时细胞色素 P450 催化的氧化反应也可以把一些物质转化成致癌物，称为致癌物激活。

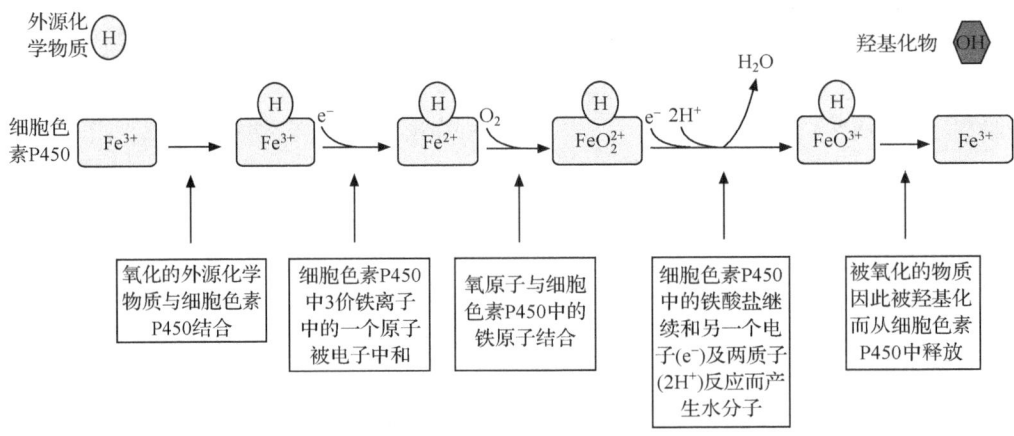

图 2-2　细胞色素 P450 催化的羟基化反应

在很多动物试验中已证实了细胞色素 P450 参与致癌物激活的过程。在产生大量细胞色素 P4501A1（一种可以氧化多环烃的细胞色素 P450）的突变型小鼠中，癌症的发生率显著上升。使用阻断细胞色素 P450 的拮抗剂后，这些小鼠中的癌症发生率显著下降。

人们发现吸烟人群肝脏中的细胞色素 P450 显著上升——显然，吸烟刺激了肝脏中这种酶的产生。这表明烟草中不但含有很多种直接致癌物，吸烟还可以诱导肝脏中激活致癌物的酶的表达水平增高，使得致癌环境更加恶劣，从而激活烟草或非烟草中的致癌物前体而导致癌症发生。人群中约有 1/10 的人会因吸烟产生大量像细胞色素 P450 这样的酶。如果这种人吸烟，他们会比其他吸烟的人有更高的患癌风险。

致癌物对代谢激活的需求解释了为什么有些化合物只在特定的物种中致癌。2-乙酰氨基芴可在大鼠中致癌而在豚鼠中却没有致癌作用，是因为在豚鼠中缺乏将 2-乙酰氨基芴转化为致癌物的酶。由于肝脏中的酶在各个种属间分布不一致，因此在不同物种中检测可疑致癌物显得尤为重要。

5. 化学致癌是多步骤的过程

活化的致癌物对 DNA 的损伤只是导致癌细胞产生的几个步骤中的第一步。Peyton Rous 在 19 世纪 40 年代首先提出癌症的发生是一个多步骤过程。Rous 观察到不断地对兔子的皮肤使用煤焦油刺激可以导致肿瘤的发生，但是停止使用煤焦油后，肿瘤就会消失。如果接着使用自身并不导致肿瘤的松节油刺激，会使消失的肿瘤复发。Rous 认为这是因为煤焦油和松节油在肿瘤的发生过程中起到了不同的作用，他把它们称为致癌的启动过程和增强过程。根据这一理论，致癌的启动是使正常细胞转化到癌变前期状态，然后和致癌的增强过程一起促进癌前细胞分裂而形成肿瘤细胞。

煤焦油中含有的 DMBA 是一个潜在的致癌物，但是用单一剂量 DMBA 来喂食小鼠，却罕见癌症发生。如果在喂食 DMBA 的小鼠皮肤上同时涂上刺激性的物质巴豆油，在被刺激部位会产生肿瘤。单独使用巴豆油或将其使用在像 DMBA 这样的致癌物前或后并不致癌，但同时使用则可以使试验动物致癌。这些观察报告支持化学致癌是一个多步骤的过程——启动子（在这里是 DMBA）首先导致癌前状态，而后和增强因子（巴豆油）同时使用则促进了癌症的发生。

与启动过程只需要和启动致癌物一次性接触相反，增进过程是一个长时间或反复接触增强物的渐进性过程。如果增强物在肿瘤形成的初期被拿掉，肿瘤会停止生长甚至会消失。对大量不同的致癌增强物研究后发现它们的共同点是具有刺激细胞增殖的能力。当一个被启动的细胞接触到增强物后，细胞分裂开始加快，从而使被启动了的细胞数目增加。在这一过程的初始阶段，细胞的繁殖要靠增强物不断刺激，一旦增强物的刺激停止，细胞会停止分裂，肿瘤细胞的生长也会停止。如果启动的细胞继续分裂，自然选择会使新形成的细胞中增殖较快并可以自我控制增殖的细胞最终形成生长不需要外界刺激的恶性肿瘤。这一阶段被称为肿瘤的发展过程。在肿瘤的启动和癌症的最终形成之前，长时间的增强物刺激往往是必需的。图 2-3 揭示了肿瘤产生的基本过程。

6. 癌症的发生是与致癌物的剂量及其致癌力相关的随机事件

任何可以导致动物或人类患癌风险升高的物质包括癌症的起始物或增强物都可以被称为致癌物。其中，将只具有以上两种功能之一的物质定义为不完全致癌物；而有些化合物具有启动和增强两种功能，其单独存在就可以致癌，这种物质被称为完全致癌物。完全致癌物的作用也可能是剂量依赖性的。例如，特定的多环烃在低剂量时只具有起始作用，

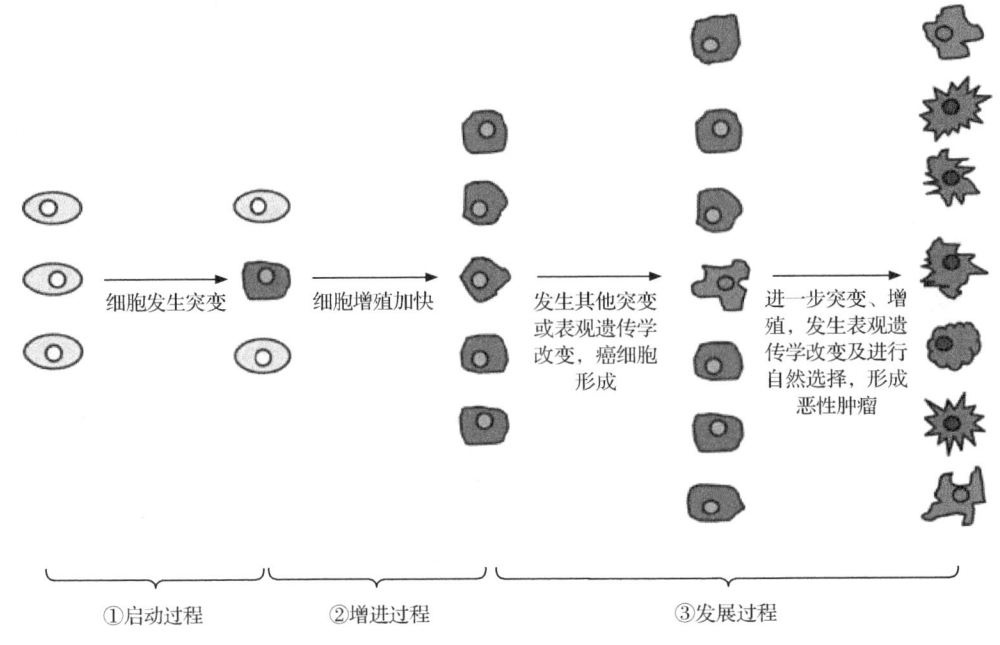

图 2-3 癌症产生的主要过程

但是在高剂量时则具有双重作用。某些接触混合化合物（如吸烟和煤焦油）的人群实际暴露在启动和增强致癌物的双重作用下，这些混合物具有完全致癌物的作用。

化学致癌的多步骤特性使科学家在解释何种物质导致癌症时面临更加复杂的情况。一种完全致癌物也很少使暴露于它的每一个人或动物都发生癌症。当我们说一种致癌物导致癌症时，一般是指这一物质会增加患癌的概率。一种物质导致癌症风险的级别取决于很多因素，包括剂量、致癌力，以及它是否为完全致癌物。

患癌风险的剂量依赖性是由以下因素造成的：随着起始致癌物剂量上升，更多的DNA加和作用和其他的DNA损伤会积累起来。这些损伤必须影响特定的关键基因，如 *p53* 和 *PTEN*（在后面的章节中将有所介绍）才能启动癌症的产生。这些癌症相关基因发生突变的概率非常小，因为致癌物只触发随机的DNA损伤，而关键基因只占所有DNA中很小的一部分。致癌物的剂量越高，导致DNA的损伤越多，随机突变中关键基因被影响的概率也越大。

一些特殊致癌物导致癌症的可能性也取决于它的致癌力。致癌力一般用可以导致50%受试动物致癌的剂量来衡量。在衡量致癌力时，有两个因素特别重要。第一个与细胞色素P450的催化反应能力有关。细胞色素P450可能在把某些化合物转化成致癌物时比转化成其他化合物有更高的效率。第二个是致癌物亲电力强弱的不同。一些物质具有很强的亲电性而另外的致癌物则较弱。具有强亲电分子的致癌物因为可以触发更多的DNA突变而更易导致关键基因发生突变。

突变的随机性解释了为什么不是接触致癌物的每一个人都会发生癌症。烟草中含有很多随机导致DNA损伤的致癌物，但是要最终导致癌症的产生，突变必须发生在关键的癌症相关基因中。就像把1颗子弹放入一把有6个弹仓的左轮手枪中，在快速旋转弹仓后扣动扳机,杀人的概率只有1/6。吸烟致癌道理相似,每一支香烟中都可能有少量的但是确定的、可以随机导致基因突变的能力,有其潜在的致命性。烟抽得越多,患癌的概率就越大。所以当我们说抽烟(或其他致癌物)导致癌症时,一般是指这种物质使得患癌风险增加。

2.2 物理因素

可以引起癌症的物理因素有很多,包括慢性机械刺激、紫外线、放射性物质、烧伤等,都和癌症的发生有一定的关系。人体体表长期接受阳光(紫外线)照射后,可以引起皮肤癌。日本长崎、广岛两地的原子弹爆炸后,受到物理辐射幸存者中癌症发病率(如白血病和皮肤癌)明显高于其他地区,这主要是放射性物质的致癌作用。试验中,一次性大剂量放射线照射常可诱发白血病。长期暴露于小剂量放射线照射下,则可诱发肝癌、肺癌、乳腺癌及其他软组织恶性肿瘤。

2.2.1 致癌的几种辐射因素

辐射,包括电离辐射(或称粒子辐射)和非电离辐射,是人们在工作甚至生活环境中无时无刻不接触到的、肉眼看不到的"无形"物质。人类常遇到的辐射有 X 射线、γ 射线、α 射线、β 射线、宇宙射线、太阳光及紫外线、放射性核素等。电离辐射和非电离辐射,在科学研究、工农业生产以及医疗卫生事业中都已为人类所利用,并产生了巨大效益。广义上,"辐射"指的是穿越空间的任何形式的能量,是自然环境的组成部分,形式多样,包括热、声音、电磁波、微波、可见光、紫外线、X 射线和核辐射。很多辐射的危险性很小,功能上是有益的,如声音和光。然而已有不少证据表明,如果人们有意或无意地过多接触辐射,可引起多种人类肿瘤。高能量的辐射与生物分子相互作用,改变分子的结构而致癌。自然界中的此类辐射包括太阳释放的紫外线、外太空的宇宙射线,以及天然放射性元素释放的原子辐射等。医疗、工业和军事活动则人为制造了一些额外的高能量辐射,如 X 射线。这里,我们将探讨以下几种辐射与癌症发生的作用。

1. 太阳光和紫外线

据美国统计,近半数的新确诊肿瘤是由太阳光照射引起的。照射到地球的太阳光包含几种电磁辐射形式,其波长与能量各不相同。辐射中波长与能量呈负相关,波长短的电磁辐射具有较高能量。太阳光中波长最长的为红外辐射,是我们感受太阳温暖的产热源。比红外波长稍短的是可见光,其光照使我们能看到颜色。紫外线是波长最短的太阳光成分,具有很高的、可以伤害到人体组织的能量。太阳光中的紫外辐射可以按照波长递减的顺序分为三类:UVA、UVB、UVC。

UVA 波长最长,能量最弱。UVA 波长范围为 315~400nm。由于不被地球表面大气所过滤,UVA 是到达地球的紫外线中的主要形式。因为其能量低,UVA 曾被认为是无害的,但是现在知道长期暴露于 UVA 中可以导致皮肤老化,促进细胞增殖而致癌。

UVB 的能量较 UVA 高,其波长为 280~315nm。动物试验表明太阳光中的致癌性主要是由 UVB 造成。大气层中的臭氧分子可以吸收超过 90% 的太阳光中的 UVB，但是到达地球表面的 UVB 也足以引起晒伤、皮肤老化和皮肤癌。自 20 世纪后半叶起，地球表面的部分臭氧层被一种名为氯氟烃的工业制冷剂的化学物质破坏。当氯氟烃释放到大气层中，会与臭氧反应，破坏臭氧分子。尽管氯氟烃的生产已经逐步停止，臭氧层却需要花费数十年的时间才能得以恢复。臭氧的消耗可以使到达地球表面的 UVB 含量上升而导致皮肤癌发病率上升。美国科学家研究显示北美上空平流层中的臭氧含量近 5 年来减少了百万分之一，同时美国皮肤癌的发病率也出现了显著上升。

阳光中的第三种紫外线——UVC 的波长为 100～280nm，是太阳发射的紫外辐射中能量最高的一种。这种高能量、短波长的紫外辐射可以导致严重的灼伤，但是 UVC 可以完全被大气层吸收而无法到达地球表面。人们所接触到的 UVC 辐射来自于人工光源，如用来消毒医疗和实验器械的 UVC 杀菌灯。

2. X 射线

紫外线不能穿透身体，因此仅引起皮肤癌。而电离辐射具备较高能量，可以穿透身体从而能引起内部器官发生肿瘤。电离辐射可以使生物分子的电子被移除而产生高活性离子来损伤 DNA。

1895 年，德国物理学家伦琴发现了引起人类癌症的第一种电离辐射形式，即 X 射线。因为这一重要发现，他于 1901 年得到了第一个诺贝尔物理学奖。X 射线是电磁辐射的一种，其波长比紫外辐射短，因此具有更高能量与强穿透力，甚至可以穿透人体。由于这一特性，X 射线被发现不久就被用于医疗诊断和治疗。但是在 X 射线用于医疗服务的随后几十年内，接触 X 射线的放射科医生被发现患有多种肿瘤。动物试验也证明，试验动物产生肿瘤的概率与接收的辐射量呈正相关。19 世纪 20～50 年代，一些医生曾用高剂量的 X 射线治疗儿童头颈部表皮的癣菌病及痤疮。随后这些经过治疗的儿童中甲状腺癌的患病率比正常人群高很多。这些证据表明 X 射线与肿瘤的发生存在确定的关系。经过增加对工作人员的保护措施，X 射线目前仍被大量应用于医疗及各种生产活动中。因此，在生产及医疗应用中，X 射线既可以带来益处，亦可以提高癌症的发生率。

3. 辐射物质

在伦琴发现 X 射线一年之后，法国物理学家亨利·贝克勒尔发现另外一种辐射形式，称为放射性。内部结构不稳定的化学元素具有放射性。放射性可以存在于一些自然界的元素中，也可以被人工制造出来。因为放射性元素释放的辐射来自不稳定的原子核，也称为核辐射。核辐射具有三种形式，分别为 α、β 和 γ 射线辐射。α 和 β 射线是带电粒子流的释放。α 粒子带有正电荷，由两个中子和两个质子组成；β 粒子由电子组成，因此带负电荷。除了以上两种核辐射形式以外，一些放射性元素还释放 γ 射线。γ 射线是电磁辐射的一种，没有质量，也不带电。γ 射线的波长比 X 射线短，是含有最高能量的电磁辐射，穿透力也最强。

在这三种核辐射中，α 粒子最为危险，可以释放 α 粒子的放射性元素也很多，对生物组织的损伤最大。但是因为其粒子较大，易于被阻挡，无法穿透到生物的深层组织中，α

发射源的致病危险性较小。α粒子不能穿透距外层皮肤 50μm 的距离,即不能穿过皮肤死细胞的外层。然而,如果释放 α 粒子的放射性物质进入体内,直接与体内细胞接触,情况则完全不同,可以造成癌症等严重的健康后果。

在地下岩石储有镭元素的地域,镭经过自然裂解,会产生具有放射性的氡气。当氡释放一个 α 粒子后,其原子则转化成钋——一种放射性金属,其微小颗粒可以被吸入,沉积在肺部。钋的放射衰减可以制造更多 α 粒子和一系列的放射性元素。如果 α 粒子进入到肺部的表层细胞中,会引起 DNA 突变,最终致癌。氡气可以渗出地表,积聚在通风不畅的建筑中。暴露在环境中氡气较高的人群中有较高的肺癌发生率。肺部是氡和钋被吸入后主要的沉积器官,因此它们主要引起肺癌,特别是同时吸烟可以产生协同作用。放射性元素特定的化学属性会造成吸入的放射性物质聚集在不同的位置。

居里夫人发现了两个天然放射性物质钋和镭,因其在放射性研究领域的杰出贡献而两次荣获诺贝尔奖。然而由于大量暴露于核辐射中,居里夫人受到非常严重的辐射烧伤,最终死于白血病。这也是放射性元素致癌的显著例子。

2.2.2 辐射与癌症发生的关系

1. 紫外线与皮肤癌

在长时间暴露于太阳光的人群中,尤其是在光照强度高的地域中,人们患皮肤癌的概率增高。这是最初发现太阳光可以引发癌症的依据。在澳洲人群中,白种人中的皮肤癌发病率最高。流行病学观察发现,皮肤癌在美国不同区域的发病率取决于太阳光的照射与吸收情况。南部光照较强的得克萨斯州和新墨西哥州的皮肤癌发病率比北部地区光照较弱的爱奥瓦州及密歇根州要高。皮肤癌多发于暴露在光照下的面部、颈部、上肢和手,并不累及被衣服遮盖和太阳光无法达到的位置。

皮肤癌发生在身体的表皮,容易被注意到,因而可被早期诊断,在浸润和转移前,多数可以被切除,治愈率近 99%。然而,某些类别的皮肤癌也非常危险。在病理上一般将皮肤癌分为三种:最常见的为基底细胞癌,发病率约为 75%,转移率低于 0.1%,致死率低;鳞状细胞癌的发病率约为 20%,转移率相对较高,约为 5%,恶性度较基底细胞癌严重;最严重的皮肤癌是起源于色素细胞的黑色素瘤,虽然发病率仅占所有皮肤癌中的 5%,但是最为危险,转移率很高,甚至可能在肿瘤被发现前就已转移,所以致死率很高。基底细胞癌和鳞状细胞癌被合并称为非黑色素瘤皮肤癌。

太阳光可以引发非黑色素瘤和黑色素类皮肤癌。非黑色素瘤细胞癌经常发生在身体暴露于太阳光的部位,如面部和手臂。相反,黑色素瘤常发于不经常暴露在阳光中的部位,如腿和背部,好发人群为室内工作者但是在周末或者假期的时候长期暴露在强光照中,或是有日光灼伤史的人群中。

2. 核辐射造成癌症高发

在第二次世界大战接近尾声时,为尽早结束战争,美国对日本使用了原子弹。日本广岛和长崎上空发生原子弹爆炸后,幸存的人因为短期经受了大量离子辐射,罹患癌症的概率比正常人群显著增高,包括白血病、乳腺癌、肺癌、结肠癌、胃癌、卵巢癌和子宫癌等。这些人中,居住地点与爆炸区域的距离反映了接受辐射的剂量。科学家将辐射接受剂量与癌症发生率进行比较后得出的数据表明,白血病和其他癌症发病率随着接受辐射剂量的增加而增加。但是在高辐射剂量下,癌症的发生率有一个暂时的下降。这是因为高剂量辐射不仅诱导致癌的基因突变,而且杀死了大量受损细胞,而后者的比例可能更高,因而使细胞的总突变率反而降低而减少了癌症的产生。

20世纪50年代,美国在内华达沙漠爆试核武器时,内华达沙漠周边很少有人直接受到辐射,患癌率并无大量上升。可是,风将爆炸所产生的辐射物带到犹他州,使得当地居民在数十年后罹患白血病的概率大幅升高。前苏联的切尔诺贝利核电站在一次常规检测中,核反应堆失控、爆炸,造成放射性物质泄漏,使得东欧大部分地区遭受了多种放射性化学物质,特别是可以释放β射线的碘的核污染。放射性碘被吸入人体后会在甲状腺中大量沉积,使其遭受的辐射量高达平均身体接受量的1000～2000倍。事故发生后的几年中,甲状腺癌的发生率在受到大量放射性尘埃污染地区的儿童中比正常情况下高了100倍。

3. 来源于天然背景的电离辐射

一些从事特殊工作的人群,如某些医疗人员、军人和矿工,可能因工作暴露于具有放射活性物质的环境中,大多数人并不暴露于高辐射状态下。一般情况下,每人年平均接受的总辐射量约为3.6mSv。对于普通居民来说,多数来自于自然界的天然辐射,如具有放射活性的氡,人体接受的安全年辐射量约为2.0mSv。此外,部分天然辐射还来源于地壳和我们身体中的其他具有放射性活性的物质。太空中的高能带电宇宙射线也是天然辐射的来源之一。高纬度地区的大气层比较薄,对于宇宙射线的暴露也更高。一个往返程跨大西洋的航班使旅客暴露于离子辐射的剂量相当于做一次胸透检查。

总之,各种源于自然背景的辐射约占据我们年接受离子辐射量的80%,其余20%主要来源于人类活动造成的辐射,如电视机和烟雾警报器。偶尔,人们会接受一些人工辐射如医用的X射线检查。由于辐射会引起癌症,一些人担心X射线检查的安全性,而X射线检查仅会产生0.08mSv的辐射量,一般不会造成严重后果。为了检测人们接受辐射剂量的多少,科学家发明了一个用于衡量辐射大小的单位——背景辐射等效时间(background equivalent radiation time, BERT)。背景辐射等效时间是指将一个给定量的离子辐射强度转化为接受等效辐射剂量的天然背景辐射量所需的时间。以一次胸透检查为例,其辐射量为我们日常10天所接受的背景辐射量。因接受来自天然背景辐射而引发癌症的可能性相对较小,因而正常的医用X射线检查不会产生特别的致癌效应。表2-1列出了常见的几种电离辐射的背景辐射等效时间。

表2-1 几种电离辐射的背景辐射等效时间

辐射源	辐射剂量/mSv	背景辐射时间值(BERT)
全年居住在核工厂附近	<0.01	<1天
往返程跨大西洋航班	0.06	1周

续表

辐射源	辐射剂量/mSv	背景辐射时间值(BERT)
牙科 X 射线	0.06	1 周
胸透 X 射线	0.08	10 天
乳房 X 射线	0.75	3 个月
烟草中的钋(500 盒/年)	30	10 年

2.2.3 辐射致癌的分子机制

1. 辐射对于 DNA 结构的改变

UVB 虽是能够到达地球表面的太阳光能中能量最高的，但仍不足以穿透身体，只能被皮肤的外层细胞所吸收，所以光照并不常引起皮肤癌以外的其他恶性疾病。UVB 可以对皮肤细胞持续破坏，多年后发展成为癌症。这一特点类似化学致癌的初始阶段。致癌物首先引起 DNA 突变并持续数年，基因受损的细胞不断增殖传代，最终发展成为肿瘤细胞。研究人员探索 UVB 与多种细胞及病毒的相互作用时发现，UVB 可以被 DNA 碱基吸收，其传递的能量能破坏化学键的结构。DNA 被紫外线破坏的最常见位置为胞嘧啶(cytosine, C)与胸腺嘧啶(thymine, T)所在区域。在两个嘧啶碱基并排排列的地方，UVB 被吸收后引起相邻碱基间形成共价键，此类改变称为嘧啶二聚体(pyrimidine dimer)。所有四种相邻嘧啶的组成方式，即 CC、CT、TC 和 TT，都经常被 UVB 辐射转变成共价相连的二聚体。

尽管细胞可以修复嘧啶二聚体，但是修复过程必须发生在 DNA 损伤导致的突变永久化之前。以 CC 二聚体为例，在 DNA 复制时，由于 CC 二聚体区域的 DNA 链变形，因此新形成的 DNA 链无法与之恰当匹配，取而代之与 CC 二聚体匹配的碱基则是 A，而不是与其互补的 G。在下一轮 DNA 复制过程中，错误插入的碱基 A 将与其互补的碱基 T 配对。AT 碱基对于 DNA 复制机制来说是正常的，因此继续复制。由于在最初的 DNA 分子中，碱基 T 取代了碱基 C，成为 C-T 的突变。在一些情况下，CC 二聚体都因同样的机制而被取代，发生 CC-TT 的突变。此时，即使最初的 DNA 链上的 CC 二聚体可以被修复，但是 C-T 或者 CC-TT 的突变在新复制的 DNA 中被永久保留了下来。这种相邻嘧啶碱基取代的模式是紫外辐射所特有的，可以成为鉴别太阳光所引起突变的标志。

与紫外线照射而形成的嘧啶二聚体不同，电离辐射可以造成多种形式的 DNA 损伤。首先，电离辐射使得分子失去电子，产生高度不稳定离子，从而快速产生化学变化、打断化学键。由于水分子占据了细胞中 80% 的成分，电离辐射产生的化学键断裂多数发生在水分子上，使其产生活性极高的自由基。自由基是含有未配对电子的原子和分子。羟基(OH^-)是电离辐射产生的与水分子相互作用的自由基之一。羟基与 DNA 碱基相结合，使得 DNA 在复制时无法正常配对。此外，电离辐射不仅可以产生由水分子产生的自由基，也可以直接攻击 DNA，使得 DNA 失去电子，并且打断碱基与 DNA 骨架相结合的化学键，造成碱基丢失。电离辐射还可以直接打断 DNA 骨架，造成双螺旋结构的单链或者双链断裂。DNA 单链断裂或者碱基丢失的修复相对简单,以其正常的互补链可以作为模板进行高保真修复,不产生突变。而在修复 DNA 的双链断裂时,往往会造成断裂区域的基因突变、基因删除及序列重排。如果不止一条染色体发生双链断裂,那么两条染色体上的 DNA 还会错误地组合在一起,使得两条染色体结合在一起,造成染色体异位。一般辐射造成 DNA 损害后数年,癌症才得以发生,因此辐射作用于癌症发生的起始阶段。细胞经辐射后,基因突变和染色体异常的发生频率持续增加,使得突变积聚,造成基因不稳定,最终发展成为恶性肿瘤。

2. 辐射对抑癌因子功能的改变

在发现了紫外辐射可以形成嘧啶二聚体之后,科学家进一步探索这些突变是否与皮肤癌的发生相关。*p53* 是最初发现的存在嘧啶二聚体的基因。*p53* 在人类多种癌症中都有突变。*p53* 在细胞中的正常功能是通过阻滞细胞周期,促进 DNA 修复,以阻止 DNA 损伤的细胞继续增殖;如果 DNA 损坏无法修复,*p53* 则诱导细胞凋亡(对于该抑癌因子,将在后面的章节有所介绍)。在非黑色素瘤皮肤癌,通常发现 *p53* 突变中含有典型的紫外线照射引起的突变标志,即在双嘧啶区域 C→T 或 CC→TT 的替代。相反,在 *p53* 基因突变引起的身体内部器官肿瘤中通常不表现为紫外线特异的突变模式。在非黑色素瘤皮肤癌中,*p53* 基因序列的突变改变了其编码的氨基酸,因而影响了 p53 蛋白的功能。当太阳辐射造成 DNA 损坏至无法修复的程度时,p53 也无法诱导细胞凋亡。损坏的 DNA 因此会传递到子代细胞中,导致肿瘤发生。此外,肿瘤细胞周围被 p53 功能正常的细胞所包围。当由于太阳辐射造成 DNA 破坏时,p53 会诱导正常细胞死亡,这样就为肿瘤细胞的过度增殖提供了生长空间。

2.2.4 其他物理致癌因素

长期机械性刺激也是一种潜在的导致癌症的危险因素。损伤形成的尖锐牙齿、义齿和龋齿对口腔黏膜的长期机械刺激可以引起口腔和舌癌。男性生殖器包皮过长,易患阴茎癌;女性宫颈慢性炎症,易发生宫颈癌等,均和慢性物理刺激有一定的关系。生活在某严寒地区的人有长期使用腹部烤炉取暖的习惯而导致的腹部软组织恶性肿瘤发病较多是由于长期的热辐射可导致皮肤癌和软组织肿瘤。石棉或玻璃纤维被吸入肺内,可导致肺癌或胸膜间皮瘤。

2.2.5 物理致癌的预防

由于太阳光照是皮肤癌发生的主要原因,其预防也相对简单。皮肤癌的发生风险与太阳光照的时间和强度相关。因此,皮肤癌是较易预防的癌症之一。最好的保护是避开过度的太阳辐射。日照强烈时,注意穿戴衣帽。必要时使用一些可以防止紫外线到达皮肤的防晒霜。防晒霜中的成分分为两种,即反射紫外线的物理防晒和吸收紫外线的化学防晒。最常见的物理防晒是氧化锌与二氧化钛,可以反射 UVA 和 UVB 的辐射。化学防晒则可以吸收 UVA 或者 UVB。常用的吸收 UVA 的物质有二苯甲酮和阿伏苯宗;吸收 UVB 的化学物质有肉桂酸、水杨酸和氰双苯丙烯酸辛酯。目前使用的广谱防晒霜是以上成分的混合，以提供最大的保护防止 UVA 和 UVB 辐射，可以防止皮肤癌的发生。此外，皮肤中的黑素细胞产生的天然黑色素可以吸收紫外辐射。具有较黑色素沉着皮肤的人群的皮肤癌发病率较浅色皮肤人群低。

在生产、医疗活动中有时会用到一些辐射源。一般人们只要远离这些辐射源，就不会发生危险。接触这些辐射源的工作人员应注意穿着必要的防护服并严格控制辐射源的扩散。

2.3 生物因素

对生物因素与肿瘤关系的认识要晚于化学因素和物理因素。为了证明某种特异的病原能引起某种疾病，通常需要满足以下 4 种条件（即 Koch 猜想）：①在患病组织中必须检测到怀疑病原；②怀疑病原必须能从疾病宿主中分离，并且能在实验室生长；③在实验室培养的病原注入健康易感机体后必须引发疾病；④从新感染的宿主中分离的病原必须与原始病原完全一致。由于大多肿瘤并不表现出传染病的特征，并且基于伦理因素的考虑，在研究肿瘤的病因时只能使用间接证据，因此对生物因素与肿瘤关系的认知经历了漫长的过程。

肿瘤虽然极少像传染病一样在人与人之间传播，但是越来越多的证据表明感染因素确实与部分肿瘤发生关系密切。据统计，世界范围内大约 15% 的肿瘤（每年约 150 万的病例）来源于感染因素，其中主要为病毒感染（11%）。理论上来说，微生物感染可以通过接种疫苗或早期消除感染源而得到预防，因此，深入了解这些生物因素在肿瘤发生中的作用对降低肿瘤的发生率和死亡率具有重要意义。

一般而言，与肿瘤相关的生物因素主要包括微生物和寄生虫等。微生物是包括细菌、病毒、真菌及一些小型原生动物等在内的一大类生物群体。它个体微小，结构简单，数目繁多，分布广泛，与人类生活密切相关。微生物是多数人类疾病的病因。病毒是含有 DNA 或 RNA 的非细胞型微生物，只能在活细胞中通过复制而繁殖。流感、肝炎、麻疹等疾病都来源于病毒感染。细菌是没有胞膜的单细胞微生物。由细菌引起的疾病包括破伤风、部分肺炎和脑膜炎等。此外，一些感染性疾病还可以源自小寄生虫，例如，原虫可引起疟疾、扁虫可引起血吸虫病。下面就与肿瘤密切相关的几种生物因素进行详细阐述。

2.3.1 病毒

早在 19 世纪初期就提出了病毒可能引发肿瘤的想法。1917 年，美国科学家 Peyton Rous 首次分离出鸡肉瘤病毒。1933 年，Richard Shope 发现 Shope 乳头状瘤病毒可在兔中间传播皮肤癌。在随后的时间里，又有学者不断发现肿瘤病毒，即能致肿瘤的病毒。时至今日，共有几十种肿瘤病毒被发现。多数病毒在感染宿主和导致的肿瘤类型方面具有选择性。下面详细介绍几种典型的肿瘤病毒并讨论其致病机制。

1. Epstein-Barr 病毒（EBV）

EBV 是一种 γ-DNA 疱疹病毒，也是第一个被确定的人类致瘤病毒。20 世纪 60 年代,两名病毒学家 Michael Anthony Epstein 和 Yvonne Barr 首次将 Burkitt 淋巴瘤细胞建株并发现其中含 EBV。后续的研究表明,EBV 可以刺激人正常淋巴细胞增殖,并且可以在猴子体内引发淋巴瘤。这些间接证据都支持 EBV 和 Burkitt's 淋巴瘤紧密相关。据统计,地方性 Burkitt's 淋巴瘤与 EBV 有近 100% 的相关性,从而奠定了病毒与肿瘤相关性的基础;非地方性 Burkitt's 淋巴瘤约有 40% 与之相关。免疫反应缺陷可促进 EBV 引发淋巴瘤。此外,EBV 在 Hodgkin 病中感染率为 40%~60%;在其他类型的淋巴瘤中,如弥漫大 B 细胞淋巴瘤等,EBV 感染率为 5%~15% 不等。

EBV 具有嗜淋巴细胞的特性,它可以特异地将 B 淋巴细胞转化为长期、隐性感染淋巴细胞样细胞(LCL)。每个 LCL 都含有多个拷贝的病毒游离基因并表达一定种类的隐性蛋白,主要包括 6 个 EBV 核抗原(EBNA)和 3 个隐性膜蛋白(LMP)。这些蛋白质可以通过改变细胞基因表达及持续活化关键的细胞信号转导通路而转化 B 细胞。其中 LMP1 是一个多功能蛋白,它既可以诱导细胞表面黏附分子的表达、上调抗凋亡蛋白 BCL2,又能够激活肿瘤坏死因子受体 TNFR 家族及相关信号通路等,因此是 EBV 诱导 B 细胞转化的关键蛋白。其他 EBV 隐性蛋白如 EBNA1、LMP2 等则通过协助病毒基因组复制和转录,或促进 B 细胞增殖等方式共同参与 B 细胞转化。

除淋巴细胞外,EBV 还可以感染上皮细胞并引发其异常增生。一个典型的例子就是鼻咽癌(NPC),此外还包括胃癌、乳腺癌等其他肿瘤。鼻咽癌是鼻咽腔顶部和侧壁的癌症,常见于黄种人,东南亚地区和我国的南方五省为高发区。EBV 感染与鼻咽癌的发生密切相关。研究表明,在几乎所有未分化的鳞状细胞癌及大部分角化鳞状细胞癌中都可检测到 EBV 的存在,并且 NPC 组织中的 EBV 基因组表现为单克隆,而邻近的正常细胞为 EBV 阴性,提示肿瘤来源于感染 EBV 的细胞,并且 EBV 感染发生于 NPC 发生的早期阶段。目前对于鼻咽癌的区域性分布及致病机制尚未有明确的解释,新近的研究提示可能与 *BARF*1 基因有关。该基因与人集落刺激因子 1 受体有部分同源性,其编码的蛋白质有致癌活性。

2. 人类乳头瘤病毒(HPV)

HPV 是一种 DNA 病毒,也是最多引起肿瘤的病毒,据推测大约 5% 的人类肿瘤由 HPV 感染引起。HPV 并非单一的病毒,目前已发现 100 余种亚型的 HPV,其中十余种亚型的 HPV 与人类多种癌症,特别是宫颈癌密切相关,因此被称为高危型 HPV。最常见的一种为 HPV16,可见于大约一半的宫颈癌中,此外还有 HPV18、HPV31、HPV45 等其他类型。早在 19 世纪流行病学家就推测宫颈癌是一种性传播疾病,但是直到 1983 年德国学者 Zur Hausen 等才首次从宫颈癌标本中发现了 HPV16 的 DNA,随后的证据支持 HPV 是宫颈癌等多种肿瘤的致病原。超过 50% 的妇女在其生命过程中会感染 HPV。感染后病程发展有所不同,多数感染为一过性,部分为没有临床症状的隐性感染,而小部分的高危 HPV 感染可能转变为持续性,后者在多年后可能引起子宫颈不典型增生并最终发展为癌。宫颈癌患者的 HPV 检测阳性率可高达 90%,提示其是宫颈癌的主要病因。

HPV 感染人上皮细胞后,其编码的 E6 和 E7 蛋白不仅可以影响细胞周期的调控及中心粒的复制,还可以激活端粒酶,这些都是细胞转化和癌变过程中的关键步骤。其中,

E6 蛋白可结合并降解抑癌基因 *p53*,在 *p53* 缺失的条件下,感染 HPV 的细胞即使带有 DNA 损伤和突变也不能诱导凋亡;而 E7 蛋白可通过结合并降解视网膜母细胞瘤蛋白 Rb 而阻断其功能,导致 G_1/S 期转换失调。总之,在感染 HPV 的细胞中,E7 癌蛋白可以破坏对细胞增生的监控,而 E6 癌蛋白可以促进突变细胞的增生,二者都在癌变过程中起重要作用。此外,HPV 感染还能下调细胞表面 I 类抗原的表达及抑制其向细胞表面的转运,从而有效抑制感染早期的细胞免疫。影响 HPV 感染结局的其他因素还包括吸烟和免疫功能等。流行病学研究显示,吸烟导致感染 HPV 的妇女发生宫颈癌的易感性提高 4 倍,而人类免疫缺陷病毒(HIV)感染或接受免疫抑制治疗的患者中,宫颈癌的发病率比正常人高 10 倍。

3. 乙肝病毒和丙肝病毒

原发肝癌(HCC)是癌症相关死亡的第三位病因(在中国为第二位病因),其中 80% 的 HCC 与乙型肝炎病毒(HBV)和丙型肝炎病毒(HCV)密切相关。肝癌最常起源于 HBV 感染,后者是一种 DNA 病毒,于 20 世纪 70 年代首次在肝炎患者中被发现。HBV 通常通过体液传播,如精液或血液。该病毒在世界范围内已经感染了超过 3 亿的患者,平均每年致使约 100 万人死于 HBV 相关的肝癌。而中国作为乙型肝炎的高流行区,现有约 1.2 亿人携带 HBV,约 3000 万人患慢性乙型肝炎,每年近 40 万人死于肝癌,分别占世界范围各项指标的 1/3~1/2。HBV 引起的肝癌在感染多年后才会发生。最初被感染时的年龄决定是否会发展为持续性感染。出生时就感染 HBV 的患儿约 90% 会发展为持续感染,5 岁时感染的患儿就降低为 25%,成年后发展为持续感染的可能进一步降低至 3%。这种对慢性感染抵抗力的逐步提高可能与免疫系统排斥病毒能力的增加有关。

另外一种与肝癌相关的病毒是丙肝病毒(HCV)。该病毒是一种 RNA 病毒,仅通过输血途径传播。虽然 HCV 比 HBV 的传播途径有限,但是 3/4 的 HCV 感染会转成慢性感染,大约 20% 的 HCV 慢性感染最终发展为肝癌。

尽管 HBV 与 HCV 病毒本身及引起的临床症状有所不同,但是二者均以慢性肝炎—肝硬化—肝癌的"三部曲"模式引发肝癌。目前公认的机制包括:①病毒感染引起的炎性反应、肝脏细胞的破坏与再生。HBV 相关的肝脏损伤主要由免疫介导的对感染 HBV 肝细胞的清除引起,同时激活肝细胞的再生及细胞外基质成分的沉积,后者可能引起纤维化和肝硬化。而慢性 HBV 感染导致肝细胞的持续增生和再生、局部炎症细胞因子及活性氧自由基(ROS)水平的增加,这些都会损伤 DNA 并创造一个局部的促突变微环境;②HBV病毒基因组整合入宿主的染色体 DNA,可能影响与细胞增殖、永生化相关的细胞信号转导蛋白的表达水平;③某些病毒蛋白的直接致癌作用,其中与 HBV 相关肝癌关系最密切的 HBV 蛋白是 HBx。HBx 可影响细胞信号转导、转录、增殖和凋亡等多个途径。首先,HBx 为 HBV 病毒的复制所必需,而持续的 HBV 复制是肝癌发生的前提。其次,HBx 可以通过激活 TFIIB/CREB 等转录因子促进细胞信号转导及转录,同时还能调节细胞周期进程及凋亡。最后,HBx 蛋白本身的活性具有致癌潜能,但是具体机制尚未明确。

4. 逆转录病毒

人类嗜 T 淋巴细胞病毒（HTLV）与 HIV 一样同属逆转录病毒，均通过血液、性接触和母婴传播。不同的是，HTLV 是唯一一种直接引发人类肿瘤的逆转录病毒。该病毒于 20 世纪 80 年代首次被发现于成人 T 细胞白血病患者的淋巴细胞中，与该病的相关性非常紧密。在 HTLV-I 流行的区域，可有高达 10% 的人群被感染。HTLV 的 Tax 基因产物 Tax 蛋白是一个转录激活因子，在病毒复制中起激活转录作用，同时也可作用于多种细胞基因/蛋白质，导致细胞功能异常。因此，Tax 蛋白在细胞转化发生癌症的过程中起关键作用。与 HTLV-I 直接引发肿瘤不同，HIV 通过破坏人的免疫系统而患获得性免疫缺陷综合征（AIDS），即艾滋病。AIDS 等所引发的不同程度的免疫缺陷也是肿瘤发生的必要条件。Kaposi 肉瘤在感染 HIV 人群中的发病率增高 100 倍，EBV 或 KSHV 感染引发的淋巴瘤、HPV 引发的宫颈癌和皮肤癌，以及 HBV 或 HCV 引发的肝癌都在 HIV 导致的免疫缺陷患者中多发。几乎所有的 Kaposi's 肉瘤组织都含有 Kaposi 肉瘤相关疱疹病毒（KSHV）。KSHV 是一种性传播病毒，它特异性感染癌变的细胞类型，并且先于肿瘤发生，因此 KSHV 被认为是该肿瘤的直接病因。

2.3.2 细菌

与致瘤病毒的研究不同，慢性细菌感染与肿瘤的关系直至近年来才被明确。一个最明确的例子为幽门螺旋杆菌（$H.\ pylori$）感染与胃癌发生密切相关。

$H.\ pylori$ 是一种革兰氏阴性菌，可长期寄居于人的胃黏膜。该细菌于 1982 年首次从胃炎患者中被分离。实验室研究通过给老鼠喂食 $H.\ pylori$ 使之发生胃癌而最终证实二者的相关性。随后流行病学研究也证实了 $H.\ pylori$ 感染与胃癌之间的紧密联系。目前大于半数的世界人口都感染了 $H.\ pylori$，尽管多数感染者并无临床症状，但是长期携带 $H.\ pylori$ 可将发生胃癌的风险提高 6 倍，因此，$H.\ pylori$ 感染是胃癌发生的最强危险因素。世界卫生组织国际癌症研究机构于 1994 年将 $H.\ pylori$ 列为第一类致胃癌因子。由于上述胃癌与细菌感染的关系，通常胃癌可以通过清除 $H.\ pylori$ 而得到预防。

$H.\ pylori$ 感染和胃癌发生有明显的区域性，亚洲为主要的高发区。中国自然人群 $H.\ pylori$ 感染率为 58.7%，总体水平高于发达国家，且呈家庭聚集性。我国同时也是胃癌的高发区，每年发病约 40 万例，占全世界的 42%。而在美国等发达国家，胃癌的发生率相对低于发展中国家的发病率。造成这一状况的原因可能是发达地区广泛使用抗生素及较好的公共卫生条件在一定程度上控制了 $H.\ pylori$ 在人群中的传播。在感染 $H.\ pylori$ 的患者中，只有很小部分会发展为胃癌。下列几个因素可能影响该过程。首先是感染的细菌类型。$H.\ pylori$ 具有多种亚型，感染 $H.\ pylori$ 的患者可能同时携带几种亚型的细菌，感染的细菌类型也可能随时间而改变。感染细菌的主要类型可能影响 $H.\ pylori$ 感染发展为胃癌的易感性。其次，宿主因素也参与并决定 $H.\ pylori$ 感染后的转归，如不同的免疫反应及患者的血型等；此外，环境因素可能影响 $H.\ pylori$ 发展为慢性感染和胃癌的进程。常规高盐饮食可将患胃癌的风险提高 2~3 倍。长期食用含亚硝酸盐的食物和饮烈性酒等习惯也与胃癌有较为明确的相关性。

胃癌发生是多阶段、多因素共同作用的结果，H. pylori 感染可能是一个关键的启动因素。1995 年 Correa 提出较为公认的 H. pylori 感染后肠型胃癌的发生模式，即"H. pylori 感染—慢性胃炎—胃萎缩、肠化生—异型增生—分化型腺癌"。目前有关 H. pylori 感染与胃癌发生的确切机制并不清楚，可能与下列因素有关。

(1) H. pylori 对胃黏膜的直接和间接毒性作用。H. pylori 根据有无 CagA 基因分为两型，I 型菌表达 CagA 基因和蛋白质，具有毒素活性；II 型菌不表达 CagA 基因和蛋白质，无毒素活性。CagA 可干扰胃黏膜上皮细胞中生长因子的调节，导致其反复损伤并引起严重炎症反应。H. pylori 还含有多种其他细胞毒力因子，如尿素酶、热激蛋白 60 和空泡细胞毒素 (VacA) 等。热激蛋白 60 可引起胃癌细胞迁移并促进静脉内皮细胞血管生成。VacA 可降低 T 细胞对 H. pylori 的反应，有助于引起长期感染。此外，H. pylori 感染可以通过减少胃酸和维生素 C 的分泌，继而促进亚硝酸类致癌代谢物形成。

(2) H. pylori 感染促进胃黏膜上皮细胞增殖。I 型菌株的 H. pylori 可以将 CagA 蛋白注入胃黏膜的上皮细胞，后者可以激活刺激细胞增生的信号通路。因此，可产生 CagA 蛋白的 H. pylori 菌株比不能产生该蛋白的菌株更容易引发癌症。H. pylori 感染还能活化 ras 基因，产生活性氧和活性氮，促进端粒酶活化，以及细胞生长因子和受体（如 EGF 和 EGFR）的过表达，这些都会引起胃黏膜的增生和癌变。

(3) 其他可能机制。H. pylori 感染后通过核因子 NF-κB 通路诱导环氧酶 COX-2 过表达，后者通过催化生成前列腺素 PGE2 而上调血管内皮生长因子 VEGF 蛋白表达并促进肿瘤血管生成，同时上调蛋白激酶 Akt 抑制内皮细胞凋亡。H. pylori 产生的尿素酶可生成氨，后者与白介素 IL-8 等炎症因子一起可促进胃上皮细胞的凋亡。总之，H. pylori 通过调控多种酶类和基因的表达对胃癌的发生和发展发挥着重要的作用。

2.3.3 其他微生物

与病毒和细菌感染所引发的癌症相比，其他微生物在致癌方面的危险性要低得多，全球每年的病例大约为 1 万例。其中相对常见的类型为血吸虫和肝吸虫。血吸虫主要在非洲的热带和亚热带地区引发血吸虫病，致死原因主要是肝衰或肾衰，其慢性感染偶尔可以导致膀胱癌。肝吸虫经口进入人体后隐藏在肝脏胆管内并引发局部慢性炎症，最终导致胆管癌的发生。

2.3.4 微生物感染导致癌症的机制

鉴于致癌微生物本身的多样性，不难推测其导致癌症的机制也会各不相同。事实上，微生物既可以改变感染细胞的生物学行为直接导致癌症，也可以通过影响局部微环境使之有利于肿瘤发展而间接导致癌症。下面就几种常见机制进行详细阐述。

1. 慢性感染和隐性感染

感染是微生物致病的主要途径之一。其中致癌的感染主要表现为慢性感染和隐性感染，具体机制也有所不同。首先，感染病原可以通过干扰免疫系统而间接增加肿瘤易感性。最为突出的例子就是 HIV。该病毒通过破坏人的免疫系统而使多种其他直接致癌的病毒得以逃逸免疫攻击,如 KSHV、EBV、HBV 等,这些病毒的感染因为不再受免疫系统的限制而最终导致癌症。此外疟原虫也可以抑制免疫系统而帮助 EBV 的感染,增加患 Burkitt's 淋巴瘤的可能性。

其次,感染原可以引发炎症,直接破坏组织。通过该机制致癌的病原包括 HBV、HCV、*H. pylori* 和寄生虫。这些病原感染并破坏组织,导致没有受累的正常细胞不断增生来替代被破坏的组织。而持续感染也会造成慢性炎症,炎症细胞的浸润在杀死病原的同时也会释放致突变的化合物,如氧自由基等。因此,替代遭破坏组织的细胞处于一个可能发生 DNA 损伤的环境中增生,也就不可避免地增加了致癌突变的发生。除了产生自由基,巨噬细胞还可以释放能进入受损细胞并激活 NF-κB 的物质,后者可以刺激细胞增生并抵抗凋亡。总而言之,慢性感染的组织一直处在一个促进持续细胞增生和积累突变的环境中,而这两者都是肿瘤发生的必要条件。

第三种机制为感染原直接刺激被感染细胞的增生,主要见于病毒及部分细菌。例如,某些菌株的 *H. pylori* 可以将 CagA 蛋白质注入胃黏膜的上皮细胞。后者可以激活刺激细胞增生的信号通路,因此可产生 CagA 的 *H. pylori* 菌株比不能产生该蛋白质的菌株更容易引发癌症。

最后一种感染原致癌的机制为隐性感染,通常为病毒所利用。隐性感染指的是病毒以惰性方式藏匿于感染细胞中,不产生或释放病毒颗粒。其中 DNA 和 RNA 病毒所采取的方式不尽相同。DNA 病毒进入细胞后以其 DNA 为模板进行转录和翻译,这些病毒蛋白参与建立和维持隐性感染的状态。细胞和病毒 DNA 同时复制、细胞分裂。此时病毒 DNA 可能继续保持为独立的复制分子,或者病毒 DNA 可以整合到宿主染色体 DNA 中,成为细胞遗传物质的一部分。无论以何种方式复制,病毒在潜伏期都没有新的病毒颗粒产生。RNA 病毒由于自身遗传物质的独特性,决定其不能直接插入宿主染色体。然而,RNA 病毒含有一种逆转录酶和整合酶,分别可以以病毒 RNA 为模板合成 DNA 并将其整合入宿主的染色体 DNA,随后与其一起复制。

2. 病毒癌基因与人原癌基因的激活

根据在动物中致癌快慢和效率的不同,致癌性逆转录病毒可以分为两类:一类由快速转化的逆转录病毒组成,一般在注射入动物后几天内就可以出现肿瘤;另一类由慢作用逆转录病毒组成,其诱导肿瘤的时间长达数月至数年。就其基因构成而言,两类病毒的差别在于急性转化病毒拥有癌基因,而慢作用病毒没有,因此诱导肿瘤发生的机制也有所不同。

有关癌基因激活的致癌机制详见 2.4 节"遗传因素"。

3. 干扰抑癌基因功能

某些病毒并没有与细胞原癌基因相关的癌基因。然而,这些病毒的癌基因可以通过破坏细胞的关键防御机制而协助病毒复制,因而是病毒基因组不可或缺的组成部分。同时,这些病毒基因可能最终导致感染细胞的持续增生,为肿瘤发生创造条件。

有关抑癌基因失活的致癌机制详见 2.4 节"遗传因素"。

2.3.5 人类抗癌过程中的教训

人类经历了漫长的过程才逐步认识到生物因素,尤其是病毒,在肿瘤发生发展中的作用,在此过程中我们也得到深刻的教训,铭记这些教训有助于在研究和应用中时刻保持审慎的态度,避免类似情况再次出现。

基因治疗是治疗遗传性疾病的新手段。基因治疗的第一个成功案例应用于治疗严重联合免疫缺陷(SCID)的患儿。科学家们利用特殊改造的逆转录病毒将正确的替代基因插入 SCID 患者分离的淋巴细胞中,而后将这些淋巴细胞输回患者体内,从而一度收到神奇的治疗效果。然而几年后,10 名被治疗的患儿中有 2 名患了白血病,进一步的研究发现逆转录病毒将自身遗传物质插入到人染色体上 $LMO2$ 基因附近并激活了该基因,进而引发了白血病。这一事件发生的概率虽然只有 5 万分之一,但是由于被感染的细胞基数庞大,可能一次事件就足以引发肿瘤发生。

另外一个案例是人脊髓灰质炎疫苗的应用。脊髓灰质炎(poliomyelitis)曾是一种严重危害人类健康的急性传染病。自 1961 年脊髓灰质炎疫苗研制成功以来,目前麻痹型脊髓灰质炎已基本消灭。然而 1962 年前制备的灭活型和减毒活型脊髓灰质炎病毒疫苗来源于恒河猴肾细胞,后者被 SV40 污染。SV40 是一种活的猿/猴乳头多瘤空泡病毒,该病毒可产生一种名为大 T 抗原的蛋白质,单纯这一个蛋白质就可以结合并灭活 p53 和 Rb,在动物和人中均可引起肿瘤。虽然尚无直接证据证明被 SV40 污染的脊髓灰质炎疫苗增加了人的患瘤概率,但是成千上万的人不得不因接种疫苗而面对这一潜在危险。

上述结果在给患者带来了希望的同时也无疑为相关的公共安全问题敲响了警钟,这也要求我们在使用相关生物技术之前需要深入理解相关的肿瘤易感性,确保给患者使用没有后顾之忧的安全有效治疗。

2.4 遗传因素

前面已经介绍了肿瘤的三个主要病因:化学因素、物理因素和生物因素。这些都可算作环境因素。在没有疾病遗传倾向的人群中,大部分肿瘤都由这些因素引起,而且他们患癌的风险性主要取决于接触致癌物的效力和剂量。但是在相同的环境下,每个人患癌症的概率不尽相同,这是因为遗传因素使一些人群比另一些更易患癌症。

癌症现在不是明确的遗传性疾病,但是从癌症的家族史到细胞、分子水平的研究,都支持癌症具有遗传倾向,与遗传有一定关系。在几乎所有种类的癌细胞中都能观察到癌细胞所特有的遗传失调。

尽管遗传因素的影响力对于群体来说显得比较渺小,但是并不意味着遗传因素对个体来说是微小致病因素。一些个体的遗传基因突变极大地增加了其患癌风险。事实上,一些遗传突变可将患癌风险增加到近 100%,使得该个体一生中必然罹患癌症;其他遗传突变影响力较小,但是仍然能显著增加个体的患癌风险。对这些突变的研究不仅有助于理解遗传性癌症,还有助于阐释非遗传性癌症。

2.4.1 遗传原理

当我们说某种癌症具有遗传倾向时，并不意味着人们从其父母那里遗传癌症。能被遗传的不是癌症，而是对癌症的易感性。所谓癌症遗传易感性，即指在相同生活条件下的人群中，有的个体有更易发生癌症的倾向。通常将这些由遗传易感性所引发的癌症称为家族性或遗传性癌症；而更常见的癌症则不具有显著的遗传特性，称为散发性或非遗传性癌症。

在讨论遗传突变和癌症易感性之前，有必要了解一些控制遗传特性的基本原理。人类细胞除了精子和卵子外均含有两套染色体，因此称为二倍体。一个正常的二倍体细胞包含两套 23 条染色体，即共有 46 条染色体。每个配对染色体中的两条染色体互称同源染色体，其中一条来自父源、一条来自母源。每个基因包含两个等位基因，可能相同或略有不同。当一个人携带一对完全相同的等位基因时，则该个体就该基因而言是纯合的；反之，如果一对等位基因不相同，则该个体是杂合的。当一个细胞对一个特定的基因为杂合的，两个等位基因之一为显性，而另外一个则是隐性基因。显性等位基因决定了杂合个体的表现性状。换句话说，对某种既定性状，携带一个显性等位基因和一个隐性等位基因的个体将表现其显性基因的性状特点。尽管该杂合个体并不表现其隐性性状，但是它们能将其隐性等位基因传递给其后代。如果想表达隐性性状，个体需要为隐性等位基因的纯合体。

并不是所有遗传显性或隐性突变的个体都能表达预期的性状。某一基因型个体显示其预期表型的比率称为外显率。例如，在某染色体显性遗传中，一般总是一代一代连续出现，可是有时中间也会隔一代，在理论上推断应出现病症的人却表现为正常，就称为外显不全。如具有显性突变基因的个体都表现出其突变表型，则称为完全外显。如果只是某些个体表现出突变表型，即外显率低于 100%，则称不完全外显或部分外显或外显不全。不完全外显的产生可能与该异常基因和环境或其他基因的相互作用有关。

科学研究已证实一些基因的遗传突变可使个体更易患癌症。接下来我们将讨论这些基因的功能与肿瘤发生的相关性。

2.4.2 肿瘤癌变的"二次打击学说"

Kundson 在 1971 年以视网膜母细胞瘤的遗传分析为基础提出了著名的"二次打击(two-hit)学说"，即无论是遗传性肿瘤还是非遗传性肿瘤的发生均需要经过二次或二次以上的突变才能使细胞癌变。所不同的是，遗传性肿瘤的第一次突变发生在生殖细胞，或由亲代遗传而来，第二次发生在体细胞中；而散发的肿瘤两次突变都发生在体细胞。

"二次打击学说"对一些遗传性肿瘤的发生做出了很好的解释。视网膜母细胞瘤具有遗传性（约 40% 为家族性母细胞瘤）和散发性。对于该疾病，"二次打击学说"的实质是 RB1（视网膜母细胞敏感基因）的一对等位基因均发生突变。遗传性视网膜母细胞瘤家族连续传递时，已经携带了一个生殖细胞的 RB1 突变，此时若在体细胞内再发生一次体细胞突变，即可产生肿瘤。由于视网膜中存在超过千万的细胞，而每次细胞分裂每个基因的突变率约为百万分之一，因此一个或更多的视网膜细胞很有可能会发生引起癌症的第二次突变。这种事件较易发生,所以发病年龄较早,通常累及双眼;而散发性的视网膜母细胞瘤是一个细胞内的两次体细胞 *RB1* 突变,发生率较低,所以发病一般较晚,通常单眼发病。

综上所述,我们可以看出"二次打击学说"主要适用于有遗传倾向的肿瘤,如视网膜母细胞瘤、Wilms 瘤、软骨肉瘤、神经母细胞瘤等,而对于大多数散发性肿瘤,则更多地倾向于认为是多个遗传学改变积累的结果。

2.4.3 癌基因和抑癌基因

遗传的物质基础是基因。正常人体内的基因中,有一类称为原癌基因,另一类称为抑癌基因。原癌基因也可称为癌基因,如果发生突变,可以导致遗传失调,在内、外因素的作用下,使正常细胞变成癌细胞。抑癌基因能抑制、拮抗癌基因的功能、作用,或直接抑制癌细胞的生长,对人体有利。如果抑癌基因发生突变,也可导致细胞生长失调而发生癌变。原癌基因和抑癌基因可以说是对立统一的,如果原癌基因或者抑癌基因两者之一发生突变,就有可能发生癌症。事实上,抑癌基因是发生功能失去突变而导致癌症的基因,而原癌基因是发生功能获得突变而导致癌症的基因。为了失去抑癌基因的功能,两个拷贝都通常发生失活突变(或缺失)。相反,原癌基因的一个拷贝突变足以产生一个癌基因,其存在可导致癌症发生。

1. 癌基因

人们往往将病毒来源或细胞来源的、具有致癌能力或致癌潜能的基因笼统地称为癌基因。在绝大多数情况下,这类潜在的癌基因处于不表达状态,或其表达水平不足以引起细胞的恶性转化,或野生型蛋白的表达不具有恶性转化作用,所以又将其称为原癌基因。它们一旦活化,便能促使人或动物的正常细胞发生癌变。癌基因是英文 oncogene 的译名,onco 源于希腊语 onkos,意思是肿瘤。顾名思义,癌基因是一类会引起细胞癌变的基因。其实,原癌基因有其正常的生物学功能,主要是刺激细胞正常生长,以满足细胞更新的要求,在进化上高度保守,其表达产物对细胞的生理功能极其重要。只是当原癌基因发生突变后,基因表达产物会增多或活性增强,才会在没有接收到生长信号的情况下仍然不断地促使细胞生长或使细胞免于死亡,最后导致细胞癌变。目前已识别的癌基因有 100 多个,可以分成两大类:病毒癌基因和细胞癌基因。

1) 病毒癌基因

病毒癌基因是指逆转录病毒的基因组里带有可使受病毒感染的宿主细胞发生癌变的基因,它不编码病毒结构成分,对病毒复制无作用,简写成 V-OnC。具有致癌性的肿瘤病毒有两种类型:一种是 DNA 病毒,另一种是 RNA 病毒即逆转录病毒。

20 世纪初,Rockefeller 研究所的 Rous 博士将鸡肉瘤组织匀浆的无细胞滤液皮下注射于正常鸡,发现可以引起肿瘤,到 50 年代发现病毒为致瘤因素,并命名为罗氏肉瘤病毒(Rous Sarcoma Virus,RSV)。1975 年,Bishop 从 RSV 中分离到第一个病毒癌基因 *src*。致癌病毒目前约有 30 多种,在多种动物中均已发现,常见的有以下几种。

(1) 多形瘤病毒:能使实验室小鼠细胞恶化。

(2) SV40病毒：能使仓鼠结缔组织生癌和患乳腺癌。

(3) 乙型肝炎病毒和丙型肝炎病毒：是肝癌的致病因子。

(4) Ⅱ型疱疹病毒和人类乳头瘤病毒：是宫颈癌的潜在致癌因子。

病毒与肿瘤发生的关系已经在本章的前一节中有所描述，在此不再详谈。

2) 细胞癌基因

细胞癌基因，简写成 c-onc，又称原癌基因（proto-oncogene），是指正常细胞基因组中一旦发生突变或被异常激活后，可使细胞发生恶性转化的基因。换言之，在每个正常细胞基因组里都存在原癌基因，但它在正常情况下没有致癌活性，只是在发生突变或被异常激活后才变成具有致癌能力的癌基因。

大多数细胞癌基因编码的蛋白质都是复杂的细胞信号转导网络中的成分，在信号转导途径中有着重要的作用，正因为如此，它们的表达失控或表达产物异常将对细胞的危害很大，常见细胞癌基因家族如下。

A. ras家族

ras 基因是第一个被鉴定的人类癌基因，也是最容易突变的癌基因之一。在所有的人类肿瘤细胞中，ras 基因的变异占 20%～30%，Ras 变异发生率最高的是胰腺癌（90%），其次为结肠癌（50%）和肺癌（30%）。

1982年，Weinberg 和 Barbacid 首先从人膀胱癌细胞系中分离出一种转化基因，可使 NIH3T3 细胞发生恶性转化。随后，Santos 和 Parada 发现上述转化基因为 Harvery 鼠肉瘤病毒 ras 基因的人类同源基因，命名为 H-ras。同年，Krontiris 在人肺癌细胞中发现 Kirsten 鼠肉瘤病毒基因的同系物，称为 K-ras。另一种相似的基因是在人神经母细胞瘤 DNA 感染 NIH3T3 细胞时发现的与 ras 类似的基因，称为 N-ras。以上即为 ras 基因家族的三个密切相关成员：H-ras、K-ras 和 N-ras，它们均属于细胞内信号转导蛋白类原癌基因。人类大多数细胞中都表达 ras 基因，特别是在不成熟细胞和某些末期分化细胞中有高水平表达，且其表达具有组织特异性：H-ras 主要表达于表皮和骨骼肌，K-ras 主要表达于大肠和胸腺，N-ras 主要表达于男性胚胎时期的胸腺。

ras 基因家族成员基因序列差异大，所编码的蛋白质是 P21，位于细胞质膜内面。所有的 Ras-P21 均可结合鸟核苷酸（GTP 和 GDP），有 GTP 酶的活性。当结合 GTP 时，Ras-P21 处于活性状态；当结合 GDP 时，则处于非活性状态。在 Ras-GTP 和 Ras-GDP 这两种构象中，只有 Ras-GTP 能激活 Ras 以下的信号转导过程，所以 Ras 蛋白可以通过两种构象的互换控制细胞信号转导，从而调节细胞分化、增殖和凋亡过程。

ras 基因激活的方式有 3 种：基因点突变、基因大量表达、基因插入及转位。其中 ras 基因被激活最常见的方式就是点突变，多发生在 N 端第 12、13 和 61 位密码子，其中又以第 12 位密码子突变最常见。ras 基因被激活以后就变成有致癌活性的癌基因。其表达产物 Ras 蛋白发生构型改变，功能也随之改变，与 GDP 的结合能力减弱，和 GTP 结合后不需外界生长信号的刺激便自身活化。活化状态的 Ras 蛋白持续地激活磷脂酶 PLC 产生第二信使，造成细胞不可控制地增殖、恶变。同时细胞凋亡减少，细胞间接触抑制增强也加速了这一过程。多种研究已经证明 ras 基因突变和 P21-Ras 过表达确实与恶性肿瘤的发生有关。因此，针对 Ras 蛋白的肿瘤靶向治疗也成为肿瘤治疗学的研究热点。

B. src 家族

src 家族是一类由许多细胞外信号分子激活的非受体蛋白酪氨酸激酶,都含有相似的基因编码结构,产物具有使酪氨酸磷酸化的蛋白激酶活性,定位于胞膜内面或跨膜分布。到目前为止,src 家族共有 9 个家庭成员,分别为 Src、Lck、Hck、Fyn、Blk、Lyn、Fgr、Yes 和 Yrk。研究表明,src 家族表达及活性异常往往引起乳腺癌、结肠癌、胰腺癌、前列腺癌、肺癌等某些肿瘤的发生、发展。

Src 蛋白主要以两种形式存在:病毒癌基因表达蛋白 v-Src 和细胞癌基因表达蛋白 c-Src。c-Src 蛋白的表达和活性异常是某些肿瘤发生、发展的原因之一。据报道,50%~80% 的肺癌患者 c-Src 蛋白或激酶的水平上升;大多数结肠癌患者的 Src 活性提高 5~8 倍,随着患者病情的发展,Src 活性逐渐增强。Src 蛋白作为细胞内信号转导过程中的重要一员,在细胞生长、增殖、分化、运动和凋亡等生理过程中起着重要的调节作用。研究证明 Src 参与细胞迁移活动,其中 c-Src 参与由表皮生长因子诱导的小鼠癌细胞的迁移。另外,Src 蛋白通过参与细胞 G_2 期至 M 期转换的调节,在细胞周期中也起着重要的作用。在有丝分裂期,Src 激酶还能激活原癌基因受体的下游从而激活丝裂原活化蛋白激酶(MAPK)途径,已证明在乳腺癌的生长及恶化中起着关键作用。

src 基因在癌症发展过程中的作用仍不清楚,主要是因为在人类癌症中 src 基因发生突变的概率很小,且野生型 src 基因的致病性也较弱。

C. myc 家族

myc 家族是较早发现的一组癌基因,均编码核内 DNA 结合蛋白,有直接调节其他基因转录的作用。myc 家族包括 C-myc、N-myc、L-myc,分别定位于 8 号染色体、2 号染色体和 1 号染色体。其基因及表达产物可促进细胞增殖、永生化、去分化和转化等,在多种肿瘤形成过程中处于重要地位。myc 家族中的 3 个成员对肿瘤形成及在肿瘤类型方面存在差异。目前认为,C-myc 的扩增与肿瘤发生与转归密切相关,N-myc 的扩增对肿瘤的预后判断有意义,L-myc 的扩增与肿瘤的易感性和预后在不同的肿瘤中表现不一样。

C-myc 基因是 1982 年最早于禽类骨髓瘤病毒 MC29 中发现的一种癌基因。研究表明,其与多种恶性肿瘤的发生、发展密切相关。对胃癌、结肠癌、膀胱癌、睾丸肿瘤等的研究提示 C-myc 蛋白可作为判断肿瘤恶性程度和患者预后的指标。

C-myc 基因活化可导致细胞癌变,对小细胞肺癌的研究提示 C-myc 癌基因易位是导致原发性肺癌 C-myc 基因激活的原因之一。在癌细胞中往往出现 C-myc 基因位点与 Ig 基因位点之间的易位,即 C-myc 易位到 Ig 位点的高活性转录区,从而组成一个高转活性的重排基因,启动 C-myc 转录,使 C-myc 表达增强,促进细胞恶变,最后导致肿瘤的发生。

近年研究发现,C-myc 基因与细胞凋亡有密切的关系,具有刺激细胞增殖和凋亡的双重作用。C-myc 蛋白作为转录调节因子,一方面激活那些介导细胞增殖的基因;另一方面也激活那些诱导凋亡的基因。细胞出现哪种结果则取决于其接受的外来信号:若为存活刺激信号,细胞便增殖,否则细胞出现凋亡。C-myc 基因表达的失调是多种细胞凋亡的主要诱因,细胞发生凋亡的速度及其对诱导因素的敏感性均依赖于细胞 Myc 蛋白的含量。众所周知,细胞凋亡是清除固定突变及细胞周期调控失衡的细胞的重要机制,一旦细胞发生障碍,C-myc 基因会启动凋亡程序;相反,则导致肿瘤形成。

2. 抑癌基因

抑癌基因或肿瘤抑制基因(tumor suppressor gene)是指能够抑制细胞癌基因活性的一类基因，其功能是抑制细胞周期、阻止细胞数目增多及促使细胞死亡。通常若一对等位基因均告缺失或都因突变而失去活性时，细胞发生癌变，此时缺失或突变的基因一般就是抑癌基因。因此，抑癌基因反映了基因的功能丢失(loss of function)。抑癌基因具有对细胞分裂周期或细胞生长设置限制的功能，当抑癌基因的一对等位基因都缺失或都失去活性时，这种限制功能也就随之丢失，于是出现了细胞癌变。抑癌基因与癌基因之间的区别在于癌基因只要有一个等位基因发生突变时就可引起癌变，而抑癌基因只要有一个等位基因是野生型时，就可抑制癌变。目前已发现的抑癌基因有10多种。例如，*p53* 基因是于1979年发现的第一个肿瘤抑制基因，开始时被认为是一种癌基因，因为它能加快细胞分裂的周期，以后的研究发现只有在 *p53* 失活或突变时才会导致细胞癌变，才认识到它是一个肿瘤抑制基因。

接下来就介绍几种重要的抑癌基因及其作用机制。

1) *p53* 基因

p53 是人类恶性肿瘤中突变频率最高的基因，被认为是最有效力的抑癌基因。然而，正常情况下 *p53* 表达水平极低，并且以失活状态存在于正常细胞中，直到细胞受到压力或损伤信号时才被激活。*p53* 通过调节其下游基因来控制细胞周期检查点和细胞死亡通路。在人类恶性肿瘤中，*p53* 的突变主要发生在其 DNA 结合区域，意味着 *p53* 的转录活性对于其发挥抑癌基因的作用非常重要。*p53* 能够辨别各种内源性和外源性的压力信号，针对不同的细胞反应选择性地诱导不同种类靶基因的表达，而细胞受到的压力作为激活通路的输入信号，产生各种防御性的输出结果。例如，通过诱导细胞衰老和细胞周期停滞来激活 DNA 修复机制，或者通过诱导凋亡来清理严重损伤的细胞。

诱导凋亡是清除损伤或癌变细胞的有效防御途径，*p53* 在介导细胞死亡中发挥着关键作用。在不同的动物模型中，缺失 *p53* 依赖的凋亡会加速肿瘤的生成。由于 *p53* 失活导致的凋亡反应缺失会导致细胞转化并赋予癌细胞对化学治疗药物的抗性。因此，*p53* 的状态被用作检测化学预防药物有效性的生物标记；同时，作为人类恶性肿瘤的预后标志，*p53* 也有很大的潜在价值。

引发 *p53* 凋亡通路的输入信号包括外源性压力如 γ 射线或紫外线，内源性压力如正常新陈代谢产生的或化疗药物导致的活性氧簇。不管来自哪里，这些压力信号均通过引起 DNA 损伤和损害基因组稳定性来影响细胞自稳机制。因此，受损的基因组稳态是 *p53* 细胞凋亡通路的真正触发器。

应对细胞自稳平衡的破坏，*p53* 通路被激活并诱导一系列下游靶基因的表达，其中有很多已经被证实在 *p53* 诱导的细胞凋亡中起重要作用。例如，Apaf-1 是形成凋亡复合物重要的架构成分，已经被证实为 *p53* 直接的转录靶点。另一个例子是 PUMA，最初发现其为 *p53* 的应答基因。PUMA 在 *p53* 依赖的凋亡中是必需的，它甚至能够诱导比 *p53* 本身更有效率的凋亡。

鉴于 *p53* 的高突变率，理解 *p53* 在控制凋亡中如何选择性地调节靶基因将有助于发展更好的癌症治疗和预后方法。一些 $p53$ 凋亡靶基因是内源性凋亡机制的一部分,能够介导不依赖于 $p53$ 的细胞凋亡。例如,$p53$ 突变的癌细胞中的异位 PAC1 不仅能增加细胞对氧化性损伤压力引起的凋亡的敏感性,还能够抑制肿瘤形成。鉴别 $p53$ 靶基因的选择性调控子或者发现能够不依赖于 $p53$ 而激活这些基因的小分子,将能重建由于 $p53$ 突变而失活的凋亡通路,从而增加一些难治性肿瘤对抗癌治疗的敏感性。

2) *PTEN* 基因

PTEN 通过其与人类肿瘤易感性的相关性克隆定位于 10q23,已经发现其在一大类原位癌,异种移植物和癌细胞系中有频繁的体细胞突变或缺失,因此 *PTEN* 被看成是真正的抑癌基因,并且是仅次于 $p53$ 的高频突变基因。而且,*PTEN* 的种系突变与肿瘤易感综合征如 Cowden 综合征相关,这一综合征的患者在多个器官会出现增生性损伤(错构瘤)并伴随恶性转化风险的增加。鼠 *Pten* 突变与肿瘤发生率增加之间的关系已经在小鼠模型中得到证实。不同于 $p53$,*Pten* 基因的纯合性缺失会导致早期胚胎致死,意味着 *PTEN* 在胚胎发育中发挥重要作用。*Pten* 杂合子小鼠会在多个组织发生肿瘤,这些肿瘤与影响人类的肿瘤有可比性。

PTEN 首先被发现是作为一种蛋白磷酸酶,接着发现其主要作为脂质磷酸酶拮抗细胞质中的磷脂酰肌醇 3-激酶 PI3K/AKT 信号通路。细胞质中的 PTEN 通过其磷酸酶活性阻断 PI3K 通路的能力被看成是 PTEN 抑制肿瘤生成的关键机制。然而,越来越多的证据支持了一个新的想法,那就是 PTEN 可能拥有除了在细胞质中展示的依赖于其磷酸酶活性的其他功能。最近的一些研究揭示了 PTEN 核定位的调控,以及核 PTEN 维持染色体稳定性的作用。这些研究发现 PTEN 的破坏会导致染色体异常和 DNA 双链损伤(DSB)。在 *Pten* 基因缺失的细胞中出现 DSB 的自发积累意味着 PTEN 缺失会产生可能诱导 $p53$ 活化的内源性压力信号。有趣的是,一些来源于肿瘤易感 Cowden 综合征的 PTEN C 端截断型突变,如 PTEN189,也能引起染色体的不稳定,甚至比 PTEN 缺失引起的程度更严重。这些结果暗示了 PTEN 功能的失调,不管是由缺失还是突变造成的,都能引起遗传自稳机制的破坏,并将自稳平衡向肿瘤生成转化,这一点意味着内源性压力将引起 $p53$ 通路的活化并通过程序性细胞死亡清除癌变细胞。

3) *RB* 基因

RB 基因即成视网膜细胞瘤基因,为视网膜母细胞瘤的易感基因,也是世界上第一个被克隆和完成全序列测定的抑癌基因。*RB* 基因在多种肿瘤中处于突变状态,但是首次报道是其在眼部恶性肿瘤(视网膜母细胞瘤)发生中所起的作用。该肿瘤通常发生在幼儿中。

RB 基因的正常功能不是促进细胞增殖和存活,而是发挥抑制作用。*RB* 基因的失活/缺失会导致细胞以一种失控的方式增殖。*RB* 基因的蛋白质产物为 Rb 蛋白,分布于细胞核内,是一类 DNA 结合蛋白。*RB* 基因行使其正常抑制功能是通过 Rb 蛋白来实现的,Rb 蛋白通过调控细胞周期检验点通路来控制细胞增殖。Rb 蛋白的磷酸化/去磷酸化是其调节细胞生长分化的主要形式。其通过细胞周期控制肿瘤进展的作用解释了为什么视网膜母细胞瘤仅在幼儿中发现。当儿童达到 5~6 岁时,视网膜已经发育成形,并且多数视细胞从细胞周期退出并永久停止分化。至此这些细胞不再对失控的增殖易感,因而

不易发生肿瘤。

抑癌基因的正常功能是从整体上抑制细胞增殖,而不是抑制肿瘤形成。但是如果 *RB* 基因与细胞增殖的整体抑制有关,它的缺失难道不应该导致癌症在除视网膜以外的组织发生吗？事实上,视网膜母细胞瘤不是 *RB* 基因发生突变的儿童中发现的唯一病变。这些个体经常还会发生其他类型的癌症,通常为骨肉瘤,但是有时也可能为白血病、黑色素瘤、肺癌或膀胱癌。和发生在视网膜母细胞瘤中的一样,这些癌症中的肿瘤细胞在 *RB* 基因的第二拷贝中存在突变。此外,在几种不具有遗传倾向的肿瘤(如小细胞肺癌)中也能检测到 *RB* 基因突变,提示 *RB* 基因在癌症的发生中起更为广泛的作用。

4) *APC* 基因

APC(adenomatous polyposis coli)基因是 Herrera 在 1986 年首次在一位患有直肠肿瘤及智力缺陷的 Gardner 综合征的患者染色体上发现的一个抑癌基因,该患者的 5 号染色体长臂上有一段缺失。随后发现 *APC* 基因与家族性腺瘤性息肉病(familial adenomatous polyposis, FAP) 的发生密切相关,并且在散发性大肠癌的发生中也起着重要作用。*APC* 基因在 FAP 及散发性大肠癌中显示出生殖细胞与体细胞突变谱的相似性,提示 *APC* 基因可能以共同机制参与这两种大肠癌的发生发展。

APC 基因调节细胞生长和自身稳定,在许多组织中均有表达。它通过编码 APC 蛋白,抑制 Wnt 信号通路("Wnt"是无翼型的缩写简称,指代这个通路中发生突变的果蝇命运)行使其抑制细胞增殖的功能。大多数 *APC* 基因突变的结果是在其下游形成提前的终止密码,使 APC 蛋白呈"截短"改变,从而导致 APC 蛋白功能的障碍。截短的 APC 蛋白可以通过与野生型 *APC* 基因产物结合而产生一种负显性作用,使其不能正常地发挥生理功能,导致细胞黏附、生长、分化、增殖、凋亡调控和细胞内信号等方面的重要改变,使细胞发生癌变。

二次打击模型也适用于 *APC* 基因的行为。患有家族性腺瘤性息肉病的个体从父母之一遗传了 *APC* 基因的一个单个缺失或丢失拷贝,接着结肠癌上皮细胞内该基因的第二个拷贝上则发生另一个失活突变。由此导致的 APC 功能丧失致使细胞增殖失控,从而启动了癌症发生进程。结肠上皮细胞对这种效应尤其敏感。在遗传 *APC* 突变的人群中,结肠上皮过度增殖导致许多息肉形成,并且最终会引发结肠癌。

5) 乳腺癌易感基因 *BRCA1* 和 *BRCA2*

在西方国家,乳腺癌是妇女中第二常见的恶性肿瘤(仅次于皮肤癌),也是癌症死亡的第二常见原因(仅次于肺癌)。目前统计学提示,美国妇女中每 8 人中就有 1 名会患乳腺癌。在那些有一个直系血亲(母亲、姐妹、女儿)患病的妇女中,其患乳腺癌的易感性几乎增加了 1 倍；如果有 2 个亲属患病,则易感性升高为 5 倍；如果有更远的亲属患乳腺癌(如姑姑或奶奶),患病风险也有所增加。

约有 10% 的乳腺癌病例可以追溯到高危遗传易感性,通常由 *BRCA1* 或 *BRCA2* 基因的遗传突变所引起(BRCA 即为乳腺癌的缩写)。这些基因的遗传缺陷与家族性乳腺癌有关,该病症的特征是乳腺癌发病年龄较早,并且在某些病例中,同一个个体中双侧乳房均发病,或者同时发生乳腺癌和卵巢癌。遗传特定 *BRCA1* 或 *BRCA2* 突变的人群,其患乳腺癌的易感性通常介于 40%~80%,患卵巢癌的易感性则介于 15%~65%。有趣的是，生于1940年以后携带 BRCA1 或 BRCA2 基因突变的妇女，相比于出生于1940年以前携带同样突变的妇女，在50岁之前患乳腺癌（而不是卵巢癌）的危险性更高。这些发现提示即使个体遗传了高危险性的患病倾向，非遗传性因素显著影响了患乳腺癌的危险性。

最开始认为 BRCA1 和 BRCA2 基因在控制细胞生长中发挥作用。然而，后续研究显示这些基因编码的蛋白质与 DNA 损伤修复有关，特别是双链断裂。因此，推断 BRCA1 和 BRCA2 突变并不直接打开细胞过度增殖的大门，而是阻滞了 DNA 修复的过程，因此增加了随之发生突变的概率，从而直接导致癌症发生。这个结论与经典抑癌基因相关突变的发现不一致。这些基因包括 RB、APC 和 p53 等，在遗传性癌症和非遗传性癌症均可发生突变，它们直接作用于细胞生长，并且打开了失控性增殖和癌症的大门。另外，BRCA1 和 BRCA2 的突变在非遗传性癌症中罕有发现，推测是因为它们是看管基因（caretaker gene），其不直接控制细胞生长，因此只是间接与癌症发展相关。

2.4.4 遗传危险性：其他基因和因素

以上讨论的癌症高危险性源自癌基因和抑癌基因的突变，接下来我们将概要地介绍一些影响癌症易感性的其他基因和因素。

1. 免疫及代谢功能的遗传改变可影响肿瘤易感性

当免疫功能受破坏时（如 HIV 感染或者器官移植受者服用免疫抑制药物后），癌症易感性均有所升高，因此可以说免疫功能的遗传缺陷也能增加癌症易感性。在一些案例中，免疫功能的破坏是遗传突变的非直接效应，这些突变的首要影响并不在于免疫系统本身。例如，共济失调-毛细血管扩张症和 Bloom 综合征，这些疾病源于 DNA 修复相关基因的损伤。除了导致基因突变率增加外，还破坏了淋巴细胞行使其正常免疫功能的能力。由此产生的免疫能力缺失可能导致这些综合征患者的癌症发生率升高。免疫功能的遗传缺陷对癌症易感性常常表现为间接效应，而不是直接驱使细胞形成肿瘤。

2. 高危和低危基因影响肿瘤易感性

高危突变，即与家族内癌症明显聚集相关的突变，占不超过癌症病例总数的5%。然而，遗传因素在决定癌症易感性中的作用并不限于高危突变，还包括许多其他基因的少量贡献。这些低危基因的个体效应并不足以产生癌症遗传的明显性状，但是作为一个群体，它们对癌症易感性的效应可能是非常显著的。

另外，我们很难确定低危基因，因为它们并不产生癌症遗传的显著家族性状。由于癌症的发生取决于遗传和环境因素的相互作用，使我们更难确定这些基因。高危遗传突变对癌症发生率的影响是如此巨大，以至于其掩盖了环境因素的作用。而低危基因的作用则会轻易被环境因素或生活方式等混淆。例如，假设某基因的突变型可加倍个体发生肺癌的易感性，实际上则很难探查到这种增加的存在，因为吸烟行为的差异（或者对氡或石棉小体的暴露）对肺癌发生率有大得多的影响，进而削弱了低危遗传因素的效应。

（尹玉新）

主要参考文献

Armstrong B K, Kricker A. 2001 The epidemiology of UV induced skin cancer. J Photochem Photobiol B, 63: 8-18.

Brash D E, Rudolph J A, Simon J A, et al. 1991. A role for sunlight in skin cancer: UV-induced p53 mutations in squamous cell carcinoma. Proc Natl Acad Sci USA, 88: 10124-10128.

Brookes P, Lawley P D. 1964. Evidence for the binding of polynuclear aromatic hydrocarbons to the nucleic acids of mouse skin: relation between carcinogenic power of hydrocarbons and their binding to deoxyribonucleic acid. Nature, 202: 781-784.

Cantley L C, Neel B G. 1999. New insights into tumor suppression: PTEN suppresses tumor formation by restraining the phosphoinositide 3-kinase/AKT pathway. Proc Natl Acad Sci USA, 96: 4240-4245.

Di Cristofano A, Pandolfi P P. 2000. The multiple roles of PTEN in tumor suppression. Cell, 100: 387-390.

Fallot G, Neuveut C, Buendia M A. 2012. Diverse roles of hepatitis B virus in liver cancer. Curr Opin Virol, 2: 467-473.

Hollstein M, Sidransky D, Vogelstein B, et al. 1991. p53 mutations in human cancers. Science, 253: 49-53.

Hu J, Liu Y F, Wu C F, et al. 2009. Long-term efficacy and safety of all-trans retinoic acid/arsenic trioxide-based therapy in newly diagnosed acute promyelocytic leukemia. Proc Natl Acad Sci USA, 106: 3342-3347.

Levine A J, Momand J, Finlay C A. 1991. The p53 tumour suppressor gene. Nature, 351: 453-456.

Lewis K. 2005. Principles of Cancer Biology. 1st edition. San Francisco: Benjamin Cummings.

Li J, Yen C, Liaw D, et al. 1997. PTEN, a putative protein tyrosine phosphatase gene mutated in human brain, breast, and prostate cancer. Science, 275: 1943-1947.

Lindop P J, Rotblat J. 1961. Shortening of life and causes of death in mice exposed to a single whole-body dose of radiation. Nature, 189: 645-648.

Liu S X, Athar M, Lippai I, et al. 2001. Induction of oxyradicals by arsenic: implication for mechanism of genotoxicity. Proc Natl Acad Sci USA, 98: 1643-1648.

Philips D. 2002. Formation of DNA Adducts in The Cancer Handbook. London: Nature Publishing Group.

Piao C Q, Hei T K. 1993. The biological effectiveness of radon daughter alpha particles. I. Radon, cigarette smoke and oncogenic transformation. Carcinogenesis, 14: 497-501.

Pierce D A, Shimizu Y, Preston D L, et al. 1996. Studies of the mortality of atomic bomb survivors. Report 12, Part I. Cancer: 1950-1990. Radiat Res, 146: 1-27.

Ruggiero P. 2012. Helicobacter pylori infection: what's new. Curr Opin Infect Dis, 25: 337-344.

Schiller J T, Lowy D R. 2012. Understanding and learning from the success of prophylactic human apillomavirus vaccines. Nat Rev Microbiol, 10: 681-692.

Shen W H, Balajee A S, Wang J, et al. 2007. Essential role for nuclear PTEN in maintaining chromosomal integrity. Cell, 128: 157-170.

Shubik P. 1981. Opinion: the validity of animal studies with chemical carcinogens. CA Cancer J Clin, 31: 120-123.

Symonds H, Krall L, Remington L, et al. 1994. p53-dependent apoptosis suppresses tumor growth and progression *in vivo*. Cell, 1994. 78: 703-711.

Yin Y, Liu Y X, Jin Y J, et al. 2003. PAC1 phosphatase is a transcription target of p53 in signalling apoptosis and growth suppression. Nature, 422: 527-531.

Young L S, Rickinson A B. 2004. Epstein-Barr virus: 40 years on. Nat Rev Cancer, 4: 757-768.

第 3 章 癌细胞特征之一——持续增殖

细胞的正常生命过程主要是由细胞的生长、迁移、分化,以及细胞的死亡等组成。这些基本的生命特征对于保证单个细胞自身的功能,以及细胞在成熟组织器官中与其他细胞的相互作用、相互依赖和相互制约的动态平衡、各种细胞在组织微环境中的网络化维持起到了重要作用。

而当细胞长时间受到外界致癌物质(包括一些化学因素、物理因素及生物因素等)的刺激,或者由于细胞自身基因组不稳定性的增强,进而易于发生基因的突变(包括原癌基因的功能获得性突变和抑癌基因、DNA修复基因的功能缺失性突变)。其中大多数的原癌基因在正常细胞中都是维持细胞正常生长、分化及凋亡等基本生命活动所必需的分子,而在具有恶变倾向的细胞中,这些分子由于DNA序列的点突变、易位或者扩增等而导致功能异常或者过度表达,从而促进细胞的持续增殖,赋予了细胞不死的特征,导致细胞的恶变;同时,那些抑制细胞过度生长的分子出现了功能的下降及缺失,使抑制细胞过度增殖的负性调控环节出现了错误并导致细胞难以进行正常的分化。

多个原癌基因的过度激活和抑癌基因的失活共同作用使得细胞的表型出现了明显不同于正常细胞的变化,进而转变成为肿瘤细胞。这种分化程度低但恶性增殖能力极强的肿瘤细胞依然不断演进,发展成为具有浸润性与转移性的癌细胞。正常细胞与肿瘤细胞的区别如图 3-1 所示。

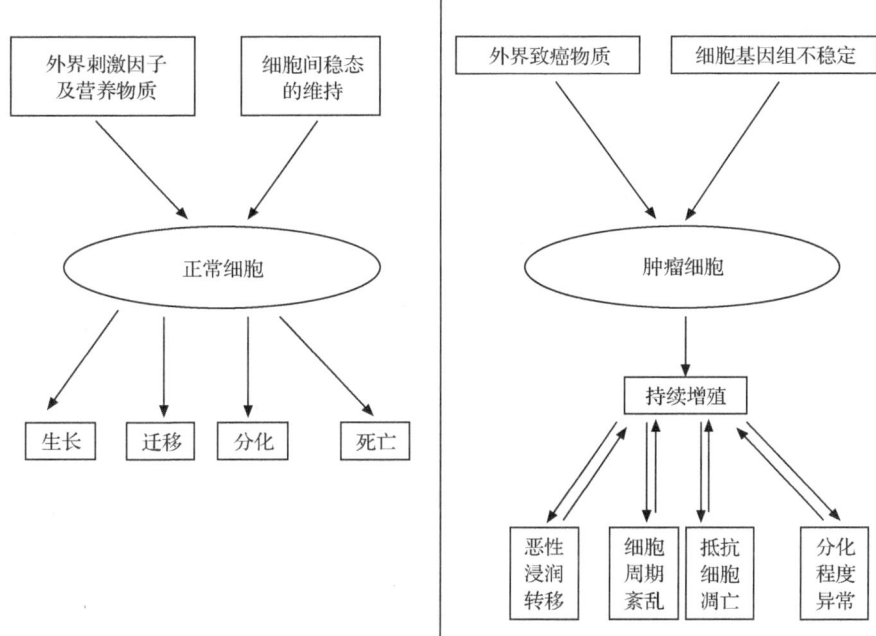

图 3-1　正常细胞与肿瘤细胞的区别

3.1 细胞增殖正常调控

细胞增殖是生命的重要特征。细胞通过有丝分裂进行增殖,并依靠增殖维持其存在和繁衍后代;如果丧失了增殖能力或者长时间剥夺其生长能力,就会引起细胞的死亡。细胞增殖主要是通过细胞周期实现的,在正常情况下,细胞周期沿着 $G_1/S(DNA$ 合成期)→G_2/M(细胞有丝分裂期)运转,通过 M 期分裂为两个子细胞,完成增殖。在这一过程中,细胞内的遗传物质(DNA)复制,细胞中各种物质积累与加倍,并被平均分配到两个子细胞中。在该过程中,不仅只是物质的积累,同时也包含了组装、修饰及形成具有功能的结构。

3.1.1 细胞增殖与组织稳态

稳态(homeostasis),顾名思义,就是维持稳定的状态。对于单个细胞来说,稳态就是细胞内各个细胞器在严格的细胞内微环境中行使其应有的功能。而从整体组织层面来看,稳态的维持除了需要单个细胞保持其内在结构和功能稳定外,还需要细胞能够维持其特性,例如,成纤维细胞分裂增殖,进而产生更多的成纤维细胞,上皮细胞分裂产生更多的上皮细胞,内皮细胞分裂则产生更多的内皮细胞,以此来保持组织中不同细胞类型的多样性。因为几乎每种组织都是由许多不同类型的细胞所组成的,这些细胞处在相同的环境中,但是彼此仍然保留了各自的特性,而且在差不多所有成熟的组织中,细胞连续不断地死亡,由新生的细胞替换,通过细胞的置换和组织更新,使组织结构得以维持。欲达到此状态,细胞与细胞或者细胞与细胞外基质之间必须保持稳定的通信,即每种特化的细胞总是不断地接受其他细胞发出的信号(如生长因子等),以判断其所处环境的变化,相应地调节其细胞增殖和细胞特性。另外,因为不同类型的细胞在其质膜上具有不同的钙黏素(cadherin)和其他黏附分子,它们以亲和结合方式选择性地与同类型的其他细胞发生黏合,但是也能够与一定的其他类型的细胞或者特异的细胞外基质成分,如层粘连蛋白、纤连蛋白、胶原等选择性地黏附。这种选择性黏附防止了同种组织中不同细胞类型间发生混乱关系,保证了细胞的有序增殖,并维持了组织中各种不同细胞在稳定的细胞群体中的社会性。

3.1.2 细胞增殖与细胞分化

细胞分化(cell differentiation)是指同一来源的细胞通过分裂逐渐产生结构和功能上稳定性差异的过程。所有高等生物体都是由一种同一来源的细胞,即受精卵发育而成的。在发育过程中,通过细胞增殖增加细胞数目,通过细胞分化形成不同类型的细胞。细胞分裂后未定型的子细胞,在形态和生化组成上向专一性或者特异性方向分化,或者由原来较简单的可塑性状态向异样化稳定状态分化的过程。机体内一切组织细胞分化时的主要特征是细胞出现不同的形态结构并合成组织特异性的蛋白质,从而演变成为特定表型的细胞类型。不同类型的细胞分别构成不同组织、器官乃至系统。在多细胞生物中,细胞适应于功能的变化而逐渐在形态上发生相应的改变,如神经细胞的形态是在适应对外界刺激发生反应,并将信息从机体一部位传至其他部位的过程中逐渐转变而形成的。从狭义上讲,这种功能和形态上逐渐特化的过程,就是细胞分化。个体发育过程中细胞不断特化的结果产生不同而稳定的细胞类型,故分化实质上是个体产生稳定性组织差异的过程。

由于细胞周期是细胞增殖的主要体现形式,而细胞增殖又是与细胞分化截然相反的两种细胞学过程,因此,分化与细胞周期的运转在时间上存在着先后的顺序。例如,成年人的肝细胞在机体中是一种高度分化的细胞,即已经分化成熟但是并非终末分化的细胞。分化成熟的肝细胞通常处于增殖休眠期(G_0期),即肝细胞并没有出现细胞增殖的现象。但是,肝细胞在必要和适宜的条件下可以迅速进入细胞增殖周期,促进细胞的增殖;在不需要增殖的时候又可以返回 G_0 期。肝细胞能够在增殖与静息(分化)这两种状态之间自由地相互转换正是肝细胞独特的地方,也更进一步说明了增殖与分化在维持细胞功能情况下相辅相成的时间先后顺序。

3.1.3 细胞增殖与细胞死亡

多细胞生物体的诞生、发育、成长、存活及死亡是天然的、有规律的程序化过程,细胞凋亡是生物借以存活和增殖的必要方式之一,也是维持细胞增殖与死亡平衡的重要方式之一,因而贯穿于生物体的全部生命周期中。细胞凋亡也是人类发育中细胞数量调控的基本方式,在机体发生、发育和死亡过程中具有重要的生理和病理意义。一个成年人体内每天都有成千上万细胞诞生,同时又有大量细胞发生生理性、主动性的自杀行为,体内细胞的诞生和死亡处于动态平衡,通过凋亡消除衰老的细胞,代之以新生细胞,从而维持机体组织器官中细胞数量的稳定。在健康的机体中,细胞的生死更替总是处于良性动态平衡中。但是在病理状态下,细胞的增殖和凋亡的平衡被破坏,进而影响组织器官的功能。例如,在淋巴细胞发育分化过程中,始终伴随着细胞凋亡,成熟的淋巴细胞亦是如此,如果细胞凋亡发生障碍,就会出现白细胞堆积,发生白血病。

3.2 癌细胞持续增殖——肿瘤恶性表型的基础

在肿瘤多阶段演进初期,肿瘤细胞在其起源地无限增殖,通常要经过若干年才形成明显的肿瘤原发灶。通常情况下,原发性肿瘤呈现膨胀性生长,挤压周围组织,进而影响正常组织的生理功能。例如,原发灶肿瘤浸润邻近正常组织,影响这些组织的生理功能:大的结肠癌原发灶会造成消化道堵塞;肝癌和胰腺癌会堵塞胆道;肺癌往往影响气道功能。

尽管原发性肿瘤非常凶险,但是它们只引起 10% 左右的肿瘤患者死亡,而大约 90% 肿瘤患者最终死于肿瘤的浸润和转移。因此,我们认为肿瘤细胞的持续增殖可能就是浸润、转移的生物学前提和基础。多种类型的肿瘤细胞都具备了局限化的早期持续增殖阶段和播散至远端组织器官的晚期浸润转移阶段。这一系列复杂的步骤被称为"浸润-转移级联反应"。此级联反应的步骤及其与肿瘤细胞持续增殖的基本关系如下。

(1) 肿瘤细胞之间的相互黏合减弱,细胞连接松散,从而导致肿瘤细胞从瘤体脱落。在原发瘤生长过程中肿瘤细胞不断增殖,导致瘤体积增大。随后,肿瘤细胞之间的相互黏合与细胞连接减弱以致肿瘤细胞从瘤组织脱落,成为浸润转移的前提。现在的临床研究表明,诊断时直径小于 1cm 的原发性乳腺癌中,约 22% 最终形成转移性疾病;相反,那些直径大于 8cm 的原发性乳腺癌,约 77% 发生了肿瘤转移。此外,该研究还表明,在肿瘤进展中,通常体积大的肿瘤经历了更多的遗传学和表观遗传学改变,出现了更多原癌基因的功能获得性突变及抑癌基因的功能缺失性突变。例如,在乳腺癌中对 *p53* 基因的研究显示,直径小于 1cm 的乳腺癌中,仅 4% 携带 *p53* 等位基因的突变,而那些直径大于 3cm 的肿瘤中,约 40% 以上具有 *p53* 基因的突变。在大的原发肿瘤中,*p53* 基因的高频率突变并不意味着这种突变是在原发瘤发展晚期获得的;相反,肿瘤细胞在肿瘤多步骤发展的早期即获得 *p53* 等位基因突变将会促进肿瘤加速生长,在诊断时形成更大的肿瘤体积。从上述观察结果可以得出结论:肿瘤细胞浸润转移能力是在原发肿瘤由小到大的进展中相对晚期获得的,而且可能与 p53 功能缺失有关。因为:①肿瘤细胞转移性只在原发肿瘤生长的相对晚期获得,因而这种能力仅限于大的原发性肿瘤内的细胞;②原发瘤不论大小,其中的单个肿瘤细胞具有相同的转移能力,然而体积大的肿瘤具有更多的肿瘤细胞,在单位时间内可以分配更多的转移细胞到机体的其他部位;③在肿瘤多步骤发展过程中,原发瘤中具有较强增殖能力的细胞同样也表现出一种相关的特性——转移的能力。这些肿瘤细胞与增殖较慢的细胞相比,可以更快地长成体积大的原发瘤。同时,这些快速增殖的细胞也成为广泛播散转移灶的来源。

(2) 肿瘤细胞破坏并穿过自身基底膜(basement membrane),浸润基底膜下结缔组织。来源于基底膜上皮侧并且仅局限于这一侧的肿瘤,称为良性肿瘤。随着时间的延长,肿瘤细胞持续不断地增殖。同时,肿瘤细胞内诱导肿瘤增殖的转录因子能够激活各种破坏基底膜的促肿瘤细胞浸润基因的表达,这些促进肿瘤细胞浸润基因编码的蛋白质又被肿瘤细胞大量地分泌到细胞外,进而逐渐地消化并破坏基底膜,其中一些肿瘤开始浸润进入邻近的基质。这种肿瘤细胞团块被重新定义为恶性肿瘤。此外,肿瘤细胞在突破基底膜之前,常通过产生血管内皮生长因子到达内皮细胞并刺激基底膜侧血管生成。这个反应有利于肿瘤细胞穿透基底膜并进行后续的浸润-转移级联反应。同时,这种肿瘤细胞自分泌产生的血管内皮生长因子也能够转而作用于肿瘤细胞自身,通过细胞内促进有丝分裂的信号通路使肿瘤细胞的增殖加速。可见,肿瘤细胞在突破基底膜出现浸润反应之前,生长因子的分泌除了能够加强肿瘤细胞的浸润能力外,对于肿瘤细胞自身的恶性增殖也起到了促进的作用。此外,肿瘤细胞内的多种信号通路,如 PI3K/AKT 和 Raf/MAPK 通路等,除了能够激活多种促进肿瘤细胞浸润基因的表达外,也是维持肿瘤细胞持续增殖的基本信号通路。

(3) 浸润并穿过血管或者淋巴管壁进入血液循环或者淋巴系统,在血液或者淋巴中形成瘤栓,并停滞于管壁。一旦肿瘤细胞进入血管或者淋巴管的管腔,肿瘤细胞就会随着血液或者淋巴液到达身体其他部分。在此过程中,没有依附的迁移细胞将很快发生失巢凋亡(anoikis)。与原发瘤一样,这些发生浸润的先驱者细胞也需要各种基质的支持,如提供促细胞有丝分裂和细胞存活的营养因子来帮助入侵的肿瘤细胞生长,维持肿瘤细胞的高速增殖,同时减少因为失巢凋亡而带来的肿瘤细胞数量的减少。此外,循环肿瘤细胞可以有效地利用动、静脉间具有较大内径的交通支,绕行于动脉和静脉循环系统,避免滞留于肺脏等多个器官的细小毛细血管。肿瘤细胞在到达动脉循环后,循环中的肿瘤细胞可以播散至全身各个组织。而肿瘤细胞在小血管中单纯的物理性滞留，是循环中肿瘤细胞在组织中的第一个立足点。

(4) 黏附于脉管内皮细胞并使之回缩暴露出内皮下基膜，肿瘤细胞分泌蛋白水解酶破坏基膜，迁移出脉管。肿瘤细胞一旦在各种组织的血管中停留，就必须尽早离开血管进入周围组织，这一步骤称为外渗。外渗依赖于肿瘤细胞与所滞留血管管壁间复杂的相互作用，而肿瘤细胞可以采用多种方式迁出血管。瘤细胞可以在血管腔内依赖局部的营养成分进行增殖，产生小的肿瘤，而这些小肿瘤持续增殖，通过与破坏基底膜相类似的信号通路，进而影响下游促肿瘤浸润基因的表达，最终破坏了邻近的血管壁。这种能力和其前体细胞离开原发瘤、侵入血管具有相同的生物学机制。

(5) 在远处组织、器官中增殖，长入新的血管，形成转移瘤。一旦转移的肿瘤细胞到达实质组织，它们将开始在新的环境中增殖并形成肿瘤团块，这个过程称为克隆形成（colonization）。新组织不能给转移后的肿瘤细胞提供那些像原发瘤中使其祖细胞旺盛生长的各种细胞因子，因而转移瘤细胞通常很快死亡，或者以单细胞或一小簇肿瘤细胞的形式，即微小转移灶的形式而存活一段时间。但是这些微小转移灶仍然具有强大的增殖能力，将其重新植入其他小鼠后可以形成新的肿瘤。此外，还有一些微小转移灶，这些播散的肿瘤细胞可以在其他组织中增殖，形成很小的克隆，但是，它们的体积不会增大，因为在这一细胞团中，增殖与凋亡的速率达到了平衡，或者是因为这些细胞不能促进血管新生。无论如何，微小转移灶的存在是一种潜在的威胁，因为它们通常遍布全身，在肿瘤被认为治愈后的几年又会再次暴发。

3.2.1 持续增殖与癌细胞浸润生长

虽然肿瘤细胞最终导致患者的死亡与肿瘤细胞的高度浸润转移的特点有关，但是在肿瘤原发病灶中高速增殖的肿瘤细胞就已经具备了明显的浸润潜能。具备高浸润潜能的肿瘤具备以下特性。

(1) 潜在的迁移性：在正常生理情况下的成体细胞，除了中性粒细胞、巨噬细胞和小肠上皮细胞外，通常不具有迁移性。而恶性肿瘤细胞一般具有十分活跃的迁移性，并与其浸润潜能具有正相关性。在某些情况下，肿瘤细胞还可沿着基底膜移行。

(2) 分泌各种水解酶：具有高转移潜能的肿瘤细胞产生并分泌多种水解酶，包括各种蛋白水解酶及糖苷酶等。这些水解酶最终可以破坏细胞外基质，为肿瘤细胞浸润转移开通通道。肿瘤细胞表面，尤其是细胞迁移的前沿，存在整合于膜中的蛋白酶受体，可与蛋白酶结合并聚集在肿瘤细胞表面。这些水解酶及糖苷酶在肿瘤细胞中的高表达除了与本身基因的过表达突变有关外，还与促进肿瘤持续增殖的信号通路，如 Ras 介导的 Raf/MAPK 及 PI3K/AKT 等持续诱导有关，说明了肿瘤细胞的恶性增殖是诱导浸润的分子生物学基础。

(3) 黏附性：在肿瘤细胞转移的全过程中始终贯穿着细胞的脱落与聚合、黏附与去黏附。作为浸润转移的第一步，肿瘤细胞之间的黏附减弱，连接结构松散，导致肿瘤细胞的脱落；当肿瘤细胞进入血管后却又相互聚合，形成瘤栓。脱落与聚合是由不同的分子介导的：前者由于 E-钙黏素（E-cadherin）的表达减少；后者则由于血液中半乳糖凝集素（galectin）

的升高。肿瘤细胞在增殖过程中需要在一定的细胞外基质上黏附才能进入细胞周期；而在细胞增殖的 M 期，又要去黏附，即从铺展状态进入疏松黏附状态，细胞变圆。在细胞迁移时既要发生黏附，又要去黏附，二者交替进行才能完成迁移过程。所有上述与肿瘤细胞浸润、转移相关的步骤都与细胞黏附和去黏附密切相关，并涉及多种细胞黏附分子与其所介导的信号转导过程。这是一个非常精细、复杂的调节网络。肿瘤细胞表现的浸润、转移行为正是细胞黏附分子的表达发生时空上的差错，或是其功能变异，或者是信号的联网与调控机制发生紊乱的结果。

肿瘤细胞的浸润过程虽然十分复杂，但其实质上是以细胞识别为基础的细胞与细胞之间及细胞与细胞外基质之间的相互作用的一系列过程，即肿瘤细胞之间或者肿瘤细胞与其微环境的相互作用发生异常。另外，由于肿瘤细胞之间的相互黏合与细胞连接减弱，导致肿瘤细胞的表型从上皮样变成间质样的细胞形态，即上皮-间质转换（epithelial-mesenchymal transition，EMT），EMT 能够使肿瘤细胞易于从局部肿瘤组织中脱落，开始诱导浸润。其中肿瘤细胞表面的黏附分子 E-cadherin 表达减少，同时间质样细胞的蛋白标记物，如 snail、slug、Vimentin 等的表达增强，这些分子表达的转变导致细胞间黏着力的降低，诱导细胞浸润。此外，在肿瘤细胞浸润转移的过程中，缝隙连接的缺失，整合素家族分子的功能紊乱，以及肿瘤细胞自身及其周围微环境的基质金属蛋白酶（matrix metalloproteinase，MMP）与组织金属蛋白酶抑制物（tissue inhibitor of metalloproteinase，TIMP）的表达失衡等综合因素都参与了肿瘤细胞的浸润转移，其中主要分子及其相关的信号通路包括：

（1）E-cadherin：E-cadherin 是多种成体上皮组织的重要标志性分子，其基因 *CDH1* 的表达下调或者功能丧失性突变（loss-of-function mutation）与多种肿瘤的恶性增殖及随后的浸润转移有关。在正常细胞中，细胞生长到一定程度，即彼此接触时则停止增殖进入 G_0 期，细胞数量不再增加，这一现象称为生长接触抑制或者密度依赖性增殖抑制，这种接触抑制的调控主要与 E-cadherin 的存在有关。而肿瘤细胞由于丧失了 E-cadherin 的表达，当肿瘤细胞在达到汇合状态时仍然继续持续增殖，细胞数量仍然增加，形成重叠的多细胞层，即丧失了密度依赖性增殖抑制或者细胞生长的接触抑制。对 26 种人类乳腺癌细胞系的分析表明，8 种细胞由于突变导致了 E-cadherin 的基因 *CDH1* 表达失活，其中 5 种存在着 *CDH1* 读码框的截短式突变，3 种存在读码框内序列缺失。出现在生殖系细胞的 *CDH1* 基因突变如果以杂合子的形式遗传，则可以引起家族性胃癌，进一步表明了 *CDH1* 是一个抑癌基因。此外，在晚期乳腺癌、结肠癌、前列腺癌、胃癌、肝癌、食管癌、皮肤癌和肾癌中都有发现 E-cadherin 分子的缺失性突变。细胞学研究发现，在具有浸润潜能的肿瘤细胞中转染外源性 *CDH1* 基因，就能够导致细胞周期蛋白 cyclin D1 的表达下降。同时，促肿瘤增殖的原癌基因 *Rb* 高磷酸化，以及细胞周期抑制蛋白 $p27^{kip1}$ 的活性增强，导致肿瘤细胞的细胞周期 G_1/S 期的阻滞，进而抑制肿瘤细胞的恶性增殖。另外，E-cadherin 还能够通过与调节细胞浸润的信号通路——β-catenin/TCF/LEF1 的对话（crosstalk），抑制这个通路对下游促肿瘤增殖、浸润基因的转录活性，发挥抑制肿瘤增殖的功能。此外，近年来一些研究也显示，在肿瘤生长过程中，一些促肿瘤的蛋白质亦能够与 E-cadherin 的低表达同时存在，加强肿瘤细胞的恶性增殖和浸润，例如，在皮肤鳞癌和黑色素瘤的研究中发现,随着 Klk6(Bssp/kallikrein)或者 SPARC(secreted protein acidic and rich in cysteine)表达的增强,E-cadherin 的表达相应降低,在产生 Klk6、SPARC 表达增强与 E-cadherin 低表达的过程中,肿瘤的增殖性和浸润性增强,进一步说明了 E-cadherin 表达的抑制与其他促肿瘤生长、浸润分子共同作用能够加速肿瘤的增殖和浸润。

(2) 缝隙连接(gap junction,GJ):GJ 是位于两个相邻细胞的质膜间的特化盘形区域,该区域相邻质膜间具有 2～4nm 的狭缝,GJ 的连接小体是由 6 个连接蛋白(connexin)分子组成的。大量研究显示,连接蛋白的基因,如 *Cx43*、*Cx32*、*Cx26* 能够作为抑癌基因,抑制肿瘤增殖。其中,对于 *Cx43* 的蛋白质表现形式——Connexin 43 的研究尤其集中。Connexin 43 能够通过泛素化途径抑制细胞周期 S 期调节蛋白——Skp2(S-phase kinase-associated protein)的表达及功能,进而导致多种肿瘤细胞增殖降低。此外,Connexin 43 还能够抑制肿瘤微环境中的增殖诱导信号对肿瘤细胞促增殖的作用,如抑制单核细胞趋化蛋白(monocyte chemotactic protein-1,MCP-1)对胶质瘤细胞的影响,抑制肿瘤持续增殖。此外,有实验通过将 *Cx43* 基因稳定转染入大细胞肺癌细胞系中,发现 *Cx43* 基因的表达上调不但能够抑制肿瘤的恶性增殖,还能够通过抑制 *MMP* 和 *S100A* 等促肿瘤浸润基因的表达,抑制肿瘤细胞的浸润转移,起到肿瘤抑制作用。在对乳腺癌 MDA-MB-435 细胞系浸润动物模型的研究中,也发现了 Connexin 43 表达的上调能够通过抑制促进浸润的粘连分子——N-钙黏素的表达及增强乳腺癌细胞对凋亡的敏感性,进而抑制细胞的浸润。但是作为缝隙连接的重要分子,Connexin 43 也能够增强肿瘤细胞之间或者肿瘤细胞与肿瘤微环境之间的分子信号交换,起到促进肿瘤生长及浸润的作用。因此,*Cx43* 基因及其编码的 Connexin 43 蛋白对肿瘤细胞增殖及增殖后的浸润转移仍需要进一步的研究。

(3) 整合素(integrin):Integrin 家族的蛋白质主要是由异二聚体组成的跨膜受体家族,此家族由 24 个不同功能的整合素组成,主要包括了 18 个 α 亚基和 8 个 β 亚基。整合素能够与细胞外基质的不同成分,如层粘连蛋白(laminin)、胶原蛋白(collagen)和纤连蛋白(fibronectin)相互作用。不同的细胞外基质成分选择性地促进不同类型的细胞生长,层粘连蛋白主要促进上皮细胞的增殖,而纤连蛋白促进成纤维细胞的增殖。现在的研究显示,在肿瘤细胞与其微环境相互作用时,各种细胞外基质成分能够共同作用,进而加速肿瘤细胞的恶性增殖。此外,细胞外基质成分中存在着某些生长因子的同源序列,并可以结合生长因子诱导肿瘤细胞的增殖。现在的研究结果亦显示,整合素家族成员 α5β1、α6β1、αvβ3、α2β1、α3β1 等都可以通过下游信号通路即转录因子的激活,诱导肿瘤细胞内促肿瘤增殖和浸润转移的基因,如 *VEGF*、*MMP*、*S100A* 等家族的基因表达,进而增强肿瘤的恶性程度。

(4) 基质金属蛋白酶(matrix metalloproteinase,MMP)/组织金属蛋白酶抑制物(tissue inhibitor of metalloproteinase,TIMP):肿瘤细胞通过打破其自身及与其微环境中的 MMP/TIMP 系统的平衡,进而破坏细胞外基质,导致肿瘤细胞的浸润,而这种 MMP/TIMP 系统平衡破坏的分子基础又恰恰与介导肿瘤细胞恶性增殖的信号通路相关。在肿瘤组织中,MMP 不仅是由肿瘤细胞产生,还可以由间质细胞或者炎性细胞生成,并被肿瘤细胞通过其表面受体而捕获。例如,某些肿瘤细胞在与间质细胞共培养时可以诱导

MMP 基因的表达增强,分泌大量的 MMP 蛋白,进而这些 MMP 蛋白结合到肿瘤细胞表面的相应受体。这种相互作用模式亦可以见于 VEGF/VEGFR、bFGF/FGFR,以及血管生成素 Angiopoietin/Tie2,这种结合模式有利于肿瘤细胞的浸润及转移。而这些有利于肿瘤细胞浸润转移的信号通路除了诱导肿瘤细胞的浸润转移外,还是肿瘤细胞恶性增殖的强力诱导分子,这充分说明了肿瘤细胞的浸润转移与肿瘤细胞的恶性增殖密切相关。此外,膜型Ⅰ-MMP(MTⅠ-MMP)是 6 种细胞膜锚定的 MMP 类型之一,因此只能裂解邻近细胞合成的底物蛋白。MTⅠ-MMP 除了可以裂解细胞表面黏附分子,如钙黏素、整合素、生长因子受体和细胞因子等,还可以裂解没有活性的其他 MMP 前体分子,如使前体 MMP2 转变成为有活性的 MMP2,进而诱导肿瘤血管新生并促进各种促肿瘤生长因子的释放,增强肿瘤的恶性增殖和浸润能力,进一步证明了肿瘤恶性增殖和肿瘤浸润之间相辅相成的关系。总之,这些蛋白酶在肿瘤细胞的持续增殖中扮演了重要的角色,它们开拓了细胞外基质中肿瘤细胞所占的空间,在增殖过程中一旦两个子细胞形成,每个细胞必须反过来重塑自己周围新的微环境。此外,肿瘤血管新生也是介导肿瘤细胞增殖与浸润之间的一个重要的桥梁。在血管生成之前,肿瘤的生长十分缓慢,缺乏血液供应的肿瘤细胞数目难以快速提升。此外,由于营养供应的缺乏,瘤块外层细胞的增殖很快被瘤块中心细胞的死亡抵消,导致肿瘤细胞难以维持持续的恶性增殖。但是,肿瘤细胞可以通过自身产生或者刺激周围其他肿瘤细胞产生并分泌血管内皮生长因子(vascular endothelial growth factor,VEGF)作用于肿瘤细胞膜表面的 VEGFR,进而通过激活多种促进 MMP 家族成员,诱导肿瘤血管新生。一旦血管长入肿瘤组织间,肿瘤细胞就会呈指数增长。阿瓦斯汀(Bevacizumab,Avastin)是重组的人源性单克隆抗体,通过抑制人类 VEGF 与其受体相互结合,进而阻断 VEGF 的活性,下调 MMP 分子的表达,治疗多种恶性肿瘤的增殖和转移。这个药物的开发进一步体现了 VEGF 介导的 MMP 家族分子表达及肿瘤血管新生是连接肿瘤持续增殖和肿瘤转移的桥梁。

(5) 黏着斑激酶(focal adhesion kinase,FAK):FAK 广泛存在于各种脊椎动物的几乎所有组织,是一种与黏附作用相耦联的非受体酪氨酸激酶,具有酪氨酸激酶结构域(tyrosine kinase domain),分子质量为 125kDa,无跨膜序列。FAK 整个分子可以分为三个结构域,每个结构域大约含有 400 个氨基酸残基。其分子的中心部分为激酶结构域,两侧翼的 N 端与 C 端结构域较大,含有与促肿瘤生长相关蛋白结合的位点。例如,其 N 端侧翼近激酶结构域有与 Src/Fyn 的 SH2 结构域结合的位点。C 端侧翼含有与 Cas、Raf、Grb2 及 PI3K 结合的位点。在肿瘤细胞中 FAK Tyr-397 被持续的磷酸化激活,这种持续激活能够召集 c-Src 家族 RTK 分子与 FAK 结合并活化 c-Src,活化的 c-Src 能够转而激活 FAK 激酶活性域的 Tyr-576、Tyr-577,从而充分活化 FAK 本身的激酶活性功能及其他底物磷酸化的激酶活性。此外,FAK 还能够通过激活 Grb2 来结合 GDP/GTP 交换蛋白 Sos,进而活化 Ras/Raf/MAPK 这条促进细胞增殖的途径,或者通过 Ras 结合并活化 PI3K 的催化亚基 p110 及下游分子 AKT 促进细胞存活的信号被放大,避免细胞的凋亡,起到维持肿瘤细胞持续增殖的作用。因此,由整合素 FAK 介导的细胞黏附能够激活诱导细胞增殖的最重要的两条信号通路 Raf/MAPK 和 PI3K/AKT,使肿瘤细胞存活。同时,FAK/Src 能够使肿瘤细胞铺展和迁移,并诱导 Paxillin 及一些小 G 蛋白如 Cdc42、

RhoA、Rac 等,这些分子都能够诱导肿瘤细胞在增殖后的浸润转移。因此,在细胞水平,肿瘤细胞能够通过一个信号平台转换不同的信号通路,从而引起不同的反应,介导肿瘤细胞按照步骤生长和转移。

(6) β-catenin：Wnt/β-catenin/TCF/LEF1 信号通路在胚胎发育和细胞分化的调控中具有重要作用,也与肿瘤增殖、分化紊乱有密切关系。当 Wnt 与其受体 frizzled 相结合后便召集细胞质中的 Dsh(dishevelled)到质膜并活化之,被 frizzled 活化的 Dsh 抑制 APC-axin-GSK3β 复合物中的 GSK3β 活性。GSK3β 可催化 β-catenin 发生磷酸化,进而发生泛素化并进入蛋白酶体被降解,因而 β-catenin 不会在胞质中堆积。一些上皮肿瘤过表达 Wnt,使 Wnt 信号通路在一些上皮源性的肿瘤中处于活化状态,以致 GSK3β 缺乏活性,导致 β-catenin 因磷酸化及降解障碍而堆积在胞质中。过量非磷酸化的 β-catenin 能够进入细胞核与 TCF/LEF1 转录因子(一个增殖相关靶基因的抑制蛋白)相结合,β-catenin 与 TCF 相结合则解除了 LEF1 的增殖抑制作用,从而上调靶基因 *myc* 和 *cyclinD1* 的表达,促进肿瘤的持续增殖。此外,胞质中的 β-catenin 也能够与 E-cadherin 相结合,参与上皮细胞间的黏附和连接,以及肿瘤细胞的浸润转移。在甲状腺癌、非小细胞肺癌、肝癌、胃癌及前列腺癌中的研究发现,抑制 β-catenin 介导的信号通路或者抑制上游分子,如 hARD1 (human arrest defective)对 β-catenin 的乙酰化修饰、RET/PTC(RET/papillary thyroid carcinoma)原癌蛋白在甲状腺癌中对 β-catenin 的磷酸化激活,或者 β-catenin 自身的功能获得性突变都能够诱导肿瘤细胞的持续增殖,并且导致 MMP 家族分子的激活,诱导肿瘤浸润。

可见,肿瘤细胞的持续增殖可以进一步增强肿瘤细胞的浸润潜能,为肿瘤细胞向其他组织器官的转移提供了必要的条件。而这种肿瘤细胞向其他组织器官的浸润转移与肿瘤细胞自身及其周围微环境的相互作用密切相关,这种关联可能是通过一些黏附分子、整合素、缝隙连接及其他分子介导的信号通路所诱导的。

3.2.2 持续增殖与癌细胞转移

肿瘤细胞的转移过程虽然是浸润的后续步骤,在生物学和分子机制上有赖于浸润的发生,但是肿瘤细胞的转移及其与增殖的关系仍不完全与肿瘤的浸润过程等同。在转移过程中,肿瘤细胞需要随着血流而移行运动,而肿瘤细胞一旦在各种组织的血管中停留,就必须尽早离开血管进入周围组织,这一步骤叫做外渗(extravasation)。外渗作用也依赖于肿瘤细胞与其周围的细胞外基质之间的相互作用,肿瘤细胞可以通过与浸润过程中移出细胞外基质相类似的分子机制来破坏周围组织的细胞外基质,进入周围组织器官,在进入周围组织器官前,肿瘤细胞需要在微血管的血管腔内进行增殖,以保证一定数量的肿瘤细胞进入实质细胞内。

肿瘤细胞完成多步骤的浸润转移过程之后,它们还要经历间质-上皮转化(mesenchymal-epithelial transition,MET),恢复肿瘤细胞的增殖能力,以便于在转移的组织中能够更容易地形成克隆,继续进行增殖。可见,肿瘤细胞的浸润转移是相辅相成的关系,而在这种多步骤的浸润转移过程中,肿瘤细胞的持续增殖不但是始动环节,而且也是最终导致肿瘤细胞诱导的多个组织器官衰竭的最重要的原因。肿瘤恶性增殖与其浸润转移的相互关联如图 3-2 所示。

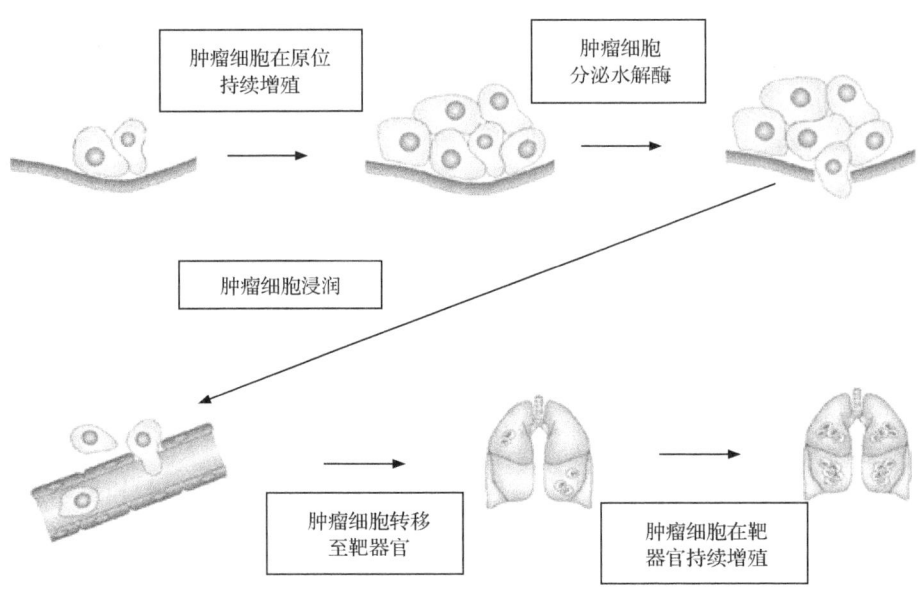

图 3-2 肿瘤细胞恶性增殖与浸润转移的关联

3.3 癌细胞持续增殖的元素

3.3.1 细胞周期异常与持续增殖

细胞周期调控与肿瘤发生发展的关系是一个十分重要的研究领域。特别是肿瘤的持续增殖,与细胞周期中细胞周期素(cyclin)和细胞周期素依赖型蛋白激酶(cyclin-dependent kinase,CDK)所构成的 cyclin/CDK 复合体在表达和功能上的过度激活,以及 cyclin-CDK 复合体的抑制分子(cyclin kinase inhibitor,CKI)的功能下调或者缺失存在明显的相互关联。抑制肿瘤细胞中 cyclin 或者 CDK 的表达或功能,恢复 CKI 的功能,均可有效地调节肿瘤细胞紊乱的细胞周期,阻止肿瘤细胞的过度增殖,这是现在肿瘤治疗过程中一种有效的新思路和治疗策略。

此外,cyclin、CDK 及 CKI 对细胞周期的作用受到许多原癌基因编码蛋白的调控,破坏这些原癌基因编码的蛋白质及其相应的信号通路,就能够破坏 cyclin/CDK 复合体的形成,进而抑制肿瘤细胞的恶性增殖。此外,与原癌基因功能相反的抑癌基因编码的蛋白质在肿瘤细胞中的缺失,也能够导致细胞周期调控通路的改变,进而导致肿瘤细胞的恶性增殖。可见,cyclin、CDK 及 CKI 对细胞周期的调控除了受到自身的影响外,亦受到了原癌基因和抑癌基因及其介导的相关分子的影响。以下我们将以细胞周期相关蛋白为例,进一步探讨原癌基因及抑癌基因编码蛋白介导的信号通路与肿瘤细胞周期及肿瘤持续增殖之间的关联。这些因素对肿瘤细胞周期及增殖的影响如图 3-3 所示。

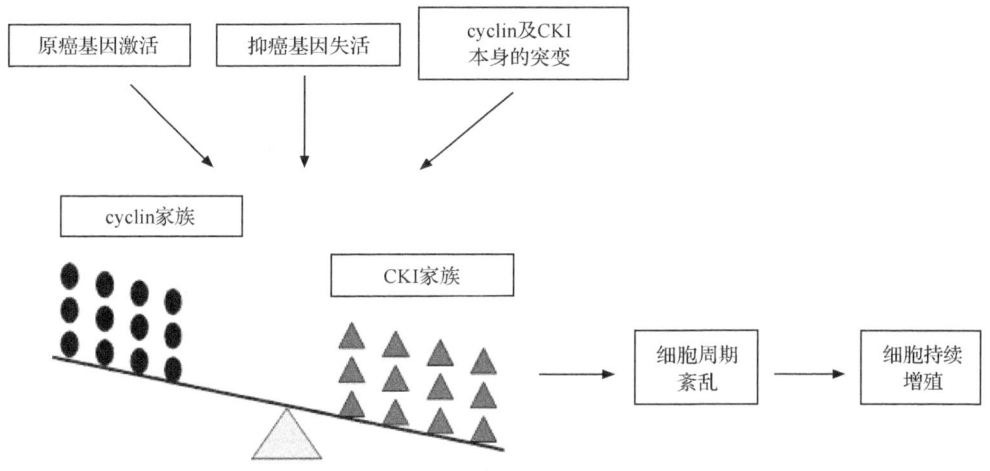

图 3-3 cyclin 及 CKI 分子对肿瘤细胞周期及增殖的影响

1. cyclin

cyclin 家族成员主要包括周期蛋白 A、B、D、E、G 及 H。其中，cyclin D 即是细胞周期运行的起始因子，又是生长因子的感受器，主要由 cyclin D1、cyclin D2 和 cyclin D3 这三个亚型所组成的。通常，处于 G_0 期的细胞在生长因子和生长因子受体及其他促肿瘤增殖的配体/受体作用下，通过 Raf/MAPK 或者 PI3K/AKT 等信号转导通路，进而激活下游转录因子，使 cyclin D 在 G_1 早期表达增加，cyclin D 与细胞中存在的 CDK4 和 CDK6 结合，通过形成 cyclin D/CDK4/CDK6 复合体，进而磷酸化 Rb 后，释放转录因子 E2F 并进一步作用于与 S 期起始相关的酶或者蛋白的基因转录，调控细胞越过 G_1 期检测点（checkpoint）。cyclin D 在正常细胞调控和癌变过程中均发挥重要作用。特别是在肿瘤细胞中，其过表达可以激活 CDK4 和 CDK6 的活性，缩短 G_1 期，造成细胞周期调节失控和细胞持续增殖，增强肿瘤的恶性程度。

在 cyclin D 的 3 个亚型中，cyclin D1 研究得最多。在正常组织中，*cyclin D1* 基因不表达或者表达较低，而在肿瘤组织常有基因扩增、染色体易位、倒置等，这些改变都能够导致 cyclin D1 蛋白表达增多及活性增强。临床研究显示，在胃癌组织中阳性率显著高于癌旁组织，在其他多种肿瘤，如乳腺癌、淋巴癌、原发性肝癌中表达阳性率也明显高于正常组织。在多种肿瘤中均有 cyclin D1 单独或者与 CDK4 共同过表达，是多种肿瘤发生的一个重要因素。

在恶性肿瘤中，除了内源性 *cyclin D* 的突变导致促肿瘤增殖外，外源性信号也能够通过促进细胞增殖的信号通路，如 Ras 介导的 Raf/MAPK/ERK 及 PI3K/AKT 通路引起 *cyclin D1* 基因启动子活性增强，导致 *cyclin D1* 过表达。其中几种重要的外部信号分子列举如下：①血小板衍生生长因子（platelet-derived growth factor，PDGF）是一类较强的、促进有丝分裂的细胞因子，可作用于多种类型的细胞，特别是肿瘤细胞，其在刺激静止细胞（G_0 期）进行增殖的过程中发挥了重要作用。PDGF 与细胞膜上特异的具有酪氨酸激酶受体结合，并将信息传递至细胞内，通过一系列作用才能产生应答反应，如可以通过激活 MAPK 信号通路上调周期蛋白 *cyclin D1* 基因启动子活性，导致 *cyclin D1* 水平升高，细胞周期前进。②表皮生长因子（epidermal growth factor，EGF）是一种作用广泛、具有多种生物学效应的生长因子，其与细胞周期 G_0 期进入 S 期和 DNA 合成都有关系，在蛋白质合成的调节中也发挥了重要的作用。此外，在肿瘤研究中发现，肿瘤细胞中经常出现 EGFR 的突变形式，这种以突变形式存在的 EGFR 能够通过 Ras/MAPK 及 PI3K/AKT 信号通路，维持 cyclin D1 的持续激活，导致肿瘤细胞的恶性增殖。③成纤维细胞生长因子（fibroblast growth factor，FGF）在多种肿瘤细胞中亦存在着过度表达的现象。FGF 在肿瘤细胞通过与其受体 FGFR2 相互结合，激活 FGFR2 本身的酪氨酸激酶活性，通过激活一系列下游信号通路，诱导 *cyclin D1*、*myc* 及 *c-fos* 等促肿瘤增殖基因的持续激活。

cyclin E 基因定位于染色体 19q12-q13，有 4 个外显子，转录 22kb 的 mRNA，编码 395 个氨基酸的核蛋白，分子质量为 50kDa，半衰期仅为 30min，有一个 87 个氨基酸组成的 cyclin box，与 CDK 结合，C 段较长，有富含脯氨酸、谷氨酸、天冬氨酸、苏氨酸残基的区域，与蛋白质更新及降解有关。作为 G_1 周期蛋白家族中的另一个重要成员，cyclin E 能够与 CDK2 结合并形成具有激酶活性的复合物，其作用机制类似于 cyclin D/CDK4/CDK6 复合体，但是其作用时间晚于 cyclin D/CDK4/CDK6 复合体，在 G_1/S 交界处 cyclin E/CDK2 活性达到最高峰，接替 cyclin D/CDK4/CDK6 复合体推进 G_1/S 的转换，而在肿瘤细胞中，持续活化的 cyclin E 可以导致 cyclin E/CDK2 复合物的持续结合，同时，由于负性调控蛋白，如 Rb、p53 等的作用减弱或者功能失活，而过度发挥 cyclin E/CDK2 复合物诱导细胞周期进行的功能，这些作用可以引起肿瘤细胞的异常增殖或者肿瘤的形成。临床研究显示，cyclin E 异常表达常与一些肿瘤恶性增殖和患者预后有关，在肺癌、乳腺癌、卵巢癌、结肠癌、食管癌、胃癌、膀胱癌及白血病等多种肿瘤中出现过表达，此外，cyclin E 异常表达与肿瘤浸润能力增加、易转移等特性亦关系密切。许多实验表明 cyclin E 的过度表达与其基因扩增有关，并在多种肿瘤中存在。其在肿瘤持续增殖中的癌基因角色越来越被学者们认同，在临床上逐渐被作为一种独立或者联合指标用来诊断疾病进展程度和患者预后。

cyclin A 属于 S 期和 M 期的周期蛋白，它的高表达与其他 cyclin 一样，与细胞持续增殖亦关系密切。*cyclin A* 基因家族有 *cyclin A1* 和 *cyclin A2* 这两个亚型，*cyclin A2* 基因首先在原发性肝癌细胞中与乙肝病毒（HBV）DNA 整合的部位上检测到，基因定位于 4q25-q31，cDNA 为 1649bp，无 ployA 尾，编码由 432 个氨基酸组成的 cyclin A2 蛋白，分子质量为 48.5kDa。cyclinA2 在 G_1 晚期出现，可分别与 CDK2 和 CDK1 结合并形成复合体，其作用主要与激活 DNA 复制有关酶的活性有关，进而促进细胞越过 G_2/M 期检测点，进入 M 期。研究显示，cyclinA2/CDK2 能够磷酸化 CDC6，进而激活 CDC6 起始 DNA 复制的功能。cyclin A2/CDK2 还能够磷酸化 MCM4/MCM6/MCM7 DNA 解旋酶复合物中的 MCM4，增强 DNA 复制的功能。现在的临床研究显示，cyclin A2 的过度表达在多种肿瘤中出现，并与增殖细胞核抗原（proliferating cell nuclear antigen，PCNA）及 Ki-67 等肿瘤恶性增殖的蛋白标记物共同表达增强，具有明显的相关性。

cyclin A1 与 *cyclin A2* 序列有 48% 的同源性，基因定位于 13q12-q13，cDNA 为 1743bp，在人类睾丸和某些组织细胞中高表达，在小鼠胚胎细胞中亦表达，实验性阻断其

表达可以导致精子生存障碍。在许多组织中，*cyclin A1* 与 *cyclin A2* 基因表达并不同步，说明两者的功能不能互相替代。许多研究表明，肿瘤细胞中 cyclin A1 表达显著高于非肿瘤细胞，cyclin A1 在非小细胞肺癌、原发性肝癌中表达水平明显高于正常组织，与肿瘤的恶性增殖密切相关。此外，cyclin A1 的异常表达与肿瘤细胞增殖的分子标记蛋白-Ki67 的相关性亦在头颈部肿瘤中被建立。

2. CKI

CKI 是 CDK 抑制分子，可以阻止细胞通过细胞周期检测点，具有抑癌基因的作用。CKI 的作用方式是直接与 CDK 或者 cyclin/CDK 复合物结合，调节细胞周期的进程。目前已经发现了 7 种 CKI，分为 INK4 和 CIP/KIP 两大家族：INK4 包括 $p16^{INK4a}$、$p15^{INK4b}$、$p18^{INK4c}$ 和 $p19^{INK4d}$，它们同 CDK4 和 CDK6 结合，能够特异性抑制 cyclin D/CDK4/CDK6 的活性；CIP/KIP 家族又被称为 p21 家族，包括 $p21^{cip1}$、$p27^{kip1}$、$p57^{kip2}$ 等，能够广泛抑制 cyclin CDK 的作用。

$p16^{INK4a}$ 基因是 1994 年 Kamb 首次报道的抑癌基因家族成员之一，又称为多肿瘤抑制基因(multi-tumor suppressor gene, MTS1)。*$p16^{INK4a}$* 基因的缺失性突变是肿瘤细胞中最常见的细胞周期调节分子的异常，是现在肿瘤细胞周期研究领域中的热点。该基因定位于 9p21，编码一个含有 148 个氨基酸、分子质量 16kDa 的蛋白质，N 端有一个与 cyclin D1 周期蛋白同源盒区域和 4 个回钩状重叠形成的空间结构，是重要的结构域，主要抑制 CDK4 和 CDK6 与 cyclin D 的结合。$p16^{INK4a}$ 能够与 cyclin D 竞争性结合并抑制 CDK4 和 CDK6 的活性，通过抑制 Rb 蛋白的磷酸化，进而使转录因子 E2F 不能够被释放和激活，导致细胞周期阻滞在 G_1 期。$p16^{INK4a}$ 特异性结合并抑制 CDK4 和 CDK6 的模式可以被看成是一种细胞周期过程中的分子刹车。也就是说，$p16^{INK4a}$ 既是细胞周期固有的调节者，又是抑制肿瘤持续增殖的关键分子。在人类恶性肿瘤，如淋巴细胞白血病、神经胶质瘤有 9 号染色体短臂缺失，在其他肿瘤中亦有基因的突变失活，与细胞癌变关系十分密切。此外，在肺癌、肝癌、胰腺癌、卵巢癌、乳腺癌中有较高频率的 *$p16^{INK4a}$* 基因表达异常。这些 *$p16^{INK4a}$* 基因的缺失性突变都能够影响其编码的蛋白质作为肿瘤恶性增殖调节者的功能，进而导致 CDK4 和 CDK6 的活性维持在较高的水平，细胞出现不断地增殖。最为重要的是，*cyclin D1* 基因过表达和 *$p16^{INK4a}$* 基因缺失的同时存在在肿瘤中具有普遍性，这种异常使肿瘤细胞获得更大的生长优势，引起一系列的级联效应，最终导致 cyclin D 活性异常增高，使 cyclin D 与 Cdk4 和 Cdk6 的结合更加紧密，使细胞周期的正常运转失去了控制，进一步加强了细胞周期的紊乱。

近年来，在研究 *$p16^{INK4a}$* 基因结构时发现 INK4/CDKN2A 上存在着两个互相重叠的基因，它们具有各自独立的启动子，阅读不同的编码框，因而编码两种不同的蛋白质，一个编码 *$p16^{INK4a}$* 基因相应的蛋白质，另一个编码 *$p14^{ARF}$* 基因相应的蛋白质。*$p14^{ARF}$* 基因编码的蛋白质是一种重要的肿瘤抑制因子和细胞生长负调控因子，它能够将细胞阻滞在 G_1 期和 G_2 期。但是 $p14^{ARF}$ 作用机制与 $p16^{INK4a}$ 不同，它不与 CDK 激酶结合，主要与诱导 p53 途径有关。原癌基因产物 MDM2(murine double minute 2)能够与 p53 结合并抑制其活性。$p14^{ARF}$ 蛋白能够通过介导 MDM2 从核质向核仁转位，使 p53 在核质中积累导致 p53

的稳定性增强并被活化,从而引起细胞周期的阻滞和细胞凋亡及抑制肿瘤的增殖。在许多人类肿瘤细胞,如肺癌细胞、白血病细胞、黑色素瘤细胞及肝癌细胞等中都发现了 $p14^{ARF}$ 基因的缺失性突变,进而导致 p14^{ARF} 蛋白的功能缺失及下调,使其对肿瘤增殖抑制的功能丧失并导致肿瘤细胞生长的持续激活。

$p15^{INK4b}$ 基因是 INK4 家族中另一个重要成员,也定位在 9p21 区,与 $p16^{INK4a}$ 基因串联排列,它和 $p16^{INK4a}$ 基因具有较高的同源性。其功能也与 p16^{INK4a} 相类似,可以特异性地与 CDK4/CDK6 激酶结合并抑制它们的活性,同时通过抑制 Rb 蛋白的磷酸化而将细胞周期阻滞在 G_1 期。已知染色体 9p21 区域易发生 $p15^{INK4b}$ 基因的缺失性突变,导致其抑制 CDK 功能的失活,而这种 $p15^{INK4b}$ 基因的缺失性突变在临床中见于多种肿瘤,与细胞的癌变及肿瘤恶性程度的增高密切相关。

$p21^{cip1}$ 基因是最先发现的 CKI 基因,定位于 6p21.2,其作用主要是调控 CDK 活性。当细胞损伤时,p53 启动 $p21^{cip1}$ 基因的表达,p21^{cip1} 抑制 cyclin E/CDK2 活性,使 Rb 磷酸化,细胞不能够进入 S 期,停滞于 G_1 期,使细胞生长停止。p21^{cip1} 几乎能抑制所有的 cyclin/CDK 复合体,如 cyclin E/CDK2、cyclin D/CDK4、cyclin A/CDK2 等,推测 $p21^{cip1}$ 基因编码的蛋白质在细胞周期的多个环节发挥作用,被认为是潜在的抑癌基因,在乳腺癌中 $p21^{cip1}$ 基因缺失表达与淋巴结转移、术后生存期缩短有关。临床研究发现大多数肿瘤中存在着 $p21^{cip1}$ 基因的多态性改变,而这种基因多态性的改变又能够使 $p21^{cip1}$ 基因编码的蛋白细胞周期阻滞功能减弱。此外,p21^{cip1} 蛋白的 C 端有 PCNA 结合域,与 PCNA 结合后使之不能与 DNA 聚合酶形成复合物,阻止 DNA 聚合酶复合物在 DNA 单链上滑动,抑制 DNA 复制。

$p27^{kip1}$ 基因与 $p21^{cip1}$ 基因有较高的同源性,其编码的蛋白质亦能够与多种 cyclin/CDK 结合并抑制它们的活性,p27^{kip1} 主要作用于 G_1 期和 G_1/S 期转换。在 p27^{kip1} 的作用下,CDK 激酶的活性被抑制,进而导致 Rb 蛋白的磷酸化失活和 E2F 转录活性的下降,从而将细胞周期阻滞在 G_1 期。近年来,$p27^{kip1}$ 基因在肿瘤中的异常表达与肿瘤恶性增殖的关系受到了研究者们的重视。在乳腺癌、膀胱癌、胃癌、肺癌、结肠癌等多种肿瘤中 $p27^{kip1}$ 基因编码蛋白的表达水平下降,这种表达水平的下降与 $p21^{cip1}$ 基因水平下降相类似,都与肿瘤细胞的恶性程度呈正相关。

$p57^{kip2}$ 基因定位于 11p11.5,基因全长 2.2kb,编码 316 个氨基酸的多肽,p57^{kip2} 与 p21、p27 蛋白的同源性在 40% 以上,在 28~87 位氨基酸范围内有 2 个 ser 磷酸化位点,介导 CDK 激酶的活性抑制。p57^{kip2} 主要抑制 cyclin E/CDK2、cyclin A/CDK2、cyclin D/CDK2,阻止细胞通过 G_1/S 转变。在 153~169 位氨基酸间有一个由 17 个氨基酸序列组成的核定位区域,便于 p57^{kip2} 进入细胞核,发挥其生物学效应。$p57^{kip2}$ 基因敲除的小鼠常出现畸形、细胞异常增殖和自发性肿瘤形成,可见 $p57^{kip2}$ 基因参与了细胞增殖和分化,是一个候选抑癌基因。临床研究显示,人类消化道、肺肿瘤中存在 $p57^{kip2}$ 基因缺失性突变,进而导致其转录活性缺失或者下调。此外,$p57^{kip2}$ 基因的杂合性缺失与乳腺癌结肠癌、肝癌和卵巢癌等肿瘤的恶性增殖存在着明显的相关性。

3. 信号通路异常与细胞周期分子的异常表达

细胞周期蛋白及其抑制分子功能紊乱所导致的肿瘤恶性增殖除了与周期蛋白自身基因的缺失性突变或者功能获得性突变有关外,还与外源性信号会聚在细胞周期时相并调节它们的功能有密切的关联。作为中心信息交换站,cyclin/CDK 复合物及其相应的 CKI 收集并呈递这些不同的信号,继而推动细胞周期的进程。这些信号中最显著的、与细胞周期相关的是有丝分裂信号通路,其中最重要的是 Ras 介导的 Raf/MAPK 信号通路。此信号通路被激活的最终结果是诱导 Rb 的磷酸化,并导致其功能失活和增强 cyclin 特别是各种 cyclin 的基因表达,进而加强 cyclin 本身的活性和 cyclin 与 CDK 之间的结合。

Ras 基因在开放阅读框内存在的碱基突变,会导致编码蛋白的改变而引起原癌基因的激活。在许多肿瘤,如非小细胞肺癌、结直肠癌、肝癌、胃癌、胶质瘤、乳腺癌等中均发现了带有点突变的三个 *ras* 基因成员中的一个,这三个成员分别是 *H-ras*、*K-ras* 和 *N-ras*。而且,这些点突变都是发生在开放阅读框内,主要是 12 位、13 位和 61 位氨基酸的突变。总体来看,这些不同类型的肿瘤中,超过 20% 都带有 *ras* 基因的突变。这种携带突变的 *ras* 基因编码的 Ras 蛋白可以给细胞发送不符合细胞自然生长特性的无限生长信号,以及对于其下游信号通路的异常调控。其中,与细胞周期关系最为密切的通路是由 Ras 介导的 Raf/MAPK 通路和 PI3K/AKT 通路。

Ras/Raf/MAPK 可以通过位于这条级联通路底部的 ERK 磷酸化,进而激活编码 FOS 和 Jun 这两种转录因子的基因。一旦这两种基因被激活后,它们编码的蛋白质就能够相互结合形成 AP-1——一种在肿瘤细胞中广泛存在的、具有高度转录活性的异源二聚体。AP-1 是 *cyclin D1* 基因转录强大的活化剂。在肿瘤细胞中,上游信号通路介导的 AP-1 诱导 *cyclin D1* 激活是除了细胞周期蛋白自身突变和修饰外,细胞周期蛋白过度表达的另一种重要的途径。此外,*cyclin D2* 和 *cyclin D3* 启动子上亦有自己的上游调节序列用以对细胞外信号作出反应。很多信号转导途径会聚在这两个基因启动子上,从而导致某一种 *cyclin D* 的转录活性增强,进而使细胞丧失对增殖的调控。除了诱导细胞周期蛋白的激活外,被 ERK 激活的 AP-1 还能够诱导 CKI 基因——$p21^{cip1}$ 的表达抑制。也就是说在肿瘤细胞中,Ras/Raf/MAPK/ERK 介导的细胞周期调控除了诱导促进肿瘤恶性程度增高的基因表达外,这条通路同时也抑制了促肿瘤生长的负性调控途径的激活。

Ras 信号通路的活化还能够通过 PI3K 使 AKT/PKB 激酶活化;后者能够继续磷酸化并使糖原合成酶-3β(GSK-3β)失活,这对促进肿瘤增殖作用明显。正常情况下,GSK-3β 作用于 β-catenin 分子,使之磷酸化后被破坏;这种磷酸化的结果是使 β-catenin 分子泛素化并在蛋白酶体中降解。然而,当被 AKT 磷酸化后 GSK-3β 失活,β-catenin 堆积并向细胞核移位,在核内与 TCF/LEF 形成转录因子复合体促进 *cyclin D* 基因的转录。此外,AKT 能够磷酸化细胞核中的 $p21^{cip1}$,促使其从细胞核向细胞质转运,而位于细胞质中的 p21 将不能对 cyclin/CDK 复合物产生抑制作用。同样,AKT 亦能够磷酸化 $p27^{kip1}$,并抑制 $p27^{kip1}$ 从其合成的细胞质部位转运到细胞核。在恶性程度较低的肿瘤细胞中,AKT 活性水平很低,因此 $p21^{cip1}$ 或者 $p27^{kip1}$ 就能够留在细胞核内,并发挥它们抑制细胞增殖的功能。此外,在多种高度恶性的肿瘤细胞类型中都存在着 PI3K/AKT 相关通路的异常失调,而这种失调很多时候与 Ras 介导的信号通路并无关系。PI3K/AKT 的过度激活在卵巢癌、乳腺癌、淋巴瘤、头颈部肿瘤、非小细胞肺癌和结直肠癌中均有出现。这些在细胞中积累的、具有高度活性的 AKT,能够使绝大部分的 $p27^{kip1}$ 滞留于细胞质,同时通过 TCF/LEF 形成的转录因子复合体或者转录因子 AP-1 诱导 *cyclin D* 基因表达活性的增强,这些由 PI3K/AKT 通路介导的 CKI 分子在细胞内的定位及 *cyclin* 的转录激活与肿瘤的持续增殖密切相关。

此外,许多原癌基因也能够作为转录因子而发挥作用,如 *myc*、*STAT*、*NF-κB* 及 *Notch* 等,这些基因都能够编码相应的转录因子,并作用于不同的靶基因,进而诱导细胞表型的转化。在细胞的正常状态下,这些转录因子能够起到维持细胞基本生命活动的作用,而当细胞处于癌变的情况下,这些转录因子就能够相应的诱导其他原癌基因的表达,加强肿瘤细胞的生长及其他生命活动。其中,myc 是 bHLH 转录因子超家族的成员,包括一个 DNA 结合域和其后面的一个 α 螺旋、一个环和另外一个 α 螺旋。myc 能够与自身或者家族中的其他转录因子形成同或者异二聚体,然后二聚体复合物可以结合特殊的调控序列,称为 E-box(CACGTG),存在于它们调控的靶基因的启动子区。myc 作为转录激活因子是增强还是抑制的作用取决于它本身及其与伴侣 bHLH 结合的水平。当 myc 与 Max 结合时,形成 myc-Max 异二聚体转录因子,进而促进一系列靶基因的表达,这些基因的表达产物进而有效地影响细胞周期,有利于细胞增殖。此外,myc 能够诱导 *cyclin D2* 和 *CDK4* 基因的激活,加速细胞周期的运转,而 myc 激活的 *CDK4* 形成的高表达 cyclin/CDK 复合物能够进一步磷酸化 Rb。同时,导致细胞核中起到细胞周期抑制作用的 $p27^{kip1}$ 转入细胞质中,释放 cyclin E/CDK2 复合物。在 15%~30% 的肿瘤中,*myc* 基因表达异常,导致其蛋白质水平升高,进而形成大量的 myc-Max 异二聚体转录因子,导致促肿瘤基因被过度激活。同时,myc 诱导 *cyclin D2* 和 *CDK4* 基因的过度激活,也能够加速细胞周期的运转,维持肿瘤细胞的持续增殖。

此外,其他的转录因子,如 *NF-κB* 和 *Notch* 等在肿瘤细胞中的持续激活也能够产生与 *myc* 相类似的作用,维持肿瘤细胞中细胞周期的过度运转。NF-κB 信号通路在多种肿瘤细胞中呈现组成性激活状态,这种激活的 NF-κB 能够通过其进入细胞核的促肿瘤亚基诱导 *myc* 和 *cyclin D1* 基因的表达,增强细胞周期的运转。在宫颈癌、肺鳞癌、胶质瘤和一部分大肠癌的研究中发现了 Notch 蛋白与细胞周期分子过表达的相互关联,这种相互关联与肿瘤细胞的持续增殖亦密切相关。此外,基础研究发现,Notch 蛋白的胞内区截断体能够在体外试验中导致细胞转化,这一现象提示结构改变的 Notch 在人类肿瘤的发生发展中发挥了作用。

3.3.2 细胞凋亡异常与持续增殖

在肿瘤的治疗与研究中,人们一直在试图阐明肿瘤细胞是如何在异常的增殖信号作用下而得以无限增殖的,至今已经取得了不少研究进展,如发现了一系列原癌基因和抑癌基因等。现在,人们越来越认识到,很多肿瘤不仅是由于其细胞增殖速率的过高提升,而且由于其细胞凋亡速率很低,即细胞增殖与死亡平衡失调造成的。细胞增殖/凋亡系统主要是由以 caspase 家族为代表的凋亡活化基因和以 Bcl-2 家族为代表的凋亡抑制基因共同调节的,其中caspase家族的激活主要与细胞膜上死亡受体家族和线粒体内促凋亡通路的激活有关。而Bcl-2在多种因素诱导凋亡中起到抑制作用,如血清饥饿、细胞与细胞外间质黏附丧失等;Bcl-2可抑制与凋亡相关的线粒体早期改变,过度表达可能通过与细胞周期调节基因相互作用进而促进肿瘤持续增殖。此外,较多资料表明Bcl-2与c-myc、ras等协同作用,诱导细胞永生化。临床研究亦显示,在膀胱癌、前列腺癌、胆囊癌及头颈部肿瘤中,Bcl-2的过表达与肿瘤恶性程度高及患者预后差关系密切。我们通过以下几个方面进一步阐述肿瘤细胞增殖和凋亡的关联。

1. 诱骗型受体的调节作用

位于细胞膜上的死亡受体(death receptor,DR)是介导细胞凋亡信号进入细胞的第一道关卡,受体数量和活性直接影响到胞内凋亡信号的传递。这种受体调节作用主要与肿瘤坏死因子诱导的TRAIL家族有关,在正常细胞中,功能型TRAIL受体与其天然配体结合后,可以激活caspase8介导的级联途径,使细胞发生凋亡。但是在肿瘤细胞中还存在着另外一个种类的抗凋亡受体——诱骗型受体(decoy receptor,DcR)。DcR主要有DcR1和DcR2,诱骗受体与真正意义上的死亡受体,如DR4和DR5有相类似的同源结构域,但是DcR缺乏死亡结构域。DcR1完全缺乏细胞内死亡结构域,而DcR2包含了一个无功能的细胞内死亡结构域截断体蛋白。因此,虽然诱骗型受体能够与TRAIL结合,但是不能传导TRAIL引起的凋亡信号。因此,在肿瘤细胞中表达的DcR能够对细胞凋亡起到负调节的作用,进而维持了肿瘤细胞的不断增殖。

2. 凋亡相关分子的调节作用

Caspase家族分子的缺失性突变导致了其凋亡诱导功能的丧失,使肿瘤细胞的恶性程度增强,不断增殖。在肿瘤细胞中,caspase家族分子转录后的修饰也能够减少肿瘤细胞在增殖过程中出现的自发性凋亡,进而维持肿瘤细胞高速增殖的需求。此外,在肿瘤细胞中,凋亡蛋白抑制分子(inhibitors of apoptosis protein,IAP),如c-IAP1、c-IAP2、XI-AP、NIAP、survivin和livin等被激活,这些分子能够通过抑制细胞膜上死亡受体家族和线粒体内促凋亡通路的活性,进而抑制凋亡级联反应的诱导,对细胞凋亡起到负调控的作用,保持肿瘤细胞的持续增殖。

另外,在*Bcl-2*(B cell leukemia-2)基因编码的Bcl-2家族蛋白,Bcl-2/Bax/Bcl-Xl和Bax/Bad/Bcl-Xs两个系统在细胞凋亡中起到了重要作用。在细胞内,Bcl-2或者Bcl-Xl可以与Bax形成异二聚体。Bax蛋白之间也可以相互结合,形成同二聚体Bax/Bax。细胞中异二聚体的表达含量与同二聚体Bax/Bax的表达含量的比值,对细胞凋亡的诱导或是抑制起到了关键性的作用。当细胞内的所有异二聚体Bcl-2/Bax和Bcl-Xl/Bax的含量小于50%时,细胞则抵抗凋亡;当细胞内Bax同二聚体的含量大于80%时,在适当的信号诱导下,细胞发生凋亡。在大多数肿瘤中,Bcl-2的功能过表达,增强了其与Bax的结合,因而抑制了细胞的凋亡,导致肿瘤细胞的持续增殖。而Bcl-Xs是由170个氨基酸残基组成的小肽,缺少BH1和BH2同源区,可分别与Bcl-2和Bcl-Xl组成异二聚体,促进细胞凋亡。由此我们可以看出,肿瘤细胞自身持续增殖的特性与*Bcl-2*基因家族中促凋亡分子的过表达激活及抗凋亡分子的功能缺失性突变密切相关,这种特性在很大程度上加速了肿瘤细胞恶性增殖,抑制了细胞的自发性凋亡,使肿瘤细胞内增殖/凋亡比率的平衡被打破。Bcl-2 还可以清除在内质网、线粒体外膜及核膜上产生的活性氧(reactive oxygen species,ROS),从而抑制超氧阴离子自由基的产生。调节线粒体内膜上的腺嘌呤核苷酸转位酶(adenine nucleotide translocase,ANT)的功能,封闭位于线粒体内外膜之间的转运孔道,调节膜电位上升,降低膜通透性,能够阻止小分子的凋亡诱导因子释放,抑制细胞凋亡。此外,Bcl-2 亦能够与含有 caspase 结合功能区的凋亡蛋白酶激活因子-1(apoptotic protease activating factor-1,Apaf-1)结合,抑制 Apaf-1 与 caspase-9 结合所诱导的凋亡效应。

作为 Bcl-2 家族中最重要的成员,Bcl-2 与肿瘤恶性增殖及浸润转移在多种类型的肿瘤中的关系越来越受到研究者们的重视,其靶向性抑制剂 ABT-373 或者反义寡核苷酸 G3139 在多种肿瘤细胞中单独应用,或者联合其他抗肿瘤药物使用,都显示了良好的肿瘤抑制效果。那么了解 Bcl-2 在肿瘤细胞的生物学机制可以让我们更清楚地认识这个蛋白质与肿瘤增殖及凋亡之间的关系。

此外,另一个 *Bcl-2* 基因家族成员——Bad 缺乏典型的羧基端跨膜结构,其作用与含有 BH1 和 BH2 结构域的 Bcl-2 家族其他成员不同,Bad 可与抑制凋亡的蛋白相结合,从而使其失去抑制凋亡的功能,例如,Bad 可与 Bcl-2 或者 Bcl-Xl 相结合,且与 Bcl-Xl 的结合比与 Bcl-2 的结合能力强,所形成的异二聚体能够促进细胞凋亡。Bad 还能够以浓度依赖性的方式置换出异二聚体 Bax/Bcl-Xl 或者 Bcl-2/Bax 中的 Bax,使 Bax 游离出来,促进细胞凋亡。AKT 等激酶能够磷酸化 Bad,磷酸化的 Bad 不能与抑制凋亡的蛋白结合进而使之游离,并发挥其抑制凋亡的功能,促进细胞存活。在肿瘤细胞中常常出现 AKT 等激酶的持续激活,那么这种 AKT 的持续激活就能够抑制 Bad 促凋亡的功能,导致肿瘤的持续增殖。

3. 原癌基因对细胞凋亡的调节

在细胞凋亡调控过程中,有些原癌基因包括 *myc*、*fos*、*EIA* 和 *EIB* 等对细胞凋亡起到调节作用。这些原癌基因不但诱导了肿瘤细胞紊乱的细胞周期、维持了肿瘤恶性增殖,而且亦能够引起肿瘤细胞的增殖/凋亡的平衡失调。可见,细胞周期—细胞凋亡—细胞增殖这三个环节在肿瘤的发生发展中存在密切的相互关联。

myc 除了参与细胞周期的调控之外,也参与了细胞凋亡的调控。有研究发现,当 *myc* 与抑癌基因共存时,myc 蛋白就会导致细胞走向凋亡,但是 *Bcl-2* 与 *myc* 基因共表达可以抑制这一细胞凋亡过程。在肿瘤细胞中,信号分子的持续激活或者突变也能够介导 myc 抵抗细胞凋亡的作用。例如,肿瘤细胞膜上 *EGFR* 突变,或者存在 Ras 蛋白突变的情况下,细胞内 Raf/MAPK 信号通路和 PI3K/AKT 信号通路被过度激活,这些条件都能够诱导 *myc* 基因转录活性的增强。因此,*myc* 基因表达与其他致癌因素共同存在时表现为增殖作用。此外,大多数研究亦显示 *myc* 基因在肿瘤细胞中其本身的过表达也能够诱导肿瘤细胞增殖,抵抗凋亡,但是对于 *myc* 基因调节细胞增殖和死亡两个截然相反过程的具体机制仍有待进一步研究。

p53 是抑癌基因，分为野生型和突变型。野生型 *p53* 基因具有促进细胞凋亡的作用，其机制主要为：降低细胞内源性 Bcl-2 蛋白表达和抑制其功能；提高细胞内 Bax 蛋白表达，使 Bcl-2/Bax 蛋白比例失调，促进细胞凋亡；野生型 *p53* 基因编码的蛋白质在细胞生长过程中起到了"分子警察"的作用，若 DNA 受损，p53 蛋白水平升高，阻断 DNA 复制和修复，引起细胞凋亡。而由于 *p53* 在大多数的肿瘤细胞中出现突变，因此并不能够有效地发挥其阻断 DNA 复制和修复的作用，使肿瘤基因组出现了错配及其他改变，导致肿瘤细胞基因组在错误的情况下持续复制和表达，诱导肿瘤恶性增殖。

腺病毒 *EIA* 基因既是原癌基因，又是细胞凋亡的诱导物，编码类似于 *myc* 基因的高度进化的多功能肽。腺病毒为了使宿主细胞持续增殖而不死亡，使腺病毒获得自我复制的便利条件，产生了两个由 *EIB* 基因编码的抗细胞凋亡蛋白。其中 p55EIB 蛋白可以灭活 p53，而 p19EIB 蛋白的功能与 Bcl-2 相似，抑制细胞凋亡。另一个在细胞生长和凋亡中具有双功能作用的癌基因是嵌合同源盒癌基因 *E2A-PBX1*，它是儿童白血病患者在 t(1;19) 染色体转位期间产生的。转基因鼠淋巴细胞中持续表达 E2A-PBX1 蛋白时，其淋巴瘤的发生率很高，体现了其作为癌基因的特点。但在癌前期，出现了大量的淋巴细胞的凋亡。

4. 细胞外促生存因子同样有利于细胞存活和持续增殖

许多正常细胞在生命活动的过程中需要对营养（生存）信号的连续暴露才能够维持其正常的增殖和生长。同样，肿瘤细胞也需要这些信号的刺激，进而得以维持细胞的生存和恶性增殖。如果肿瘤细胞的微环境或者肿瘤细胞自身不能够产生足够的促生存因子，肿瘤细胞就会出现凋亡。

许多癌细胞本身能够分泌异常高水平的促生存因子，如胰岛素样生长因子 1 和 2（IGF-1 和 IGF-2），同时局部肿瘤微环境中的 IGF-1 和 IGF-2 亦能够作用于癌细胞。随后，IGF-1 和 IGF-2 结合并活化 IGF-1 受体（IGF-1R）。这种由癌细胞自分泌或者肿瘤微环境对癌细胞的旁分泌导致的受体激活，能够进一步引起肿瘤细胞内抗凋亡信号的激活，特别是 PI3K/AKT 和 Raf/MAPK 通路，从而导致肿瘤细胞持续不断地增殖并抵抗细胞的凋亡。

在肿瘤细胞持续增殖并且抵抗细胞凋亡的过程中，除了 IGF-1 和 IGF-2 表达水平异常升高外，另一个较常见的机制就是 IGF 的抑制因子——IGF 结合蛋白（IGFBP）有效水平的下降，IGFBP 能够通过结合和分解细胞外间隙中活化的 IGF，从而降低 IGF 的活性。但是，在许多肿瘤中，*IGFBP* 基因的启动子往往出现了甲基化的情况，这种 *IGFBP* 基因启动子的甲基化能够减少其表达的编码蛋白，从而导致癌细胞中 IGFBP 蛋白含量的减少。此外，肿瘤细胞亦可以通过增强基质金属蛋白酶（MMP）的合成和分泌，进而剪切细胞外间隙中的 IGFBP 分子，导致有活性的 IGFBP 分子的减少。可见，肿瘤细胞能够通过多种分子机制来降低促生存抑制蛋白对于生存因子的抑制作用，间接地维持了促生存因子对于肿瘤细胞促增殖、抗凋亡的作用。

5. 癌细胞运用多种方式失活部分甚至全部凋亡机制

细胞在形成肿瘤的漫长过程中会遇到许多生理应激因子，这些因子包括缺氧、Rb通路的下调和各种形式的DNA损伤。每个生理应激因子都会威胁肿瘤细胞的形成，并且诱导肿瘤细胞的凋亡。因此，肿瘤细胞往往需要复杂的凋亡抵抗机制，才能够维持其恶性表型。

在癌细胞中广泛存在的一个抗凋亡机制，也就是我们前面已经提过的p53信号通路的失活。*p53*基因在几乎过半的肿瘤细胞基因组中有所改变，常常通过点突变而导致*p53*基因DNA结合结构域的碱基替换。然而，对于许多人类肿瘤来说，仅仅有p53蛋白的功能丧失并不够，还需要凋亡调控系统中其他组成分子的改变，才能进一步加强肿瘤细胞的恶性增殖能力。例如，在许多黑色素瘤细胞中除了p53蛋白功能的丧失外，还会出现促凋亡基因*APAF1*基因启动子区域的甲基化，进而导致APAF1蛋白的功能失活。促凋亡基因*Bax*在大多数的结肠癌中突变并失活，这些*Bax*基因失活的结肠癌通常都伴随着*p53*基因的失活。而抗凋亡基因*Bcl-2*在不同组织来源的多种肿瘤中表达都有上调，据估计，至少有一半的人类肿瘤存在*Bcl-2*基因的表达增强。在这些抗凋亡基因*Bcl-2*表达增强的肿瘤细胞中同时出现*p53*基因的失活的话，肿瘤的恶性增殖能力就会进一步上调。此外，在大多数肿瘤细胞中，存在着$p14^{ARF}$基因编码的蛋白质不表达的现象，这通常都是因为$p14^{ARF}$基因的完全缺失或者启动子的甲基化失活所导致，而这种$p14^{ARF}$基因的缺失又经常与*p53*基因的功能缺失性突变同时存在。在临床研究中，发现*p53*基因的功能缺失性突变除了与以上这些分子的功能缺失性突变或者功能获得性突变两两存在之外，还可能存在着几个分子同时突变的现象，比如在一些肿瘤中除了*p53*基因和$p14^{ARF}$基因的功能缺失性突变外，还伴有原癌基因*MDM2*的功能获得性突变。可见，*p53*基因的功能缺失性突变除了其本身能够诱导肿瘤细胞的恶性增殖，还往往与其他分子的突变共同存在，而*p53*基因的突变与其他基因突变的累积效应所导致的肿瘤恶性程度往往高于单独*p53*基因突变。

另外一个对抗凋亡的高度有效的机制来自于多种促增殖信号通路的持续激活。其中，PI3K/AKT通路的过度活化能够诱导下游多个抗凋亡基因的持续激活和抑制凋亡基因的持续失活。这条通路的活化来自于酪氨酸激酶受体和Ras癌蛋白的联合作用，它们都能活化PI3K，从而使PIP_3水平升高，进而活化AKT，同时破坏PIP_3的磷酸酶，即抑制PI3K/AKT通路的分子—PTEN编码基因失活。一旦AKT被聚集的PIP3活化，它就能够磷酸化并抑制下游多个促凋亡蛋白，如Bad、caspase9和IκB，同时磷酸化并活化多个抗凋亡分子，如Mdm2、Bcl-2、cylin D1等。另一个信号通路——NF-κB在胞质中经常以失活的形式存在，在某些促肿瘤细胞增殖的信号如白细胞介素-6(interlukin-6, IL-6)等刺激下，NF-κB活性亚基进入细胞核，进而激活大量的下游靶基因。这些基因大多有促进炎症和血管生存的作用。另外，还有许多NF-κB的靶基因是凋亡的拮抗剂，如*IAP-1*、*IAP-2*、*XIAP*、*IEX-1L*、*TRAF-1*和*TRAF-2*等，它们能够阻断内途径和外途径的凋亡程序的启动。NF-κB的靶基因被发现越来越多，而且在许多肿瘤细胞中这些抗凋亡基因（和编码蛋白）的过表达可以与这些细胞中NF-κB的过度活化直接相关联。

此外，信号转导和转录激活蛋白(signal transducer and activator of transcription, STAT)，特别是STAT3磷酸化后形成二聚体迁入细胞核中，作为转录因子发挥其功能。STAT3可以激活对细胞增殖和细胞存活极其重要的靶基因，包括如 *myc*、*cyclin D*，以及编码抗凋亡蛋白的 *Bcl-Xl* 基因等。此外，STAT3的信号还可以通过与其他信号通路，如Ras/MAPK和PI3K/AKT的交联，放大促增殖、抗凋亡的作用。大量临床研究显示，STAT3在多种人类肿瘤中被组成性激活。除了STAT3本身的组成性激活外，在多种肿瘤细胞中，STAT3还可以被其他促肿瘤信号分子所激活，如Src和Jak等。Src本身在这些肿瘤细胞里是组成性激活的，如果抑制了Src的功能，就能够使STAT3活性降低，导致细胞凋亡，抑制肿瘤增殖。许多临床前研究显示，Src的特异性抑制剂能够通过抑制Src的活性，进而下调STAT3的活性，起到肿瘤增殖的抑制作用。此外，Jak也能够通过将与其结合的每个下游分子中的酪氨酸位点激活，进而诱导STAT3的活性。现在的研究显示，除了STAT3之外，STAT5也能够在多种肿瘤细胞中作为核转录因子诱导促增殖、抗凋亡基因的调节，进而维持肿瘤细胞的恶性增殖。

3.3.3 细胞分化异常与持续增殖

肿瘤细胞除了恶性增殖和浸润转移以外，另一个重要的特点是其低分化状态。无论肿瘤的组织来源如何，肿瘤总表现出低于其对应组织的分化程度，从未分化状态到高分化状态不等。简言之，肿瘤是处于部分分化状态的细胞所形成的组织。细胞增殖与细胞分化是相互制约的，细胞只有撤出细胞周期，即在非增殖状态下才能进行分化。肿瘤细胞的不断增殖阻止了细胞的分化。此外，肿瘤干细胞理论的提出在一定程度上解释了肿瘤细胞这种低分化、高增殖的特性。一个正常的干细胞分裂一次产生一个子代干细胞和一个可进行终末分化并停止分裂的细胞，而一个突变了的干细胞分裂时则产生了不能进行终末分化的具有无限增殖特性的克隆。因而，很多来自于干细胞的肿瘤细胞往往具有未分化或者低分化细胞的特性。以下将从几个方面探讨肿瘤细胞增殖与分化的关系。

1. 肿瘤细胞的异常分化与肿瘤细胞的恶性增殖

肿瘤细胞不仅表现为正常分化过程的障碍，还具有因为基因突变而出现的异常分化特性。分化程度低或未分化的肿瘤细胞缺乏正常分化细胞的功能，如胰岛细胞瘤可以不合成胰岛素、结肠肿瘤可以不合成黏蛋白、肝癌细胞不合成血浆白蛋白等。高度恶性的肿瘤细胞，其形态结构显示迅速增殖细胞的特征，细胞核大、核仁数目多、细胞质以大量的游离核糖体为主，这些都与活跃地合成细胞增殖所必需的结构物质有关。至于细胞膜上的癌胚抗原，现在认为是胚胎时曾活动过的但细胞分化后被关闭的基因，在细胞恶变时又重新开放。因此，也可以把肿瘤细胞看成是在已分化的基础上更进一步的分化，即所谓的恶性分化。换言之，肿瘤细胞在分化上具有双重特性，由于细胞分化受阻或者胚胎性基因重新启动或者过表达，从而出现未分化或者低分化的表型；同时由于向异常途径分化，出现了异于寻常的细胞表型和肿瘤的持续增殖。低分化及异常分化的表型会随着肿瘤的进展而进展。总之，肿瘤细胞并非简单的未分化或者低分化，还存在着紊乱及异常的分化特征。例如，很多肿瘤出现了同工酶谱的改变，或者在某些组织中生成了原本不该产生的激素,如肺癌、肝癌、胃癌及纵隔畸胎瘤可生成 HCG 样激素,有的肝癌、卵巢癌、甲状腺癌等可以分泌 ACTH 样激素,肝癌、乳腺癌、食管癌、前列腺癌、胰腺癌及腮腺癌等可以分泌 MSH 样激素。

2. 原癌基因诱导的肿瘤细胞恶性分化与肿瘤细胞的恶性增殖

在肿瘤细胞或者肿瘤组织中发现的很多癌基因实际上是肿瘤细胞在特定的分化水平上所对应的分化基因,只是由于它们在正常组织不表达或表达量低下,被当成是潜在的癌基因。把正常细胞中与肿瘤细胞相对应的这类 DNA 序列称为原癌基因。原癌基因是具有潜在致癌能力的基因,或称细胞癌基因。正常细胞的原癌基因受到致癌因素(包括物理因素、化学因素和生物因素)或其他癌基因的影响,会转变成能致癌的癌基因,这一变化称为癌基因的激活。癌基因被激活后,产生异常表达的蛋白质,使细胞内蛋白质含量显著上升,进而使蛋白质的活性明显增强,引起细胞正常生理机能的紊乱,导致癌变。目前发现,癌基因的蛋白质产物都是在功能上涉及对细胞的增殖和分化加以调控的蛋白质,包括生长因子、生长因子受体、酶或其他调控蛋白等。鉴于肿瘤细胞大多数的恶性特点实际上也为低分化状态的正常细胞所具备,如何正确理解肿瘤细胞的低分化问题,恰恰隐含了对肿瘤本质的理解。

3. 信号通路参与了肿瘤细胞的恶性分化

我们进一步讨论恶性肿瘤中异常分化和增殖所涉及的相关信号通路及其相关的原癌基因。细胞分化调控本质上是基因调控,细胞基因在特定时间和空间选择性地表达或者被阻遏,不同种类细胞呈现差别基因表达,导致各种分化细胞表型的多样性。组织专一基因对细胞分化(细胞表型确定)起到重要作用。肿瘤细胞的自我更新能力的调节中也受到了信号通路的调控,如 Wnt、Notch 和 Shh(Sonic hedgehog)。Wnt 和 Notch 信号通路通过其受体和配体的相互作用在自我更新的增殖和分化中都起着重要的作用,两者均能促进肿瘤细胞增殖而抑制其分化。在结直肠癌的研究中,研究者发现 Wnt 结合细胞表面受体后,下游促增殖分子 β-catenin 可免于被降解,使肠黏膜细胞中的 β-catenin 水平升高,这种高水平的 β-catenin 能够使肠黏膜处的细胞保持在未分化的状态,促进细胞增殖。然而,当这些未分化细胞开始向上迁移时,APC 水平在这些细胞中的表达大幅度提高,在 Wnt 缺乏的情况下,这些 APC 蛋白降低了细胞内 β-catenin 的水平,抑制了肠黏膜细胞的过度增殖。而在结直肠癌中,APC 基因突变导致其表达的蛋白质缺失了与 β-catenin 相结合的区域,使 APC 蛋白难以降解 β-catenin,诱导了细胞的持续增殖。

4. 基因选择性表达与肿瘤细胞的分化

细胞分化是基因选择性表达的结果,这种表达具有时空特异性,即各种不同类型的细胞,其特异性基因在生物体内的一定部位和一定时间内才表达,这时由某种信号引发各种分化发育事件的协调作用,导致特异性基因的表达,最终形成各种类型的分化细胞。在恶性肿瘤中基因时空表达上出现的紊乱主要体现在:①特异性基因表达受到抑制,如肝癌细胞不合成白蛋白;②胚胎性基因重现表达,如有些肝癌患者血中出现高浓度的甲胎蛋白;

③癌基因和抑癌基因的协同失衡,在肿瘤组织中,当原癌基因发生结构改变或者癌基因的功能获得性突变,如碱基位点的点突变、染色体易位、基因的过度扩增等,均可导致蛋白质功能增强和数量的过表达,这些具有促进肿瘤增殖的正信号原癌基因的过度活化导致了细胞的正常分化被打乱,同时细胞出现了增殖/凋亡平衡的失调。此外,在肿瘤细胞中除了原癌基因被激活,还同时出现抑癌基因的缺失性突变、失活等,导致抑癌基因编码的蛋白质功能降低,如 Rb、p53、PTEN 等,均可以引起细胞不能对抗过度增强的正信号,调节细胞分化和增殖的能力出现紊乱,而这种在原癌基因表达紊乱的同时出现的抑癌基因的调控紊乱导致的结果往往比单纯的原癌基因过度表达要严重。

5. 肿瘤干细胞与肿瘤的异常分化

混合瘤是指肿瘤组织内有一种以上的肿瘤细胞组分,如上皮性和间叶性的癌肉瘤。混合瘤尽管不是很常见,但各种组织和器官中均可见。按基因突变理论,不同的瘤细胞是由不同的细胞成分恶变并混合而成的,是多克隆的。但最新研究却提示混合瘤大多数也是单克隆的,其不同细胞组分实际上来自于同一个癌祖细胞,是肿瘤干细胞在异常微环境中差异分化的结果。同一肿瘤组织中所有恶性细胞都是来源于同一个祖细胞,当这个祖细胞染色体发生变化后,这些变化也都通过增殖遗传到了其所有的子代细胞中去了。此外,各种组织和器官的恶性肿瘤都有一个从低分化到高分化的分化系列,即使在同一瘤体内也常常如此,其实质就是由于肿瘤干细胞中某些诱导细胞分化的转录因子的基因发生功能缺失性突变、基因拷贝数的降低,或者蛋白活性受到其他抑制分子的阻遏,使得在特定阶段诱导分化的转录因子失活,进而出现肿瘤干细胞在不同的分化水平分化受阻,转而启动增殖的信号,使肿瘤干细胞出现异常的细胞分化现象,导致肿瘤组织中细胞的恶性增殖。最有代表性的是各种白血病。不同类型的白血病表现为造血干细胞在不同发育阶段的分化阻断,进而使这些白血病细胞在不同分化水平旺盛增殖。同样,对白血病细胞进行化学干预,使这些细胞被人为地阻断在分化的某个阶段,进而出现分化过程中的过渡态,即在形态上介于幼稚和成熟之间,在细胞表面标志上表现为既有幼稚细胞分化抗原,又有成熟细胞分化抗原,而诱导分化完成后只表达成熟细胞分化抗原。有研究显示,逆转录病毒 *erb* 编码两种癌蛋白,其中 *erbB* 癌基因特异性编码表皮生长因子受体(EGFR)的组成性活化形式,能够促进成红细胞(红细胞的祖细胞)的增殖,而 *erbA* 癌基因编码的一个核受体(甲状腺激素受体的同源物)可以阻止 *erbB* 导致的过度增殖的成红细胞的分化。最终,在白血病细胞中 *erb* 编码两种癌蛋白的功能紊乱使细胞出现了分化阻滞、同时持续增殖的恶性表型。同样,在人类急性髓性白血病(AML)细胞中发现的大量遗传损伤可以使某个癌基因分为两个功能亚群:一类是促进骨髓前体细胞增殖所必需的;另一类是相同细胞中阻滞随后的分化所需的。Down's 综合征患者以一定频率出现巨核母细胞白血病(血小板前体细胞恶性肿瘤),编码 GATA1 转录因子的基因经常发生突变,从而阻止这些血小板前体细胞正确的成熟和分化。这几个例子说明,阻止干细胞的正常分化对于形成肿瘤起到了至关重要的作用。这些"定向祖细胞"一般具有显著的(但是是有限的)自我更新,即持续增殖的能力,并且没有完全分化,因此可以被看成是干细胞。它们从正常到肿瘤干细胞的转化经历了许多变化,获得无限的自我更新能力即是其中之一。

目前日渐深入的干细胞研究表明，成年个体体内存在具有多向分化潜能的干细胞。在慢性病理状态下，微环境由于组织结构的破坏和改造（如慢性炎症），加之致癌物的作用而使诱导分化的作用未能发生，干细胞便可能阻断在某一特定的状态。由于未成熟分化的细胞不能行使正常的功能，机体在器官功能不足的情况下持续地发出强增殖信号，部分分化的干细胞便持续增殖，导致肿瘤细胞的形成及持续增殖。部分分化的干细胞克隆可以模拟正常的组织结构（高分化），也可形成异常分化的杂乱的组织结构（低分化），这取决于干细胞受阻于哪一个分化状态。但它们具有以下共同特点：①在微环境对增殖不利的情况下，如缺氧、代谢物中毒等，干细胞可发生自身凋亡，临床上表现为恶性组织极高的凋亡水平，但总体凋亡水平仍然低于增殖水平。由于增殖速度过快，其基因组结构趋于不稳定。此外，肿瘤干细胞所具备的吞噬能力也可能使肿瘤细胞获得额外的染色体。核型的异常或染色体微结构的突变便可能产生。结局有二：一是引发自身凋亡，二是进一步获得自主性的克隆优势，此时在不依赖于生长因子的作用下，也可表现出旺盛的增殖能力和浸润转移能力。在正常血液和淋巴系统，造血干细胞需要在特定的分化水平发生染色体结构的重排和异位，如果致癌作用发生在这个分化水平，那么恶性增殖的血液细胞便会带上特征性的标志染色体，但这种细胞被诱导分化后，特征性染色体应消失。②被部分诱导分化的干细胞如果尚未参与组织发生，细胞表面黏附分子的低表达使其处于相对的自由状态，更易于通过淋巴液和血液播散。能在远处转移生长的干细胞仍维持其部分分化状态，具有相似于其来源组织的结构和生化标志，但是否能在转移的靶组织生长仍有赖于环境信号分子的特异性选择，即是否"安家"有赖于靶器官微环境的特异性识别。

总之，由于正常细胞内一些原癌基因的突变导致下游信号通路的功能紊乱，就会导致细胞的分化与增殖的平衡被破坏，进而导致肿瘤的形成。另外，肿瘤的产生可能也是体内原已存在的干细胞未成熟分化的过程，或者各种致癌物的作用使诱导信号受到干扰，导致干细胞被阻断在分化的某个阶段，出现无限增殖的表型，而肿瘤细胞所具有的大多数恶性特点实际上也是干细胞在未成熟分化时所具有的特点。

（詹启敏）

主要参考文献

Alberts B, Bray D, Lewis J, et al. 2002. Biology of the Cell. (4th Edition). New York & London: Garland Publishing. Inc.

Al-Khalaf H H, Colak D, Al-Saif M. 2011. p16 (INK4a) positively regulates cyclin D1 and E2F1 through negative control of AUF1. PLoS One, 6(7):e21111.

Baehrecke E H. 2002. How death shapes life during development. Nat Rev Mol Cell Biol, 3, 779-787.

Bartek J, Lukas J. 2003. Chk1 and Chk2 kinase in checkpoint control and cancer. Cancer Cell, 3,421-429.

Blais A, Dynlacht B D. 2004. Hitting their targets: an emerging picture of E2F and cell cycle control. Curr Opin Genet Dev, 14,527-532.

Brinkerhoff C D, Matrisian L M. 2002. Matrix metalloproteinases: a tail of a frog that became a prince. Nat Rev Mol Cell Biol, 3, 207-214.

Buda R C. 2002. Death receptors couple to both cell proliferation and apoptosis. J Clin Invest, 109,437-442.

Comoglio P M, Trusolino L. 2002. Invasive growth: from development to metastasis. J Clin Invest, 109,857-862.

Cross S N, Ratner E, Rutherford T J. 2012. Bevacizumab-mediated interference with VEGF signaling is sufficient to induce a preeclampsia-like syndrome in nonpregnant women. Rev Obstet Gynecol, 5(1):2-8.

Dang C V. 2012. MYC on the path to cancer. Cell, 30;149(1):22-35.

Dickens L S, Powley I R, Hughes M A, et al. 2012. The 'complexities' of life and death: death receptor signalling platforms. Exp Cell Res, 1;318(11):1269-1277.

Egeblad M, Werb Z. 2002. New functions for the matrix metalloproteinases in cancer progression. Nat Rev Cancer, 2, 161-174.

Eisenman R N. 2001. Deconstructing Myc. Genes Dev, 15, 2023-2030.

Endo M, Kobayashi C, Setsu N. 2011. Prognostic significance of p14ARF, p15INK4b, and p16INK4a inactivation in malignant peripheral nerve sheath tumors. Clin Cancer Res, 1; 17(11): 3771-3782.

Freed-Pastor W A, Prives C. 2012. Mutant p53:one name, many proteins. Genes Dev, 15; 26(12): 1268-1286.

Hengartner M O. 2000. The biochemistry of apoptosis. Nature, 407,770-776.

Igney F H, Krammer P H. 2002. Death and anti-death: tumour resistance to apoptosis. Nat Rev Cancer, 2,277-288.

Kaul R, Saha P, Saradhi M. 2012. Overexpression of hyaluronan-binding protein 1 (HABP1/p32/gC1qR) in HepG2 cells leads to increased hyaluronan synthesis and cell proliferation by up-regulation of cyclin D1 in AKT-dependent pathway. J Biol Chem, 1;287(23):19750-19764.

Kelly P N, Strasser A. 2011. The role of Bcl-2 and its pro-survival relatives in tumourigenesis and cancer therapy. Cell Death Differ, 18(9):1414-1424.

Le X F, Mao W, He G. 2011. The role of p27(Kip1) in dasatinib-enhanced paclitaxel cytotoxicity in human ovarian cancer cells. J Natl Cancer Inst, 21;103(18):1403-1422.

Lodish H, Baltimore D, Berk A, et al. 2000. Molecular Cell Biology. 4th. New York: Scientific American Books.

Lodish H, Baltimore D, Berk A, et al. 2000. Molecular Cell Biology. 5th. New York: Scientific American Books.

Lowe S W, Cepero E, Evan G. 2004. Intrinsic suppression. Nature, 342, 307-315.

Lutz W, Leon J, Eilers M. 2002. Contributions of Myc to tumorigenesis. Biochim. Biophys Acta Revs Cancer, 1602, 61-71.

Malumbres M, Barbacid M. 2001. To cycle or not to cycle: a critical decision in cancer. Nat Rev Cancer, 1,222-231.

Paternot S, Bockstaele L, Bisteau X, et al. 2010. Rb inactivation in cell cycle and cancer: the puzzle of highly regulated activating phosphorylation of CDK4 versus constitutively active CDK-activating kinase. Cell cycle, 15;9(4):689-699.

Ridley A. 2000. Cancer: molecular switches in metastasis. Nature, 406,466-467.

Ryoo H D, Bergmann A. 2012. The role of apoptosis-induced proliferation for regeneration and cancer. Cold Spring Harb Perspect Biol, 1;4(8).

Schwartz G K. 2002. CDK inhibitors: cell cycle arrest versus apoptosis. Cell, 1(2):122-123.

Sherr C J, Weber J D. 2000. The ARF/p53 pathway. Curr Opin Genet Dev, 10,94-99.

Sherr C J. 2001. The Ink4a/ARF network in tumour suppression. Nat Rev Mol Cell Biol, 2,731-737.

Sherr C J. 2004. Principles of tumor suppression. Cell, 116,235-246.

Shevade L A, Welch D R. 2003. Metastasis suppressor pathways-an evolving paradigm. Cancer Lett, 198: 1-20.

Steeg P S. 2003. Metastasis suppressors alter the signal transduction of cancer cells. Nat Rev Cancer, 3,55-63.

Vogler M. 2012. BCL2A1: the underdog in the BCL2 family. Cell Death Differ, 19(1):67-74.

Weigelt B, Peterse J L, vant't Veer L J. 2005. Breast cancer metastasis: markers and models. Nat Rev Cancer, 5, 591-602.

Yamasaki L, Pagano M. 2004. Cell cycle, proteolysis and cancer. Curr Opin Cell Biol, 16, 623-628.

Yoshida B A, Sokoloff M M, Welch D R, et al. 2000. Metastatic-suppressor genes: a review and perspective on an emerging field. J Natl Cancer Inst, 92, 1717-1730.

第4章 癌细胞特征之二——规避生长抑制

在体内，细胞的增殖与生长受到严格的控制。一方面，各种生长信号通过推进细胞周期进程而促进细胞增殖与生长，使细胞与组织进行必要的自我维持；另一方面，RB、p53和TGF-β等肿瘤抑制蛋白或者生长抑制通路通过抑制细胞周期进程、诱导细胞分化、衰老或者凋亡而抑制细胞增殖与生长，从而防止在生长信号过强时出现过度增生，使细胞与组织达到稳态平衡。当生长信号太强，或者限制细胞增殖和诱导细胞分化、衰老与凋亡的细胞机器出现故障时，细胞便可能不受控制地持续增殖与生长，并最终形成肿瘤。由此可见，肿瘤发生不仅需要持续的生长信号进行刺激，其有效发展还需要规避各种肿瘤抑制机制的限制，而这些变化通常与基因组的改变相关。

4.1 肿瘤细胞规避RB和p53介导的生长抑制

4.1.1 规避生长抑制(evading growth suppression)与肿瘤抑制蛋白

肿瘤发生需要规避各种抑制细胞生长与增殖的程序，而这些程序与肿瘤抑制蛋白具有紧密的联系，其编码基因被称为肿瘤抑制基因。通常情况下，肿瘤抑制蛋白通过限制细胞的生长与分裂和诱导细胞死亡而使细胞处于一个平衡的状态；此外，部分肿瘤抑制蛋白参与DNA损伤修复，从而抑制肿瘤相关突变的累积。因此，肿瘤抑制蛋白能够抑制正常细胞向癌细胞的转变；而基因突变等导致的肿瘤抑制蛋白失活则常常导致肿瘤的发生。肿瘤抑制蛋白的失活有多种方式，除了点突变以外，还包括序列缺失和表观遗传改变（如基因启动子高甲基化）等。到目前为止，已经发现了为数众多的肿瘤抑制蛋白，如RB(retinoblastoma protein)、p53、CDK(cyclin-dependent kinase，细胞周期素依赖的蛋白激酶)抑制蛋白(CDK inhibitor, CKI)、PTEN、BRCA1/2、APC、NF1/2和VHL等，它们在不同的肿瘤中发挥了广泛的作用；RB和p53是肿瘤抑制蛋白中最典型的两个，它们处于两条重要生长调控通路的核心位置，共同调控细胞的生长与增殖、衰老与死亡等。

4.1.2 RB与规避生长抑制

细胞周期调控是控制细胞增殖的基础，而肿瘤抑制蛋白RB是细胞周期调控机器中的关键元件之一；RB缺失或者失活是肿瘤细胞获得生长优势的主要机制之一。RB蛋白的编码基因被称为成视网膜细胞瘤(retinoblastoma)肿瘤抑制基因，最初是在研究成视网膜细胞瘤的致病原因中被发现的——RB缺失是导致这种肿瘤发生的主要原因。不仅如此，目前发现在大部分的肿瘤(70%)中均存在RB蛋白缺失或者失活。RB蛋白家族实际上包括三个成员，即RB/p105、p107和RB2/p130，它们被统称为"口袋蛋白"(pocket protein)，这是因为它们均通过其口袋区结合病毒来源的肿瘤促进蛋白及E2F家族转录因子;在哺乳动物细胞中过量表达这三种RB蛋白均会导致G_1期的细胞生长阻滞。RB蛋白是一个含有928个氨基酸的细胞核磷酸化蛋白,具有弱的、非特异性的DNA结合活性。1988年发现RB蛋白能被一些病毒肿瘤促进蛋白结合而隔离,包括SV40大T抗原、腺病毒E1A和人乳头状瘤病毒E7,从而丧失肿瘤抑制活性。此后,发现RB能结合越来越多的蛋白质,并因此发挥广泛的生物学功能。而细胞周期相关的E2F家族转录因子被认为是RB最重要的结合蛋白,并介导其对细胞周期和细胞生长的作用。

1. RB对细胞生长的抑制作用

E2F家族转录因子是细胞周期相关基因的核心调控蛋白,其直接靶基因参与DNA复制和修复,并促进G_1/S期转变。尽管已经发现有多种DNA结合蛋白能够与RB蛋白结合,但E2F家族蛋白,尤其是E2F1,是介导RB细胞生长抑制作用的主要蛋白。RB蛋白的结合直接抑制E2F蛋白的转录活性,从而抑制细胞周期进程。RB对E2F的转录抑制作用主要有三个独立的机制。首先,RB与E2F的结合覆盖了E2F的转录激活结构域;其次,RB能够干扰E2F与靶基因启动子的结合;最后,RB通过招募组蛋白重塑因子到E2F靶基因调节区上并抑制转录。RB能够招募组蛋白去乙酰化酶(HDAC)及相关蛋白分子,通过去乙酰化H3-K9而抑制转录;RB也能招募组蛋白H3甲基转移酶和ATP-依赖的染色质重塑复合物SWI/SNF,使染色质更紧密而抑制转录。此外,通过与DNA甲基转移酶1(DNMT1)结合,RB还可能介导特定基因的长期沉默。DNMT催化DNA形成新的5-甲基胞嘧啶,这种反应主要发生在基因启动子区的CpG岛。甲基化的胞嘧啶改变染色质结构,在多数情况下它还能招募含有甲基-CpG结合结构域的蛋白(MBP,如MeCP1和MeCP2)。反过来,MeCP通过招募HDAC转录抑制机器而沉默转录;此外,MeCP能在体内与靶向H3-K9位点的组蛋白甲基转移酶结合,并诱导无活性的染色质状态。在体内,RB与DNMT1的结合抑制E2F1靶基因 *p16INK4a* 的转录;在眼色素层黑色素瘤中, *p16INK4a* 基因由于DNA甲基化而长期沉默,提示RB参与了这一过程。

RB蛋白中有10个以上的磷酸化位点;RB蛋白对E2F家族因子的抑制作用受到多步磷酸化修饰的调控。早期的研究提出了一个两相模型,即RB蛋白在低磷酸化时是有活性的,而在高磷酸化时是无活性的。实际上,在细胞周期中RB是在多个步骤中被逐渐磷酸化的。在整个G_0/G_1期,RB都是低磷酸化的并结合E2F蛋白;在早期/中期G_1期,cyclin D激活与其结合的CDK(包括CDK4和CDK6),促进RB蛋白磷酸化;在晚期G_1期,cyclin E/CDK2和cyclin A-CDK2复合物进一步磷酸化RB蛋白,并完全释放其对E2F蛋白的抑制作用,促进细胞进入S期。根据生化实验结果,cyclin D-CDK4首先磷酸化RB蛋白的羧基末端位点,诱导分子内构象变化,并促进cyclin E-CDK2对RB的磷酸化;进一步的构象变化诱导Ser567位点的磷酸化。Ser567位点是高度保守的,也是RB功能所必需的;在人类肿瘤中它也是错义突变的靶点。Ser567磷酸化破坏RB蛋白口袋区的四维结构,完全释放E2F并促进细胞凋亡。鉴于G_1期相关的cyclin-CDK在控制RB蛋白磷酸化与功能中的重要作用,它们的活性也受到多种机制的严格控制,包括 *cyclin* 基因表达、cyclin蛋白稳定性、细胞核定位、磷酸化,以及CDK抑制蛋白(包括p15、p16和p21等)的影响等。

除了 G_1 期，RB 也能在 S 期发挥作用，它能直接影响 DNA 复制机器。比如抑制 DNA 复制相关因子的 RNA 表达水平。此外，cyclin A 是 G_1-S 期转变和 DNA 复制的一个关键效应蛋白，其 RNA 表达与蛋白稳定性同时受到 RB 的抑制。另外，通过调控 *CDK1*、*cyclin B*、*Plk1*、*Cdc20* 和 *Mad2* 等基因表达，RB/E2F 通路在 G_2/M 期转变中也具有重要作用。

除了细胞周期与增殖以外，RB/E2F 还能影响细胞凋亡。E2F 转录因子能够直接激活一些促凋亡基因的表达，包括 *Apaf-1* 和 *caspase3/7/8/9*；E2F 也能诱导 p53 家族的 *p73* 基因表达，并诱导细胞凋亡；此外，E2F 能够抑制 TNF 相关因子 2（TRAF2）的表达，从而减弱 NF-κB 介导的细胞存活。不仅如此，E2F 还能通过 p53 通路诱导细胞凋亡：通过激活 p19 CDK 抑制蛋白（*INK4a* 基因产生的另一个转录物）表达，E2F 抑制 MDM2 对 p53 蛋白活性的抑制并诱导细胞凋亡。RB 蛋白则通过抑制 E2F 的作用而促进细胞存活。此外，有研究发现 RB 也能通过抑制促凋亡蛋白 p84N5 的活化而抑制细胞凋亡。既然 RB 能同时抑制细胞分裂与细胞凋亡，那正常细胞是如何协调这两个过程的？目前认为，这与 RB 蛋白的磷酸化程度有关。当 CDK4/6 磷酸化 RB 的羧基末端后，便足以允许细胞周期前进但不诱导细胞凋亡；当 RB 蛋白被完全磷酸化后（包括 Ser567），E2F 的转录活性便被完全释放并激活细胞凋亡相关基因的表达。

2. RB 失活与规避细胞生长抑制

RB/E2F 在调控细胞生长中有重要作用（包括调控 DNA 复制和细胞 G_1/S 期转变等），而肿瘤的发生则在很大程度上依赖于各种机制造成的 RB/E2F 通路失活（图 4-1）。首先，*RB* 基因的遗传突变导致功能性 RB 蛋白的完全缺失，或者导致其结构变化并使其丧失对 E2F 蛋白的抑制作用。这些遗传突变包括基因组大规模缺失、小片段缺失、错误剪接和点突变。在广泛的人类肿瘤中均发现存在 *RB* 基因突变，包括骨肉瘤、小细胞肺癌和乳腺癌等。其次，除了 *RB* 基因本身的突变，肿瘤细胞也可能通过其他方式使 RB 蛋白功能丧失：第一，通过基因扩增与移位的方式升高 *cyclin D1* 和 *CDK4/6* 表达，从而促进 RB 蛋白的磷酸化水平；第二，通过基因缺失或者突变使 CDK4/6 的关键抑制蛋白 p16 失活，从而增强 cyclin D1-CDK4/6 的活性；第三，病毒来源的肿瘤促进蛋白（如 SV40 大 T 抗原、腺病毒 E1A 和人乳头状瘤病毒 E7）通过结合 RB 而解除其对 E2F 蛋白的抑制作用；最后，在细胞凋亡过程中，caspase 会剪切 RB 蛋白并促使其降解。例如，在 TNF-α 诱导的细胞凋亡中，caspase 活化后在 RB 羧基端的 Asp886 和 Gly887 位点进行剪切。

原则上，肿瘤细胞只需要在 RB 通路的某一步进行突变即可使整个通路失活；事实上，人类肿瘤细胞也很少在 RB 通路上进行双重突变。有意思的是，某一特定的遗传改变在不同的肿瘤类型中出现的频率差异很大。例如，在肺癌中，RB 缺失主要发生在小细胞肿瘤中，而 p16 缺失则发生在大部分的非小细胞肿瘤中。此外，子宫癌和其他鳞状细胞癌中经常表达人乳头状瘤病毒（HPV）E7 蛋白，从而抑制 RB 家族蛋白的活性；在不表达 HPV E7 蛋白的子宫癌中，通常会有体细胞突变导致 RB 蛋白失活。

在很多肿瘤中，*cyclin D1* 过量表达的原因是不清楚的。但在套细胞淋巴瘤（mantle cell lymphoma）中，染色体重组导致 *cyclin D1* 基因紧靠免疫球蛋白重链启动子，导致 B

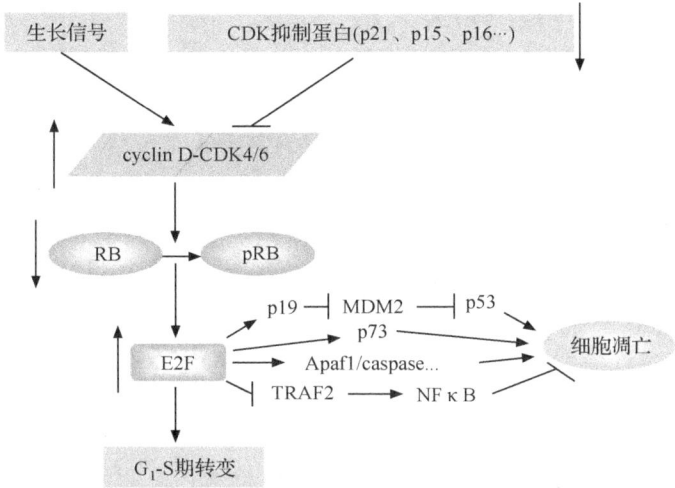

图 4-1 RB 通路及其在肿瘤发生过程中的作用机制。肿瘤抑制蛋白 RB 是细胞周期调控机器中的关键元件。通常情况下，RB 通过结合 E2F 家族转录因子而抑制细胞 G_1-S 期转变；在生长信号的作用下，G_0/G_1 期的 cyclin D-CDK 相继活化并磷酸化 RB，释放其对 E2F 家族转录因子的抑制作用，从而促进细胞 G_1-S 期转变。此外，完全磷酸化的 RB 蛋白将诱导 E2F 激活细胞凋亡相关靶基因的表达并诱导细胞凋亡程序。在 RB 通路中，CDK 抑制蛋白（p21、p15 和 p16 等）对 CDK 激酶活性的调控也是影响 RB 蛋白活性的重要因素之一。在肿瘤中，肿瘤抑制蛋白 RB 和 CDK 抑制蛋白的表达下调，以及 cyclin D-CDK4/6 的表达上调都能达到降低 RB 水平或者蛋白活性的目的，从而促进细胞增生与肿瘤的发生

淋巴细胞中 *cyclin D1* 的异位表达。与 *p16* 和 *RB*（它们在细胞检验点控制中发挥特异的作用）不同，肿瘤发生中对 D 型 *cyclin* 的选择反映了它们在发育中的组织特异表达图谱。*cyclin D1*，而非 *cyclin D2* 或者 *cyclin D3*，在视网膜和乳腺上皮组织中均存在表达；缺失 cyclin D1 的小鼠则表现出视网膜肿瘤及妊娠过程中乳腺上皮小肺叶泡发育异常。相反，在乳腺组织中表达 *cyclin D1* 的转基因小鼠则会发生乳腺癌。

实际上，RB 通路并不是严格线性的。*cyclin D1* 过量表达不仅能增强 RB-E2F 介导的转录程序，也会导致 p27 蛋白的隔离，从而增强 CDK2 活性。因此，RB 和 p27 的蛋白活性都受到 cyclin D1 的负调控。cyclin D1 对 p27 的隔离作用可能在乳腺癌的发生中起作用。在 *Her2/Neu* 转基因小鼠中，*p27* 基因敲除抑制乳腺癌的发生，表明抑制 p27 CDK 抑制蛋白的活化能释放 CDK2 活性并加速肿瘤的形成。值得注意的是，在 *p27* 敲除的小鼠乳腺上皮细胞中，cyclin D1-CDK4 复合物不能稳定存在；而重新表达 *p27* 则能促进复合物的形成。与此一致的是，人乳腺癌中通常过量表达 *cyclin D1*，同时存在低水平的 p27 蛋白，表明 p27 在细胞周期与肿瘤发生中具有双重的作用。

毫无疑问，RB 蛋白失活或者缺失是肿瘤发生的先导条件之一，那么 RB 缺失到底是如何发挥作用的？首先，RB 缺失导致细胞周期控制失调和细胞增生，但这种增生很少直接引起肿瘤的发生。这可能是因为小鼠生命周期的限制，或者有其他肿瘤发生的限制因素存在。例如，在多种背景下 RB 家族的 p107 都能补偿 RB 的缺失效应，而同时缺失 RB 和 p107 则会在多种组织中引发肿瘤的发生；在小细胞肺癌、成神经管细胞瘤和卵巢肿瘤

中,RB 缺失与 p53 缺失协同诱导肿瘤发生。因此,在多数小鼠模型中,RB 缺失需要协同性的遗传改变才能刺激肿瘤的形成。其次,RB 缺失引起的细胞周期失调也可能通过破坏基因组的稳定性而影响肿瘤。早期根据病毒肿瘤促进蛋白的研究认为 RB 可能影响基因组稳定性;此后发现在很多情况下 RB 缺失会引起细胞多倍体的发生。一方面,这是因为 RB 的靶基因能影响细胞周期转变和 DNA 倍数控制,如 MAD-2,RB 缺失引起此基因表达上调并进一步导致有丝分裂延迟和正常染色体分离的失败;另一方面,RB 缺失也与染色质修饰相关。染色质修饰改变则会影响中心粒功能和染色体的分离。

4.1.3 p53 与规避生长抑制

p53 在正常细胞的稳态平衡中具有至关重要的功能,被称为"细胞管家"(cellular gatekeeper)或者"基因组的守护者"(guardian of the genome)。自 1979 年被发现以来,目前已经有超过 6 万篇关于 p53 的研究论文。早期的研究发现,p53 蛋白能够与 SV40 病毒的大 T 抗原结合并促进细胞的转化,因此被认为是一个肿瘤促进蛋白。后来发现当时克隆的 p53 是一个突变体,而野生型的 p53 具有抑制细胞增殖的活性。p53 处于细胞压力反应程序的核心位置,它能协调细胞对这些压力做出适当的反应,如细胞周期阻滞、DNA 修复、细胞衰老与凋亡等,从而使细胞在"生"与"死"之间做出选择。作为一个转录因子,p53 能够直接结合特异的 DNA 序列,通过调控一系列的靶基因表达,从而介导细胞对各种压力的反应。

p53 在细胞内的表达量受到严格的控制,其本底表达水平很低,而各种压力条件,如 DNA 损伤、热激、低血压、低氧、代谢压力及一些致瘤信号(原癌基因活化,包括 Ras 和 Myc 等),都能上调 p53 的水平。一方面,*p53* 的转录迅速升高;另一方面,MDM2 介导的 p53 蛋白泛素化降解被抑制或阻断,从而增强 p53 蛋白的稳定性,促进其在细胞内的积累。*MDM2* 也是 p53 的一个直接靶基因,因此形成一个负反馈的调控。各种压力条件或者一些细胞因子能够通过 ATM/Chk1、ATR/Chk2 和 DNA-PK 等激酶诱导 p53 蛋白磷酸化,抑制 MDM2-p53 相互作用而稳定 p53 蛋白。此外,肿瘤抑制蛋白 p19 对 MDM2 的活性也具有重要的调节作用,它能抑制 MDM2 的泛素连接酶活性或者干扰 MDM2-p53 相互作用,从而升高 p53 蛋白水平。在致瘤信号(如 c-Myc、Ras、腺病毒 E1A 和 β-catenin 等癌蛋白)过度激活的作用下,p19 表达升高并通过 p53 诱导细胞衰老(senescence)。因此,p19-MDM2-p53 通路对于抑制正常细胞向肿瘤细胞的转变具有重要意义(图 4-2)。

1. p53 对细胞生长与死亡的调控

随着细胞的分裂,它们会积累各种各样的 DNA 损伤。DNA 损伤激活 ATM/Chk1 和 ATR/Chk2 等激酶,并进一步活化下游的 p53 蛋白。总体看来,p53 介导的细胞生物学活性分为两大类:当细胞 DNA 损伤比较轻时,p53 将诱导细胞周期阻滞,同时诱导 DNA 修复相关蛋白和酶的表达,激活 DNA 修复程序,从而避免将 DNA 损伤传递给子代细胞;当 DNA 损伤太严重而无法修复时,p53 将激活细胞凋亡程序,从而清除这些损伤的细胞。

细胞遇到环境压力时,p53 蛋白能够将细胞瞬时阻滞在 G_1 期,这主要是通过其下游

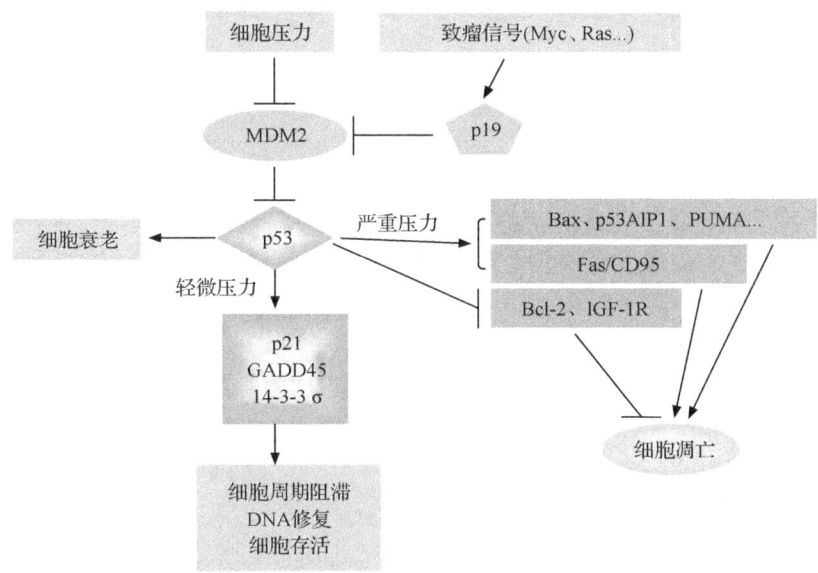

图 4-2 p53 抑制细胞生长与增殖的机制。p53 蛋白处于细胞压力反应程序的核心位置。各种细胞压力（包括 DNA 损伤、热激、低血压、低氧、代谢压力以及一些致瘤信号等）通过抑制 MDM3 活性而激活 p53 蛋白。总的看来，p53 介导的细胞生物学活性分为两大类：当细胞压力比较轻时，p53 将诱导细胞周期阻滞、DNA 修复和细胞存活；当细胞压力比较严重时，p53 将激活细胞凋亡程序，从而将细胞清除。此外，致瘤信号（比如 Ras 和 Myc 等蛋白的活化）能通过 p19 抑制 MDM2 并激活 p53 蛋白，并进一步诱导细胞衰老，从而抑制肿瘤发生

的靶基因 $p21$ 来实现的：$p21$ 基因敲除的小鼠胚胎成纤维细胞部分丧失了 p53 介导的 G_1 期细胞周期阻滞；在表达野生型 $p53$ 的肿瘤细胞中，$p21$ 缺失使细胞完全失去了 G_1 期细胞周期阻滞的响应。p21 蛋白是几种 CDK 的抑制因子，包括 cyclin D-CDK4/6、cyclin E-CDK2 和 cyclin A-CDK2；在 G_1 期细胞周期阻滞中，p21 下游的靶蛋白之一是 RB，p21 抑制 CDK 对 RB 的磷酸化，从而抑制 E2F 转录因子的活性。除了诱导细胞周期阻滞，在细胞发生轻微 DNA 损伤时，p53-p21-RB 通路还能通过抑制 E2F 活性而抑制细胞凋亡的发生。此外，$GADD45$ 是 p53 介导细胞周期阻滞的另一个靶基因，它能通过结合 p21 而增强其对 CDK 的抑制作用。当发生 DNA 损伤时，p53 还能将细胞阻滞在 G_2 期。Cdc2 和 cyclin B1 对于细胞进入有丝分裂是必需的，而 p53 通过激活 $GADD45$ 和 14-3-3σ 而抑制 Cdc2 及 G_2/M 期转变，为 DNA 损伤修复提供时间。除了瞬时性的细胞周期阻滞，在致癌信号下，p53 会诱导细胞进入长期的阻滞状态，即细胞衰老，这与 p53 和 p19 蛋白的积累有关。

在一些条件下，包括严重的 DNA 损伤、生长因子撤离及过量表达癌蛋白 c-Myc 和 E2F 等，p53 蛋白将诱导细胞凋亡。作为转录因子，p53 能够上调一些促凋亡基因的表达，包括 BAX、$PIDD$、BIG、$p53AIP1$ 和 $PUMA$ 等；同时 p53 抑制一些凋亡抑制因子的表达，包括 BCL-2 和 IGF-$1R$ 等。在有的细胞中，p53 能够激活 Fas/CD95 死亡受体通路。此外，有研究显示 p53 蛋白还能以转录活性非依赖的方式激活细胞凋亡程序。细胞

质中的 p53 蛋白能够进入线粒体,通过结合促凋亡因子 BCL-XL 和 BAX 而启动内源性的凋亡程序。

2. p53 失活与规避细胞生长抑制

过去 30 年对 p53 的研究取得了许多重要的进展,人们发现高达 50% 的肿瘤细胞含有 *p53* 基因突变。大部分肿瘤抑制蛋白在癌细胞中主要通过基因缺失、移码或者无义突变使其编码产物缺失或错误合成。与此不同,*p53* 基因座的突变谱非常广泛,很多不同的环境因素都参与其中。除了基因缺失突变,绝大部分 *p53* 基因突变都是错义突变,产生含有点突变的 p53 蛋白。突变的位点也很重要,95% 的 p53 蛋白突变都发生在其中央的 DNA 结合区,破坏其 DNA 结合结构域的构象,使其丧失激活靶基因的能力,从而丧失诱导细胞周期阻滞、DNA 损伤修复或者细胞凋亡的能力。另外,突变体 p53 蛋白还可能发挥显性负效应的作用,即通过与野生型 p53 蛋白的结合而抑制其细胞功能(见下面详述)。一种非常罕见的 Li-Fraumeni 肿瘤家族综合征便是由于 *p53* 基因中的遗传性突变所致。由于 *p53* 能够响应遗传毒性并在细胞周期阻滞和细胞凋亡中发挥重要作用,肿瘤中含有各种各样的 *p53* 突变也就不足为怪了。很自然,功能性 p53 蛋白的缺失将使受损细胞继续存活,并为其他肿瘤抑制基因或者原癌基因的突变提供机会。但是,我们不能认为 *p53* 突变仅仅是起始肿瘤发生的事件。虽然在皮肤癌发展中 *p53* 突变发生在早期,但在结直肠癌中它发生在较晚的阶段。*p53* 突变发生的时机在不同肿瘤中有较大差异,而且受很多可变因素的影响。

除了 p53 蛋白本身的突变,癌细胞逃避 p53 抑制作用的另一个重要机制是使 p53 通路失活。例如,p53 通路下游元件的突变,可以使细胞分别逃避其细胞周期阻滞作用或者凋亡诱导作用,从而促进肿瘤发生。不仅如此,有些肿瘤(如肉瘤)通过高表达 *MDM2* 而使 p53 失活。此外,p33 肿瘤抑制蛋白(编码基因是 *ING1*)被认为对于 p53 诱导的细胞周期抑制作用是必需的,而且能与 p53 协同起始细胞凋亡。因此,*p33* 基因的突变也会影响 p53 的作用。

3. p53 突变体对肿瘤的促进作用

p53 突变体蛋白不仅丧失了抑制细胞生长和促进凋亡的作用,而且比野生型蛋白具有更强的稳定性,这主要与 MDM2 等蛋白有关。一方面,p53 突变体蛋白可能丧失诱导 *MDM2* 表达的能力,从而解除 *MDM2* 的负反馈作用;另一方面,突变可能影响 MDM2 与 p53 蛋白的相互作用及其泛素化降解过程。这些结论提示 p53 突变体对肿瘤发生可能具有促进作用。

首先,人类肿瘤中的绝大部分 p53 突变均发生在其 DNA 结合结构域。不仅如此,这些突变赋予突变体 p53 蛋白显性-隐性的功能,即突变体 p53 能与其野生型蛋白结合并抑制其正常功能。

此外,已经发现有多种蛋白质能调控 p53 突变体的蛋白质活性并增强其致瘤性,如 p53 突变体与肿瘤抑制蛋白 PTEN 的关系。PTEN 能通过抑制 MDM2 或者直接结合野生型的 p53 而增强其功能。近来发现,通过增强突变体 p53 的蛋白稳定性,PTEN 可能发挥致瘤的作用。事实上,PTEN能抑制含有野生型p53胶质母细胞瘤的生长;而在突变体p53的移植实验中,PTEN能在体内增强细胞增殖与存活及肿瘤形成。另外,热激蛋白HSP70/90在肿瘤中的活化也能促进突变体p53蛋白的稳定性与致瘤性。

突变体p53细胞定位的变化也是其发挥肿瘤促进作用的线索之一。尽管突变体p53在肿瘤细胞中通常定位于细胞核内,但在某些情况下它位于细胞质中,这取决于突变的类型、细胞背景,以及影响p53细胞定位的各种压力信号。研究表明,MDM2依赖或非依赖的泛素化都能促进p53突变体蛋白向细胞质的转运,尤其是构象变化的突变体。细胞质定位的突变体p53能够在肿瘤细胞中抑制细胞自噬(autophage)。已经发现促进自噬的几个蛋白质是肿瘤抑制蛋白,而自噬的慢性抑制则能促进肿瘤的发生。因此,抑制细胞自噬是突变体p53发挥致瘤性的因素之一。

突变体p53能与p53家族成员p63和p73结合。各种细胞模型和动物模型的研究都显示,p63和p73转录因子具有抑制细胞增殖与肿瘤形成的功能。因此,抑制p63和p73的正常功能也是突变体p53发挥致瘤作用的原因之一。比如,p53 *R172H* 突变体能在肿瘤来源的细胞系中结合p63和p73,并抑制它们诱导的细胞周期阻滞作用。p53突变体结合p73蛋白的能力与突变的位点以及72位密码子的单核苷酸多态性有很大的关系。不仅如此,p53突变体结合p73的能力还与细胞免受化学治疗药物影响的能力具有相关性。因此,靶向p53突变体与p63/p73的相互作用看上去是肿瘤治疗的有效途径之一。确实如此,干扰p53突变体-p73相互作用的小分子RETRA能够抑制表达突变体p53细胞的生长及其在小鼠中的成瘤能力。

最近的研究显示p53 R248W和R273H突变体能结合MRE11。MRE11是感应DNA双链断裂损伤的重要上游蛋白成员之一,因此p53突变体能通过MRE11而抑制细胞对DNA双链断裂的响应。这种p53突变体的基因敲入小鼠表现出恶性胸腺细胞和淋巴瘤细胞中的基因组不稳定性及染色体重组的增加,而在 *p53* 基因敲除的小鼠中却没有这种现象。

尽管2/3的错义突变发生在 *p53* 的DNA结合结构域,使p53丧失结合DNA与激活靶基因的能力,但大量研究显示p53突变体对基因转录的影响是其促进肿瘤发生的重要机制之一。然而,由于p53突变体没有结合DNA的一致序列,因此不同的突变体可能影响不同的基因,目前也没有一致的机制对其转录作用进行解释。一种解释是一些p53突变体仍然具有较强的DNA结合力,但它们与野生型p53结合的DNA元件不同,结合的转录因子与辅助转录因子也不一样,因此激活或增强促进肿瘤发展的一系列基因表达。

最后,尽管RB和p53两个经典的肿瘤抑制通路在调控细胞生长与增殖方面具有显著的重要性,各种证据显示它们都是一个更大调控网络的一部分,并且具有冗余的功能。例如,尽管我们推测RB功能缺失会持续激活细胞分裂周期,但在 $RB^{-/-}:RB^{+/+}$ 嵌合体小鼠中,$RB^{-/-}$ 细胞并没有细胞增殖方面的缺陷,而且 $RB^{-/-}$ 细胞也不影响小鼠的正常组织形态发生,只是会在生命晚期产生脑垂体瘤。此外,以组织特异性的方式敲除小鼠 *RB* 基因以后,绝大部分组织都不会自发地生成肿瘤。与此类似,*p53* 缺失的小鼠也发育正常,只是在生命晚期会发生白血病和肉瘤,表明这些关键的肿瘤抑制蛋白在抑制细胞增殖的机制方面具有冗余性。与此一致的是,人类肿瘤的发展通常与 *RB* 和 *p53* 的同时失活有关。

4.2 肿瘤细胞规避接触性抑制

长期的研究显示,随着细胞密度的增加,二维培养的正常细胞之间的接触会抑制细胞的增殖,从而形成汇合的单细胞层。这种细胞间的"接触抑制"(contact inhibition)是发育过程中组织形成的主要调控机制之一,具有阻止不受控制的细胞增殖和保证程序性发育的作用。有意思的是,大部分的人类肿瘤细胞丧失了这种"接触抑制",其结果是即使肿瘤细胞与邻近细胞或者基质发生接触,它们仍然能持续增殖。在肿瘤发展的晚期阶段,分裂的肿瘤细胞能浸润附近组织以达到不受控制地生长并最终向其他组织转移。许多已经建立的肿瘤细胞系在体外的生长也不受接触抑制的影响,而且能在软琼脂上非锚定地生长。这提示肿瘤细胞能够发展使细胞增殖不受接触抑制限制的机制,或者直接改变细胞接触抑制本身的机制。但是直到最近,人们才开始了解细胞接触抑制的分子机制。

最近的研究结果显示,Hippo/YAP通路可能介导细胞的接触抑制作用。Hippo通路最早是在果蝇中发现的,但这条通路及其核心信号蛋白在哺乳动物中都是保守的。目前已经知道,Hippo通路在调控细胞接触抑制、器官大小与肿瘤发生中具有重要作用。Hippo信号经过激酶级联反应以后,磷酸化细胞核转录因子YAP。YAP本身是一个肿瘤促进基因,它直接调控许多生长促进基因和凋亡抑制基因,包括 *Ki67*、*c-Myc*、*Sox4*、*H19*、*AFP*、*BIRC5/surviving* 和 *BIRC2/cIAP1*。YAP基因在很多肿瘤细胞中都存在扩增,如肝癌和乳腺癌等。在非转化的人类MCF10A乳腺表皮细胞中过量表达YAP会抑制细胞凋亡,诱导表皮细胞-间充质细胞转变(EMT)、生长因子非依赖的增殖,以及在软琼脂上非锚定性的生长;在小鼠的肝中表达YAP也会导致肝癌的发生。当培养的细胞发生汇合时,细胞与细胞之间的相互作用会通过一系列信号激活Hippo通路,并最终磷酸化核内的YAP蛋白。然后磷酸化的YAP与14-3-3蛋白结合并转移到细胞质内,从而解除YAP对细胞生长的促进作用。到目前为止,细胞与细胞之间的接触怎么激活Hippo通路的分子机制仍然不清楚。但是,有证据显示细胞表面蛋白Fat,以及细胞骨架蛋白Merlin和Expanded在此过程中发挥作用。

此外,一些细胞膜蛋白也与细胞接触抑制相关。作为结构蛋白,细胞膜上的cadherin与胞内细胞骨架相连,并调控细胞增殖与分化。cadherin能通过钙离子依赖的方式促进细胞连接,从而促进细胞接触抑制。不仅如此,大家推测cadherin介导的细胞与细胞之间的接触能抑制有丝分裂,并降低细胞对生长信号的反应。研究显示,cadherin还能与一些生长因子受体相互作用,例如,VE-cadherin与血管内皮生长因子受体相互作用,N-cadherin结合FGF受体,而E-cadherin则能结合EGF受体。这种相互作用一方面能增强cadherin介导的细胞-细胞黏附(骨架蛋白Merlin在这个过程中具有促进作用),另一方面影响生长因子及其受体介导的信号,从而抑制细胞生长与增殖。

细胞接触抑制还与表皮细胞极性蛋白LKB1有关,它能组织表皮细胞结构并维持组织平衡。Myc蛋白是一个非常有效的肿瘤促进蛋白,当其表达水平在有组织的、静止的上皮细胞中上调时,LKB1能抑制其促细胞增殖的作用;相反,当LKB1的表达被抑制时,表皮细胞的极性被破坏,同时会发生受 Myc 蛋白诱导的细胞转化。此外,在有的肿瘤细胞中 LKB1 被鉴定为肿瘤抑制蛋白,这表明在正常情况下 LKB1 具有抑制非正常细胞增殖的作用。

除了接触性增殖抑制(contact inhibition of proliferation)以外,细胞接触还能改变其迁移的方向,被称为接触性运动抑制(contact inhibition of locomotion)。细胞运动是细胞的一个正常能力,而接触性运动抑制能使细胞处于组织器官的正确位置;当邻近细胞丧失对其的接触性运动抑制后,细胞将获得自由迁移的能力。因此,肿瘤细胞的高迁移性可能是其本身获得的,也可能是因为邻近细胞丧失了对肿瘤细胞的接触性运动抑制。有意思的是,尽管恶性肿瘤细胞能够逃避邻近正常组织细胞对其的接触性运动抑制,但相同的肿瘤细胞之间仍可能具有接触性运动抑制,这在肿瘤细胞的整体迁移、浸润、转移及扩散中均具有重要的意义。

4.3 肿瘤细胞规避 TGF-β 介导的生长抑制

转化生长因子 β(transforming growth factor-β, TGF-β)是一类分泌型的多肽细胞因子家族,包括 TGF-β、activin、nodal、BMP 和 GDF 等。其代表成员 TGF-β 首先被发现能在体外诱导正常成纤维细胞的转化,故得名。此后不久,发现 TGF-β 能抑制表皮细胞的增殖,因此其对细胞增殖的作用与细胞类型相关。现在知道,TGF-β 在胚胎发育和成体组织稳态平衡中发挥多种作用,其作用与细胞类型和发育阶段具有密切联系。在肿瘤发生中,TGF-β 也具有类似的两面性:在肿瘤早期,TGF-β 通过抑制细胞生长与增殖而抑制肿瘤发生;而在晚期肿瘤中,TGF-β 通过促进肿瘤细胞生长、浸润、扩散和转移等方式促进肿瘤发生。为什么一个肿瘤抑制通路能发挥完全相反的作用?这主要与 TGF-β 信号通路作用的多样性相关。

恶性肿瘤细胞能够通过破坏 TGF-β 信号通路的核心蛋白(如受体与 Smad 蛋白)而逃避其生长抑制作用;在信号下游使抑制肿瘤的信号分支失活,或者由于促生长信号过强而使细胞对 TGF-β 生长抑制作用不敏感。在后两种情况中,肿瘤细胞还能响应 TGF-β 的其他功能,如诱导产生自分泌的有丝分裂原、获得浸润能力、释放促转移因子、促进新生血管的形成,以及抑制免疫系统等。因此,通过受体失活阻断 TGF-β 通路能使其肿瘤抑制作用完全丧失,而切断 TGF-β 的细胞生长抑制作用分支不仅能逃避 TGF-β 对细胞生长的抑制作用,而且能创造有利于肿瘤发生的额外潜力。与此相关的是,TGF-β 能作用于肿瘤基质细胞,一方面抑制基质的免疫监督作用,另一方面通过招募一些基质细胞(如肌成纤维细胞)而促进肿瘤的扩散。

4.3.1 TGF-β 信号转导通路

分泌型的 TGF-β 前体二聚体在构象变化、蛋白酶切或者整合素的作用下生成具有生物活性的 TGF-β 二聚体,它能与细胞膜上的 II 型受体(TβRII)和 I 型受体(TβRI)形成稳定的复合物,其中 I 型受体被活化并磷酸化下游的 R-Smad 蛋白(receptor-regulated Smad, Smad2/3),然后 R-Smad 与 Co-Smad 蛋白(common Smad, Smad4)聚合并转移到细胞核内。Smad 蛋白具有 DNA 结合活性,但高亲和力的、特异的 DNA 结合还需要其他辅助转录因子,如 forkhead、homeobox、zinc-finger、bHLH 和 AP1 家族的转录因子,从而调控靶基因转录。每一种 R-Smad-Smad4-cofactor 组合都调控一组特异的基因,这与靶基因调节区的转录因子结合元件的组合有关。此外,活化的 Smad 复合物还需要招募其他辅助激活蛋白、辅助抑制蛋白及染色质重塑因子。通过与不同的因子组合,TGF-β 能同时激活或者抑制成百上千的靶基因表达。这种作用模式决定了 TGF-β 具有三个特性,即多效性、协同性和背景依赖性。

除了经典的 Smad 信号通路以外,同时存在各种各样的信号分支以及 Smad 非依赖的通路。对于许多 TGF-β 介导的转录作用 Smad4 都是必需的,但在小鼠的乳腺、肝脏或者胰腺中敲除 Smad4 均不会破坏相关器官的发育,而破坏 TGF-β 受体则会破坏这些器官的发育。除了 Smad4,TIF1γ(TRIM33) 和 IKKα 也能与 Smad2/3 结合并调控靶基因转录。此外,TGF-β 能以 Smad 蛋白非依赖的方式激活 MAPK、Par6/RhoA、Cdc42/Rac/PAK2 和 PI3K/Akt 等信号通路,但这种作用通常是细胞类型特异的。正因为如此,TGF-β 信号通路具有显著的可塑性,并在肿瘤发生中发挥不同的作用(图 4-3)。

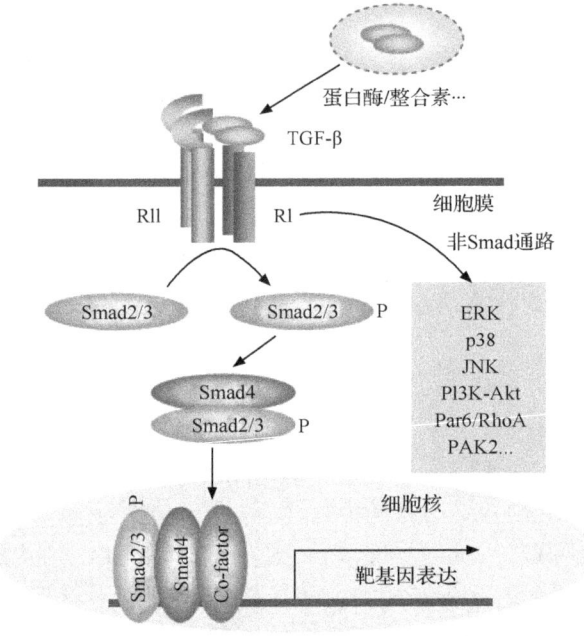

图 4-3 TGF-β 细胞信号转导通路。TGF-β 配体活化以后,结合细胞膜上的 II 型受体 TβRII,并诱导形成 TβRII-TβRI 复合物,其中 TβRI 被 TβRII 磷酸化而活化。TβRI 进一步招募并磷酸化下游 Smad2/3 的羧基末端,然后磷酸化的 Smad2/3 与 Samd4 结合,转移至细胞核内,并与其他辅助转录因子一起调控靶基因转录。除了经典的 Smad 通路,TGF-β 也能以细胞类型依赖的方式激活 MAPK(ERK、JNK 和 p38)、PI3K-Akt 和 Par6/RhoA 等非 Smad 通路

4.3.2 TGF-β 作为肿瘤抑制信号

1. 肿瘤细胞中 TGF-β 通路相关的突变

在逃避肿瘤抑制作用的压力下,一些肿瘤细胞积累了 TGF-β 通路信号蛋白的失活型突变,包括受体与 Smad 蛋白等。这些突变不仅使肿瘤细胞的 TGF-β 通路失活,也表明 TGF-β 介导一个肿瘤生长抑制通路。

TβRII 基因在编码激酶的区域含有一些特征性的短核苷酸重复序列,在人类肿瘤中这也是 DNA 复制错误的热点区,称为微卫星不稳定性。在结直肠癌、胃癌、胰腺癌、胆道癌、肺癌及大脑神经胶质瘤中,这种现象导致(单核苷酸缺失与移码)受体的突变和功能缺失。在头颈肿瘤中,G-C 转换能使 TβRII 的激酶活性丧失,或者阻止配体依赖的 TβRI 活化。此外,在 T 细胞淋巴瘤、乳腺癌和卵巢癌中,也有不同的点突变积累并失活 TβRII。TβRII 下游的 I 型受体 TβRI 在肿瘤中也通常会有突变,比如在一部分卵巢癌、食管癌和头颈癌中,*TβRI* 基因编码区存在移码和错义突变;而另外一些类型的肿瘤风险则常与一个减效等位基因 *TβRI*6A* 有关。受体的改变还能发生在表观遗传层面。降低的 *TβRI* 和 *TβRII* 基因表达频繁发生在肺癌、胃癌、前列腺癌和膀胱癌中;在胃癌中,已经知道这种缺陷与 *TβRI* 基因启动子区的甲基化相关。除了 I 型和 II 型受体,辅助受体 Betaglycan 在肿瘤中也是突变失活的对象。

与 TGF-β 受体类似,其下游的 Smad 蛋白在肿瘤中也经常发生突变。在 R-Smad 蛋白中,*Smad2* 基因突变发生在一小部分结直肠癌中,而 *Smad3* 的表达缺失存在于胃癌和 T 细胞淋巴母细胞性白血病中。与 *Smad2/3* 不同,*Smad4* 是各种肿瘤的一个重要靶点。在胰腺癌中,*Smad4* 存在功能丧失的突变或基因的丢失。染色体 18q21 缺失直接影响 *Smad4* 的一个等位基因,而缺失或者失活性突变则可能进一步破坏其另一个等位基因。同时,*Smad4* 突变发生在超过一半的胰腺癌和结直肠癌中,而很大一部分食管癌及其他类型的肿瘤中也存在 *Smad4* 突变。此外,发挥信号调节作用的抑制性 Smad 分子 *Smad7* 在肿瘤中也存在突变。

2. TGF-β 抑制细胞生长与增殖

在多种细胞中,包括上皮细胞、内皮细胞、造血细胞和神经前体细胞等,TGF-β 能通过控制细胞周期,尤其是 G_1-S 期转变而抑制细胞生长与增殖。TGF-β 主要通过两种方式抑制细胞周期 G_1 期的前进:诱导 CDK 抑制蛋白和抑制 *c-Myc* 基因表达。在上皮细胞中,TGF-β 诱导 *p15Ink4b* 和 *p21Cip1* 的表达,它们分别能抑制 cyclin D-CDK4/6 和 cyclin E/A-CDK2 复合物。转录因子 Smad3/4 和 FoxO 结合 *p15INK4b* 和 *p21CIP1* 基因的启动子并控制其基因表达。此外,Sp1 也参与这个过程。p15 能将与 cyclin D-CDK4 结合的另一个 CDK 抑制蛋白 p27 置换下来,同时使其活化并结合 cyclin E/A-CDK2 复合物。在 T 细胞和造血干细胞/前体细胞中,TGF-β 分别诱导 *p21Cip1* 和 *p57Kip2* 表达;而在星形胶质细胞和神经前体细胞中,TGF-β 同时激活 *p15Ink4b* 和 *p21Cip1*。因此,在细胞周期阻滞作用中,CDK 抑制蛋白的选择性激活是细胞类型依赖的。如前所述,c-Myc

是一个控制细胞生长与分裂的关键转录因子。在角质细胞和乳腺上皮细胞中，TGF-β 诱导 Smad3/4、p107、E2F4/5 和 C/EBPβ 形成一个复杂的复合物并抑制 *c-Myc* 基因表达。C/EBPβ 除了参与 TGF-β 调控的 *c-Myc* 基因表达外，也参与 TGF-β 对 *p15INK4b* 的表达调控。因此，C/EBPβ 能够协调 TGF-β 控制的 CDK 抑制蛋白表达和 c-Myc 表达。此外，Miz-1 也参与 TGF-β 诱导 *p15INK4b* 和 *p21CIP1* 基因表达的过程。除了 CDK 抑制蛋白和 *c-Myc* 外，TGF-β 也调控其他一些细胞周期相关的基因，包括酪氨酸去磷酸化酶 *Cdc25A* 等。Cdc25A 能够去磷酸化 G_1 期的 CDK，从而使其活化；而在有些细胞中 TGF-β 能抑制 *Cdc25A* 基因的表达。除了对靶细胞的直接生长抑制作用外，TGF-β 也能通过阻断基质成纤维细胞和炎性细胞产生旁分泌细胞因子，从而抑制上皮细胞增殖。

除了直接抑制细胞周期进程，TGF-β 还能通过诱导细胞分化而影响细胞生长与增殖。尽管 TGF-β 诱导分化的一部分效果有利于肿瘤发展，但在多数情况下，TGF-β 诱导的分化使前体细胞进入一个低增殖的状态，如 TGF-β 能诱导间充质前体细胞分化为成纤维细胞和肌成纤维细胞。通过干扰 bHLH 转录因子的促分化作用和 CDK 抑制蛋白抑制增殖的作用，Id 蛋白（inhibitor of differentiation/DNA binding）抑制细胞分化并促进细胞增殖；而在上皮细胞和内皮细胞中，TGF-β 能通过 Smad3 诱导 ATF3 转录抑制蛋白，然后它们协同抑制 *Id1* 基因的表达。除了细胞分化，Id1 蛋白能通过抑制细胞衰老而促进 Ras 介导的乳腺肿瘤的发生，而 TGF-β 对 *Id1* 的转录抑制也会抑制肿瘤发生。这表明 *Id1* 基因表达下调介导的细胞分化和衰老是 TGF-β 肿瘤抑制作用的一部分。

TGF-β 介导的细胞凋亡作用也是其抑制细胞生长与增殖以及肿瘤发生的机制之一。在生理状态下，TGF-β 通过细胞自身的或环境中的因子诱导细胞凋亡，但其具体分子机制仍然不清楚。尽管如此，在细胞系中的研究还是发现一些 Smad 依赖或者非依赖的蛋白质参与介导 TGF-β 的促凋亡作用，如通过死亡相关蛋白激酶 *DAPK* 诱导肝癌细胞的凋亡；通过信号分子 *GADD45b* 诱导肝细胞凋亡；通过死亡受体 FAS 和促凋亡效应蛋白 BIM 诱导胃癌细胞的凋亡等。此外，TGF-β 也能诱导 5′肌糖磷酸酶 SHIP 表达并抑制 PI3K-Akt 的促存活作用；而在有些细胞中，Smad-Akt 和 TGF-β 受体-DAXX 蛋白相互作用也被认为能介导 TGF-β 的凋亡诱导作用（图 4-4）。

4.3.3 规避 TGF-β 介导的生长抑制作用

前面已经提到，在很大一部分结直肠癌、胰腺癌、卵巢癌、胃癌和头颈癌中，TGF-β/Smad 核心通路的突变失活使肿瘤细胞直接逃避了 TGF-β 介导的肿瘤抑制作用。但是，在乳腺癌、前列腺癌、神经胶质瘤、黑色素瘤及造血细胞肿瘤中，又是另外一种情况：这些肿瘤倾向于只失活 TGF-β 信号通路的细胞生长抑制作用分支。

首先，肿瘤细胞可以通过各种基因改变使发挥细胞生长抑制作用的 Smad 转录复合物失效。例如，来源于含有转移性肿瘤患者的乳腺癌细胞表达正常的 TGF-β 受体和 Smad 蛋白，但是却部分或者完全丧失了 TGF-β 诱导的生长抑制作用。在这项研究中有一半的样本缺失 *p15INK4b* 表达激活与 *c-Myc* 表达抑制，尽管其他 TGF-β 靶基因仍然能做出正常的响应。这种缺陷与乳腺癌细胞中过量表达的显性-隐形 C/EBPβ 剪接体 LIP 有关，它能与具有转录活性的 LAP 剪接体结合并抑制其转录活性。另一项研究也显

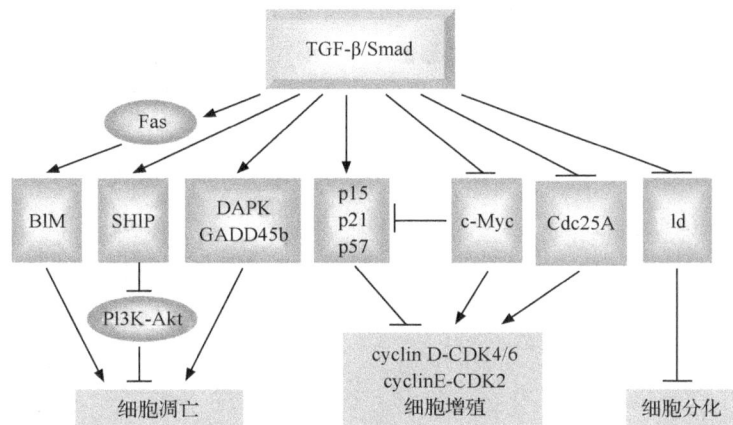

图 4-4 TGF-β 抑制细胞生长与增殖。TGF-β/Smad 信号通路是一条细胞生长抑制通路,它通过抑制细胞周期 G_1-S 期转变、诱导细胞分化和细胞凋亡而抑制细胞生长与增殖。通过诱导 CDK 抑制蛋白 (p21、p15 和 p57 等)和抑制 c-Myc 基因表达,TGF-β 抑制细胞 G_1-S 期转变。此外,TGF-β 能抑制去磷酸化酶 Cdc25A 表达而抑制 G_1 期的 CDK 活性;通过抑制 Id 基因表达而促进细胞分化,或者通过调控多个靶基因表达而诱导细胞凋亡程序,从而抑制细胞增殖与生长

示高的 LIP:LAP 比例与乳腺癌细胞的恶性化程度相关。在患者来源的转移性乳腺癌细胞中,Id1 对 TGF-β 的响应也出现了变化。在这些细胞中,TGF-β 诱导的 Id1 表达是肺转移的基因表达标志之一。在乳腺癌细胞的小鼠移植实验中,Id1 和 Id3 对于细胞进入肺软组织后重新开始肿瘤生长是必需的。因此,在乳腺癌中 Id1 对 TGF-β 的响应从肿瘤抑制作用转变成了促转移作用。

除了失活 Smad 转录复合物,肿瘤细胞也可能直接丢失 TGF-β 下游调控细胞生长与增殖的靶基因。例如,一部分的神经胶质瘤纯合缺失 p15INK4b,从而使 TGF-β 丧失抑制细胞生长的作用。染色体 9p21 上的 p15INK44b 基因座也编码另外两个细胞周期抑制蛋白 p16INK4a 和 p19ARF。缺失 p15INK4b 的小鼠会特异性的发展皮肤鳞状细胞癌和肠癌。p15INK4b 缺失会减弱 TGF-β 的肿瘤抑制活性;如果同时缺失 p16INK4a,则很容易引起肿瘤发生。TGF-β 反应缺失也可能是癌基因激活的多种后果之一。例如,Ras 信号通过磷酸化 Smad 蛋白分子中间的链接区(linker)而抑制 Smad 活性;而在一些肿瘤中过量表达的 c-Myc 和 Cyclin D1 也能够减弱 TGF-β 诱导的 CDK 抑制蛋白的作用。

4.3.4 TGF-β 对肿瘤发生与发展的促进作用

缺失 TGF-β 肿瘤抑制作用分支的肿瘤细胞也可能获得 TGF-β 促进肿瘤发展的作用。目前,TGF-β 的促肿瘤作用可以通过一组复杂的细胞机制进行解释,这些机制影响肿瘤细胞本身和与其连接的胞外基质,以及肿瘤基质的细胞,包括肿瘤相关的成纤维细胞和免疫细胞等。

1. 上皮细胞-间充质细胞转变(EMT)

上皮细胞-间充质细胞转变(epithelial-mesenchymal transition,EMT)是胚胎发育过

程中一个高度协调的过程,也是肿瘤与组织纤维化等病理过程的特征之一。经历 EMT 的细胞会丧失 E-cadherin 和其他表皮细胞连接相关的分子,同时产生间充质细胞样的细胞骨架,并获得迁移与浸润等特征。EMT 由一组转录因子驱动,包括锌指(zinc-finger)蛋白 Snail、Slug 和 Twist、锌指/同源域(homeodomain)蛋白 ZEB-1/2 及 forkhead 因子 FoxC3。

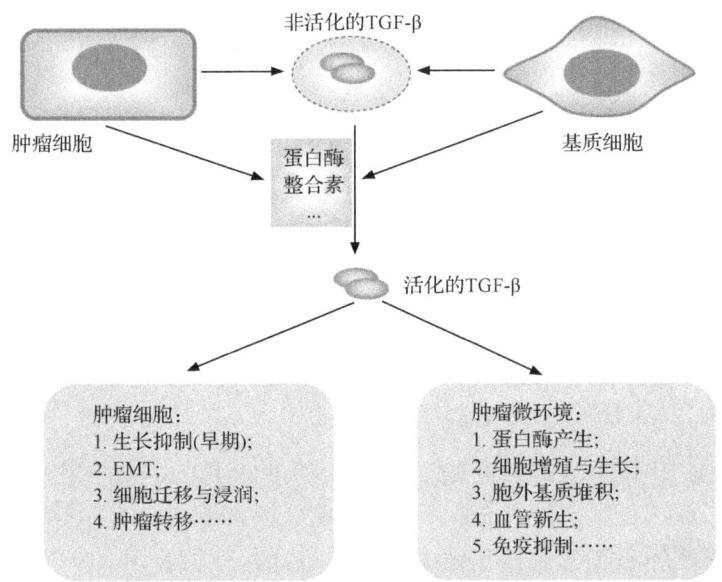

图 4-5　TGF-β 促进肿瘤的发展。TGF-β 在肿瘤中具有两面性的作用:在早期抑制肿瘤发生而在晚期促进肿瘤发展。肿瘤细胞和肿瘤基质细胞都能表达 TGF-β 因子,以及诱导其活化的蛋白酶与整合素等。活化的 TGF-β 一方面作用于肿瘤细胞本身,诱导细胞 EMT、细胞迁移与浸润,以及肿瘤转移等;另一方面,TGF-β 作用于肿瘤微环境和基质细胞,诱导蛋白酶产生、细胞增殖与生长、胞外基质合成与堆积、血管新生和免疫抑制作用等,从而协同促进肿瘤的发展

TGF-β 的一个显著能力是诱导上皮前体细胞的 EMT,转变后的细胞通常具有肿瘤扩增能力。EMT 转变赋予细胞缺失细胞间连接和更易移动的特性,这也有助于肿瘤的浸润与扩散。在肿瘤的浸润前端我们能观察到具有间充质细胞特征的肿瘤细胞,这可能反映出一系列相互联系的事件:肿瘤通过转化的前体细胞进行扩增;前体细胞有能力进行 EMT 转变;EMT 由浸润前端的因素诱导;EMT 促进这些细胞进行扩散等。在一些乳腺细胞系及小鼠模型的皮肤癌中,TGF-β 是一个有效的 EMT 诱导因子,使用受体激酶抑制剂则能使这些细胞显现更多的表皮细胞表型。肿瘤细胞中具有 EMT 特征的浸润前端富含 TGF-β 和其他细胞因子,它们共同促进 EMT 转变。其中 TGF-β 通过 Smad 依赖和非依赖的方式发挥作用。例如,Smad 蛋白激活 *HMGA2* 基因表达并进一步诱导 *Snail*、*Slug* 和 *Twist* 表达。而 TβRII 则能通过磷酸化 Par6 促进细胞连接复合物解体和 EMT 转变。

2. 肿瘤细胞迁移与浸润

肿瘤细胞 EMT 的一个必然结果是细胞迁移(migration)与浸润(invasion)，这需要易移动的细胞表型和肿瘤细胞降解，以及重塑胞外基质的能力。从这个意义上讲，TGF-β 诱导的肿瘤细胞 EMT 不依赖于肿瘤环境中的其他细胞，而是显示出肿瘤细胞不同的分化阶段，并促进肿瘤的浸润。肿瘤细胞响应 TGF-β 而出现迁移与浸润表型的分子机制是多样的，如通过 Smad3 诱导鸟嘌呤交换因子 NET1 并激活 Rho GTP 酶，从而诱导肌动蛋白(actin)重组和细胞迁移；通过 Smad 和 p38 依赖的方式诱导几个原肌球蛋白基因表达，并促进细胞骨架收缩和转移性肿瘤的细胞迁移；诱导 CUTL1 表达并激活很多调节细胞迁移、肿瘤细胞浸润和胞外基质沉积的基因表达。在肝癌细胞中 TGF-β 诱导 α3β1 整合素表达，并和整合素受体一起诱导细胞迁移与浸润。此外，TGF-β 与 PI3K/Akt 及 p38 MAPK 的协同作用对肿瘤细胞的迁移与浸润也具有重要意义。

3. TGF-β 对肿瘤基质的作用

上述关于 EMT 和细胞迁移在肿瘤发展中作用的讨论强调了肿瘤微环境的作用。肿瘤的生长和行为受到肿瘤微环境细胞及胞外基质成分(肿瘤基质，tumor stroma)的支持与控制，这些细胞包括肿瘤相关的成纤维细胞、肌成纤维细胞及免疫细胞等，所有这些细胞均能产生 TGF-β。肿瘤相关成纤维细胞的来源仍然有争议，但一种可能是上皮细胞通过 EMT 转变而来，这在人类乳腺癌中已经得到证实。这些细胞为肿瘤细胞的生长提供了充足的相关细胞因子和趋化因子，而 TGF-β 作用于这些成纤维细胞的一个主要作用便是促使其产生并释放促生长细胞因子，包括 PDGF、bFGF 和 CTGF 等。这些因子通过自分泌和旁分泌的方式促进肿瘤细胞、基质成纤维细胞，以及其他类型细胞的生长与增殖。此外，TGF-β 还能通过诱导整合素受体表达而促进肿瘤相关的成纤维细胞生长。活化的肌成纤维细胞是肿瘤基质中另一种广泛存在的细胞，其分化状态与 α-SMA 表达相关。这些肌成纤维细胞形成一个浸润性的肿瘤前端，并具有起始肿瘤细胞转移的功能；TGF-β 是促进肌成纤维细胞活化与浸润的主要因子之一。

此外，TGF-β 也能作用于基质的免疫细胞并抑制其免疫活性。当 TGF-β 的免疫抑制作用超越其肿瘤抑制作用时，便会产生一个促肿瘤发生的优势。例如，在 T 细胞中特异表达显性-隐性的 TβRII 并将其注射到小鼠后能抑制黑色素瘤和胸腺瘤的生长。

4. 肿瘤转移

TGF-β 除了能诱导肿瘤细胞的局部迁移与浸润外，越来越多的证据显示它在诱导远处转移方面发挥重要作用。肿瘤细胞转移(metastasis)通过一系列步骤实现，包括进入循环系统、向远处毛细血管扩散、通过外渗进入软组织、适应新的宿主环境，并最终在远处器官生成致死性的肿瘤克隆。除了恶性肿瘤的增殖、存活与浸润特性之外，转移还需要肿瘤细胞外渗和重新形成克隆的功能，而这些功能在恶性肿瘤细胞发生扩散以后已经获得了。目前已经知道 TGF-β 对恶性肿瘤细胞的转移具有广泛的影响。

临床上关于 TGF-β 和转移的相关性已经在多种肿瘤中发现，包括结直肠癌、前列腺癌、膀胱癌、乳腺癌、胰腺癌、肾癌、骨髓瘤和淋巴瘤等。很早就发现 TGF-β 与渗透性乳腺癌转移相关。事实上，在 ER(estrogen receptor，下同)阴性的乳腺肿瘤中，低水平的 TGF-β 二型受体有助于患者的存活；而使用放射和化疗的方式处理含有乳腺肿瘤的小鼠会导致血液系统的 TGF-β1 水平升高及肺转移。不仅如此，TGF-β 对肿瘤转移的作用以及转移的不同器官高度依赖于肿瘤的微环境和肿瘤发生的背景。研究显示，在大约 40% 的乳腺癌中，TGF-β 都有类似的基因应答标签，包括高表达的 *TGF-β1*、*TGF-β2*、*LTBP1*、*Smad3* 和 *Smad4*。有意思的是，这一组基因应答标签与肺转移而非骨转移相关，而且与 ER 阴性的乳腺癌有关。在小鼠模型中，通过显性-隐性的 *TβRI* 或者沉默 Smad4 阻断 TGF-β 信号后，ER 阴性的乳腺癌细胞向肺转移的能力便降低。不仅如此，现在知道 ANGPTL4(angiopoietin-like 4)蛋白分子在肺转移的过程中发挥关键作用，它能破坏肺的毛细血管壁并促进肺转移。

一旦肿瘤细胞完成向远处器官的转移与扎根，局部产生的 TGF-β 便会深刻地影响新克隆的生长。例如，在小鼠模型中，肿瘤细胞在骨髓中诱导的破骨活性导致骨基质释放 TGF-β 因子，然后 TGF-β 刺激肿瘤细胞分泌溶骨性细胞因子，从而保持一个促转移的循环。转移性乳腺癌细胞在骨微环境下会发生 Smad 蛋白依赖的转录，通过过量表达 *Smad7* 或者显性-隐性 TGF-β 受体阻断 TGF-β 信号则会破坏一些肿瘤的溶骨性转移，包括乳腺癌、黑色素瘤和肾癌等。TGF-β 介导的转移性克隆扩增不仅仅局限于骨转移，在乳腺癌患者中，很大一部分向肺、肝和脑转移的乳腺癌细胞克隆都呈现磷酸化 Smad2 阳性，表明在转移过程中局部释放的 TGF-β 因子能有效激活其信号转导通路。

4.3.5　TGF-β 靶向治疗：机遇与挑战

越来越多的临床证据显示，TGF-β 是一个肿瘤来源的免疫抑制因子、肿瘤有丝分裂原的诱导因子、肿瘤细胞迁移与浸润的促进因子和转移诱导因子，其作为肿瘤治疗靶点的潜能受到越来越多的关注。尽管在靶向一个多效细胞因子通路时需要格外谨慎，现在已经发展出了抗 TGF-β 的化合物并在前期临床实验上显示出有效性，下一步的临床实验也在进行之中。目前发现的 TGF-β 通路抑制剂包括靶向 TGF-β 的反义核苷酸、配体-受体相互作用的抑制剂(抗 TGF-β 抗体、抗受体抗体、隔离 TGF-β 的受体胞外域蛋白)，以及靶向 TGF-β 受体激酶的小分子抑制剂。目前正在检测部分抑制剂对肿瘤(包括神经胶质瘤、黑色素瘤和乳腺癌等)的临床有效性。

此外，在神经胶质瘤、黑色素瘤和肾癌中进行靶向 TGF-β 的治疗主要是基于 TGF-β 的免疫抑制作用。因此，阻断 TGF-β 功能可能使免疫系统重新发挥对肿瘤的监督作用。此外，阻断 TGF-β 也可能为肿瘤带来其他一些特异性的好处。例如，在神经胶质瘤中抑制 TGF-β 能减弱自分泌性生长因子(PDGF 等)的产生；在 ER 阴性的乳腺癌中阻断 TGF-β 则会抑制转移性肿瘤的着床；最后，在溶骨性骨转移中阻断 TGF-β 能够破坏其介导的破骨性因子的产生和肿瘤生长。尽管这些例子表明 TGF-β 通路可以作为一个治疗靶点，但同时也会带来一些负面效果，如抑制 TGF-β 可能导致慢性免疫病和自身免疫性反应，以及癌变前的细胞扩增。

在一些特定肿瘤的不同阶段控制 TGF-β 的促肿瘤效应并阐明其作用机制已经取得

进展,这对于决定抗 TGF-β 靶向治疗何时以及如何发挥作用是必需的。除了使用药理学手段对信号通路进行靶向治疗外,最近发展的 *TGF-β* 基因表达诊断工具和 TGF-β 应答标签可能为患者选择性地抗 TGF-β 干预治疗提供了有效工具。在实验模型和人类标本中对 TGF-β 信号通路进行分析已经使 TGF-β 在人类肿瘤中的作用与相关性越来越清晰,这也使曾经的模糊问题成为了临床上的前沿领域。

(严晓华　陈晔光)

主要参考文献

陈晔光,张传茂,陈佺,等. 2011. 分子细胞生物学. 2 版. 北京:清华大学出版社.

严晓华,陈晔光. 2013. TGF-beta 细胞信号转导及其调控//薄慕明. 新生物学年鉴 2012. 北京:科学出版社:1-39.

Bates S, Phillips A C, Clark P A, et al. 1998. p14ARF links the tumour suppressors RB and p53. Nature, 395:124-125.

Brosh R, Rotter V. 2009. When mutants gain new powers: news from the mutant p53 field. Nat Rev Cancer, 2009, 9:701-713.

Chau B N, Wang J Y. 2003. Coordinated regulation of life and death by RB. Nat Rev Cancer, 3:130-138.

Chen Y G, Meng A M. 2004. Negative regulation of TGF-beta signaling in development. Cell Res, 14:441-449.

Delston R B, Harbour J W. 2006. Rb at the interface between cell cycle and apoptotic decisions. Curr Mol Med, 6:713-718.

Derynck R, Akhurst R J, Balmain A. 2001. TGF-beta signaling in tumor suppression and cancer progression. Nat Genet, 29:117-129.

Feng X H, Derynck R. 2005. Specificity and versatility in TGF-beta signaling through Smads. Annu Rev Cell Dev Biol, 21:659-693.

Hanahan D, Weinberg R A. 2011. Hallmarks of cancer: the next generation. Cell, 144:646-674.

Hickman E S, Moroni M C, Helin K. 2002. The role of p53 and pRB in apoptosis and cancer. Curr Opin Genet Dev, 12:60-66.

Ikushima H, Miyazono K. 2010. TGF-beta signalling: a complex web in cancer progression. Nat Rev Cancer, 10:415-424.

Junttila M R, Evan G I. 2009. p53-a Jack of all trades but master of none. Nat Rev Cancer, 9:821-829.

Khidr L, Chen P L. 2006. RB, the conductor that orchestrates life, death and differentiation. Oncogene, 25:5210-5219.

Lanosa X A, Colombo J A. 2008. Cell contact-inhibition signaling as part of wound-healing processes in brain. Neuron Glia Biol, 4:27-34.

Massague J, Chen Y G. 2000. Controlling TGF-beta signaling. Genes Dev, 14(6):627-644.

Massague J. 2008. TGF-beta in Cancer. Cell, 134:215-230.

Mayor R, Carmona-Fontaine C. 2010. Keeping in touch with contact inhibition of locomotion. Trends Cell Biol, 20:319-328.

Nevins J R. 2001. The Rb/E2F pathway and cancer. Hum Mol Genet, 10:699-703.

Pardali K, Moustakas A. 2007. Actions of TGF-beta as tumor suppressor and pro-metastatic factor in human cancer. Biochim Biophys Acta, 1775:21-62.

Polager S, Ginsberg D. 2008. E2F-at the crossroads of life and death. Trends Cell Biol, 18:528-535.

Reinhardt H C, Schumacher B. 2012. The p53 network: cellular and systemic DNA damage responses in aging and cancer. Trends Genet, 28:128-136.

Ryan K M. 2011. p53 and autophagy in cancer: guardian of the genome meets guardian of the proteome. Eur J Cancer, 47: 44-50.

Seville L L, Shah N, Westwell A D, et al. 2005. Modulation of pRB/E2F functions in the regulation of cell cycle and in cancer. Curr Cancer Drug Targets, 5: 159-170.

Sherr C J, McCormick F. 2002. The RB and p53 pathways in cancer. Cancer Cell, 2: 103-112.

Shi Y, Massague J. 2003. Mechanisms of TGF-beta signaling from cell membrane to the nucleus. Cell, 113: 685-700.

Soussi T, Wiman K G. 2007. Shaping genetic alterations in human cancer: the p53 mutation paradigm. Cancer Cell, 12: 303-312.

Steele R J, Lane D P. 2005. P53 in cancer: a paradigm for modern management of cancer. Surgeon, 3: 197-205.

Stevaux O, Dyson N J. 2002. A revised picture of the E2F transcriptional network and RB function. Curr Opin Cell Biol, 14: 684-691.

Zeng Q, Hong W. 2008. The emerging role of the hippo pathway in cell contact inhibition, organ size control, and cancer development in mammals. Cancer Cell, 13: 188-192.

Zhang Y E. 2009. Non-Smad pathways in TGF-beta signaling. Cell Res, 19: 128-139.

第 5 章 癌细胞特征之三——规避免疫攻击

20世纪初期,Ehrlich首先提出有关免疫监视的概念,即免疫系统能识别并及时清除体内不断形成的转化细胞,避免其发展为临床所见的肿瘤。20世纪中期,Burnett和Thomas建立了系统的免疫监视理论。有关移植肿瘤和致癌病毒诱发肿瘤的动物实验结果表明,免疫系统不仅能及时识别和清除早期发生转化的细胞,在延缓或清除已形成的肿瘤方面也发挥重要作用。然而,有关无胸腺裸鼠研究的结果对这一理论提出了严峻的挑战。人们发现,与野生型小鼠相比,裸鼠自发肿瘤的发生率并无明显升高,所以此前所描述的免疫监视功能可能只是针对转化病毒,而非肿瘤细胞本身。但进一步研究显示,无胸腺裸鼠体内仍然存在有NK细胞,甚至能检测出一定数量的表达αβ链T细胞受体(TCR-αβ)的功能性淋巴细胞群体。此外,人们还发现,在接受不同剂量化学诱变剂甲基胆蒽(MCA)注射后,裸鼠体内形成的肿瘤多于对照鼠。类似的,MCA诱导后,重症联合免疫缺陷(SCID)小鼠形成的肿瘤大于对应的野生型小鼠。这些结果支持:正常的免疫系统有助于控制肿瘤的形成和生长。

新近的研究提示,免疫系统其实具有双重作用:一方面能防止肿瘤形成;另一方面,免疫压力倾向于选择那些免疫原性低的肿瘤细胞,使其成为优势群体,并最终逃逸免疫识别和清除。据此,Schreiber提出了肿瘤免疫编辑的概念。从免疫学角度看,肿瘤发生发展包括三个阶段:免疫清除(elimination)、免疫平衡(equilibrium)和免疫逃逸(escape),也称为肿瘤免疫编辑的三个"E"。在免疫清除阶段,免疫系统识别并完全消灭转化细胞,使机体组织恢复到正常功能状态。如果免疫系统不能完全清除肿瘤细胞,但尚能控制肿瘤细胞的生长,免疫系统和肿瘤达到一种暂时的平衡,此为免疫平衡阶段。此后,由于免疫系统的作用导致免疫选择和免疫改造,诱导了低免疫原性的肿瘤变异体的产生,这些肿瘤细胞能抵抗免疫效应细胞的攻击,逐渐发展为临床可检测的肿瘤,进入到免疫编辑过程的的第三个阶段即免疫逃逸期,这时的肿瘤细胞可通过多种机制逃避机体免疫系统的抗肿瘤作用。

越来越多的证据表明,免疫系统与肿瘤细胞之间存在着复杂的相互作用,对肿瘤细胞与免疫系统间的关系的深入理解将有助于设计合理的方案用于肿瘤患者的免疫治疗。

5.1 机体产生针对肿瘤的免疫应答

5.1.1 免疫系统的"免疫监视"功能

虽然肿瘤免疫监视概念由来已久,但对于免疫系统在肿瘤发生中的保护作用一直存有争议。然而,目前已有充足的动物实验研究证据及临床资料证明免疫监视功能确实存在,并在清除转化细胞、控制肿瘤发生方面发挥重要作用。

1. 免疫监视功能存在的实验证据

1) NK、NKT 和 γδ T 细胞在肿瘤免疫监视中的作用

NK、NKT 细胞：利用特异性抗体和基因敲除技术，可以删除特定淋巴细胞亚群，进而研究其对肿瘤发生发展的影响。例如，应用针对 NK1.1 的单克隆抗体可以清除 NK 和 NKT 细胞，这样的小鼠对 MCA 诱导肿瘤的敏感性较对照组小鼠增加 2～3 倍。又如，$TCRJ\alpha281$ 基因敲除导致小鼠恒定 NKT（invariant NKT）细胞发育障碍，这种小鼠对化学致癌诱导剂（MCA）的致瘤作用高度敏感，骨肉瘤发生率远高于野生型小鼠。此外，研究还表明，在 MCA 诱导肿瘤形成过程中，给予小鼠 NKT 细胞的激活配体 α-galactosylceramide 可降低肿瘤的发生率，令肿瘤形成的潜伏期较对照组延长。以上结果均支持 NK 及 NKT 细胞对控制肿瘤的发生与发展具有重要意义。

γδ T 细胞：缺乏 γδ T 细胞的小鼠对多种皮肤致癌剂高度敏感。小鼠暴露于致癌剂后，皮肤细胞表达主要组织相容性复合体（MHC）相关分子 Rae-1 和 H60，二者在结构上类似于人的 MHC I 类链相关 A（MICA），均为细胞毒 T 细胞和 NK 细胞表面表达的 NKG2D 的配体。在体外实验中，皮肤相关的 $NKG2D^+$ γδ T 细胞可杀伤皮肤肿瘤细胞，若阻断 NKG2D 与其配体结合，则杀伤作用消失，推测位于上皮组织内的 γδ T 细胞可能在减少上皮细胞恶性转化中发挥一定作用。

2) γ-干扰素（IFN-γ）在肿瘤免疫监视中的作用

内源产生的 IFN-γ 在移植瘤、化学致癌剂诱导的肿瘤及自发肿瘤的形成中起到保护宿主的作用。当应用针对 IFN-γ 的中和抗体处理小鼠后，将具有免疫原性的骨肉瘤细胞移植入其体内，肿瘤生长速度与对照组相比明显加快。在 Metha 纤维肉瘤细胞过表达小鼠 IFN-γ 受体 α 亚单位的显性负性（dominant negative）截短体，可使肿瘤细胞对 IFN-γ 的敏感性完全丧失，将此肿瘤细胞移植给 BALB/C 小鼠，可见肿瘤的免疫原性降低，成瘤能力增强。这些结果提示 IFN-γ 可直接影响肿瘤细胞的免疫原性，对促进免疫系统识别和清除肿瘤起重要作用。在研究化学致癌剂 MCA 诱导肿瘤形成中，发现不同剂量的 MCA 在 IFN-γ 受体（IFNGR）基因缺陷小鼠（此种小鼠对 IFN-γ 不反应）中诱导的成瘤率及成瘤速度均显著高于野生型小鼠。此外将 IFN-γ 不敏感小鼠与抑癌基因 $p53$ 缺陷小鼠交配后，肿瘤的发生时间早于野生型对照组小鼠，IFN-γ 不敏感的 p53 缺陷小鼠可发生肿瘤的类型多于单纯 p53 缺陷小鼠。应用肿瘤抑制模型的研究显示，IFN-γ 缺陷小鼠对肿瘤的敏感性与清除了 NK 细胞的小鼠相当。因此，对免疫功能健全的小鼠，IFN-γ 构成了内在抑癌机制的基础。IFN-γ 与细胞毒 T 细胞（CTL）介导的直接细胞毒作用各自独立发挥抗肿瘤效应，共同控制肿瘤的发生、生长和转移。

3) 穿孔素和 Fas/FasL 系统在肿瘤免疫监视中的作用

穿孔素和 Fas/FasL 也是参与免疫监视的重要分子。通常情况下，CTL 和 NK 细胞介导的细胞毒作用依赖于颗粒外吐（granule excytosis）途径或 Fas 途径。颗粒外吐途径中，穿孔素在靶细胞膜上形成"孔道"，颗粒酶循此"孔道"进入胞内，裂解底物，启动凋亡。Fas/FasL 系统除引起活化诱导细胞死亡外，在某些情况下，在淋巴细胞介导的杀伤中也发挥重要作用。研究发现，穿孔素缺陷的 C57BL/6 小鼠对 MCA 诱导的肿瘤形成更敏

感,形成的肿瘤数目显著高于穿孔素正常小鼠。CTL 和 NK 细胞对移植肿瘤、病毒和化学致癌剂诱导肿瘤的清除作用均借助于穿孔素依赖的细胞毒作用。在穿孔素缺陷小鼠中,淋巴瘤的发生率显著增加,若再有 $p53$ 基因的缺失,则进一步增加这些小鼠对淋巴瘤的易感性。

4) 淋巴细胞在肿瘤免疫监视中的作用

淋巴细胞参与免疫监视功能的关键证据来源于有关重组激活基因 1($Rag1$)或 $Rag2$ 缺陷小鼠的研究工作。Rag 缺陷导致免疫球蛋白和 TCR 基因不能有效重排,从而不能产生成熟的 T、B 淋巴细胞,而其他免疫细胞的发育不受影响。具有相同遗传背景的野生型小鼠和 $Rag2^{-/-}$ 小鼠分别接受 MCA 注射,检测肿瘤的形成,发现 $Rag2^{-/-}$ 小鼠形成肿瘤的时间早于野生型小鼠,且发生肿瘤的频率也高于野生型小鼠。$Rag2^{-/-}$ 小鼠的成瘤率与 IFN-γ 受体基因缺陷或 $Stat1$ 基因缺陷的小鼠成瘤率相似。$Rag2$ 和 $Stat1$ 双缺陷小鼠(RkSk 小鼠)对 MCA 诱导的肿瘤敏感性较野生型对照组小鼠增加,但与单纯 $Rag2$ 或 $Stat1$ 缺陷小鼠相比,其肿瘤发生率未见显著增加。这些结果显示 T 细胞、NKT 和/或 B 细胞对于抑制化学方法诱导的肿瘤是必需的,同时也说明淋巴细胞与依赖于 Stat1 的 IFN-γ 信号通路之间存在广泛的重叠。对自发产生肿瘤的小鼠研究显示,单纯淋巴细胞缺陷或淋巴细胞与 IFN-γ 信号通路联合缺陷的小鼠易形成自发上皮肿瘤,敏感性较对照组显著增加。此外,RkSk 小鼠较 $Rag2^{-/-}$ 小鼠形成的自发肿瘤更多,说明对于自发产生的肿瘤,淋巴细胞和 IFN-γ/STAT1 通路介导的肿瘤抑制效应只有部分重叠。

利用 αβ T 细胞缺陷、γδ T 细胞缺陷及二者联合缺陷的小鼠模型研究 αβ T 细胞和 γδ T 细胞在抑制肿瘤形成中的作用,发现 γδ T 细胞缺陷的小鼠接受肿瘤细胞注射后有部分小鼠形成肿瘤,其成瘤率(41/110)高于对照组小鼠(13/134),而在 αβ T 细胞缺陷和二者联合缺陷小鼠,所有注射部位全部形成肿瘤,且形成肿瘤的潜伏期较单纯 γδ T 细胞缺陷的小鼠短;在 DMBA 和 TPA 诱导的自然发生的肿瘤研究中,γδ T 细胞缺陷的小鼠发生肿瘤的频率远高于对照组,而 αβ T 细胞缺陷小鼠的肿瘤发生率与对照组无明显差异,表明 αβ T 细胞和 γδ T 细胞以不同的方式调节肿瘤生长,二者在调控肿瘤生长中发挥不同的作用,在 γδ T 细胞缺陷的情况下,αβ T 细胞和 NK 细胞并未发挥代偿作用。一般认为 γδ T 细胞主要抑制初始肿瘤的形成,而 αβ T 细胞则通过细胞毒机制杀伤肿瘤细胞,从而抑制肿瘤的进展。

总之,目前已有的研究结果支持 Burnet 和 Thomas 提出的肿瘤免疫监视的基本概念,即自然存在的免疫系统通过淋巴细胞和分泌的细胞因子识别并清除初始转化细胞。利用靶向破坏免疫系统关键组分编码基因的近交系小鼠模型的研究结果见表 5-1,这些研究支持在肿瘤免疫监视中天然免疫和获得性免疫均发挥重要作用。

2. 免疫监视存在的临床证据

1) 肿瘤浸润淋巴细胞

肿瘤组织中的浸润淋巴细胞(tumor infiltrating lymphocyte, TIL)能攻击、清除肿瘤细胞的现象已为大家普遍接受。事实上,肿瘤组织中存在的 TIL 常被视为机体针对肿瘤产生免疫应答的重要依据。许多研究表明,癌巢中 $CD8^+$ T 细胞的密度与患者预后相关。

在多种肿瘤中，包括结肠癌、食管癌、口腔鳞癌、卵巢癌、胰腺癌、恶性黑色素瘤等，TIL 可作为独立因素预测患者的存活期。肿瘤组织内的 T 细胞对于清除肿瘤细胞非常重要，但肿瘤组织周边的 T 细胞并不总是发挥抗肿瘤作用。

表 5-1 应用基因敲除小鼠对免疫监视机制的实验研究

靶基因	靶/效应细胞	肿瘤形成
TCR J 281	NKT	MCA 诱导的肉瘤
TCRd	T	MCA 诱导的肉瘤
		DMBA 诱导的皮肤癌
TCR	T	MCA 诱导的肉瘤
TCR/TCR	T/T	肿瘤潜伏期缩短
IFN-γ	IFN-γ	MCA 诱导的肉瘤
		自发淋巴瘤
		肺腺癌
Stat1	IFN-γ 受体信号转导	MCA 诱导的肉瘤
Perforin	CTL/NK	MCA 诱导的肉瘤
		自发淋巴瘤
		TPA/DMBA 诱导的肉瘤
Rag-2/Stat1	T/B/NKT/IFN 信号	MCA 诱导的肉瘤
		自发上皮癌和乳腺癌
IFNGR1 或 Stat1/p53	IFN-γ 受体信号/肿瘤易感性	肿瘤产生快/肿瘤谱广
Perforin/ p53	CTL/NK/肿瘤易感性	淋巴瘤易感性增加

2) 器官移植相关的肿瘤

免疫功能降低可能导致肿瘤的发生。接受器官移植的患者免疫功能处于抑制状态，患各种肿瘤的危险性增加（表 5-2）。肾移植后恶性肿瘤的发生频率依地域不同有很大差异，在不同的国家，由于遗传与环境因素的影响，发生肿瘤的类型亦不同。目前认为，移植

表 5-2 肾移植的免疫抑制患者发生肿瘤的相对危险性

肿瘤类型	相对危险性（倍数）
Kaposis 肉瘤	50～100
非霍奇金淋巴瘤	25～45
肝癌	20～35
皮肤癌	20～50
宫颈癌	2.5～10
黑色素瘤	2.5～10
肺癌	1～2

患者肿瘤发生率增加可能是由免疫抑制药物的作用引起的,在使用免疫抑制剂治疗的类风湿关节炎或系统性红斑狼疮患者中,肿瘤发生率也明显上升。

5.1.2 肿瘤抗原

1. 肿瘤抗原简介

肿瘤抗原(tumor antigen)是指细胞癌变过程中出现的新抗原、肿瘤细胞异常或过度表达的抗原物质的总称。肿瘤抗原的存在是肿瘤免疫学理论和实际应用的基础。目前认为肿瘤抗原产生的分子机制主要有以下几个方面:①正常细胞在发生恶性转化的过程中合成了新的分子;②基因突变或重排导致正常蛋白质的结构发生改变;③某些蛋白质的修饰异常;④正常情况下处于隐蔽状态的抗原表位暴露;⑤膜蛋白分子的异常聚集;⑥胚胎抗原或分化抗原的异常表达。

人们已通过多种实验手段在实验性动物肿瘤和人类肿瘤中鉴定了多种肿瘤抗原。肿瘤抗原既可以存在于肿瘤细胞表面,也可存在于肿瘤细胞质和细胞核内。肿瘤抗原能诱导机体产生抗肿瘤免疫应答,是免疫诊断和免疫治疗的分子基础。

2. 肿瘤抗原的分类

关于肿瘤抗原的分类,目前尚无统一标准。根据肿瘤抗原的特异性将其分为肿瘤特异性抗原和肿瘤相关抗原两类。根据诱发肿瘤生成的原因,分为化学或物理因素诱发的肿瘤抗原、病毒诱发的肿瘤抗原、自发肿瘤抗原、胚胎抗原或分化抗原。下面主要介绍肿瘤特异性抗原和肿瘤相关抗原。

1) 肿瘤特异性抗原

肿瘤特异性抗原(tumor-specific antigen,TSA)是指肿瘤细胞特有的或只存在于某种肿瘤细胞而不存在于正常细胞的新抗原。肿瘤特异性抗原能为机体免疫系统识别,激发机体的免疫系统攻击并消除肿瘤细胞。化学或物理因素诱发的肿瘤细胞经常表达肿瘤特异性抗原,此类抗原多由基因突变导致。

肿瘤特异性抗原的最早发现可追溯到20世纪50年代,近交系小鼠的培育成功为肿瘤特异性抗原的鉴定提供了有利工具。研究者用MCA诱发近交系小鼠产生肉瘤,将肉瘤细胞接种给遗传背景相同的纯系小鼠,待其生长到一定程度后,用手术或其他方法将肿瘤去除,再次给该小鼠接种同样的肉瘤细胞时,不再产生肉瘤,说明该小鼠已获得了抗MCA肉瘤的特异性免疫能力。但若接种其他肿瘤细胞,则肿瘤生长,表明每一种肿瘤细胞具有独特的肿瘤特异性抗原。这种通过动物肿瘤移植排斥反应鉴定的肿瘤抗原也称为肿瘤特异性移植抗原(tumor specific transplantation antigen,TSTA)或肿瘤排斥抗原(tumor rejection antigen,TRA)。该实验进一步证实,免疫小鼠的抗肿瘤能力可通过细胞毒性T淋巴细胞(CTL)过继转移给同系小鼠。随后研究者又应用肿瘤特异性CTL克隆结合分子生物学技术,鉴定了编码TSTA的基因。

肿瘤特异性抗原特异性强,是肿瘤诊断及治疗的有效靶点。但由于肿瘤特异性抗原具有很强的异质性,不同个体、不同组织所发生的肿瘤之间抗原性不同,互相无交叉反应,给肿瘤的免疫诊断及免疫防治均带来极大困难。

2) 肿瘤相关抗原

肿瘤相关抗原（tumor associated antigen，TAA）指的是高表达于肿瘤细胞，但在部分正常细胞也有表达的抗原分子。此类抗原在细胞癌变时含量明显增加，仅表现量的变化而无严格肿瘤特异性。目前研究的多数肿瘤抗原属于肿瘤相关抗原。

（1）胚胎抗原：这类抗原正常情况下仅表达于胚胎组织，在胚胎发育后期减少，出生后逐渐消失，或仅有极微量表达。当细胞发生癌变时，此类抗原可重新合成而大量表达。可表达于肿瘤细胞表面或分泌到血液中，成为诊断肿瘤的重要标志。肝癌细胞产生的甲胎蛋白（alpha-fetoprotein，AFP）和结肠癌表达的癌胚抗原（carcinoembryonic antigen，CEA）是人类肿瘤中研究最为深入的两种胚胎抗原，它们的抗原性均很弱，因为曾在胚胎期出现过，宿主对之已形成免疫耐受，因此，它们在宿主体内不能激发免疫应答。此外，胚胎性硫糖蛋白、α2H 铁蛋白、胎盘碱性磷酸酶和 γ-胚胎蛋白等也属于此类抗原。

（2）分化抗原：又称为组织特异性抗原，常表达于正常组织细胞的某一特定分化阶段。肿瘤细胞是来源于单一细胞的克隆性扩增群体，常过量表达正常细胞较少表达的某种分化抗原。可以通过检测分化抗原确定肿瘤的组织起源，同时分化抗原可作为免疫治疗的潜在靶点。由于每种 B 细胞表面表达的免疫球蛋白（Ig）的独特型决定簇是不同的，因此，Ig 独特型可作为 B 细胞克隆的标志物，是 B 细胞淋巴瘤和白血病高度特异的肿瘤抗原。黑色素瘤患者的 CTL 识别的黑色素瘤抗原是黑色素细胞分化抗原，如 tyrosinase、gp100 和 MART-1。前列腺癌患者的前列腺特异抗原（prostate-specific antigen，PSA）也属于分化抗原。分化抗原属于自身正常分子，因此在肿瘤患者通常不能产生很强的免疫应答。

（3）癌-睾丸抗原：癌-睾丸抗原（cancer-testis antigen，CT antigen）在多种肿瘤均有表达，而在正常组织中的表达仅限于睾丸和/或胎盘。CT 抗原虽在睾丸和/或胎盘表达，但由于这些组织属于免疫豁免区，不受 CT 抗原特异性 CTL 的攻击。此类抗原用于免疫治疗可避免对正常组织的破坏，减少自身免疫的发生，目前被认为是用于免疫治疗的理想候选抗原。自 1991 年第一个癌-睾丸抗原 MAGE-A1 被鉴定以来，现已报道的癌-睾丸基因已有 100 多个，如 MAGE、BAGE、CAGE、NY-ESO-1、SSX-2 等。目前，MAGE-3 蛋白疫苗已进入 III 期临床试验，用于非小细胞肺癌的免疫治疗；NY-ESO-1 蛋白疫苗用于黑色素瘤治疗已进入 II 期临床试验，而用作其他肿瘤的治疗的试验还处于临床 I 期。

5.1.3 抗肿瘤免疫效应机制

机体抗肿瘤免疫效应是多途径的，既有非特异的免疫应答（如自然杀伤细胞、巨噬细胞等），也有特异的免疫应答（如细胞毒 T 细胞、抗体等）；既有细胞免疫应答，也有体液免疫应答。一般认为细胞介导的免疫是抗肿瘤免疫效应的主体，体液免疫因素只在某些情况下起协同作用，有时甚至促进肿瘤生长。目前认为，肿瘤的清除过程主要包括以下四个阶段：①天然免疫细胞对肿瘤的识别及杀伤；②树突状细胞的成熟和迁移及其对 T 细胞的抗原提呈作用；③肿瘤抗原特异的 T 细胞的产生；④肿瘤特异 T 细胞到达肿瘤局部并清除肿瘤细胞。

1. NK 细胞和巨噬细胞对肿瘤的杀伤作用

NK 细胞：NK 细胞是淋巴细胞的一个亚群，占外周血淋巴细胞总数的 10%～15%。常用的人 NK 细胞表型标志是 $CD56^+$、$CD16^+$、$CD19^-$、$CD3^-$。NK 细胞不需预先致敏即能杀伤肿瘤细胞，无 MHC 限制性，抗瘤谱广，可对多种类型的肿瘤细胞发挥杀伤作用，是机体抗肿瘤免疫的主要效应细胞之一。缺少 T 细胞但 NK 细胞正常的裸鼠与正常鼠同样具有抗肿瘤能力。体外实验证明，NK 细胞能杀伤病毒感染的细胞和某些类型的肿瘤细胞，造血系统来源的肿瘤细胞对 NK 细胞的杀伤作用尤其敏感。

NK 细胞活性受其表面多种调节性受体的调控，现已证明 NK 细胞受体有数十种之多，从功能角度可分为两大类：能激活 NK 细胞杀伤作用的活化受体和能抑制 NK 细胞杀伤作用的抑制受体。从蛋白质结构分为两大家族：杀伤凝集素样受体（killer lectin-like receptor，KLR）和免疫球蛋白样杀伤受体（killer immunoglobulin-like receptor，KIR）。人类 NK 细胞活化受体主要有：①天然细胞毒受体（natural cytotoxicity receptor，NCR），包括 NKp30、NKp44 和 NKp46，是 KIR 家族的成员，可分别与 CD3ξ、FcεRIγ 和 DAP-12 等接头蛋白或信号分子结合而活化 NK 细胞；②NKG2D，NKG2 家族受体是 KLR 家族的成员，以共价的方式组成共二聚体或与 CD94 组成 CD94-NKG2 异二聚体。NKG2D 是同源二聚体，配体为 MHC I 样分子 MICA、MICB，NKG2D 通过与其结合的 DAP10 的 YxxM 基序结合 PI3K 传递活化信号；③短型 KIR（KIR-S），可识别 HLA-C。人类 NK 细胞抑制性受体包括：①长型 KIR（KIR-L），识别 HLA-A、HLA-B、HLA-C；②NKG2A 受体，NKG2A 与 CD94 形成异源二聚体 NKG2A-CD94，识别人类 MHC I 类分子 HLA-E，转导抑制信号。

NK 细胞抑制性信号和活化性信号之间的平衡决定了 NK 细胞与靶细胞相互作用的结果。正常细胞表达的自身 MHC I 类分子与 NK 细胞表面抑制性受体结合传递抑制性信号，抑制 NK 细胞活化，使其不会受到 NK 细胞的攻击。一些肿瘤细胞丢失 MHC I 类分子，不能传递抑制信号，从而导致 NK 细胞活化，诱发杀伤作用。NK 细胞主要有两条杀伤途径：穿孔素、颗粒酶系统介导的靶细胞破坏；膜肿瘤坏死因子家族分子介导的细胞凋亡。I 型干扰素（IFN-α、IFN-β）和 IL-2、IL-12 可增强 NK 细胞的杀伤活性。此外，NK 细胞表面有 Fc 受体（FcγRⅢ 或 CD16）的表达，可与包被在肿瘤细胞上的抗体结合，通过抗体依赖细胞介导的细胞毒作用（ADCC）杀伤肿瘤细胞。在体外将人外周血白细胞用高浓度的 IL-2 进行活化，得到的 LAK（lymphokine-activated killer）细胞中大多数是 NK 细胞，它们不仅在体外具有杀伤肿瘤细胞的功能，回输给肿瘤患者也有一定的治疗效果。

巨噬细胞：巨噬细胞在抗肿瘤免疫中也发挥很重要的作用。使用选择性的巨噬细胞抑制剂或抗巨噬细胞血清给小鼠注射，能加速小鼠体内肿瘤的生长。如用 BCG 或短小棒状杆菌等巨噬细胞刺激剂，则肿瘤生长受抑制，扩散转移减少。体外实验显示，激活的巨噬细胞能杀伤多种肿瘤细胞。肿瘤细胞激活巨噬细胞的机制目前尚不清楚，推测可能是巨噬细胞直接识别肿瘤细胞表面的一些抗原，以及通过肿瘤特异 T 细胞产生的 IFN-γ 活化巨噬细胞。巨噬细胞杀伤肿瘤细胞的作用可能通过以下途径实现：①激活的巨噬细胞与肿瘤细胞接触后直接杀伤肿瘤细胞；②激活的巨噬细胞释放溶酶体酶、反应性氧中间物、一氧化氮、肿瘤坏死因子(TNF)等可直接或间接破坏肿瘤细胞;③巨噬细胞表面表达FcR,通过特异性抗体介导的 ADCC 途径杀伤肿瘤细胞。

2. 特异性细胞免疫应答

细胞毒性 T 淋巴细胞(cytotoxic T lymphocyte,CTL)在抗肿瘤免疫中起主要作用。应用致癌剂诱导和 DNA 病毒诱导的动物实验均证明了 $CD8^+$ CTL 在体内抗肿瘤免疫中的重要作用。肿瘤组织中可分离出肿瘤特异性 CTL,这些细胞可杀伤其周围的肿瘤细胞。CTL 可通过识别并杀伤表达突变蛋白或致癌病毒蛋白的潜在恶性细胞,发挥免疫监视作用。CTL 发挥杀伤作用需要两个条件:①需要特异性抗原预先致敏,抗原致敏的 CTL 只能特异地杀伤表达相应抗原的肿瘤细胞;②受 MHC I 类分子限制,只能杀伤表达与其自身相同 MHC I 类分子的肿瘤细胞。

多数肿瘤细胞不表达启动初始 T 细胞应答所需要的协同刺激分子,也不表达刺激辅助 T 细胞(具有促进 $CD8^+$ T 细胞分化的作用)活化的 MHC II 类分子,那么肿瘤细胞是通过何种机制刺激 $CD8^+$ T 细胞产生抗原特异性应答的呢? 目前认为可能是通过交叉提呈的途径,即宿主抗原提呈细胞(APC),特别是树突状细胞(DC)摄取了肿瘤细胞或肿瘤抗原,经过细胞内的加工处理,将产生的肽段与 MHC I 类分子结合,提供给 $CD8^+$ T 细胞识别。APC 表达协同刺激分子,可为 $CD8^+$ T 细胞分化为具有抗肿瘤功能的 CTL 提供所需要的信号;APC 表达 MHC II 类分子,可提呈内化的肿瘤抗原肽激活 $CD4^+$ 辅助 T 细胞(图 5-1)。这种交叉提呈的方式是诱导产生针对除专职 APC 外的其他细胞的 CTL 应答的普遍机制。效应 CTL 一旦产生,不再需要协同刺激分子的作用,可直接识别、杀伤

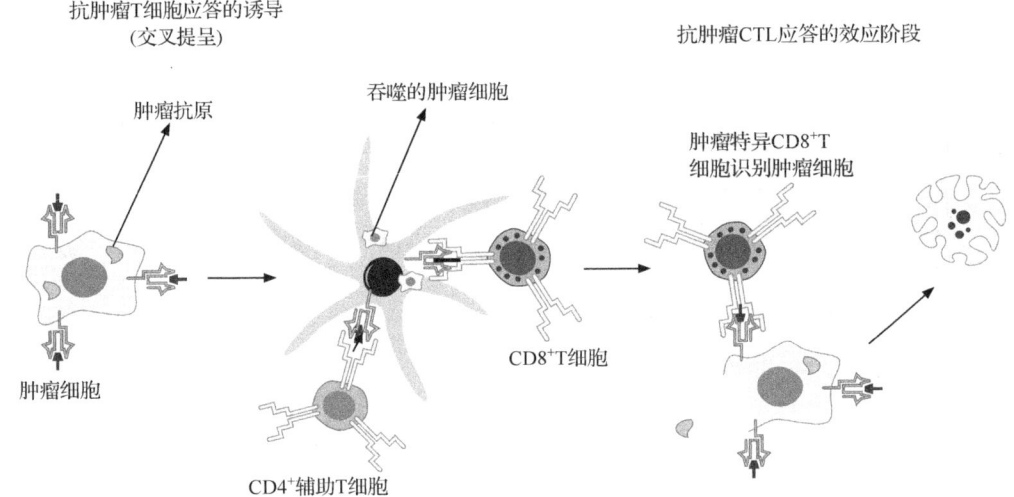

图 5-1 肿瘤特异性 T 细胞应答的诱导。肿瘤细胞或肿瘤抗原被抗原提呈细胞(APC)摄取、加工处理后提呈给 $CD8^+$ T 细胞(交叉提呈),诱导 $CD8^+$ T 细胞对肿瘤的应答。某些情况下,APC 表达的协同刺激分子 B7 为 $CD8^+$ T 细胞的分化提供第二信号。APC 也可以刺激 $CD4^+$ 辅助 T 细胞,$CD4^+$ T 细胞为细胞毒 T 淋巴细胞(CTL)的发育提供第二信号。分化的 CTL 无需协同刺激分子或 T 细胞的辅助即能杀伤肿瘤细胞

肿瘤细胞。根据交叉提呈理论，可将肿瘤患者的 DC 在体外培养后与同一患者来源的肿瘤细胞或肿瘤抗原在体外共同孵育，将这些负载抗原的 APC 作为疫苗给患者接种，刺激机体产生抗肿瘤的 T 细胞应答。

$CD4^+$ 辅助 T 细胞在肿瘤免疫中的重要性正日益受到关注。$CD4^+$ T 细胞可为效应 CTL 的分化提供细胞因子。此外，肿瘤抗原特异性的辅助 T 细胞可分泌 TNF-α 和 IFN-γ，这些细胞因子可促进肿瘤细胞表达 MHC I 类分子，使肿瘤细胞对 CTL 的杀伤作用更敏感。IFN-γ 可激活巨噬细胞杀伤肿瘤细胞。在 IFN-γ 敲除小鼠，肿瘤发生率增加，表明 IFN-γ 在肿瘤免疫中的重要性。目前的一些研究显示，$CD4^+$ T 细胞也可直接杀伤肿瘤细胞，但具体机制尚不清楚。

3. 抗体介导的抗肿瘤作用

肿瘤患者可产生针对多种肿瘤抗原的抗体，例如，淋巴瘤患者的肿瘤细胞表面表达 EBV 编码的肿瘤抗原，患者的血清中可检测到针对病毒抗原的抗体。抗体可通过激活补体杀伤肿瘤细胞，也可以通过与表达 Fc 受体的巨噬细胞或 NK 细胞结合启动 ADCC 效应杀伤肿瘤细胞。

5.2 肿瘤通过多种机制规避免疫攻击

依据肿瘤免疫编辑理论，免疫系统具有清除肿瘤细胞的作用，但免疫压力也可能选择出那些能有效逃逸免疫系统攻击的肿瘤细胞。当机体免疫系统行使的免疫监视功能不能完全清除早期发生转化的细胞时，肿瘤细胞将进入免疫平衡期。在此阶段，由于免疫选择及免疫系统对肿瘤细胞的重塑作用，使肿瘤细胞能抵抗免疫系统的攻击，持续生长，进入到免疫编辑的最后一个阶段——免疫逃逸期。肿瘤的免疫逃逸机制非常复杂，涉及肿瘤细胞本身、肿瘤微环境和宿主免疫系统等多个方面的因素。目前认为可能的机制主要包括以下几个方面。

5.2.1 下调肿瘤抗原或 MHC 分子的表达

1) 肿瘤抗原的下调或丢失

肿瘤细胞表达的抗原与正常细胞差别很小，抗原性较弱，无法诱发机体产生足够强度的抗肿瘤免疫应答以清除肿瘤细胞。在免疫选择压力存在的情况下，免疫原性强的肿瘤细胞在免疫监视的作用下被清除，免疫原性弱的肿瘤细胞克隆逃避了免疫系统的攻击，选择性地存活并过度增殖。

肿瘤细胞抗原的丢失在快速生长的肿瘤细胞中比较常见，将肿瘤细胞系与肿瘤特异的抗体或抗原特异的 CTL 细胞共同培养，可诱导肿瘤细胞发生抗原丢失变异。由于肿瘤细胞基因组的稳定性差，使编码肿瘤抗原的基因很容易发生突变或丢失。如果某些抗原对肿瘤的生长或维持其恶性表型不是十分必要，则不表达这些抗原的肿瘤细胞将获得生长优势。将一组动物的肿瘤细胞连续地移植给另一组动物，可以发现肿瘤特异 CTL 识别的肿瘤抗原的丢失与肿瘤生长速度加快和转移潜能增加相关。

肿瘤细胞抗原的减少或丢失,使免疫系统失去了识别的靶点,从而使肿瘤细胞避免了宿主免疫系统的攻击。

2) MHC 分子的表达下调或丢失

许多肿瘤细胞 MHC Ⅰ 类分子表达下调或完全丢失。肿瘤抗原被细胞内的蛋白酶体加工形成肽段后,由抗原处理相关转运蛋白(TAP)转运至内质网,与由 HLA Ⅰ 类分子的重链和 β2 微球蛋白组成的 HLA Ⅰ 类分子结合,形成的肽-HLA 复合物通过高尔基体被转运到细胞表面,供 T 细胞识别。参与上述过程的一些分子的缺陷可能与 MHC Ⅰ 类分子表达下调或丢失相关:①蛋白酶体中的抗原加工机器组成成分(如巨大多功能蛋白 LMP-2 和 LMP-7)的缺陷导致 HLA Ⅰ 类分子表达下调;②肽转运蛋白 TAP-1 或 TAP-2 缺陷导致 HLA Ⅰ 类分子的表达下调;③编码 HLA Ⅰ 类分子的基因突变或缺失,6 号染色体的杂合缺失引起 HLA Ⅰ 单倍型的缺失,或 HLA Ⅰ 类基因的转录调控缺陷导致 HLA Ⅰ 基因位点的丢失,或 HLA Ⅰ 重链基因的点突变或基因缺失导致 HLA Ⅰ 等位基因的丢失;④编码 β2 微球蛋白基因的突变或丧失导致 HLA Ⅰ 类分子的完全丢失。由于 CTL 杀伤靶细胞具有 MHC 限制性,因此丢失 MHC Ⅰ 类抗原的肿瘤细胞容易逃避 CTL 的攻击。

实验动物模型研究发现,通过 IFN-γ 诱导或转基因的方式提高肿瘤细胞 MHC Ⅰ 类分子的表达,可增加这些细胞体外对 CTL 杀伤的敏感性,降低其体内的致瘤性。

5.2.2 缺乏共刺激信号

初始 T 细胞活化,除需要识别 APC 提呈的抗原肽(作为 T 细胞活化的第一信号)外,还需要与 APC 表面的多种协同刺激分子发生作用。多数肿瘤细胞不表达协同刺激分子,当 T 细胞,特别是针对自身抗原的亲和力较低的 T 细胞与缺乏协同刺激分子的肿瘤细胞结合后,肿瘤细胞可诱导这些细胞成为无能 T 细胞,使其丧失杀伤能力。将编码协同刺激分子 B7-1(CD80)和 B7-2(CD86)的基因转染至肿瘤细胞后能诱导强烈的细胞免疫应答。由于 CTL 介导的杀伤作用在效应阶段不再需要协同刺激分子的参与,因此,转染 B7 的肿瘤细胞诱导的 CTL 也能有效地杀伤不表达 B7 的亲本细胞。

5.2.3 产生免疫抑制性分子

肿瘤细胞可产生多种可溶性抑制因子,如血管内皮生长因子(VEGF)、白细胞介素 10(IL-10)、转化生长因子 β(TGF-β)、前列腺素 E2(PGE2)、可溶性 Fas、FasL 及可溶性 MHC-Ⅰ 类相关分子 A(MICA)等,构成复杂的局部免疫抑制网络。虽然这些抑制性因子是在肿瘤局部产生的,但其免疫抑制效应可扩展至局部淋巴结和脾脏,对肿瘤细胞的浸润和转移具有促进作用。事实上,这些肿瘤来源的可溶性因子是引起晚期癌症患者免疫治疗效果不佳的关键因素,是提高免疫系统在肿瘤微环境中发挥抗肿瘤作用需要克服的一个关键性障碍。

1) 转化生长因子 β(TGF-β)

许多肿瘤细胞可分泌大量 TGF-β,TGF-β 在肿瘤发生发展中发挥重要作用。在小鼠模型中,通过在乳腺上皮细胞强制表达活化的 TGF-β1 或 TGF-β 受体 1 增强 TGF-β 信号,可导致肿瘤肺转移增加;而抑制 TGF-β 信号通路则抑制了肿瘤的肺转移。

TGF-β可通过影响多种免疫细胞的存活、分化和增殖等方式控制免疫应答水平及维持免疫稳态。TGF-β对机体的抗肿瘤免疫具有负向调控作用,可显著抑制宿主对肿瘤细胞的免疫监视作用:①对T细胞的抑制作用。TGF-β通过抑制编码多个关键蛋白(如穿孔素、颗粒酶、细胞毒素)基因的转录直接抑制CTL的细胞毒效应。TGF-β对$CD4^+$ T细胞的分化及功能均有显著影响,通过诱导Foxp3的表达产生诱导型调节T细胞;②对NK细胞的作用。TGF-β可抑制NK细胞的增殖,抑制Nkp30和NKG2D受体的表达从而抑制NK细胞的杀伤活性;③对B细胞的作用。B细胞也表达高亲和力TGF-β受体,并分泌TGF-β。外源给予TGF-β可抑制B细胞增殖及免疫球蛋白(Ig)分泌。

此外,TGF-β还可促进肿瘤相关巨噬细胞(TAM)的产生,并介导髓系来源的抑制细胞(MDSC)的免疫抑制功能。

2) 白细胞介素10(IL-10)

在多种类型的肿瘤细胞中可检测到IL-10的高表达,而肿瘤患者的血清中也常可检测到高水平的IL-10。临床资料显示,IL-10的产生与肿瘤患者预后呈负相关。IL-10通过多种机制在肿瘤免疫抑制性微环境的形成中发挥重要作用:IL-10可抑制干细胞前体向树突状细胞(DC)的分化,抑制DC的成熟和功能状态,抑制其抗原提呈作用,抑制IL-12的产生及对辅助T细胞应答的诱导,增加DC的自发凋亡及对NK细胞杀伤作用的敏感性。IL-10可阻止肿瘤浸润淋巴细胞(TIL)对自身肿瘤细胞的裂解,应用IL-10的中和抗体可逆转此作用。IL-10可下调肿瘤细胞表面HLA-I、HLA-II类分子及协同刺激分子CD80、CD86的表达,保护肿瘤细胞免受CTL攻击。IL-10还可抑制IL-2、IFN-γ、GM-CSF的产生,抑制NK细胞表达IFN-γ和TNF-α。

3) 血管内皮生长因子(VEGF)

多种肿瘤细胞可分泌VEGF。VEGF招募骨髓中未成熟的髓系细胞(如肿瘤相关未成熟DC和巨噬细胞)富集至肿瘤微环境中。体外实验研究显示,VEGF可通过抑制造血干细胞中转录因子NF-κB的活性从而影响DC的分化、成熟。阻断造血干细胞中转录因子NF-κB的活性是肿瘤细胞直接下调免疫系统抗肿瘤应答的机制之一。

此外,肿瘤细胞产生的可溶性产物FasL和可溶性MICA,在免疫监视中也发挥重要作用,它们可抑制Fas和NKG2D介导的免疫细胞的杀伤作用。可溶性磷脂酰丝氨酸可诱导抗炎症应答,导致炎症介质如IL-10、TGF-β等的释放,抑制DC和T细胞的免疫应答。

5.2.4 招募与诱导具有免疫抑制特性的细胞

近年来,抑制性细胞亚群在肿瘤免疫逃逸中的作用备受关注。抑制性细胞亚群在肿瘤组织中的聚集是人类肿瘤的共同特征,这些细胞的数量及其介导的局部和全身的抑制作用与肿瘤患者的不良预后相关。抑制性细胞亚群主要包括调节性T细胞(regulatory T cell,Treg)、髓系来源的抑制性细胞(MDSC)和肿瘤相关巨噬细胞(TAM)。此外,尚有其他种类的抑制性细胞亚群如调节性DC和调节性NK细胞等的报道。

1. 调节性 T 细胞(Treg)

早在 20 世纪 70 年代初期就有学者提出了抑制性 T 细胞的概念,但直到 1990 年才首次获得了抑制性 T 细胞克隆,并明确了体内确实存在抑制性 T 细胞这一群体。人类 Treg 占 $CD4^+$ T 细胞的 5%～10%,在正常生理状态下,其功能主要是抑制免疫系统对自身抗原的免疫应答。动物实验研究结果显示,去除小鼠体内的 Treg 可诱导自身免疫病的发生。在肿瘤患者,肿瘤组织局部 Treg 数量明显增加,且与肿瘤患者的病情进展及预后密切相关。动物实验也证明 Treg 在肿瘤的发生发展中发挥一定作用。

Treg 的分类和来源:Treg 是一个异质性的细胞群体,根据作用机制或表面标志物的不同,将其分为如下亚群:①自然产生的 $CD4^+$ $CD25^+$ Treg。自然产生的 $CD4^+$ $CD25^+$ Treg 占总 $CD4^+$ T 细胞的 5%～6%,主要来源于胸腺,无需特异抗原刺激,高表达糖皮质激素诱导的肿瘤坏死因子受体(GITR)和 Foxp3 分子,通过细胞与细胞间的直接接触发挥免疫抑制作用;②抗原诱导的 Tr1 和 Th3 细胞。这群细胞是在外周组织中由 MHC-抗原肽刺激产生,分泌大量的 IL-10 和 TGF-β,主要通过细胞因子依赖的途径介导免疫抑制;③抗原特异的 $CD4^+$ $CD25^+$ Treg。高表达 GITR 和 Foxp3 分子,与特异抗原接触被激活后通过细胞与细胞间的直接接触或依赖可溶性抑制性细胞因子抑制免疫应答。其来源尚不清楚,推测可能来源于与抗原接触过的 $CD4^+CD25^-$ T 细胞,这些细胞在肿瘤局部的抑制性细胞因子的作用或与自然产生的 $CD4^+$ $CD25^+$ Treg 发生相互作用转化为抗原特异的 $CD4^+$ $CD25^+$ Treg;④$CD8^+$ Treg。在人类和小鼠体内也发现了 $CD8^+$ $CD25^+$ Treg、$CD8^+$ $CD25^+$ $Foxp3^+$ Treg 和产生 IL-10 的 $CD8^+$ Treg。这些细胞识别不同的抗原,在功能上与 $CD4^+$ $CD25^+$ Treg 相似;⑤调节性 NKT。最近研究发现 $V\alpha14J\alpha18^-$ NKT 细胞也可以介导免疫抑制作用。

Treg 介导的免疫抑制作用:$CD4^+$ $CD25^+$ $Foxp3^+$ 自然产生的 Treg 在体内既能抑制初始 T 细胞的增殖及向效应 T 细胞的分化,也能抑制分化的 $CD4^+$ 和 $CD8^+$ T 细胞发挥功能,抑制 NK 细胞、NKT 细胞、B 细胞、巨噬细胞和 DC 细胞的功能。在体外,将 Treg 与 T 细胞共同培养,Treg 可抑制反应性 T 细胞的增殖及细胞因子的分泌。Treg 介导的免疫抑制机制主要有以下几个方面。①通过分泌抑制性细胞因子发挥免疫抑制功能:已有很多研究证明了 Treg 可通过产生 IL-10、TGF-β 发挥免疫抑制效应。最近报道 Treg 可产生一种新型抑制性细胞因子 IL-35(属于 IL-12 异源二聚体细胞因子家族的新成员),具有强大的抑制活性。目前已明确,抑制性细胞因子 IL-10、TGF-β、IL-35 是调节性 T 细胞发挥作用的三个关键分子。②通过细胞毒作用抑制效应细胞功能:不仅 NK 细胞和 CTL 细胞通过分泌颗粒酶介导细胞毒作用,许多 $CD4^+$ T 细胞也具有杀伤活性。自然产生的调节性 T 细胞活化后表达颗粒酶 A,在 CD18 黏附分子的作用下,通过释放颗粒酶 A 和穿孔素杀伤靶细胞。研究发现,小鼠调节性 T 细胞中的颗粒酶 B 表达上调,颗粒酶 B 缺陷小鼠的 Treg 体外抑制活性降低,且颗粒酶 B 介导的效应细胞的凋亡并不依赖于穿孔素。Treg 可通过颗粒酶 B 依赖途径杀伤 B 细胞,抑制 B 细胞的功能;通过颗粒酶 B 和穿孔素介导的途径抑制 NK 细胞和 CTL 细胞对肿瘤的清除作用。③通过干扰细胞代谢影响效应细胞功能:处于分裂状态的效应 T 细胞需要 IL-2 维持存活,Treg 高表达 CD25,

可大量消耗局部的 IL-2,导致局部 IL-2 的缺乏,使效应 T 细胞发生凋亡;Treg 表达 CD39 和 CD73,促进微环境内腺苷的产生,腺苷与效应细胞表面的 A2A 结合发挥抑制作用。④影响 DC 的功能:Treg 表达的抑制性分子可影响 DC 的功能,如 Treg 表面表达的 CT-LA4 能与 DC 表面的 CD80 和 CD86 结合抑制协同刺激信号的作用,Treg 表达的 LAG3 分子能抑制 DC 表达 MHC II 类分子,上述两种方式均可诱导 DC 耐受。肿瘤微环境中的抑制性分子可作用于 DC,使其诱导 Treg 的分化和增殖。

2. 髓系来源的抑制性细胞(MDSC)

1987 年 Young 等首次报道了在小鼠骨髓中能诱导产生具有免疫抑制功能的细胞亚群。随着研究的深入,人们将骨髓来源的具有免疫抑制功能的这群细胞称为髓系来源的抑制性细胞(MDSC)。小鼠的这群细胞表达髓系分化抗原 Gr-1(Ly6G 和 Ly6C)及 αm 整合素 CD11b,即 $Gr-1^+CD11b^+$ 细胞。MDSC 在正常小鼠骨髓中占 20%～30%,占脾脏中有核细胞的 2%～4%,但淋巴结中没有。与肿瘤细胞共同孵育可引起 MDSC 扩增;当小鼠自发产生肿瘤时,MDSC 数目有大幅度增加,脾脏中的数量可增加 5～20 倍(依肿瘤模型不同而有差异),荷瘤小鼠的淋巴结和肿瘤局部均可检测到 MDSC 的存在。在人类,定义 MDSC 的表型为 $CD14^-CD11b^+$ 细胞,或范围限定得更窄些,将表达髓系共同标志分子 CD33 但不表达成熟髓系和淋巴样细胞的标志的细胞定义为 MDSC。

MDSC 的扩增、募集和活化受到多种因子的调节,如 COX2、PGE、M-CSF、IL-6、GM-CSF、VEGF 等可通过 JAK-STAT3 信号通路调节 MDSC 的扩增和募集,IFN-γ、IL-4、IL-13 和 TGF-β 可调节 MDSC 的活化。

许多研究已证明 MDSC 具有免疫抑制的潜能,MDSC 主要通过精氨酸酶、活性氧(ROS)、活性氮(RNS)及表面表达的抑制分子发挥免疫抑制作用。MDSC 依所处的位置及肿瘤特性的不同,可通过抗原特异性或抗原非特异性两种方式发挥免疫抑制作用。

1) MDSC 抑制 T 细胞的功能

在肿瘤局部,MDSC 的免疫抑制作用主要是由产生的 NO 和表达高水平的精氨酸酶介导的,不具有抗原特异性。NO 可通过多种机制抑制 T 细胞:阻断 Janus kinase 3、转录因子 STAT5 的磷酸化和激活;抑制 MHC II 类基因表达;诱导 T 细胞凋亡。精氨酸酶 1 可使精氨酸分解,导致 CD3ξ 链发生翻译阻滞,阻碍 T 细胞对多种刺激的应答。此外,NO 产生增多和精氨酸酶活性增强可导致 MDSC 产生更多的活性氧,包括过氧亚硝酸盐和过氧化氢。此环境造成非特异的 T 细胞的抑制,与 T 细胞接触的抗原无关。

在外周免疫器官,MDSC 产生大量的活性氧(主要是过氧化氢和过氧亚硝酸盐)和中等水平的精氨酸酶,几乎不产生 NO。由于活性氧半衰期短,MDSC 只有与 T 细胞发生直接接触才能发挥抑制作用。MDSC 能摄取、加工、提呈抗原,使 MDSC 与 T 细胞发生抗原特异地相互作用,形成稳定的突触,为 MDSC 在肿瘤中发挥抗原特异性 T 细胞抑制作用提供了条件。MDSC 可能通过产生的过氧亚硝酸盐对 TCR、CD8、CD4 分子的不同氨基酸进行修饰,影响 T 细胞对 MHC-肽复合物的识别,从而导致 T 细胞无能。此种抑制作用具有抗原特异性,T 细胞对非特异的激活仍能发生应答。这可能有助于解释为什么在荷瘤小鼠体内存在大量的 MDSC,但却没有发生全身性的抑制。

最近研究显示，MDSC可使初始T细胞表达的CD62L下调，而CD62L又是初始T细胞归巢淋巴结所必需的分子，因此，MDSC可抑制初始T细胞迁移至接受抗原刺激的淋巴结，导致活化的CD4和CD8淋巴细胞数量减少。此外，也有报道MDSC还可以通过消耗环境中T细胞活化所需的半胱氨酸阻断T细胞的活化。

2) MDSC对巨噬细胞和NK细胞的调节作用

MDSC通过分泌IL-10抑制巨噬细胞产生IL-12。体外实验发现，MDSC能显著抑制NK细胞的细胞毒活性和细胞因子的分泌。

3. 肿瘤相关巨噬细胞

实体肿瘤中存在大量肿瘤相关白细胞，包括淋巴细胞、树突状细胞、肥大细胞和巨噬细胞，其中巨噬细胞所占比例最大，这类浸润到肿瘤组织内的巨噬细胞即为肿瘤相关巨噬细胞（tumor-associated macrophage，TAM）。大量的实验研究和临床资料显示，TAM与肿瘤的存活、生长、转移密切相关，肿瘤内的TAM浸润数目与肿瘤患者的不良预后显著相关。

循环中的单核细胞穿过血管内皮浸润到肿瘤组织内，在肿瘤细胞及其微环境的作用下分化为成熟的巨噬细胞即TAM。趋化因子CCL2（MCP-1）在单核细胞进入肿瘤组织的过程中发挥至关重要的作用。此外，趋化因子CCL5（RANTES）、CCL7（MCP-3）、CCL8（MCP-2）、CXCL12（SDF-1α/1β），以及细胞因子VEGF、PDGF和M-CSF也参与了趋化单核细胞进入到肿瘤组织的过程。

1) 肿瘤微环境诱导分化成熟的TAM特征

巨噬细胞在不同环境因素的诱导下，分化发育为不同表型特征和功能特点的巨噬细胞。由IFN-γ、TNF、GM-CSF刺激诱导产生M1型巨噬细胞（又称经典活化的M1型巨噬细胞）；IL-4、IL-10、IL-13、免疫复合物、CSF-1、IL-1等诱导产生M2型巨噬细胞（又称替代活化的M2型巨噬细胞）。M1型巨噬细胞表达高水平的MHC II类分子和B7分子，具有很强的抗原提呈功能，分泌高水平的细胞因子如IL-12、TNF-α等，是机体免疫防御和抗肿瘤的主要效应细胞。而M2型巨噬细胞的抗原提呈功能低下，具有抑制炎症反应、促进伤口愈合、促进血管生成及组织修复等功能。肿瘤微环境中产生的TAM与M2型巨噬细胞相似，表现为MHC II类分子表达下调，抗原提呈功能低下，分泌高水平的抑制性细胞因子，如TGF-β和IL-10，但炎性细胞因子如IL-12、IL-6、IL-1β和TNF-α的产生减少。

2) TAM的主要生物学效应

（1）TAM促进肿瘤的生长、浸润和转移：TAM可表达和分泌促进肿瘤细胞存活和增殖的因子，如表皮生长因子（EGF）、血小板衍生的生长因子（PDGF）、TGF-β1、肝细胞生长因子（HGF）、碱性生长因子（bFGF）等。TAM可通过分泌MMP破坏组织结构和基底膜，利于肿瘤细胞生长、转移及播散。此外，TAM通过上调蛋白水解酶（如组织蛋白酶B）、纤溶酶、uPA及其受体等调节细胞外基质的溶解。

（2）TAM促进肿瘤血管的形成：血管形成是肿瘤生长的必要条件。TAM可释放大量的促血管形成因子，如VEGF、PDGF、TGF-β等参与血管形成。此外，TAM可通过产生促血管生长因子胸苷磷酸化酶(thymidine phosphorylase)参与血管形成过程。

(3) TAM 抑制特异性免疫应答：TAM 提呈抗原的能力低下，抑制 T 细胞的活化。TAM 通过分泌抑制性细胞因子如 IL-10，抑制 T 细胞的增殖和活化。

5.3 免疫干预为肿瘤治疗提供新的选择

分子免疫学及细胞免疫学的发展提高了我们对肿瘤-宿主间相互作用的认识，为发展抗肿瘤免疫治疗提供了无限机会。肿瘤抗原的鉴定使我们首次可以选择肿瘤细胞表达的特异分子作为靶点进行治疗，重组生物技术的发展使我们能设计并开展更为有效的肿瘤疫苗进行主动免疫治疗和有效的过继细胞免疫治疗方案。免疫治疗是通过激发和增强机体的免疫功能来抑制或杀伤肿瘤细胞。免疫治疗通常只能清除少量的肿瘤细胞，对于体积较大的实体瘤的治疗效果有限，因此，常将免疫治疗作为辅助治疗肿瘤的手段，有利于提高治疗效果，防止肿瘤的复发和转移。根据机体抗肿瘤免疫效应机制的不同，将肿瘤免疫治疗分为主动免疫治疗和被动免疫治疗两大类。

5.3.1 被动免疫治疗

肿瘤的被动免疫治疗是指给予机体外源性的免疫效应物质，包括抗体、免疫效应细胞、细胞因子等，这些外源的免疫效应物质可直接在宿主体内快速发挥抗肿瘤作用，不依赖于宿主本身的免疫功能状态。

1. 抗体疗法

随着单克隆抗体生产技术的出现，人们对应用肿瘤抗原特异的单克隆抗体治疗肿瘤患者寄予了无限希望。早期单克隆抗体用于临床肿瘤免疫治疗存在的主要问题是：单克隆抗体主要来源于小鼠，小鼠单克隆抗体免疫原性强，在人体内易产生人抗小鼠抗体(human anti-murine immunoglobulin antibody, HAMA)，而且很长一段时间以来一直未能找到理想的靶分子。近年来，随着越来越多的肿瘤抗原和重要靶分子的发现及抗体人源化技术的日趋成熟，单克隆抗体在治疗肿瘤的临床应用方面得到了很大发展，现已有多个抗体被批准用于肿瘤患者的临床免疫治疗（表 5-3）。例如，靶向抗原 CD20 的抗体(rituximab)用于非霍奇金 B 细胞淋巴瘤的治疗，靶向抗原为人类表皮生长因子受体-2(HER-2)的抗体(trastuzumab)用于乳腺癌的治疗，靶向表皮生长因子受体(EGFR)的抗体(cetuxi-mab)用于结肠癌的治疗等。这些抗体既可通过阻断配体-受体介导的维持细胞生长和存活的通路，导致肿瘤细胞死亡，也可通过抗体 Fc 段介导的 ADCC 效应及补体介导的细胞毒效应(CDC)发挥抗肿瘤作用。单独应用抗体已在临床上取得了一定的疗效，对单克隆抗体的加工修饰（包括基因水平的修饰和化学修饰）进一步推进了抗体的临床应用。结构上的加工改造和靶点的变换扩展了单克隆抗体刺激适应性免疫效应细胞的能力，可以有效诱导这些细胞的抗肿瘤免疫应答。抗体的广泛效应及多重作用机制为发展抗体治疗策略提供了很好的方向，下面扼要介绍该领域的一些重要进展。

表 5-3　批准用于肿瘤免疫治疗的抗体

名称	识别抗原	抗体特点	适应证
Rituximab	CD20	嵌合型,IgG1	非霍奇金淋巴瘤
^{131}I-tositumomab	CD20	人源化,小鼠 IgG2	复发或/和难治性淋巴瘤
Ofatumumab	CD20	人 IgG1	慢性淋巴细胞白血病
^{90}Y-Ibritumomab tiuxetan	CD20	小鼠 IgG1 偶联物	复发或/和难治性淋巴瘤
Alemtuzumab	CD52	人源化 IgG1	慢性淋巴细胞白血病
Brentuximab Vedotin	CD30	嵌合型 IgG1	霍奇金淋巴瘤和间变性大细胞淋巴瘤
Trastuzumab	HER2	人源化 IgG1	乳腺癌和胃癌
Cetuximab	EGFR	嵌合型 IgG1	结直肠癌和头颈部癌
Panitumumab	EGFR	人 IgG2	转移结直肠癌
Bevacizumab	VEGF-A	人源化 IgG1	转移结直肠癌,非小细胞肺癌,胶质母细胞瘤
Ipilimumab	CTLA-4	人 IgG1	转移黑色素瘤

1) 双特异性抗体

天然产生的抗体只能和单一的抗原特异性结合,通过基因工程手段改造抗体结构可以使其和两种以上抗原特异性结合,提高抗体的抗肿瘤活性,如双特异性抗体(bispecific antibody, BsAb)的制备。通常是利用双特异性抗体将效应细胞与靶细胞有效地连接起来,如 catumaxomab 是结合肿瘤抗原 EpCAM 和 CD3 分子的双特异性抗体,由于该抗体具有完整的 Fc 段,可与参与天然免疫的效应细胞表面表达的 Fc 受体结合,此种类型的双特异性抗体也成为三功能性抗体(TriomAb)。TriomAb 可在体内外有效地杀伤肿瘤细胞,诱导产生保护性免疫反应。由于 catumaxomab 在 II、III 期的临床试验中获得了较好结果,已于 2009 年通过欧洲委员会批准,用于恶性腹水的治疗。继 catumaxomab 成功用于临床治疗后,靶向其他肿瘤抗原如 HER2/neu、CD20、GD2 和 GD3 的 TriomAb 正在研制阶段。

将 CD3 分子和肿瘤抗原作为靶点制备的 T 细胞依赖型双特异性抗体(BiTE),可通过单克隆抗体的作用直接激活 T 细胞发生免疫反应。CD19-CD3 BiTE 用于晚期非霍奇金淋巴瘤(NHL)的治疗显示了较好的应用前景,目前处于 I/II 期临床试验阶段;EpCAM-CD3 BiTE 正处于 I 期临床试验阶段。

2) 免疫靶向治疗

免疫靶向治疗利用肿瘤特异性抗体作为载体,将细胞毒性物质带到病灶处,降低细胞毒性物质的全身性毒副作用,特异地杀伤肿瘤细胞。根据所用细胞毒性物质的不同,将免疫靶向治疗分为以下几种:①免疫放射疗法(radioimmunotherapy, RIT),将肿瘤特异性抗体与放射性核素偶联;②免疫化学药物疗法(antibody-drug conjugate, ADC),将肿瘤特异性抗体与化疗药物偶联;③免疫毒素法(immunotoxin),将肿瘤特异性抗体与毒素偶联,目前常用的免疫毒素包括植物毒素如蓖麻蛋白、红豆碱、皂苷等,细菌毒素如假单胞菌外毒素、白喉毒素等,以及动物毒素和真菌毒素;④抗体导向酶前体药物疗法(antibodydirected enzyme prodrug therapy),将具有催化活性的酶与肿瘤特异性抗体偶联,借助抗体特异识别肿瘤细胞表面抗原的特性,将酶带到肿瘤组织,催化无抗癌活性或低活性的前体药物转化为细胞毒性药物。目前已有三个偶联抗体通过 FDA 批准用于血液系统肿瘤的治疗,其中两个是针对 CD20 分子的抗体与放射性核素的偶联物,分别为 ^{90}Y-ibritumomab tiuxetan 和 ^{131}I-tositumomab,用于治疗复发的和/或 rituximab 耐受的滤泡淋巴瘤和低度恶性淋巴瘤。第三个被批准的是 brentuximab vedotin,它是 CD30 抗体与抗有丝分裂的药物 monomethyl auristatin E (MMAE)的偶联物,用于治疗间变性大细胞淋巴瘤和霍奇金淋巴瘤。

尽管已有一些免疫偶联物用于临床治疗,但进一步发展尚存在许多挑战。①细胞毒性物质的选择:抗体携带的理想的细胞毒性物质应该是细胞毒性高而且其药代动力学及毒性是机体可以接受的。放射性核素的缺点是能引起全身的毒性,而且在许多肿瘤,特别是实体瘤,抗体无法将有效剂量的放射性核素运送到肿瘤组织内,或肿瘤细胞对接触到的放射剂量不敏感。②肿瘤抗原:真正的仅表达于肿瘤细胞而在正常组织不表达的肿瘤特异性抗原极少,多数肿瘤抗原都属于肿瘤相关抗原。③中和抗体的产生:机体能产生针对重组免疫偶联物的中和抗体,如针对免疫毒素的抗体,限制了其临床应用。

3) 调节免疫应答强度

针对负性调控分子的抗体: T 细胞激活后,抑制性受体的表达上调,以保护机体避免发生严重的自身免疫反应。宿主的保护机制产生了局部的免疫耐受,使肿瘤细胞摆脱了持续的免疫控制,肿瘤细胞借此机会下调表面抗原的表达或启动免疫抑制机制,逃脱被机体免疫系统清除的命运。CTLA4 是 T 细胞活化后表达的抑制性受体,CTLA4 与 CD28 结合相同的配体——CD80(B7.1)和 CD86(B7.2)。CTLA4 与 CD80 和 CD86 的亲和力高于 CD28,结合后向 T 细胞传递抑制信号。调节性 T 细胞组成性表达 CTLA4,CTLA4 的表达可增强调节性 T 细胞的免疫抑制功能。将 CTLA4 阻断,不仅可提高效应 T 细胞的活性,还可抑制调节性 T 细胞依赖的免疫抑制作用。将针对 CTLA4 的单克隆抗体 Ipilimumab (IgG1 mAb)与 dacarbazine 联合用于治疗黑色素瘤患者,总的生存期较单独使用 dacarbazine(用于治疗黑色素瘤的标准药物)组相比有显著提高。目前,Ipilimumab 已被批准用于治疗黑色素瘤,其他肿瘤的治疗处于 II 期、III 期临床试验阶段。这一研究结果表明,在没有肿瘤抗原特异性靶向治疗的情况下,控制 T 细胞的活化也可以达到抗肿瘤的效果。

PD-1 也是参与负性调控的一个重要分子,表达于活化的 T、B 细胞表面,与配体结合后向细胞内传递抑制信号。PD-1 有两个配体——PD-1 配体 1(PD-L1,也称为 B7-H1 或 CD274)和 PD-L2(B7-DC 或 CD273),均属于 B7 家族成员。PD-1 的生理作用主要是限制自身免疫反应及在发生炎症应答时限制外周组织中 T 细胞的活化。PD-1 也高表达于调节性 T 细胞,与配体结合后促进调节性 T 细胞的增殖。抑制 PD-1 的抗体可通过阻断 APC 对 T 细胞的抑制作用而激活 T 细胞,或阻止肿瘤微环境中过表达 PD-1 配体的肿瘤细胞对 T 细胞的灭活作用,PD-1 抗体也可减少肿瘤组织内浸润的调节性 T 细胞的数目并降低其抑制功能。针对 PD-1 胞外区结构域的高亲和力单抗 MDX-1106(IgG4)在治疗耐药实体瘤的 I 期临床试验中显示了很好的安全性和治疗效果,现已进入 II 期临床试验阶段,用于治疗肾透明细胞癌。

针对刺激性受体的抗体:临床前的研究显示,刺激 4-1BB、OX40 和 CD27 可使 T 细胞增殖并产生细胞因子,同时发现,4-1BB 和 OX40 的激活能抑制调节性 T 细胞的分化和增殖。目前,两个 4-1BB 激活抗体分别处于 I 期和 II 期临床试验阶段,用于 NHL 和黑色素瘤的治疗,一个 OX40 的激活抗体处于 I/II 期(用于前列腺癌的治疗)和 II 期(用于黑色素瘤的治疗)临床试验阶段。

虽然控制 T 细胞的活化是目前研究的主要焦点,但也有一些研究是针对天然免疫系统。例如,用针对 KIR(KIR2DL1/L2/L3 和 KIR2DS1/S2)的抑制性抗体 IPH2101,使 NK 细胞产生肿瘤特异的细胞毒应答,而对机体正常细胞并不发生损伤。目前,该方法处于临床试验的早期阶段。作为肿瘤免疫编辑假说的临床验证,控制免疫系统使其产生抗肿瘤免疫应答将有可能成为治疗所有类型肿瘤的有效疗法。

2. 过继细胞免疫治疗

过继细胞免疫治疗(adoptive immunotherapy)是将体外扩增培养的具有抗肿瘤反应的免疫细胞输注到肿瘤患者体内达到治疗肿瘤的目的(图 5-2)。过继细胞免疫治疗常采用的一种方法是取肿瘤患者外周血白细胞,在高浓度 IL-2 的作用下培养产生淋巴因子激活的杀伤(lymphokine-activated killer, LAK)细胞,再回输给患者。前面已提到,LAK 细胞主要来源于 NK 细胞。将自身 LAK 细胞过继免疫治疗与体内给予 IL-2 或化疗药物结合起来,在小鼠的实验中产生了良好的效果。人类 LAK 细胞治疗试验还仅限于发生晚

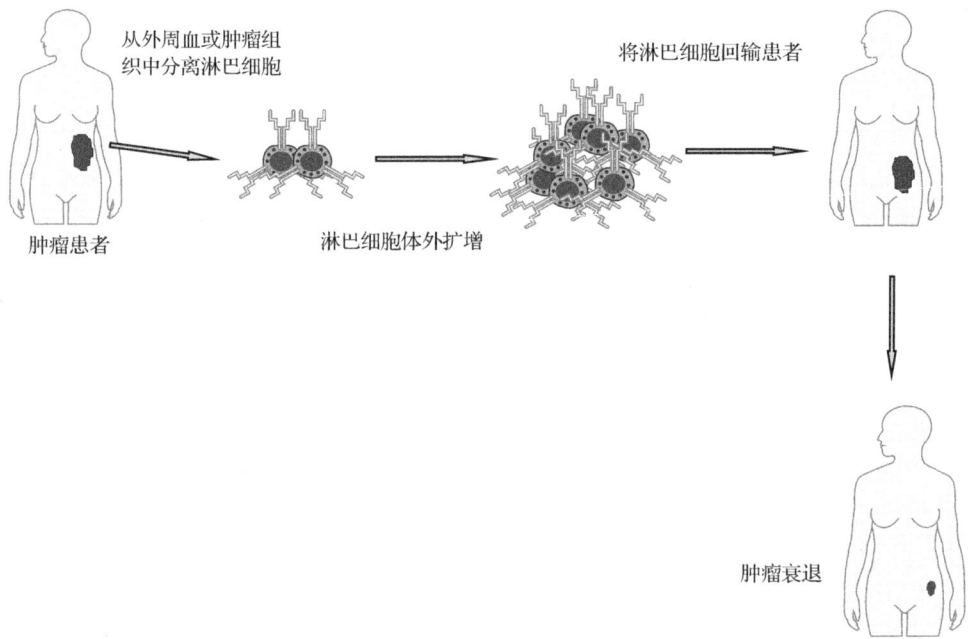

图 5-2 过继细胞免疫治疗。常用的过继细胞免疫治疗的方法是从肿瘤患者的外周血或肿瘤组织中分离淋巴细胞,在体外用 IL-2 刺激,扩增培养后再回输给患者。该方法通常与全身给予 IL-2 联合应用,在某些患者体内可以看到肿瘤的消退

期转移的肿瘤患者,其疗效个体差异很大。另外一种方法是在外科手术切除的标本中分离实体肿瘤内部或周围的肿瘤浸润淋巴细胞(TIL),利用IL-2在体外扩增。TIL中可能富含肿瘤特异性CTL和活化的NK细胞,用TIL治疗肿瘤的临床试验目前仍在进行中。

3. 细胞因子疗法

与肿瘤免疫治疗有关的细胞因子包括干扰素类、白细胞介素类、集落刺激因子类和肿瘤坏死因子类。

1) 干扰素类(inteferon,IFN)

此类细胞因子包括IFN-α、IFN-β、IFN-γ三种类型,IFN是应用最早且疗效最为肯定的细胞因子,它可以通过多种途径直接或间接发挥抗肿瘤作用,包括抑制致癌病毒的繁殖和细胞转化,增强MHC I类分子和 II 类分子的表达,增强NK细胞、巨噬细胞等的活性,抑制肿瘤细胞的增殖等。IFN-α是目前许多医院治疗毛细胞白血病(hairy cell leukemia)的常规制剂,对80%~90%的患者有效。临床试验表明,IFN-α对治疗肾癌、黑色素瘤、Kaposi肉瘤和淋巴瘤有一定疗效。

2) 白细胞介素类(interleukine,IL)

IL2、IL-4、IL-7、IL-12、IL-15、IL-18、IL-24等细胞因子在抗肿瘤免疫或辅助肿瘤治疗中具有重要作用。IL-2已在许多国家投放市场。IL-2参与多种具有抗肿瘤活性免疫效应细胞的活化及增殖,能促进T细胞增殖,诱导CTL细胞分化,活化NK细胞,激活LAK细胞和NK细胞,并能促进B细胞分化、增殖及抗体合成,是机体免疫应答的关键因子。单独使用IL-2对肾细胞癌和恶性黑色素瘤显示出良好的治疗效果,但对其他多数肿瘤的治疗效果并不明显。IL-2与LAK细胞联合应用可显著提高治疗效果。

3) 肿瘤坏死因子类(tumor necrosis factor,TNF)

TNF分为两种——TNF-α和TNF-β(又称为淋巴毒素,LTα)。它们在体内外均能直接杀死某些肿瘤细胞或抑制其增殖,在减少恶性腹水方面具有很好的效果。其作用机制尚不清楚,可能是通过提高肿瘤黏附、增加巨噬细胞和淋巴细胞活性实现。由于TNF副作用较大,给其临床应用带来了困难。

4) 集落刺激因子类(colony stimulating factor,CSF)

集落刺激因子主要包括G-CSF、M-CSF、GM-CSF、TPO、EPO等。目前肿瘤治疗常用的化疗和放疗常引起严重的骨髓抑制,导致保护性白细胞群体数目减少、患者免疫防御功能低下。由于CSF对正常或骨髓抑制患者均有调节造血的功能,这在肿瘤的治疗中发挥了两种作用:①帮助机体恢复放疗和化疗导致的骨髓抑制,增强机体的免疫防御功能;②应用CSF激活宿主免疫细胞,引起抗肿瘤免疫反应。近些年,在体外用GM-CSF和IL-4、TNF-α协同刺激扩增DC,制备DC疫苗,已显示出良好应用前景。

5.3.2 肿瘤的主动免疫治疗

肿瘤的主动免疫治疗主要是利用肿瘤的免疫原性,采用各种免疫手段使宿主免疫系统产生有效的抗肿瘤反应。目前处于临床试验阶段的肿瘤疫苗主要包括以下几种。

1. 肿瘤细胞疫苗

将肿瘤细胞作为疫苗的优势在于刺激机体发生免疫应答的抗原可以是已知的肿瘤抗原,也可以是未鉴定的肿瘤抗原。但应用整个肿瘤细胞作为疫苗可能降低特定肿瘤抗原或某组肿瘤抗原的浓度,影响抗原提呈细胞对它们的加工、提呈。应用灭活的肿瘤细胞疫苗通常同时给予免疫刺激物,如 GM-CSF、BCG(bacillus calmette-guerin)佐剂或 CD40 配体(CD40L)等。研究者们在积极尝试制备各种类型肿瘤细胞疫苗,如将肿瘤细胞与 DC 融合在一起制成细胞融合疫苗给患者免疫,这样的疫苗结合了 DC 具有很强的抗原提呈能力和肿瘤细胞疫苗的特点;将编码细胞因子(IL-2、IFN-γ)的基因或编码协同刺激分子(B7)基因导入肿瘤细胞制备"基因工程瘤苗"等。目前,用带有 TGF-β2 反义链基因的肿瘤细胞疫苗治疗非小细胞肺癌及用自身肿瘤细胞联合 BCG 治疗结肠癌均处于 III 期临床试验阶段。

2. DC 疫苗

DC 是体内抗原提呈能力最强的细胞。目前许多 DC 疫苗(包括多肽负载 DC、蛋白负载 DC 或病毒载体感染 DC)处于 II 期临床试验阶段,用于治疗前列腺癌、结直肠癌、黑色素瘤、神经胶质瘤或其他类型肿瘤。美国 FDA 已于 2010 年批准 Sipuleucel-T 疫苗用于治疗去势抵抗性转移前列腺癌。此疫苗将来源于外周血单个核细胞(PBMC)的 DC 与前列腺癌抗原 PAP(prostatic acid phosphatase)-GM-CSF 的融合蛋白共同孵育,再将负载抗原信息的 DC 回输给患者。此法的缺点是需要用白细胞提取法从患者外周血中纯化 PBMC,还需要具备细胞培养条件,将 PBMC 与蛋白质共同孵育,因此该疫苗的接种次数有限。

3. 肿瘤抗原疫苗

随着新的肿瘤抗原的不断发现,越来越多的人工合成的肿瘤抗原肽疫苗或重组蛋白疫苗进入临床试验。目前已经用于作为治疗性肿瘤疫苗的靶点包括癌蛋白、癌胚抗原、癌-睾丸抗原、组织分化抗原、干细胞、病毒及糖肽等(表 5-4)。

抗原肽与佐剂或免疫调节剂联合使用,可产生有效的抗肿瘤保护效应。应用抗原肽疫苗的优点是抗原表位明确,可对患者产生的免疫应答进行评估;不足之处是只能靶向一个或几个有限的表位。通常认为有效的肿瘤疫苗必须能同时诱导 $CD8^+$ T 细胞和 $CD4^+$ T 细胞应答,CTL 负责杀伤肿瘤细胞,$CD4^+$ T 细胞提供细胞因子增强 CTL 杀伤活性。因此,现在抗原肽疫苗的设计倾向于用同时含有 CD8 表位和 CD4 表位的多肽。

蛋白疫苗的优势是既有 CD4 表位,也有 CD8 表位,可诱导较强的免疫应答。但重组蛋白的制备纯化过程要比多肽合成复杂得多,花费高。目前,肿瘤-睾丸抗原 MAGE-3 的蛋白疫苗用于治疗非小细胞肺癌已进入 III 期临床试验阶段,NY-ESO-1 蛋白疫苗处于 I/II 期临床试验阶段。

表 5-4 治疗性肿瘤疫苗的潜在靶点

靶点类型	举例
癌蛋白	点突变:ras,B-raf,移码突变,未明确的特异的肿瘤突变,HER2/neu,MUC-1 C端,p53
癌胚抗原	CEA,MUC-1
肿瘤-睾丸抗原	MAGE-A3,BAGE,NY-ESO1
组织分化抗原	PAP,PSA,gp100,酪氨酸酶,胶质瘤抗原
干细胞/EMT	Brachyury,SOX2,OCT-4,TERT,$CD44^{high}/CD24^{lo}$,$CD133^{+}$
病毒	HPV,HCV
糖肽	STn-KLH
抗血管生成	VEGF-R
B细胞淋巴瘤	抗独特型

4. 抗独特型疫苗

利用抗肿瘤单克隆抗体免疫动物,可制备出模拟肿瘤抗原的抗独特型疫苗。抗独特型疫苗的应用为肿瘤主动免疫治疗提供了一条新途径,具有优势如下:①不含有实际抗原或抗原片段,生产方便;②属于蛋白抗原,诱导免疫应答能力强,如一些多糖类抗原常常只能诱发机体产生体液免疫应答,利用抗独特型抗体可将多糖抗原转换为蛋白性抗原,从而可诱导有效的抗肿瘤免疫应答;③一定程度上打破机体对原来抗原的获得性免疫耐受。抗独特型疫苗在治疗滤泡淋巴瘤患者的 III 期临床试验中已显示了一定的治疗效果。

5. 病毒载体疫苗

多数病毒载体疫苗来源于痘病毒属家族,包括牛痘、修饰的牛痘株 Ankara(MVA)、禽痘病毒。痘病毒的特点是可接受大的外源 DNA 片段的插入,可容纳多个基因。由于基因在细胞内表达,因此肿瘤抗原可通过 MHC I 类、II 类途径加工、提呈。由于痘病毒在细胞质内发生复制和转录,对于患者(或宿主)来说,插入突变的危险性较小。临床前研究显示,编码肿瘤抗原的基因插入牛痘或 MVA 后,免疫原性增强,很可能由于 Toll 样受体(TLR)及病毒的其他特征诱导局部炎症应答引起。

6. 预防性疫苗

一些与病毒感染相关的肿瘤,可通过接种抗病毒疫苗预防肿瘤发生,如人乳头瘤病毒(HPV)疫苗的接种在预防宫颈癌的发生方面取得了很好的效果。

7. 免疫组合治疗

限制治疗性肿瘤疫苗成功应用于临床的一个关键因素是肿瘤微环境及其他免疫抑制因子的负性影响。临床前研究显示,将疫苗与免疫刺激剂或免疫抑制分子的拮抗剂联合使用将极大地提高抗肿瘤应答。潜在的免疫刺激剂包括细胞因子如 IL-2、IL-15、IL-7、

GM-CSF、IFN等。目前应用IL-2存在的问题是在提高效应细胞应答的同时也能提高调节性T细胞的活性。IL-15现处于Ⅰ期临床试验阶段，它的优势在于只提高效应T细胞的应答，对调节性T细胞没有作用。GM-CSF现已成功用于GVAX及其他疫苗平台，但GM-CSF是一把双刃剑，高水平的GM-CSF具有免疫抑制作用。IFN已被证明能增强免疫应答及提高肿瘤细胞的肿瘤抗原和MHC分子的表达。

最具发展前景的领域可能是将肿瘤疫苗与免疫抑制分子的拮抗剂组合应用。一些临床前研究模型已显示，Ipilimumab与疫苗（如CEA-TRICOM重组痘病毒）联合使用可提高T细胞的亲和力及抗肿瘤效果。最近的一个临床试验将PROSTVAC疫苗与Ipilimumab组合使用治疗转移性去势抵抗性前列腺癌患者，结果显示患者的存活期较单独使用PSA-TRICOM的患者延长。鉴于单独使用PD-1单克隆抗体、PD-1配体单克隆抗体在临床试验中取得的较好效果，期待其与疫苗组合会提高疫苗的抗肿瘤效果。

通常认为化疗不宜与疫苗混合使用。然而，临床前研究及早期临床证据显示多种形式的治疗与疫苗同时使用或在疫苗治疗后使用可起到叠加或协同的效果。某些化疗药物可通过不同的机制提高疫苗介导的T细胞的杀伤作用。Oxaliplatin等化疗药能诱导所谓的"免疫原性肿瘤细胞死亡"，可以提高DC对肿瘤抗原的交叉提呈及T细胞的活化。Docetaxel能抑制MDSC并增强肿瘤抗原、肽-MHC复合物、黏附分子及肿瘤细胞表面死亡受体（如FAS）等的表达，使肿瘤细胞对疫苗诱导的T细胞杀伤更敏感。一些将疫苗与化疗药联合应用治疗肿瘤的临床试验正在进行中，如PROSTVAC疫苗与taxane docetaxel组合用于前列腺癌患者的治疗，PANVAC疫苗与docetaxel联合使用治疗乳腺癌转移患者等。

目前的研究表明某些小分子的靶向治疗能提高疫苗介导的T细胞对肿瘤细胞的溶解作用。BCL-2抑制剂和酪氨酸酶抑制剂sunitinib能提高肿瘤特异的T细胞与调节性T细胞的比例，提高疫苗的抗肿瘤效应。mTOR抑制剂雷帕霉素可提高IL-2的产生及$CD8^+$记忆性T细胞的形成。已有报道，将疫苗与单克隆抗体如HER2/neu的抑制性抗体trastuzumab联合使用可提高乳腺癌患者针对HER2/neu的特异性免疫应答。

（张　毓）

主要参考文献

曹雪涛，熊思东，姚智. 2013. 医学免疫学（第六版）. 北京：人民卫生出版社.

Chen L, Flies D B. 2013. Molecular mechanisms of T cell co-stimulation and co-inhibition. Nat Rev Immunol, 13: 227-242.

Coulie P G, van der Eynde B J, van der Bruggen P, et al. 2014. Tumour antigens recognized by T lymphocytes: at the core of cancer immunotherapy. Nat Rev Cancer, 14:135-146.

Dunn G P, Old L J, Schreiber R D. 2004. The three Es of cancer immunoediting. Annu Rev Immunol, 22:329-360.

Maj T, Wei S, Welling T, et al. 2013. T cells and costimulation in cancer. Cancer J, 19: 473-482.

Perez S A, von Hofe E, Kallinteris N L, et al. 2010. A new era in anticancer peptide vaccines. Cancer, 116: 2071-2080.

Restifo N P, Dudley M E, Rosenberg S A. 2012. Adoptive immunotherapy for cancer: harnessing the T cell response. Nat Rev Immunol, 12:269-281.

Shirasu N, Kuroki M. 2012. Functional design of chimeric T-cell antigen receptors for adoptive immunotherapy of cancer: architecture and outcomes. Anticancer Res, 32:2377-2383.

Vanneman M, Dranoff G. 2012. Combining immunotherapy and targeted therapies in cancer treatment. Nat Rev Cancer, 12:237-251.

Zou W P. 2006. Regulatory T cells, tumour immunity and immunotherapy. Nat Rev Immunol, 6:295-307.

第6章 癌细胞特征之四——永生化复制

癌细胞的特点之一是无限增殖,以致长出肉眼可见的肿瘤。这种无限增殖的能力明显有别于机体正常体细胞,正常体细胞只能经历有限的生长分裂周期。正常细胞分裂次数的限制依赖于两种不同的增殖阻滞机制:一种是细胞衰老(senescence)——一种典型的不可逆的生长停滞状态,但处于这种状态的细胞是活着的,保持代谢活性;另一种是危机(crisis),是指细胞越过细胞衰老调控继续分裂增殖,直到面临有丝分裂灾难(mitotic catastrophe),引起细胞死亡。在体外培养过程中,细胞分裂到一定次数后会进入衰老状态,对于那些越过衰老阶段的细胞来说,继续分裂会进入危机期,这时大部分细胞死亡。少数情况下,某些细胞越过危机期,获得了无限增殖能力,这一过程称为永生化(immortalization)。多数已建立的细胞系都要通过这一过程获得无限增殖能力从而避免细胞衰老和危机。

研究表明,端粒对染色体的保护作用是无限增殖能力的关键。端粒是位于染色体末端的一种串联六碱基重复序列,随着细胞分裂而逐渐缩短,最终失去保护染色体末端的功能。端粒缩短导致染色体出现融合,染色体融合后形成不稳定的双着丝粒染色体,这种不稳定的染色体组型造成基因组的不稳定性进而威胁细胞存活。因此,染色体端粒的长度决定了细胞在面临危机期之前分裂的次数。

端粒酶是一种特殊的逆转录酶,在绝大多数正常细胞中检测不到端粒酶活性,但在癌变过程中被激活,超过90%的永生化细胞包括癌细胞中表达端粒酶。端粒酶合成端粒DNA和维持端粒长度,是细胞无限增殖化的必要条件。端粒酶的激活,不论在自发的永生化细胞中还是人为表达端粒酶的细胞中,都能有效地抑制细胞衰老和危机或凋亡。相反,抑制端粒酶活性会导致端粒缩短进而诱导细胞凋亡。

细胞衰老和危机这两个增殖抑制机制被认为是个体防止肿瘤发生的关键机制,防止前肿瘤细胞和肿瘤细胞的过度增殖。肿瘤发生前,大部分细胞由于这两种增殖抑制机制的存在,慢慢地失去分裂能力。但少数细胞由于突变而获得延长端粒DNA的能力,使得细胞越过这两种机制。细胞延长端粒的方式多数情况下依赖于端粒酶的活性,少数情况下是通过端粒DNA重组机制。端粒缩短可以被认为是细胞分裂的时钟,而肿瘤细胞必须克服这一障碍。因此补偿因细胞分裂造成的端粒缩短的机制是所有具有线形染色体真核生物细胞无限分裂增殖的必备条件。端粒的长度及其调节、端粒结构和稳定性的调控与细胞衰老及无限增殖化密切相关。

本章将详细介绍端粒、端粒酶、细胞衰老和细胞永生化,以及它们之间的相互关系和在肿瘤发生过程中的作用。

6.1 端粒的结构与功能

6.1.1 染色体末端复制问题

1. DNA 复制

绝大部分真核生物体细胞通过有丝分裂扩增细胞。有丝分裂的关键事件是遗传物质的完整复制和平均分配,这样才能维持个体的正常生长和发育,保证物种的连续性和稳定性。由于遗传物质的载体是基因组 DNA,因此,有丝分裂过程中 DNA 的复制过程显得非常重要。

DNA 复制是指 DNA 双链在细胞分裂间期进行的以一个亲代 DNA 分子为模板合成子代 DNA 链的过程。复制的结果是一条双链变成两条一样的双链(如果复制过程正常的话),每条双链都与原来的双链一样。DNA 复制是一种在所有的生物体内都会发生的生物学过程,是生物遗传的基础。对于双链 DNA,即绝大部分生物体内的 DNA 来说,在正常情况下,这个过程开始于一个亲代 DNA 分子的打开,最后产生出两个相同的子代 DNA 分子。亲代双链 DNA 分子的每一条单链都被作为模板,用以合成新的互补单链,这一过程被称为半保留复制。细胞的校正机制确保了 DNA 复制近乎完美的准确性。在细胞中,DNA 复制起始于基因组的特殊位点,称为"起始位点"。起始位点的 DNA 解链和新链的合成会形成复制叉。除了 DNA 聚合酶外,一些酶通过添加和模板相配的核苷酸来合成新 DNA,一些和复制叉连接的其他蛋白质对 DNA 的复制起始和延伸起辅助作用。

DNA 聚合酶催化 4 种脱氧核苷酸合成 DNA。已知所有的 DNA 聚合酶都不能发动新链的合成,而只能催化已有链的延长反应。现在知道,在 DNA 模板上需先合成一段 RNA 引物。RNA 引物是在 DNA 模板链的一定部位合成并互补于 DNA 链,催化该反应的酶称为引物合成酶。引物长度通常为几个至十多个核苷酸。DNA 聚合酶从 RNA 引物的 3′-OH 端开始合成新的 DNA 链。随后 RNA 引物被 DNA 聚合酶降解,替换成 DNA 链。

为什么需要有 RNA 引物来引发 DNA 复制呢?这可能与尽量减少 DNA 复制起始处的突变有关。DNA 复制起始处的几个核苷酸最容易出现差错,因此,用 RNA 引物起始复制,即使出现差错,最后也要被 DNA 聚合酶切除,提高 DNA 复制的准确性。

2. 染色体末端复制问题

早在 20 世纪初,科学家就已经认识到染色体的存在。染色体位于细胞核中,是遗传物质的载体。诺贝尔生理学或医学奖获得者 Hermann J. Muller (1890—1967)和 Barbara McClintock (1902—1992)分别在果蝇和玉米细胞中发现,受损的染色体不稳定,容易进行重组和融合,但是染色体末端很少发生重组或融合。从此,科学家逐渐认识到染色体末端具有特殊结构,Muller 把它称为端粒。然而端粒的分子特性不清楚。

随着 DNA 结构的成功解析和 DNA 聚合酶的发现,一个有趣的问题随之而来:既然

DNA 聚合酶需要一段预先合成的引物来起始复制，且真核生物染色体为线性，那线性染色体的末端是如何完成复制来保证染色体的完整性呢？DNA 双螺旋结构的发现者之一 James Watson 和俄国科学家 Alexsei Olovnikov 同时认识到了这一问题，并指出新合成的 DNA 分子将会在末端留下一个单链的尾巴。当时推测，由于这种不完全复制，导致染色体随复制次数的增加而逐渐缩短，最终导致稳定性的降低，这种现象叫做末端复制问题。Olovnikov 也指出，这种染色体缩短现象可能与在培养人类体细胞时所发现的有限分裂次数的现象有关。细胞在进化过程中一定获得了某种合理的机制来解决末端复制问题，保证在每次细胞分裂过程中染色体的保真性。这是真核生物生存所必须解决的问题。但对于原核生物和病毒的 DNA，其基因组为环状，因此不存在末端复制问题。

6.1.2 端粒与端粒酶的发现

2009 年诺贝尔生理学或医学奖授予 Elizabeth H. Blackburn、Jack W. Szostak 和 Carol W. Greider 三位科学家，以表彰他们在发现端粒和端粒酶如何保护染色体方面所做的贡献。他们的研究解决了一个长期悬而未决的重要生物学问题，即染色体末端在复制过程中如何维持和免受伤害。通过设计精巧的遗传学实验，他们发现染色体末端具有进化保守的结构和功能。通过进一步实验，他们又发现了一种早前推测存在的酶，这就是端粒酶。端粒酶合成染色体末端 DNA，以一种结构独特的 RNA 作为模板。在没有端粒酶的情况下，端粒随细胞分裂逐渐缩短，限制细胞生存能力，细胞经过细胞衰老过程后最终走向死亡。

1. 端粒的发现

20 世纪 70 年代早期发现真核生物线性染色体末端存在 DNA 重复序列，但直到 1978 年人们才逐渐了解染色体末端序列的细节信息。1975 年，Elizabeth Blackburn 在剑桥 Frederick Sanger 实验室完成她的博士学位后，来到耶鲁的 Joseph Gall 实验室。博士期间她掌握了早期 DNA 测序技术。Joseph Gall 对编码核糖体 RNA 的基因（rDNA）感兴趣，并指出一些生物中染色体外的 rDNA 被大量扩增。特别是，使用单细胞纤毛虫嗜热四膜虫（*Tetrahymena thermophila*）为模式生物，他发现这种扩增的 rDNA 表现出线性 DNA 的特点。Elizabeth Blackburn 着手测定这些 rDNA 分子末端的序列，希望能够找到这些 rDNA 扩增和复制机制的信息。她发现这些 rDNA 分子末端均包含串联的六碱基重复序列 CCCCAA，而这种重复结构的拷贝数为 20～70。

20 世纪 70 年代末，Jack Szostak 研究酵母中潜在的同源重组机制。他发现在酵母细胞中转入线性质粒 DNA 后，这些 DNA 的末端会发生高频率的重组，与同源的染色体 DNA 融合和重排，这样的 DNA 在酵母中不能稳定遗传。这一现象与 Muller 和 McClintock 先前发现的受损染色体高度不稳定的现象类似。这一结果还与他实验室的另一个感兴趣的问题有关，那就是构建人工酵母染色体。因为要想构建人工酵母染色体，稳定性和高保真的复制是必需的。

1980 年，Elizabeth Blackburn 和 Jack Szostak 决定合作开展研究，希望将四膜虫染色体末端重复结构加到线性酵母质粒上来稳定其末端并保证复制的完整性。他们将四膜虫

rDNA 的 1.5kb 片段加到含有酵母起源的复制起始位点的线性质粒的两端,然后将重组质粒转化进入酵母细胞中。

这一方案达到了预期目的,获得大量含重组线性质粒的转化株。用酵母染色体末端 DNA 片段替换四膜虫起源的 rDNA 末端,然后进行筛选,他们同样能够克隆与四膜虫 rDNA 末端片段相对应的酵母序列。这种酵母末端片段与四膜虫末端片段很相似,在基因组中的拷贝数表明这种结果存在于每条染色体上。

这些实验给出了一个关键的结论:四膜虫 rDNA 末端这种特点鲜明且进化上保守的功能序列能够保护染色体稳定性,而这样的功能序列在酵母中也能找到。这些末端序列与之前推测的端粒的功能相对应。

在嗜热四膜虫 rDNA 分子中发现的 CCCCAA 六核苷酸重复序列也存在于嗜热四膜虫基因组的多个位点上,具有普遍性的功能。另外,相似的重复序列也在其他三种四膜虫中发现。绒袍菌属(*Physarium*)和黏菌属(*Dicytostelium*)中 rDNA 分子末端也存在相应的序列。根据 Elizabeth Blackburn 实验室和其他研究组的结果,线性 rDNA 末端结构和其他 DNA 末端结构在长度上有所不同,而且线性 rDNA 末端结构是可以延长的。

Blackburn 和 Szostak 实验室进一步发现酵母端粒串联重复序列为 $C_{1-3}A$,并发现四膜虫和酵母的端粒序列都可以在酵母细胞内延长。酵母端粒序列与四膜虫端粒序列明显不同,但也能加在四膜虫起源的质粒末端,保护线性质粒。为了解释端粒完全复制的方式,人们提出了多种不同的模式,包括与重组或移位有关的事件,回文或发夹结构。还有人认为存在一种酶可以从头合成端粒序列,这种酶具有与已知任何酶均不同的特点。

2. 端粒酶的发现

Carol Greider 和 Blackburn 开始着手用生化方法研究端粒序列是怎样合成的。她们发明了一种使用四膜虫细胞提取物的检测方法,这种方法利用了四膜虫 rDNA 分子中与包含 CCCCAA 重复序列的那条链互补的富含 G 的 DNA 链中存在所需游离 3′-OH 基团的事实。这种方法以一个合成的 DNA 寡聚核苷酸片段(TTGGGG)$_4$ 作为引物起始合成。利用这种检测方法,在体外发现了 TTGGGG 重复序列的合成。这证明在四膜虫细胞提取物中确实存在延长端粒的酶的活性。这种类似于末端转移酶的酶活性可以逐步添加单核苷酸,这种酶活是蛋白质性质的,而且利用无模板的方式特异性合成端粒序列。在一个关键实验中,四膜虫类型的 TTGGGG 六核苷酸加到了含 GTGGG 的引物上面,这种引物类似于酵母的端粒序列,证明了酶促过程的存在。实验同时发现一个额外的 G 首先加到在末端含 GGG 的酵母引物上,这样才能在接下来正确的添加含有 4 个 G 的四膜虫 TTGGGG 重复序列。

接着 Greider 和 Blackburn 证明这种酶是一个核蛋白复合体,含有关键的蛋白质和 RNA 组分,这种酶被叫做端粒酶。关于 RNA 组分的可能功能,Greider 和 Blackburn 认为 RNA 组分可能决定了被合成的端粒的序列及特定引物的识别。

最后,Greider 与 Blackburn 试图克隆并描述从端粒酶中纯化出来的小 RNA。后来发现端粒酶中的 RNA 组分确实含有 TTGGGG 重复,能够作为模板。将这种重复去掉后会影响端粒酶活性。RNA 序列作为端粒酶合成端粒的模板的最终证据来自于 Blackburn 实验室，他们发现这种 RNA 序列的突变将引起被合成的端粒序列也发生相应的突变。

端粒酶被定义为一种特殊的逆转录酶，包含一个催化亚基和内在的 RNA 模板。至此，端粒合成和保持的基本机制就弄清楚了。

Szostak 的实验室也对端粒酶的发现做出了贡献。他们用遗传学方法在酵母中发现了一个叫 EST1 的突变体。这个突变体表现为端粒逐渐缩短，伴随发生的是染色体丢失频率增加，出现细胞衰老表型。这表明端粒对维持基因组稳定性和细胞的成长存活是至关重要的。在体细胞有丝分裂过程中，端粒 DNA 的逐渐缩短决定了细胞能够分裂的次数。Blackburn 实验室有关四膜虫端粒酶 RNA 突变的研究同样发现了类似的问题，端粒缩短后细胞出现衰老表型和细胞核缺失现象，这进一步说明端粒对维持基因组稳定性和细胞的成长存活是至关重要的。到目前为止，端粒、端粒酶，以及它们的结构、功能和调控已经有了深入的研究。

6.1.3 端粒的结构与功能

1. 端粒的结构

端粒是位于染色体末端的特殊 DNA 结构。端粒最主要的功能是维持基因组的稳定性。端粒由富含鸟嘌呤的非编码双链 DNA 重复序列组成。人类的端粒酶重复序列为 TTAGGG，重复序列总长为 9~15kb，末端有 50~300 个核苷酸的 3′单链突出，突出部分富含鸟嘌呤核苷酸。突出部分可以回折插入前面的双螺旋链中形成一个大的 T-环（T-loop）结构。T-环的存在方便了染色体末端高度复杂的帽子结构的形成。端粒 DNA 位置有多种蛋白质结合在上面，这些蛋白质对端粒 DNA 起调节和保护作用，端粒功能的发挥和结构的维持离不开这些蛋白质，端粒 DNA 与其结合蛋白在一起叫做端粒复合体。端粒位置 T-环的稳定性就取决于端粒特异性结合蛋白复合体，这种复合体称为 Shelterin 复合体。Shelterin 复合体包括 TRF1、TRF2、POT1、TPP1、Rap1 和 TIN2 共 6 种蛋白质（图 6-1）。其中，TRF1 和 TRF2 能结合在双链端粒 DNA 上。POT1 直接与单链端粒 DNA 结合，同时与 TPP1 相互作用。Rap1 与 TRF2 相互作用。TIN2 位于复合体的中心，可以与 TRF1、TRF2 和 TPP1 结合。

这 6 种端粒特异性的结合蛋白对端粒的稳定性和端粒复合物的正常功能都具有重要的作用，任何一种蛋白质的缺失都会影响端粒功能。端粒复合物保护染色体不被 DNA 损伤修复系统识别为 DNA 断裂，从而避免激活 p53 和 p16 通路，引起细胞衰老或凋亡。TRF1 对端粒起负调控作用，过表达 TRF1 会引起端粒缩短。在小鼠中，完全敲除 TRF1 会出现胚胎致死的表型。条件型敲除 TRF1 出现严重生长缺陷和基因组不稳定等表型。TRF2 经历的蛋白加工过程和 TRF1 相似，TRF1 和 TRF2 都能与端粒双链区结合，但两者的功能相差很大。TRF2 能促进 T-环的形成。过表达显性突变体（dominant-negative）TRF2 会激活 p53 或 p16-pRB 通路，引起细胞衰老或凋亡。而敲除 TRF2 会导致染色体末端融合，基因组不稳定。在小鼠中完全敲除 TRF2 也会出现胚胎致死的表型。这似乎表明 TRF2 对端粒功能的维持起关键性调节作用。POT1 与端粒单链区结合，敲除

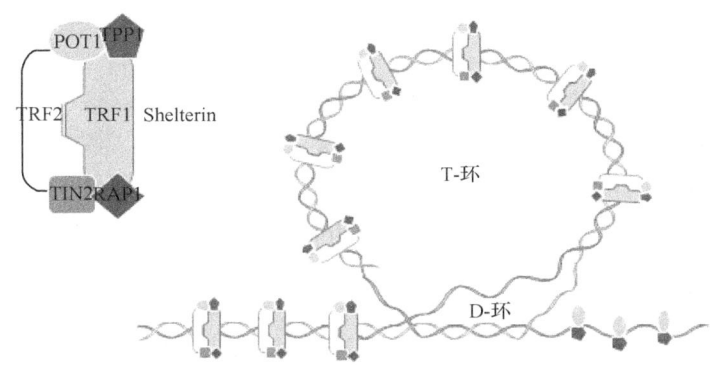

图 6-1 端粒结果示意图。端粒是由端粒 DNA 重复序列（TTAGGG）$_n$ 及其结合蛋白所组成的复合体。由 6 个蛋白质组成的 Shelterin 包括 TRF1、TRF2、TIN2、Rap1、POT1 和 TPP1，对端粒长度、结构及功能发挥起关键作用

POT1 会引起端粒处的 DNA 损伤反应，导致细胞衰老。TPP1 与 POT1 相互作用而不能与端粒 DNA 直接相互作用。TPP1 缺失的 MEF 细胞中基因组非常不稳定。TPP1 缺失还会抑制 TERT 与端粒的结合，阻碍端粒的延长。Rap1 与 TRF2 直接结合从而被募集到端粒帽子结构中。研究发现，Rap1 缺失后不会影响其他 Shelterin 复合物中的蛋白质在端粒上的结合，即不影响端粒的帽化，但会引起端粒的重组，影响端粒功能。缺失 Rap1 的成年小鼠中，上皮细胞可以再生，但是端粒长度更短，并且表现出皮肤着色过度的表型。Rap1 还可以结合在亚端粒区，对附近的基因有调控作用。TIN2 可以与 TRF1、TRF2 和 TPP1 结合。TIN2 位于 Shelterin 复合物的中心，敲除 TIN2 会引起端粒处的 DNA 损伤反应，完全缺失 TIN2 的小鼠也会表现出早期胚胎致死的表型。所有这些研究都表明端粒功能的正常发挥离不开端粒结合蛋白的参与。

研究发现这 6 种蛋白质并不是独立发挥功能的，每一种蛋白质的功能都依赖与其他蛋白质的相互作用。例如，TRF1 和 TRF2 相互作用共同调节端粒功能，这一过程同样需要 POT1 的参与。POT1 对端粒的结合和保护依赖于与 TPP1 的结合。Shelterin 复合物中的 6 种蛋白质被认为是端粒特异性的蛋白质，过去认为只存在于端粒处。近期研究发现这些蛋白质可能拥有不依赖端粒的功能，例如，Rap1 被发现存在于细胞质中，与 IKK 结合负调控 NF-κB 通路。除 Shelterin 复合物外，端粒结构上还有其他一些非特异性的结合蛋白。这些蛋白质对端粒序列的动态稳定性具有重要作用。

之前一直认为端粒处于异染色质区，是没有转录活性的。但最近这种观点受到了越来越多的怀疑。TERRA 是新发现的端粒核蛋白复合体的成分。TERRA 是一种异质非编码 RNA，连接亚端粒和端粒区，与端粒 DNA 重复形成分子内 G-四重结构。TERRA 从着丝粒向端粒方向转录，说明其转录起始位点在亚端粒区内。哺乳动物中，TERRA 长 100～9000 碱基，所有组织均表达，受无义 RNA 降解机器的调节（nonsense-mediated RNA decay）。TERRA 与端粒酶活性呈强烈的负相关性。有证据表明 TERRA 能够调节端粒酶活性，维持高度复杂的端粒染色质结构，参与多种重要的端粒功能。

2. 端粒酶合成端粒的引发和终止

细胞永生化是癌症的共同特征。正常情况下，一旦胚胎发育阶段结束，除了成体干细胞之外，正常细胞就停止产生端粒酶。但是，细胞发生突变而重新激活端粒酶后，细胞就获得了抵抗由细胞分裂而导致的端粒缩短的能力，端粒将不再缩短。这就是癌细胞永生化的形成机制。这种突变本身并不足以导致癌症产生。但是细胞永生化在90%已知的癌症中是肿瘤形成的一个关键因素。

但值得注意的是，即便在癌细胞中，端粒也不会无限制地变长。在每次细胞分裂时，癌细胞与大多数细胞一样丢失大约60个核苷酸，但是活化的端粒酶给它补回同样多的核苷酸，这样细胞能够始终维持端粒的动态平衡，从而获得永生化的能力。那么细胞如何引发端粒酶合成端粒和终止这种功能呢？

端粒DNA处有多种蛋白质结合其上，最重要的是Shelterin复合物。其中，TRF1和TRF2能结合在双链端粒DNA上。POT1直接与单链端粒DNA结合，同时与TPP1相互作用。Rap1与TRF2相互作用。Shelterin复合物主要有两个方面的作用：一方面保护染色体末端，防止染色体末端发生不正确的DNA修复反应；另一方面，通过"隐藏"端粒DNA序列，对端粒酶产生负调控作用。但最近研究发现，Shelterin复合物中的POT1和TPP1对端粒酶功能的发挥还可以起到正调控的作用。POT1和TPP1对端粒酶合成端粒过程的引发具有关键作用。POT1和TPP1通过与端粒DNA单链区结合，改变端粒DNA的高级结构，使之有利于与端粒酶的结合，进而引发端粒合成。

最新研究显示，在细胞分裂周期的S期，端粒酶与端粒位置处的Shelterin复合物组分TPP1结合，一次延伸行为增加大约60个核苷酸，然后端粒酶活性被关掉。研究发现一种叫CST的复合物在端粒酶活性关闭过程中发挥重要作用。人类细胞中CST复合物包括三种蛋白质——CDC13、STN1和TEN1。这三种蛋白质中的任何一个缺失会导致端粒长度增加，说明CST复合物通过限制端粒长度来维持端粒长度的稳态。CST复合物主要通过两种方式停止端粒延长反应：一方面，CST与端粒酶底物结合，通过引物"扣押"，抑制端粒酶功能的发挥；另一方面，CST复合物还可以与POT1-TPP1竞争性结合，使端粒酶从端粒DNA上脱离。CST与端粒DNA的结合在晚S/G_2期增加，通过与端粒酶新合成的端粒DNA结合，CST在端粒位置处限制端粒酶活性，使端粒酶在每一个细胞周期中只进行一次与端粒的结合和延长反应，从而维持端粒长度的动态平衡。

3. 影响端粒长度的因素

端粒的长度在相同年龄阶段的不同个体中差异极大，这种差异很大程度上(40%~80%)由遗传因素决定。广谱的基因组相关性研究发现染色体18q12.2、3q26(靠近TERC)和10q24.33等位点与端粒长度决定有关。

对于某一新生儿来说，其体内的白细胞、脐动脉和皮肤中的端粒长度高度一致，但在不同新生儿体内差异极大。另外，对于成年人的不同组织来说，端粒长度具有较大差异，说明端粒长度具有个体差异性和组织差异性。

对黑人和白人或男人和女人的端粒长度进行比较：新生儿时期端粒长度没有什么不

同；但成年后，黑人比白人拥有更长的端粒；成年男性比成年女性的端粒长度要短。对667位黑人青少年和白人青少年的研究表明，端粒长度的种族与性别差异主要发生在青春期。与男性相比，女性在衰老过程中端粒丢失的速度较慢，这有可能是由雌激素对端粒酶的刺激作用产生的。生理条件下端粒酶与雌激素有着明显的相关性，体外实验也说明雌激素能迅速升高端粒酶基因的表达。这或许能在一定程度上解释女性寿命比男性长的原因。

端粒长度的决定不仅受遗传因素的影响，也受环境因素的影响。由于端粒富含鸟嘌呤核苷酸，端粒对氧化应激产生的损伤极其敏感。氧化DNA损伤所引起的端粒缩短被认为比末端复制问题还要强烈。在血管平滑肌细胞和内皮细胞中，长时间的氧化损伤还可以降低端粒酶的活性而加速端粒缩短；相反，在培养的细胞中，抗氧化剂可以减缓端粒缩短并提高端粒酶的活性。研究表明，系统性氧化压力与白细胞端粒缩短有关。高水平氧化性低密度脂蛋白同样与白细胞端粒缩短有关，并可以引起颈动脉僵硬。

在免疫细胞中，炎症反应会促进白细胞端粒缩短。一些细胞因子的分泌可以降低端粒酶活性进而影响端粒长度。C反应蛋白——一种炎症反应的标志，在绝经前期的女性体内与白细胞端粒长度呈负相关，但在绝经后的女性体内没有这种联系。在男性和血透析患者体内较短的端粒长度还与高水平IL-6和C反应蛋白有关。

精神压力、生活压力、高水平氧化压力及低端粒酶活性均与白细胞中较短的端粒长度有关。慢性心力衰竭患者心理健康水平的降低也会导致白细胞端粒缩短。另外，儿童期的虐待、生活中不幸事件的发生、慢性严重疾病都与端粒缩短有关。吸烟可以增加氧化应激和炎症反应，同样会作用在端粒上。女性吸烟者较之男性端粒缩短得更快，并具有剂量依赖效应。生理运动对成年人和青少年来说都与端粒长度呈正相关，这说明经常运动可以抗衰老。

4. 端粒的合成（补偿）机制

因为复制过程中端粒DNA的长度会逐渐缩短，为了维持基因组的稳定性和端粒的功能必须有一个补偿机制。在多种生物体中，一种特殊的逆转录酶即端粒酶可以催化重复序列加在端粒上，这一过程与复制紧密相连。然而，使用端粒酶并不是唯一方式，补救途径的种类要比想象的多很多。

在没有端粒酶的情况下，端粒丢失问题仍然能通过ALT（alternative lengthening of telomeres）机制补偿。根据端粒结构的不同，我们可以分为增加亚端粒重复的机制和延长简单端粒重复的机制。ALT机制仍然不清楚，可能涉及同源重组、滚动复制、外染色体圈融合和断裂诱导的复制。ALT途径可以看成是在生物体内端粒维持的备选机制，正常机制是端粒酶系统。例如，ALT在正常细胞中被抑制，而在一些肿瘤细胞中通过ALT延长端粒。肿瘤细胞都可以无限增殖，但不是所有的肿瘤细胞都含有端粒。那些没有端粒酶活性的细胞就是通过ALT机制维持端粒长度的。是否存在一些生物或细胞系能利用ALT作为延长端粒的正常机制还不得而知。在特定的生物中，包括双翅目昆虫，短端粒和端粒酶都检测不到。在哺乳动物中，端粒功能的紊乱将导致LINE-1（long interspersed element-1）元件的反转座，这表明反转座子与端粒丢失补偿机制之间存在进化关系。

6.2 端粒酶的结构、功能与调控

6.2.1 端粒酶的结构

端粒酶复合物核心组分是端粒酶催化亚基(TERT)和模板 RNA(TERC)。将外源表达的人端粒酶催化亚基(hTERT)和人模板 RNA(hTR)加入到兔网织红细胞裂解液中，可以检测到端粒酶活性的存在，证明这两个组分是端粒酶活性最基本的组成成分。

1. 端粒酶催化亚基

hTERT，即人端粒酶催化亚基，以 RNA 为模板合成端粒 DNA。编码 hTERT 的基因定位于 5 号染色体 p15.33 座位，包含 16 个外显子和 15 个内含子，全长约 37kb。hTERT 蛋白编码 1132 个氨基酸，分子质量约 127kDa，属于逆转录酶家族，除了逆转录酶 7 个保守的功能基序外，还包含一个端粒酶特异的 T 基序。不同生物 TERT 的逆转录结构域在发生上是保守的，与其他逆转录酶相比，这些逆转录酶之间更加保守，形成逆转录酶家族的一个特别的亚家族。

2. 端粒酶模板 RNA

人端粒酶 RNA 组分(hTR)是端粒酶合成端粒 DNA 的模板，基因定位在 3 号染色体 q23.3 座位，包含约 450 个核苷酸。其中的 5′CUAACCUAA3′ 作为模板序列，恰好与 1.5 个 TTAGG 重复序列形成互补。序列比对结果表明，尽管不同物种端粒酶 RNA 的一级序列很多不同，但是它们的二级结构是高度保守的，说明 RNA 的二级结构在端粒酶功能方面有重要的作用。hTR 的二级结构中有 4 个保守的功能元件：CR2/CR3 pseudoknot 结构域、CR4/CR5 结构域、H/ACA 盒(CR6/CR8)和一个 CR7 结构域。

3. 端粒酶结合蛋白

除了 TERT 和 TERC 组分外，端粒酶在体内发挥延长端粒的功能还需要多种蛋白因子的参与，它们与 TERT 和/或 TERC 结合共同形成端粒酶全酶复合物。有些端粒酶结合蛋白促进端粒酶全酶的组装。研究发现分子伴侣 p23 和 HSP90 对端粒酶全酶的组装及活性的维持是必需的，若去除 p23 或 HSP90 会抑制端粒酶活性。NHP2、NOP10、GAR1、Dyskerin 与 TERC 的 H/ACA 区域结合促进端粒酶的组装，并保证其完整性。

端粒酶定位于细胞核中，当细胞分裂 S 期，细胞需要合成端粒时，端粒酶会结合到端粒上，合成端粒。端粒酶的亚细胞核定位及与端粒的结合同样需要多种端粒酶结合蛋白的参与。TERT 的 C 端有一个富含丝氨酸/苏氨酸的螺旋结构，该结构可以与 14-3-3 蛋白结合促进 hTERT 的细胞核内定位。hTERT 还可以和 RelA 结合促进 hTERT 向细胞核内的运输。TCAB1 与 Dyskerin 结合促进端粒酶向 Cajal 小体的运输，同时促进端粒的维持。

有些端粒酶结合位点蛋白调控端粒酶活性。hKu 蛋白与 hTERT 和 TERC 均可相互结合,在端粒酶合成端粒的过程中起着负调控作用。Pontin 和 Reptin 属于 ATP 水解酶家族成员,参与多种细胞活动。研究发现 Pontin 和 Reptin 可以与端粒酶催化亚基 hTERT 及 hTR 结合蛋白 Dyskerin 相互结合,当抑制细胞内源 Pontin 和 Reptin 的表达时,端粒酶活性显著下降。

hTERT 还可以和一系列的 E3 连接酶相互作用,促进 hTERT 的泛素化降解过程。已知可以与 hTERT 结合的 E3 连接酶包括 MKRN1、CHIP29、HDM2。

6.2.2 端粒酶活性调控

1. 人类正常细胞和肿瘤细胞的端粒酶活性

高度灵敏的 TRAP 检测技术可以从极少样品中检测出端粒酶活性,并能测量端粒酶活性水平。利用这种方法可以检测各种人类正常组织和肿瘤组织的端粒酶活性。在正常人类细胞中,端粒酶活性在发育过程中受到严格调控。绝大多数体细胞在胚胎发育过程中端粒酶活性逐渐消失。但在一些组织中仍然存在端粒酶活性,如男性生殖细胞、活化的淋巴细胞,以及某些干细胞群。这些正常组织的高度增殖潜能需要端粒酶活性来维持端粒长度和基因组的稳定性。

端粒酶表达的异常调控和多种人类疾病有关。人类先天角化不良是一种多系统疾病,由增殖缺陷引起,作用于皮肤、消化道、骨髓和其他需要不断更新和再生的组织。研究发现 hTR 突变或 hTR 结合蛋白 Dyskerin 的突变将导致端粒酶功能异常,引起先天角化不良。这些患者与正常人相比拥有更短的端粒。先天角化不良说明端粒酶在正常人类生长发育过程中起重要作用。

在缺失 p53 和端粒酶的较晚世代的动物模型中,端粒酶缺失导致基因组不稳定,增加患皮肤癌的风险。端粒酶缺失主要影响那些快速分裂组织中的细胞,因为这些细胞通常是端粒酶阳性的。端粒酶缺失后,快速分裂的细胞将很快出现极短端粒,导致基因组不稳定,特别是暴露在阳光下的皮肤,容易出现 *p53* 突变。事实上,在先天角化不良和较晚世代的端粒酶缺失小鼠中,会出现染色体末端融合现象。

通常情况下,人的正常体细胞没有端粒酶活性或端粒酶活性很低,不足以维持端粒长度,因此,正常人体细胞只具有有限的分裂增殖能力。当细胞达到它特定的分裂时限后会永久地停止分裂。这时细胞会发生一系列生化上和形态上的变化,但仍然可以在培养条件下存活很长一段时间。在正常的人类生长发育过程中,端粒酶活性受到严格调控,既要保证不同种类细胞的增殖需求,又要限制分裂能力防止肿瘤发生。目前已知的肿瘤细胞中,90%存在端粒酶活性。过表达端粒酶能使多种细胞永生化。人类正常上皮细胞和成纤维细胞中,端粒酶的表达与多种原癌基因一起导致肿瘤转化。端粒酶在这一过程中的特殊作用是赋予细胞无限复制的能力。永生化细胞端粒酶缺失后导致端粒缩短,最终细胞出现凋亡。这些证据说明端粒酶对细胞永生化和肿瘤的无限增殖能力具有决定性的作用。理解端粒酶调控机制对于了解肿瘤的发生机理和研究治疗肿瘤的方法具有重要意义。

2. 人类端粒酶活性调控

端粒酶活性面临多种水平上的调控,包括转录、mRNA 剪切、mRNA 成熟、hTERT

和 hTR 修饰、端粒酶各组分的转运和亚细胞定位、端粒酶核蛋白复合体的组装和在端粒处功能的发挥。研究表明，在组织发育和维持稳态过程中，端粒酶活性受一些特殊的生理条件的调控。除生长相关的调控外，端粒酶还受到组织分化的调控。另外，一些内源或外源的信号如 UV 辐射、干扰素 α 和雌激素也会调控端粒酶活性。

一般来说，在端粒酶的核心组分中，只有端粒酶催化亚基 hTERT 是端粒酶发挥功能的限制性因素，因为其他组分通常普遍高表达。大多数情况下 hTERT 的表达与端粒酶活性紧密相关，端粒酶的表达与肿瘤起始和发展也具有密切联系。很多正常细胞中 hTERT 被转录抑制，永生化过程中 hTERT 被重新激活表达或表达上调。因此，对于绝大多数细胞来说，hTERT 的转录调控是端粒酶活性调控的最主要方式。

3. hTERT 转录调控

hTERT 基因启动区核心序列是转录起始区前面的 330 个碱基对。序列分析表明该序列没有 TATA box 和 CAAT box，但含有 2 个 E box 及 5 个 GC box 等多种转录因子结合位点。其中 E box 可以和 c-Myc、Mad1、USF1/2 等转录因子结合，转录因子 Sp1 可以和 GC box 结合。hTERT 启动子区有两个雌激素应答元件，说明雌激素可以直接激活 hTERT 的转录。p53 直接结合在 hTERT 启动子区，抑制 *hTERT* 基因转录。hTERT 的转录还会受到 RB 和 E2F1 的抑制。USF1、USF2 是 hTERT 转录抑制因子，它们和 hTERT 启动区 E box 结合，抑制 *hTERT* 基因转录。另有一些因子可以间接调控 hTERT 的表达。LPA 是细胞内的一种活性脂类，在卵巢癌细胞系中 LPA 可以激活 hTERT 的表达，这一作用依赖于 PI3K 通路和 HIF-1α 的作用。

4. hTERT 的表观遗传调控

hTERT 启动子区存在较多 CpG 岛，因而 hTERT 转录可能受此区 DNA 甲基化的调控。一般认为，基因启动区甲基化水平高，基因转录活性低；基因启动区甲基化水平低，基因转录活性高。研究发现在 hTERT 启动区无论个别 CpG 位点还是总体 CpG 位点的甲基化水平和 hTERT 的转录均没有一般性的规律。可见，hTERT 启动区甲基化并不是决定 hTERT 转录活性的唯一因素，细胞中还存在其他不依赖启动区甲基化的 hTERT 转录调控机制。

组蛋白乙酰化所引起的染色质结构的改变，在基因表达调控中发挥着重要的作用。组蛋白乙酰转移酶（HAT）和组蛋白去乙酰化酶（HDAC）是参与并决定组蛋白乙酰化状态的重要因素。HAT 催化组蛋白乙酰化，组蛋白乙酰化水平提高，导致染色质结构松散，转录因子易于和启动子结合，大多激活转录；而 HDAC 使组蛋白脱乙酰化，组蛋白乙酰化水平降低，导致染色质浓缩，转录因子难以和启动子结合，往往抑制基因的转录。一般认为 hTERT 启动区组蛋白乙酰化可以激活 hTERT 的启动子。正常细胞中 hTERT 启动子的低乙酰化引起的染色质结构改变对抑制 hTERT 启动子转录起到关键作用。在没有端粒酶活性细胞中用 HDAC 的抑制剂 TSA 处理细胞，抑制组蛋白去乙酰化酶的作用，可以上调端粒酶活性和 *hTERT* 基因 mRNA 水平。另外，Mad 蛋白对 hTERT 启动子的抑制作用需要组蛋白去乙酰化酶活性的存在。

5. hTERT 的翻译后修饰

hTERT 的翻译后调控主要集中在磷酸化方面的研究。蛋白激酶 C(PKC)的激活剂可以提高端粒酶的活性,而 PKC 的抑制剂则可以抑制端粒酶的活性。磷酸酶 PP2A 处理细胞核提取物之后,端粒酶活性被抑制,而磷酸酶 PP2A 的抑制剂则可以激活细胞内端粒酶活性。这些结果表明端粒酶活性可以直接受磷酸化的调节。另外,蛋白激酶 Akt 也可以参与调节端粒酶的活性。hTERT 磷酸化还可以调节 hTERT 在细胞中的定位,从而改变端粒酶活性。

hTERT 表达出来之后要进入细胞核,在特定的部位发挥作用。在这一过程中,hTERT 和 hTR 与多种蛋白质结合,促进端粒酶的组装和转运。这些蛋白质均可影响端粒酶功能的发挥。

6.2.3 端粒酶的功能

端粒酶的传统功能即维持端粒的稳定已经研究得非常透彻,然而近年来,越来越多的研究表明,端粒酶除了维持端粒结构的稳定之外,还参与 DNA 损伤修复、细胞凋亡、基因转录调控、刺激干细胞增殖等,更有证据显示这些功能是不依赖于端粒酶活性的。

1. 端粒酶与细胞衰老

人体细胞在体外的增殖代数有限,称为"Hayflick 界限"。由于在正常人体细胞中,端粒酶表达被抑制,而细胞在分裂过程中存在染色体"末端复制问题",使得端粒长度逐渐缩短,当端粒长度缩短到临界长度时,细胞进入不可逆的复制性衰老阶段(M_1 期),停留在 G_1/S 期。在细胞衰老机制失活的情况下,如 p53、pRB 蛋白突变,或由于癌基因表达使 p53 和 pRB 功能失活,这种细胞会越过衰老调控机制和周期检验点限制,重新进入细胞周期继续分裂增殖。端粒长度继续缩短,逐渐缩短到危机期(M_2 期)。处于 M_2 期的大部分细胞由于端粒长度过短,基因组不稳定,细胞逐渐走向死亡。然而极少数的细胞可以通过重新激活端粒酶的表达来维持端粒的长度,这种细胞将具有永久分裂的潜能,成为永生化细胞(见图 6-2)。

研究表明,在端粒酶阴性的正常人类体细胞中外源表达 hTERT,可以重组端粒酶活性,延长正常人类体细胞寿命。多数情况下,端粒酶的表达可使本身具有一定寿命的正常细胞越过衰老而无限增殖,并可保持正常细胞的特征。*TERC* 和 *TERT* 基因的突变与衰老相关疾病直接相关。端粒酶活性的丧失会使细胞或个体出现过早性衰老。

2. 端粒酶与肿瘤

端粒酶本身并不是原癌基因,它的单独激活不能诱导细胞癌变,导致肿瘤发生。但端粒酶活性使得细胞获得永生化的能力,这种无限增殖的能力是细胞转化和肿瘤发生所必需的。因此端粒酶的激活是细胞走向癌变的关键因素,端粒酶活性与肿瘤恶性程度呈正相关。端粒酶也与肿瘤的迁移密切相关。90%的恶性肿瘤组织中端粒酶活性呈阳性,相应良性肿瘤则为阴性或仅有少数阳性。由于端粒酶在正常体细胞中不表达,从而使得端

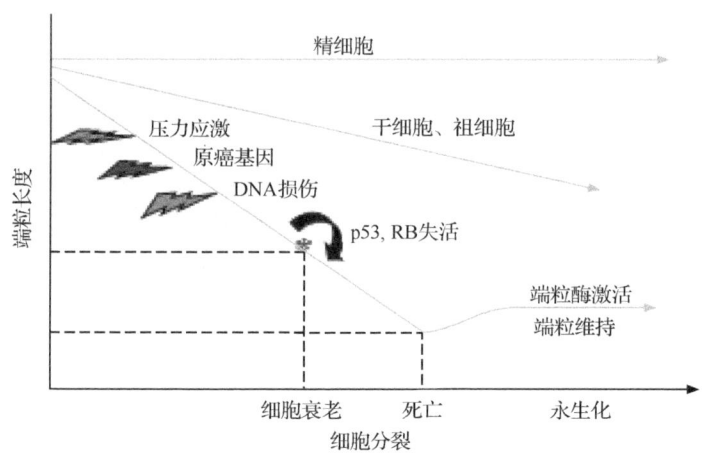

图 6-2　细胞衰老及永生化的两阶段假说。生殖细胞可以通过端粒酶维持端粒长度，与之不同的是，大多数人体细胞端粒酶活性很低，或者不表达端粒酶，它们的端粒就会随着细胞的分裂而缩短。全能干细胞具有端粒酶活性，但是不能够维持端粒的全长。干细胞中端粒缩短的速度比端粒酶阴性的体细胞端粒缩短的速度慢。端粒严重缩短诱导细胞衰老。pRB/p16 或者 p53 失活可以使细胞越过衰老。这些细胞端粒继续缩短，最终导致"生存危机"，表现为大规模细胞死亡。少数存活的细胞由于激活端粒酶具有无限增殖的潜能，即永生化

粒酶成为治疗肿瘤的一个有效靶点。端粒酶的阳性表达不仅与肿瘤的恶性程度有关，而且还可能与肿瘤分化、复发、转移有关，因此许多学者认为端粒酶活性可以作为恶性肿瘤的标志和预测预后的指标。

端粒酶在肿瘤发生过程中可能具有多方面甚至相反的作用。有证据表明，早期肿瘤细胞的克隆，在多步骤肿瘤发生过程中，由于没有足够的端粒酶活性，会相对较早地经历端粒缩短引起的危机期。因此，用荧光原位杂交（FISH）技术发现在癌变前细胞生长过程中会出现极度缩短的端粒，也会出现染色体末端融合。一些人类肿瘤的发生可能被端粒缩短引起的危机终止。新近的研究显示，在端粒足够长的情况下，肿瘤的发生可以不依赖于端粒酶活性。也就说端粒长度和机制的维持是肿瘤发生发展的必要条件。

相反，当 p53 介导的基因组稳定性检验机制缺失时，早期肿瘤会在最初的端粒缩短阶段存活下来，并伴随染色体断裂—融合—搭桥（BFB）循环。基因组改变来自 BFB 循环，包括染色体片段的删除和延长。这会增加基因组突变能力，加快原癌基因和抑癌基因的突变积累。受损的端粒功能可以加快肿瘤的发生，这一结果来自于对突变缺失 p53 和端粒酶敲除的小鼠的研究。出现端粒功能缺失相关的疾病综合征家族会出现肿瘤易感性，说明了同样的问题。至于这两个缺失是否可以协同促进人类肿瘤发生还没有直接的实验证据。

另外，通过比较人类乳腺癌变前和癌变后的受损组织，可以看出短暂端粒缺失对促进肿瘤发生的重要性。癌变前组织不表达显著水平的端粒酶，端粒缩短，染色体断裂；相反，癌组织端粒酶重新表达，端粒延长，异常染色体组型修复。通过这种方式，端粒酶活性的延时使得有助于肿瘤发生的突变增加。随后端粒酶活性的出现又稳定了已突变的基因组

并获得永生化的能力,这些是癌细胞形成肿瘤所必需的。

3. 端粒酶与 DNA 损伤修复

研究表明端粒与 DNA 损伤反应机制紧密联系在一起。许多 DNA 修复蛋白可以结合在端粒区域。衰老细胞在端粒区域出现显著的 DNA 损伤反应蛋白的积累。这些结果表明,在衰老细胞中,紊乱的端粒结构会引发 DNA 损伤反应机制,从而使细胞停留在不可逆的 G_1 停滞期。然而,最近有研究表明,端粒酶自身可以参与 DNA 损伤反应,并且这个功能独立于端粒之外,即不依赖于端粒酶活性。有研究显示,在正常体细胞中,端粒酶在细胞周期的 S 期有短暂的表达,短暂表达的端粒酶不足以合成和延长端粒,但它可以结合在染色体末端帮助染色体复制期后的结构重建,从而维持整个染色体组的稳定。在断裂染色体内部,偶尔能发现在断裂处有端粒序列的添加,这说明端粒酶可能参与损伤 DNA 的修复。外源表达的 hTERT 可以促进参与 DNA 损伤修复基因的表达,以及端粒与核基质相互作用的改变。端粒酶可以调节整个染色质的状态和 DNA 损伤反应。以上研究结果都表明端粒酶可能以不依赖于端粒酶活性的方式参与调节 DNA 损伤修复。

4. 端粒酶与细胞凋亡

研究表明,通过干扰端粒酶组分 hTR 或 hTERT 来抑制端粒酶活性可以诱导肿瘤细胞凋亡,这也成为肿瘤治疗的有效手段之一。之前的观点是把端粒酶与细胞凋亡的联系归结于端粒酶维护端粒的功能上,认为端粒酶活性的抑制引起端粒逐渐缩短或者 Shelterin 复合体功能的丧失,最终导致细胞凋亡。然而最近的许多研究表明端粒酶在抑制由药物引起的细胞凋亡的功能方面是不依赖于端粒酶活性的。端粒酶抑制细胞凋亡可能与线粒体的功能有关。过表达 hTERT 可以提高线粒体的功能,有助于清除线粒体代谢产生的活性氧自由基。位于 hTERT N 端的 20 个氨基酸属于线粒体定位信号,该信号可以使 hTERT 定位到线粒体中。端粒酶参与细胞凋亡的具体机制还有待研究。

5. 端粒酶与基因表达调控

利用基因芯片的实验表明端粒酶可以调节多种基因的表达。在人乳腺上皮细胞外源表达端粒酶可以促进 5 种促生长基因的表达,并抑制 7 种生长抑制基因的表达。基因表达的变化与对外源生长因子需求的降低及增强的细胞增殖能力相一致。在人正常成纤维细胞中外源表达 hTERT 可以构建永生化的成纤维细胞,与正常成纤维细胞比较基因表达的变化,发现 172 个基因的表达受调节。在小鼠黑素瘤 B16 细胞系中,沉默小鼠 TERC 后,138 个基因的表达下降。在人直肠癌 HCT116 细胞系中,沉默 hTR 后,多种参与血管发生和肿瘤迁移的基因表达被抑制。在前列腺癌细胞中,hTERT 还可以促进细胞周期蛋白 Cyclin D1 的表达。在某些正常细胞和肿瘤细胞中 hTERT 还可以上调 VEGF 的表达,这种作用不依赖于端粒酶活性。这些研究结果表明端粒酶可以通过调节多种基因的表达从而在多种生物学过程中起重要作用。端粒酶可能通过影响某个或某些信号通路来调节基因转录。通过生物信息学的方法发现 hTERT 与 c-Myc 和 Wnt 信号有关。进一步的研究发现 hTERT 与 BRG1 结合参与 Wnt 信号的调节。另外,hTERT 能够和 RelA

相互作用，暗示 hTERT 有可能参与调控 NF-κB 信号。端粒酶还可能通过参与表观遗传调控来调整整个染色体的结构，染色体结构的改变导致了大范围基因的表达。

6. 端粒酶与干细胞增殖

在人正常体细胞中检测不到端粒酶活性，而在成体干细胞中可以检测到其活性，不过相比胚胎干细胞或肿瘤细胞的端粒酶活性而言相对较低，因此成体干细胞中低活性的端粒酶可以延缓细胞衰老，但不足以阻止由于端粒缩短而引起的衰老表型。这就是为什么成体干细胞具有更新修复组织的能力，但最终也会走向衰老的命运。越来越多的研究表明，生物体中衰老和癌变具有共同的生物特性，都可以被看成是由于细胞再生功能和器官稳态的下降而造成的干细胞疾病。而端粒酶的功能可以很好地解释这两种生物学现象。端粒酶组分的突变与早老症有关，这种相关性很可能是由于端粒酶缺陷造成的干细胞功能紊乱所引起的。对端粒酶缺陷的小鼠模型及人类衰老相关疾病的研究表明，端粒缩短是干细胞更新修复功能、组织稳态、机体衰老的决定性因素。干细胞中端粒酶活性缺陷或丧失会引起端粒的缩短，进而引起细胞和组织功能的紊乱。

最近的研究表明，端粒酶在激活干细胞增殖方面是不依赖端粒酶活性的。在小鼠上皮组织外源表达 TERT 可以使毛囊干细胞由静止期转化为活跃期，因此促进新的毛发的生长。而 TERT 的这种作用并不依赖于 TERC，这表明端粒酶催化亚基可能存在另一条非经典的途径来重新激活静止期干细胞的增殖。这个现象表明端粒酶在促进干细胞增殖方面是不依赖于端粒酶活性的。研究发现 hTERT 调控的基因与 c-Myc 和 Wnt 信号有关，而 c-Myc 和 Wnt 是参与干细胞功能和癌症中重要的信号分子。2007 年，美国和日本的两个研究小组将 4 种转录因子 Oct4、Sox2、Kfl4 和 c-Myc 共同导入到已经分化的人类体细胞中，可以使其重新成为多能状态，称为可诱导的多能干细胞（iPS）。人类 iPS 与胚胎干细胞在细胞形态、细胞增殖、特异基因表达方面都非常相似，而且 iPS 也重新恢复端粒酶活性。研究表明将 hTERT 与上述 4 种转录因子共同导入分化的人类体细胞中，形成 iPS 克隆的频率更高。这项研究表明 hTERT 可能有助于 iPS 的形成。总之，端粒结构的完整性是干细胞发挥其修复更新功能的决定因素，同时端粒酶还具有以不依赖于端粒的方式来调节干细胞增殖的能力。

7. 端粒酶其他酶活性

除了合成端粒的功能外，近期研究发现端粒酶还具有其他酶的活性。TRET 与 RM-RP（RNA component of mitochondrial RNA processing endoribonuclease）的 RNA 组分结合，与 RMRP 形成一个新的核糖核蛋白复合体。这个复合体具有 RNA 依赖的 RNA 聚合酶活性，它可以产生双链 RNA，这种双链 RNA 参与 Dicer 依赖的小 RNA 干扰过程。

6.3 细胞衰老与永生化

早在 1881 年，德国科学家 August Weismann 曾预言：死亡是因为衰老组织无法更新，因为细胞分裂的次数是有限度的。这一理论显然在当时并没得到承认。特别是法国科学家、诺贝尔生理学或医学奖获得者 Alexis Carrel 根据其鸡胚细胞在体外可以培养 34 年的研究错误地宣称脊椎动物细胞在体外可以无限生长。直到 1963 年，Leonard Hayflick 经过大量反复实验证实了正常的人体细胞在体外只能进行有限次数的分裂增殖进而衰老。从此人们将细胞有限分裂次数称为 Hayflick 界线，认为每种细胞有固定的可分裂次数。1991 年，加拿大科学家 Calvin Harlay 和美国科学家 Carol Greider 实验证实了正常人成纤维细胞的染色体末端（端粒）随着细胞分裂而缩短并最终导致细胞衰老，为细胞衰老的端粒学说提供理论基础。1998 年美国西南医学中心 Jerry Shay 实验室发现在正常人成纤维细胞中引入端粒酶使其永生化并保持正常细胞的特征，从而建立了细胞衰老的端粒学说。

自从 Hayflick 和他的同事发现正常细胞在培养的环境中具有有限的分裂能力之后，细胞衰老已经被人们研究了 40 多年。这些经典的实验证明人类成纤维细胞在体外培养的环境中起初拥有健全的分裂能力，但是经过多次倍增之后细胞的分裂能力逐渐降低，最终所有细胞完全失去分裂能力。这些不能分裂的细胞能继续生存几周，但即使为其提供充足的空间、足够的营养和强烈的生长因子刺激，也不能使其继续分裂。

当人们发现正常细胞不能无限分裂的事实之后，出现了两种重要的理论。这两种理论在当时看来都是有些令人怀疑且自相矛盾的。一种理论基于癌细胞能无限分裂的事实，认为细胞衰老是一种抗肿瘤的机制。在这种情况下，细胞衰老被认为是对机体有利的反应，因为它能防止机体发生癌变。另一种理论基于组织更新和修复的能力随年龄的增长逐渐削弱的事实，认为细胞衰老引起机体衰老，细胞更新能力丢失。在这种情况下，细胞衰老被认为是对机体有害的，导致组织更新能力和功能的削弱。多年以来，这两种理论或多或少都是相互独立地发展。然而随着对细胞衰老理解的深入，这两种理论开始逐渐融合，有关癌症与衰老的研究也有了新的认识。

6.3.1 细胞衰老与生物进化

要想理解细胞衰老既有利又有害的作用及细胞衰老起始的调节，关键在于理解癌症的自然属性和衰老的进化理论。肿瘤发展过程中不仅包括加速生长的显性变化（原癌基因），也包括生长抑制功能的减弱（抑癌基因或看家基因）、维持 DNA 和染色体稳定性的因素减弱和程序性细胞死亡过程的减弱等隐性变化。高等生物如哺乳动物组织更新是维持其生命的必要因素。然而细胞增殖又是癌症发生所必需的，因此具有更新能力的组织有患癌的风险。另外，癌症在很大程度上起始于体细胞突变，而分裂细胞与不分裂的细胞相比产生基因突变的概率大得多。个体为了长寿，进化出了一套抗肿瘤机制来降低机体更新组织产生的患癌风险。其中主要的肿瘤抑制机制即细胞衰老，细胞衰老能使早期癌细胞停止分裂。细胞衰老一方面保证细胞正常的 DNA 修复和维持，另一方面限制细胞的分裂能力，防止基因组变得不稳定和肿瘤发生。

癌细胞在获得恶性特征之前需要积累很多突变。每个突变的产生至少需要 20~30 次细胞分裂，即一个细胞发生突变后，突变的细胞大约扩增到 100 万个细胞的时候才有可能发生第二次突变。另外，大部分突变都是隐性的，这需要一个无性扩增的过程来去除另一个野生型的等位基因，这一过程通常通过杂交丢失获得。如果细胞只有小于 100 次的分裂能力,那么细胞在到达分裂极限时只能积累少数几个突变,这样就阻止了细胞发展成肿瘤细胞。因此,最有效的抑制肿瘤的机制就是细胞不能分裂,但这显然不利于长寿命生物的生长、维持和修复。在这种情况下,如何设定细胞分裂的极限呢?个体拥有超过其维持平均寿命所需的分裂能力会增加其患癌的风险,因此细胞分裂能力应该降到个体在野生情况下(对于人类来说就是石器时代)刚好维持其正常寿命所需要的水平。

细胞衰老进化时所处的环境充斥着各种外界伤害,包括病菌感染、被捕食和饥饿。经常受到这些伤害的生物体的寿命普遍较短。因此,肿瘤抑制机制仅需要在一个相对较短的时间内有效即可,对于人类来说是几十年,对于小鼠来说是几个月而已。但当这一时间段过去之后,这种机制开始表现出不利于个体长寿的效果,而此时个体生育高峰已过,生殖能力下降,虽然功能异常的衰老细胞逐渐积累,危害个体生存,但此时物种只有极小的选择压来消除这种有害的作用。因此,这种肿瘤抑制机制表现出既有利又有害的作用,具体的效果取决于个体的年龄。这种观点,即细胞衰老对年轻个体有利而对老年个体有害,也是对抗多效性(antagonistic pleiotropy)的本质。对抗多效性是一种重要的衰老进化理论。现在我们有充分的证据说明细胞衰老确实是一种肿瘤抑制机制,另外,虽然没有最终定论,但越来越多的证据显示细胞衰老促进机体衰老。

6.3.2 衰老细胞的特征

多细胞生物如哺乳动物体内包含有丝分裂细胞和后有丝分裂细胞。有丝分裂细胞拥有分裂能力,包括上皮细胞、基质成纤维细胞、血管内皮细胞。有丝分裂细胞是组织和器官更新所必需的。造血系统主要由有丝分裂细胞构成。神经胶质细胞也是有丝分裂细胞,支持不能分裂的神经细胞的正常存活和功能。有丝分裂细胞也包括没有分化的干细胞和祖细胞,这些细胞保证一些分化组织的正常功能。有丝分裂细胞易于恶性转化。当有丝分裂细胞受到一些容易引起细胞癌变的刺激的时候,这些细胞会发生细胞衰老。

后有丝分裂细胞没有分裂能力,如终极分化的神经细胞和肌肉细胞。最近研究发现由后有丝分裂细胞构成的组织能进行有限的修复和更新,但这种有限的更新不是由后有丝分裂细胞完成的,而是通过募集可进行有丝分裂的干细胞或祖细胞进行的。因为已经失去增殖能力,后有丝分裂细胞不会出现细胞衰老。后有丝分裂细胞和衰老细胞都不可逆地阻滞在细胞周期之外。这种阻滞的机制还不是很清楚,但它们或许有一些相同的通路。

细胞衰老限制有丝分裂细胞的分裂次数,而癌细胞能超越这种限制。有丝分裂细胞在没有进入细胞周期的时候,可以长时间处于一种可逆的非增殖状态,这一时段叫做静息期(quiescence)或 G_0 期。静息细胞按照组织修复或更新的需要在受到相关信号刺激时能恢复增殖。相反,处于终极分化状态的后有丝分裂细胞永远失去分裂能力。有丝分裂细胞在遭遇潜在的致癌事件后发生细胞衰老,细胞完全不可逆地停止分裂,即生长停滞。衰老细胞出现细胞死亡信号抗性,即抗凋亡能力提高。衰老细胞基因谱表达出现显著差异。所有这些构成细胞的衰老表型。

1. 生长停滞

细胞衰老的主要标志就是永久性失去通过细胞周期的能力。衰老细胞生长停滞，DNA 出现 G_1 期的典型特点，但仍然保持代谢活性。细胞进入衰老状态后不能再启动 DNA 复制，即使细胞处于合适的生长条件中也不能。这种 DNA 复制的阻滞主要是由显性的细胞周期抑制因子的表达上调导致的。与细胞静息相反，衰老性生长停滞是永久的（在没有实验性操作的情况下），因为衰老细胞不能被已知任何一种生理性刺激激活重新分裂。

衰老性生长停滞的特点和严格性依赖于物种类型和细胞所处的遗传背景。例如，多数小鼠成纤维细胞衰老后出现 G_1 期 DNA 状态，但当压力信号激酶 MKK7 缺失后，细胞主要出现 G_2-M 停滞。同样，一些原癌基因使一部分细胞出现 G_2 期 DNA 状态的衰老。另外，癌细胞衰老后会出现 G_2 或 S 期的 DNA 状态。癌细胞虽然具有无限增殖的能力，但仍然有可能重新进入衰老性生长停滞的状态，尤其是当癌细胞受到一些抗肿瘤治疗之后。人类细胞和啮齿类动物细胞在衰老性生长停滞的严格性上有明显不同。很多大鼠和小鼠的细胞在体外培养条件下拥有有限的分裂次数，这和人类细胞相类似，虽然机制有所不同。但啮齿类动物的细胞在培养时经常出现能够无限分裂的自发突变体。这种突变在人类细胞培养中是极其罕见的。

2. 抗凋亡活性

细胞凋亡指的是多细胞生物体内细胞在特定的内源和外源信号诱导下，其死亡途径被激活，并在有关基因的调控下发生的程序性死亡过程。它涉及染色质凝聚和外周化、细胞质减少、核片段化、细胞质致密化、与周围细胞联系中断、内质网与细胞膜融合，最终细胞片段化形成许多细胞凋亡体，被其他细胞吞入。细胞凋亡与细胞坏死不同，细胞凋亡不是一件被动的过程，而是主动过程，它涉及一系列基因的激活、表达以及调控，它并不是病理条件下自体损伤的一种现象，而是为更好地适应生存环境而主动发生的一种死亡过程。

凋亡需要受控的程序化的破坏细胞组分，最终被其他细胞吞没。类似于细胞衰老，细胞凋亡是一种应对细胞压力的极端反应，是一种重要的肿瘤抑制机制。但不同的是，细胞衰老使受损或处在压力条件下的细胞停止分裂，而细胞凋亡则迅速清除这些细胞。

有些细胞在衰老后对一些凋亡信号产生抗性。例如，衰老的人类成纤维细胞对神经酰胺诱导的凋亡产生抗性，但内皮细胞则不行。衰老的人类成纤维细胞还能抵抗生长因子缺失引起的凋亡，但对 Fas 死亡受体募集引起的凋亡则没有抗性。抗凋亡活性能部分解释为什么衰老细胞在培养条件下如此稳定。这种属性或许也能解释为什么衰老细胞随年龄的增长会越来越多，当然，有很多种因素可以造成这种现象。

哪些因素决定了细胞进行衰老还是凋亡还不是很清楚。一种决定性因素是细胞类型，例如，受损的成纤维细胞和上皮细胞倾向于衰老，而受损的淋巴细胞倾向于凋亡。细胞面临的损伤和压力的类型及强度或许也非常重要。多数细胞都会有这两种反应。另外，对前凋亡蛋白或抗凋亡蛋白的相应操作会使本来应该凋亡的细胞发生衰老，或者本来应该衰老的细胞发生凋亡。衰老和凋亡的调节系统可相互通讯，可能是由于它们共同的调节因子 p53 的作用。衰老细胞抵抗凋亡的机制还不是很清楚。一些细胞中，这种抗凋亡活性可能是由于凋亡相关蛋白表达发生差异造成的。另一些细胞中，可能是由于 p53 优先激活阻滞增殖的基因而不是激活那些促进凋亡的细胞造成的。

3. 基因表达发生改变

衰老细胞表现出基因表达上的巨大差异。p21 和 p16 是两个重要的 CDK 抑制剂，在衰老细胞中表达普遍升高。这两个 CDK 的抑制剂分别是 p53 和 pRB 蛋白控制的肿瘤抑制通路的组分。p53 和 pRB 是两个重要的转录调节因子，它们控制的信号通路在肿瘤细胞中往往是缺失的。这两个通路参与起始并维持细胞衰老。p21 受 p53 的直接诱导激活，但 p16 的诱导表达机制还不是很清楚。p21 和 p16 维持 pRB 去磷酸化的活化状态，但这两者的作用不是等同的。衰老细胞也能抑制那些促进细胞周期的蛋白质表达，如 c-FOS、cyclin A、cyclin B 和 PCNA。

衰老细胞中有些表达发生改变的基因与生长停滞无关。有些衰老细胞分泌蛋白会高表达，用来改变组织微环境。例如，成纤维细胞衰老后，某些分泌蛋白表达上调，重塑细胞外基质或调节局部炎症反应。衰老相关的分泌表型的机制还不是很清楚。

6.3.3 细胞衰老的标志

衰老细胞无论在体外培养还是在体内环境中都有一些标志，但没有一种标志是衰老细胞特有的。衰老细胞的一种标志是 DNA 复制的缺失。但这种标志不能区分衰老细胞和静息细胞或分化的后有丝分裂细胞。另一种更特异的区分衰老细胞的标志是衰老相关的 β-半乳糖苷酶(SA-βgal)。用组织化学染色的方法在多数衰老细胞中都能检测到这种标志。但是 β-半乳糖苷酶也能被一些其他压力如长时间的细胞汇合所诱导。β-半乳糖苷酶可能来源于溶酶体，这大概反映了在衰老细胞中溶酶体生成的增加。另外，p16 作为一种重要的衰老调节因子，也被用来识别衰老细胞。p16 在大多数衰老细胞中高表达，在一些肿瘤细胞中也会有表达，特别是在没有 pRB 活性的肿瘤细胞中。原癌基因诱导的衰老细胞中筛选出三种蛋白质：DEC1、p15 和 DCR2，它们会在细胞衰老后表达。这些蛋白质在细胞衰老中的特异性和作用还不是很清楚，但提供了一种可供选择的衰老标志。

一些衰老细胞有衰老相关异染色质簇(senescence-associated heterochromatin foci, SAHF)和衰老相关 DNA 损伤簇(senescence-associated DNA-damage foci, SDF)等细胞学上的标志出现。SAHF 可优先结合一些 DNA 染料，如 DAPI，还会出现异染色质相关组蛋白修饰和其他蛋白质如 HP1。SDF 包含 DNA 损伤相关蛋白，由端粒功能异常和其他来源的 DNA 损伤造成。

6.3.4 细胞衰老的原因

自从 Hayflick 及其同事描述了细胞衰老现象之后，人们花了 30 多年的时间才发现端粒缩短是细胞增殖能力下降的主要原因。细胞衰老分为复制性衰老(replicative senescence)和过早型衰老(premature senescence)。末端复制问题引起的端粒缩短是复制性衰老的主要原因。多种因素可诱导过早型衰老。端粒功能紊乱仅是引起细胞衰老的若干刺激之一。其他衰老诱导因素包括严重的或不可修复的 DNA 损伤,如 DNA 双链断裂及氧化应激造成的 DNA 损伤。实际上,端粒功能紊乱现在也被认为是通过类似 DNA 双链断裂的方式引发 DNA 损伤应答。除此之外,一些药物或者基因操作扰乱染色质结构,也能够诱导细胞衰老。一些细胞生长面临的压力也会诱导细胞衰老。强烈的促有丝分裂信号分子也会诱导细胞衰老。例如,强促有丝分裂的原癌基因会导致正常细胞的衰老,而不是直接导致恶性转化,除非细胞具有一些对细胞衰老不敏感或者越过细胞衰老信号的突变。所有能够诱导细胞衰老的因素的一个共同特点就是都能够协助细胞发生恶性转化。这也说明了细胞衰老是抑制肿瘤发生的关键机制。

1. 端粒依赖的细胞衰老

端粒是染色体末端的 DNA 重复序列,上面有一些结合蛋白,用来保护线性染色体末端,防止染色体降解或融合。由于末端复制问题,细胞每经历一次分裂,端粒 DNA 会缩短 50～200bp。人类端粒长 10～15kb,过多的复制会使端粒变得很短而不稳定。只需一两个过短端粒就可以引发细胞衰老。末端复制问题是细胞不能无限增殖的主要原因。有足够多的证据证明端粒缩短引起细胞复制性衰老。端粒缩短诱发复制性衰老的确切机制还不是很清楚,有实验证据支持的机制包括端粒位置效应、过短端粒 DNA 损伤信号、3′ G-rich 端粒单链区的丢失。

1) 端粒位置效应

一种解释端粒缩短与基因表达变化之间的关系的模型叫做端粒位置效应(TPE)。TPE 取决于端粒长度,是一种"有或无"的作用,具有可遗传性。这种观点认为当端粒足够长时,靠近端粒的基因处于被沉默的状态。随着细胞年龄增大,端粒逐渐缩短,一些端粒附近的基因开始激活表达。TPE 依赖端粒长度的特点可以解释人类细胞随分裂次数的增加基因表达逐渐发生变化的事实。目前已发现多个蛋白表达量随细胞分裂次数的增加而发生变化。哺乳动物细胞 TPE 的存在提示细胞衰老前的变化可能是程序性的,细胞随端粒的缩短逐渐改变基因的表达,最终影响细胞和机体的功能。这种观点可以解释端粒缩短导致的下游效应,但 TPE 在高等生物中确切的生物学作用还没有弄清楚。有必要弄清楚哪些内源基因的表达受端粒长度的影响以便确认 TPE 是否影响衰老和肿瘤的生理学过程。*hTERT* 基因距离 5 号染色体末端只有几百 kb,一种观点认为胚胎发育过程中 TPE 沉默 hTERT,限制了人类端粒的最大长度。

2) 过短端粒的 DNA 损伤信号

最新证据显示过短端粒引起的 DNA 损伤反应是引起复制性衰老最直接最有效的原因,这种观点比 TPE 更令人信服。

许多研究证明细胞衰老后端粒位置的 DNA 损伤反应具有典型的 DNA 损伤簇相关蛋白,如 γH2AX。γH2AX 的磷酸化发生在 DNA 损伤处,与 DNA 损伤修复蛋白共定位,包括 BRCA1、MDC1、MRE11、NBS1、RAD5 和 53BP1。TRF2 保护端粒结构,在细胞中引入具有显性抑制突变的 TRF2,细胞会迅速出现端粒诱导的 DNA 损伤簇,端粒脱帽迅速,生长停滞很快发生,端粒失去 G-rich 的单链区。

3) 3'G-rich 单链突起的丢失

最后一种引发复制性衰老的机制是 3' 单链突起的丢失。这种观点基于这样的观察结果,即 60%~85% 的 3' 单链突起在衰老时会有损伤,受损的突起会在细胞经过 M_1 后逐渐缩短。这一观点存在一个重要的疑问,即由端粒功能异常引起的细胞 DNA 损伤反应是否会引起端粒 3' 突起的缩短,或者缩短的突起是否能激活 DNA 损伤反应?如果仅是一个或两个端粒末端就能引起复制性衰老,那么这种全局性的突起丢失更像是二次事件。如果仅仅是一两个端粒就能控制生长的话,那么就不可能在一个给定的细胞中观察到 92 个端粒末端中 60%~85% 会出现突起的损伤。一种解释是末端突起的丢失是细胞衰老后的表型,可能是 DNA 损伤反应之后的末端加工事件,而不是导致复制性衰老的直接原因。

末端复制问题可通过端粒酶解决。多数正常细胞不能表达端粒酶,而种系细胞和多数肿瘤细胞可以表达端粒酶。另外,在正常细胞中过表达端粒酶催化亚基可以防止端粒缩短,细胞不会进入衰老。但端粒酶不能阻止非端粒依赖的细胞衰老的发生。这一现象在小鼠中得到验证。与人类细胞不同,小鼠细胞含有很长的端粒,且很多细胞有端粒酶表达。然而很多小鼠细胞经历一定次数的倍增后仍然会发生细胞衰老。这种衰老依赖于高氧环境(20%),这也是体外培养的标准条件。小鼠细胞比人类细胞对高氧环境更敏感,容易产生严重的 DNA 损伤。在低氧条件即生理条件氧气水平下,小鼠细胞 DNA 损伤和复制能力降低的情况会减轻。

2. DNA 损伤引起的衰老

除了端粒位置的损伤信号外,基因组任何位置的严重损伤,特别是产生 DSB 的损伤,都能诱导多种细胞发生细胞衰老。在体外培养的条件下,DNA 损伤细胞会出现基质细胞衍生因子(SDF)长达几周甚至更长时间。研究发现这些持续出现的损伤簇中并没有不可修复的 DSB,之所以出现如此长的时间,或许只是为了提供持续的 p53 信号来诱导细胞衰老。

DNA 损伤诱导的细胞衰老都强烈依赖 p53,通常伴随 p21 的表达。在许多细胞中,DNA 损伤和端粒功能异常也会诱导 p16 的表达,不过会有一定的延时。p16 对细胞的生长能产生二次阻滞。

多种化疗药物引起严重的 DNA 损伤。这些药物诱导正常细胞衰老,也能诱导一些肿瘤细胞进入衰老。拥有野生型 p53 的肿瘤细胞更容易在化疗药物的诱导下衰老,至少在体外培养的环境下和肿瘤易感的小鼠模型中是这样,这与 p53 在损伤诱导细胞衰老中的作用是一致的。DNA 损伤治疗在能发生衰老的肿瘤中的效果比不能发生衰老的肿瘤中的效果好。

3. 染色质微扰引起的细胞衰老

染色质分为常染色质和异染色质,常染色质区的基因处于活化状态,异染色质区的基因处于沉默状态。常染色质和异染色质主要取决于组蛋白修饰,如乙酰化和甲基化。组蛋白乙酰化程度高,有利于常染色质形成;相反,组蛋白乙酰化程度低,有利于异染色质形成。研究发现某些组蛋白去乙酰化酶抑制剂（HDAi）促进常染色质形成，诱导细胞衰老。这一现象的机制还不是很清楚，而且不同物种和细胞类型情况有所不同。例如，在人类成纤维细胞中，HDAi 诱导 p21 和 p16 的表达，引起的细胞衰老依赖于 pRB 的存在。相反，在小鼠成纤维细胞中 p53 通路对于 HDAi 诱导的细胞衰老更为重要。

异染色质与 SAHF 在细胞衰老的建立和维持过程中起重要作用，这与 HDAi 能诱导细胞衰老的现象有些矛盾。因为 HDAi 诱导的细胞衰老组蛋白乙酰基转移酶活性下调，乙酰基转移酶促进异染色质形成，诱导细胞衰老。现在还不是很清楚为什么异染色质消耗和异染色质形成都能引发细胞衰老。这两种情况都可以造成染色质结构广泛但不完全的变化，可能有不同的关键基因的表达变化。HDAi 有可能成为治疗某些癌症的药物，因此弄清楚它的作用机制是很关键的。

4. 原癌基因诱导的细胞衰老

原癌基因是正常基因的突变版本，能使细胞发生转化。正常细胞中多种原癌基因可诱发细胞衰老。最早发现能诱导细胞衰老的原癌基因是 RAS，一种细胞质中的信号转导蛋白，在正常的人类成纤维细胞中有表达。随后发现 RAS 信号通路中的其他蛋白包括 RAF、MEK、MOS 和 BRAF，以及促进增殖的核蛋白如 E2F-1，这些蛋白质在细胞中过表达后都能诱导细胞衰老。由于诱导细胞的原癌基因都能刺激细胞生长，细胞衰老能对抗过度的有丝分裂刺激。

原癌基因诱导的细胞衰老似乎与染色质或端粒损伤诱导的细胞衰老没有明显的区别。例如，原癌基因 RAS 诱导 p16 表达和 SAHF 形成。原癌基因诱导的细胞衰老不需要端粒缩短信号，但原癌基因引起异常的 DNA 复制，产生的 DNA 损伤诱导强烈的 DNA 损伤反应。这种 DNA 损伤反应是原癌基因诱导衰老的原因之一。

原癌基因诱导细胞衰老的现象并不是在所有细胞中都会发生。研究表明，原癌基因诱导细胞衰老能阻断癌症发展。肿瘤的发生一般需要多个基因突变，特别是 *p53* 或 *p16* 的突变或许就是为了阻止细胞衰老的发生。

5. 压力和其他因素诱导的细胞衰老

一些抗增殖的细胞因子的持续刺激也会诱导细胞衰老，如 β 干扰素。急性 β 干扰素刺激使细胞出现可逆的生长停滞，但慢性 β 干扰素刺激增加细胞内氧自由基，引发 p53 依赖的 DNA 损伤反应，导致细胞衰老。慢性 TGF-β 信号促进 p16-pRB 依赖的异染色质形成，诱导细胞衰老。

最后，有多种细胞培养压力能诱导 p16 依赖的独立于端粒的细胞衰老。例如，人类角化细胞和哺乳动物上皮细胞在标准的培养环境中会自发表达 p16，并在端粒很长的情况下发生细胞衰老。把这些细胞放在由成纤维细胞组成的饲养层上培养时则不会发生这种提前的衰老，但经过在饲养层上的多次倍增之后，这些细胞还是会发生端粒依赖的细胞衰老。这说明，不恰当的生长条件也会诱导细胞衰老。

6.3.5 细胞衰老的调控

细胞衰老引起的生长停滞是通过 p53 和 p16-pRB 肿瘤抑制通路建立和维持的。p53 和 p16-pRB 通路相互关联，各自应答不同的刺激，但都能独立停止细胞周期。通过哪条通路导致细胞衰老根据不同的物种、不同的细胞种类有所不同。绝大多数细胞都是通过 p53 和 p16-pRB 通路引起细胞衰老，但最近有证据显示某些细胞存在不依赖 p53 和 p16-pRB 的其他通路引起细胞衰老。

p53 和 pRB 已被证明是最重要的肿瘤抑制因子。p53 和 pRB 分别控制着一条重要的肿瘤抑制信号通路，包含一些上游的调节因子和下游的效应因子。在癌细胞中，p53 和 pRB 或者它们控制的信号通路中的组分经常发生突变。p53 和 pRB 通路的某些组分本身就是肿瘤抑制因子，如 p16 对于 pRB 和 p53 来说都是一个正调节因子。除此之外，p53 和 pRB 通路的某些蛋白质能够抑制原癌基因及细胞增殖促进因子的活性。例如，ARF 能够抑制协助 p53 降解的 *HDM2* 基因的活性，p16 能够抑制 CDK（细胞周期调节蛋白依赖性激酶）的活性，CDK 可以磷酸化 pRB 使其失活。并且，p53 和 pRB 通路具有一定的交叉。例如，pRB 可以抑制 E2F1 的活性，E2F1 是一个转录因子，能够促进 DNA 复制所需基因的表达，同时上调 ARF 的表达，ARF 维持 p53 的稳定。同样，p53 能促进 p21 的转录，p21 是一个 CDK 抑制因子，可以使 pRB 保持去磷酸化的激活状态。最后，p53 和 pRB 通路也决定着细胞除了细胞衰老以外的其他命运。例如，p53 通路激活可以导致细胞死亡，p53 和 pRB 两条通路中的任意一条被激活都能导致瞬时的细胞周期停滞。p53 和 pRB 通路触发细胞的某种命运的具体调节机制并不是很清楚，不同的细胞类型和刺激条件很可能是重要的变量因素。

p53 和 pRB 通路的激活取决于不同的刺激因子。诱导 DNA 损伤应答的刺激主要激活 p53 通路，而这一过程一般是通过 p53 的转录后修饰来实现的。这些刺激包括端粒功能紊乱、原癌基因的激活、DNA 断裂损伤。pRB 通路一般认为主要由一些外界的生长压力刺激激活，这些压力激活 p16 的表达。在体外培养条件下，不适合的生长条件可以诱导 p16 的表达。在 p53 没有激活的情况下，p16 的表达足以引起不可逆的细胞生长停滞即细胞衰老。在某些细胞中，端粒缩短或功能紊乱能够激活 p53，引起细胞衰老，同时诱导 p16 表达，虽然有一定的延时，但是也能激活 pRB 通路。

有的细胞会自发地失去表达 p16 的能力，这一般是由启动子甲基化造成的。这一现象在体外和体内环境中都有发现。不表达 p16 的细胞端粒缩短后仍然会受 p53 调控引起细胞衰老。值得注意的是，在不表达 p16 的衰老细胞中 p53 失活，会导致细胞重新进入细胞周期。这样的细胞具有较高的恶性转化风险。与之相反，一旦细胞因为 p16 表达增加而衰老，这样的衰老状态是不会再通过 p53、p16 或者 pRB 的失活而逆转的。因此，p16-pRB 通路诱导的细胞衰老对于因 DNA 损伤而具有潜在癌变风险的细胞的增殖提供了强大的第二道屏障。

6.3.6 细胞衰老的重要性

Hayflick 观察到的结果是从培养的细胞中得出的，对细胞衰老的研究也大都来自细胞培养物。直到最近十几年才发现体内细胞衰老的存在,并具有重要意义。

1. 体内的衰老细胞

之前提到的衰老相关标志可用来识别体内衰老细胞。不过没有一种标志是衰老细胞所特有的。啮齿类、灵长类中,衰老细胞在很多种可更新组织中有所发现,包括脉管系统、造血系统、许多上皮组织和基质。一个明显的现象是出现衰老标志的细胞在年轻个体中较少,随年龄增大不断增多。年老个体衰老细胞的数量在不同物种和组织中有所不同,变化范围从小于1%到大于15%。导致体内细胞衰老的原因还不是很清楚。一些体内衰老的细胞出现SDF,并定位于端粒位置,说明至少有一部分体内衰老的细胞是由端粒功能异常引起的。

衰老细胞在与年龄相关的慢性疾病中出现,如关节炎、动脉粥样硬化,这些衰老细胞与机体衰老和衰老相关疾病有关。另外,衰老细胞还存在于良性的前肿瘤组织,在恶性肿瘤中没有。正常组织和肿瘤组织接受DNA损伤型化疗后会出现衰老细胞。这些都证明了细胞衰老确实能够抑制癌症发生。

衰老细胞在体内积累的原因还不是很清楚。在鼠科动物肿瘤组织中,由急性p53激活诱导的衰老细胞能被宿主免疫反应清除,但不清楚免疫系统是如何识别衰老细胞的。是否存在其他清除衰老细胞的机制?这些机制是否随年龄的增加而有所变化?体内发现的衰老细胞是否已经逃过被清除的命运,还是正在被清除的过程中?这些问题都有待解决。

2. 细胞衰老与癌症

诱导细胞衰老的刺激大都具有致癌性,而癌细胞必须积累突变,避免端粒依赖的和原癌基因诱导的细胞衰老。这样的突变大都发生在p53通路和p16-pRB通路中。这些通路都具有多种活性,各种活性都能抑制肿瘤发生。多个证据显示失去细胞衰老的功能是肿瘤发展中的重要一步。例如,在小鼠中敲除组蛋白甲基转移酶或p53,不能在相应刺激下引起细胞衰老,这种小鼠容易诱发癌症。人类中这些基因缺陷后也会提高患癌风险。前肿瘤组织中的细胞很多表达衰老标志,这说明衰老反应阻碍恶性转化的过程。

细胞衰老抑制肿瘤的机制可能是通过抑制细胞增殖。可以说任何能够阻止细胞分裂的机制都能抑制肿瘤发生。但衰老功能的缺失对于恶性转化来说是不充分的。例如,端粒酶阻止端粒引发的衰老,但不能使细胞获得恶性表型。p16、p21或一些DDR基因甚至是p53或pRB的失活延长人类细胞复制寿命,但本身不能让细胞发生转化。这样的细胞通常进入危机期,但少数克服末端复制问题获得永生化的细胞存活下来。即使是这样,永生化细胞也不是肿瘤细胞,直到这些细胞激活促有丝分裂的原癌基因(如RAS)或抑制有丝分裂的抑癌基因(如PTEN)失活。因此,防止细胞衰老的遗传的或表观遗传的事件是肿瘤发生的必要但非充分条件。如果细胞衰老过程中没有p16-pRB的参与,p53功能在细胞衰老后缺失,细胞衰老是可以逆转的。但在体内环境中是否会发生这一过程不是很清楚。非分裂细胞也能产生突变,因此这种情况不是没有可能。但不管怎样,细胞衰老为肿瘤的发生设置了一道难以逾越的障碍。

最新研究显示,衰老和癌变在细胞水平上拥有共同的调控机制(图 6-3)。在 *Ras* 癌基因诱导肿瘤发生过程中,肺、皮肤和胰腺的恶化前组织中有衰老细胞,但是这些组织的恶性肿瘤中没有发现衰老细胞。癌基因 *RAS* 在淋巴细胞表达可以诱导细胞衰老,但是肿瘤抑制因子 *Suv39h1* 基因敲除时,癌基因 *RAS* 诱导淋巴瘤的形成。同样,前列腺组织特异性敲除肿瘤抑制因子 PTEN 导致前列腺组织出现衰老细胞。当 PTEN 缺失小鼠与 p53 缺陷小鼠杂交时,导致前列腺癌变。因此,细胞衰老是肿瘤抑制机制,与细胞凋亡一样,可防止正常细胞无限增殖或癌变。新近研究发现,在肿瘤细胞中,细胞衰老机制可以重新建立,恢复肿瘤细胞的衰老调控机制能够诱导癌细胞衰老,说明诱导肿瘤细胞衰老的途径可能成为肿瘤治疗的新手段。

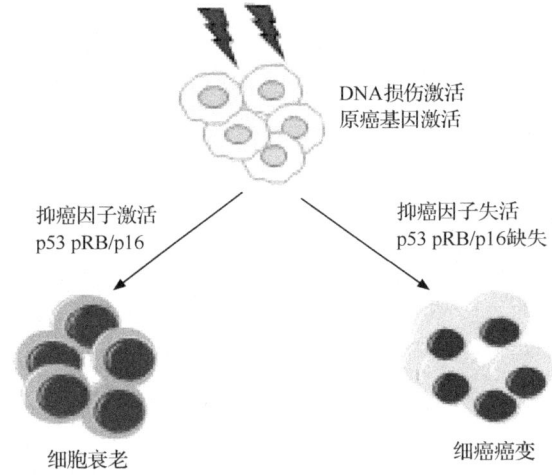

图 6-3 衰老与肿瘤的相互关系。DNA 损伤、原癌基因激活如 Ras、BRAF 等诱导细胞发生癌前病变(premalignant lesion),诱导细胞衰老。但是在肿瘤抑制因子如 p53、pRB/p16 等失活的情况下,细胞可能越过衰老机制的调控,导致基因组的不稳定性,最终导致癌变的发生

3. 细胞衰老和机体衰老

细胞衰老与机体衰老的关系更多的是一种猜测,没有直接的实验证据。随年龄增长,机体衰老细胞增加,且衰老细胞会出现在年龄相关的疾病中。最近发现在三种机体衰老表型中有 p16 依赖的细胞衰老参与,这三种表型是神经形成减弱、造血功能减弱、胰腺功能减弱。小鼠大脑、骨髓、胰腺中的干细胞和祖细胞随年龄增加 p16 表达升高,p16 抑制干细胞增殖和组织更新。在小鼠中敲除 p16 后,干细胞生长和组织更新能力随年龄增加而减弱的现象会弱化,不过这些小鼠会因癌症而过早死亡。

干细胞衰老可以部分解释大脑和骨髓在年龄增大后功能减弱及二型糖尿病的发展,这与 p16 在干细胞和祖细胞中表达上升是一致的。但现在还不知道 p16 阳性的干细胞是否真的存在衰老现象,或许 p16 抑制肿瘤和促进个体衰老的原因是抑制细胞增殖而非细胞衰老。但无论如何 p16 抑制肿瘤的活性跟其促进个体衰老的活性是分不开的。在小鼠体内表达过度活化的 p53,小鼠不会发展出肿瘤,但会出现加速衰老的表型。这也说明抑

制肿瘤跟促进个体衰老是分不开的。

  细胞衰老促进个体衰老的第二种机制在于基因表达谱的变化。特别是一些关键蛋白的上调,包括降解细胞外基质的酶类、炎性细胞因子、生长因子等,这些蛋白质可以作用于周围细胞。在体外培养模型中,这些分泌因子破坏正常组织的结构和功能。另外,无论是在体内还是体外,衰老细胞分泌的因子能刺激附近的前肿瘤细胞生长和血管生成。因此,虽然衰老细胞本身不会发展成肿瘤细胞,但可以促进附近的前肿瘤细胞的发展过程,进而在年老个体中促进癌症发生。综上所述,细胞衰老反应具有对抗多效性,一方面在年轻个体中抑制肿瘤发生,另一方面促进有害的衰老表型的发展。

(丁德强　丛羽生)

主要参考文献

Blackburn E H. 2000. Telomere states and cell fates. Nature, 408: 53-56.

Campisi J, d'Adda di Fagagna F. 2007. Cellular senescence: when bad things happen to good cells. Nat Rev Mol Cell Biol, 8: 729-740.

Campisi J. 2005. Senescent cells, tumor suppression, and organismal aging: good citizens, bad neighbors. Cell, 120: 513-522.

Cesare A J, Reddel R R. 2010. Alternative lengthening of telomeres: models, mechanisms and implications. Nat Rev Genet, 11: 319-330.

Collins K, Mitchell J R. 2002. Telomerase in the human organism. Oncogene, 21: 564-579.

Cong Y S, Wright W E, Shay J W. 2002. Human telomerase and its regulation. Microbiol Mol Biol Rev, 66: 407-425.

Cong Y, Shay J W. 2008. Actions of human telomerase beyond telomeres. Cell Res, 18: 725-732.

de Lange T. 2005. Shelterin: the protein complex that shapes and safeguards human telomeres. Genes Dev, 19: 2100-2110.

de Lange T. 2009. How telomeres solve the end-protection problem. Science, 326: 948-952.

Finkel T, Serrano M, Blasco M A. 2007. The common biology of cancer and ageing. Nature, 448: 767-774.

Gilson E, Geli V. 2007. How telomeres are replicated. Nat Rev Mol Cell Biol, 8: 825-838.

Hanahan D, Weinberg R A. 2011. Hallmarks of cancer: the next generation. Cell, 144: 646-674.

Maida Y, Yasukawa M, Furuuchi M, et al. 2009. An RNA-dependent RNA polymerase formed by TERT and the RMRP RNA. Nature, 461: 230-235.

Park J I, Venteicher A S, Hong J Y, et al. 2009. Telomerase modulates Wnt signalling by association with target gene chromatin. Nature, 460: 66-72.

Shay J W, Wright W E. 2005. Senescence and immortalization: role of telomeres and telomerase. Carcinogenesis, 26: 867-874.

Zhu H, Belcher M, van der Harst P. 2011. Healthy aging and disease: role for telomere biology? Clin Sci (Lond), 120: 427-440.

第7章　癌细胞特征之五——促瘤炎症反应

在许多肿瘤组织中弥漫地浸润着丰富的免疫细胞,其中包括参与天然免疫(固有性免疫)和后天免疫(获得性免疫)的各种细胞,这种现象意味着肿瘤组织中存在着"炎症反应"。这些参与肿瘤炎症反应的细胞并非来自肿瘤本身,而是来自机体的非肿瘤组织。这些炎症细胞包括 T 细胞、B 细胞、自然杀伤(natural killer, NK)细胞、树突状细胞(dendritic cell, DC)和巨噬细胞。随着能够精确标识不同免疫细胞标志物的不断发现,现在能够更为清楚地认识到,在每个新生肿瘤造成的创伤中,都包含着不同类型的免疫细胞浸润。免疫细胞在肿瘤中的浸润,可以从轻微程度发展到严重程度。在轻微浸润时,仅能用细胞类型特异的抗体检测到免疫细胞;而严重浸润时,用一般细胞组织化学染色就能很容易检测到免疫细胞。从组织学层面上讲,这样的免疫细胞浸润意味着机体的免疫系统对肿瘤细胞进行着某种清除活动。的确,在绝大多数实体瘤中,肿瘤浸润性白细胞的密度与肿瘤的病理分级及阶段呈负相关:在良好分化的肿瘤中白细胞较多;而在浸润性肿瘤中,白细胞较少。但是,又有越来越多的证据显示,抗肿瘤反应中,许多肿瘤具有逃避免疫杀伤的趋势。

7.1　对肿瘤与炎症关系的认识

早在 19 世纪,Rudolf Virchow 就在肿瘤组织内观察到白细胞的存在,这种现象首次提供了炎症与癌症之间有着某种联系的线索。可是,直到 20 世纪末,人们才发现肿瘤组织中存在着各种免疫细胞,从而基本上获得了炎症在肿瘤发生中发挥着重要作用的证据。这些证据和现在已经普遍认可的观点基本一致,即慢性炎症能够增加癌症风险,而不易检测的亚临床性炎症(如肥胖所引起的炎症反应)对于增加癌症风险亦是非常重要的。

到 2000 年,已经有证据表明肿瘤相关炎症反应具有一些意料不到的结果,具体表现为肿瘤相关炎症反应对肿瘤发生发展可以起促进作用,特别是肿瘤相关炎症反应能够帮助初期新生肿瘤获得肿瘤特异性抵抗能力。在随后的十年中,科研工作者对肿瘤病理和炎症的相互关系进行了大量的研究,形成了许多非常重要的概念,即认为免疫细胞(主要是固有免疫系统)在功能上具有重要的肿瘤促进作用。

现在普遍认为,炎症对于肿瘤的作用,主要是炎症细胞通过在肿瘤微环境中提供活性分子来发挥作用的,这些活性分子包括:延续细胞增殖的生长因子,减少细胞死亡的存活因子,促血管形成因子,促肿瘤血管形成、浸润和转移的细胞外基质修饰酶,以及导致上皮间质细胞转化(EMT)激活的一些引导信号分子。免疫细胞还可以通过分泌细胞因子、趋化因子、生长因子、前列腺素、活性氧及活性氮来影响肿瘤细胞的恶性化进程。因此,可以说炎症反应影响着肿瘤发生的每一步,不管是从发生到发展,还是直到最后的恶化。

重要的是,炎症在新生肿瘤进展的最初阶段的作用非常重要,其能够促进新生肿瘤发展成为完全恶化的癌症。另外,炎症细胞又能够通过释放化学物质(如活性氧),进而促发邻近癌细胞的细胞产生致癌突变,从而加速癌细胞向高度恶化方向进化。因此,炎症被看成是促进肿瘤关键特性能力的罪魁祸首。

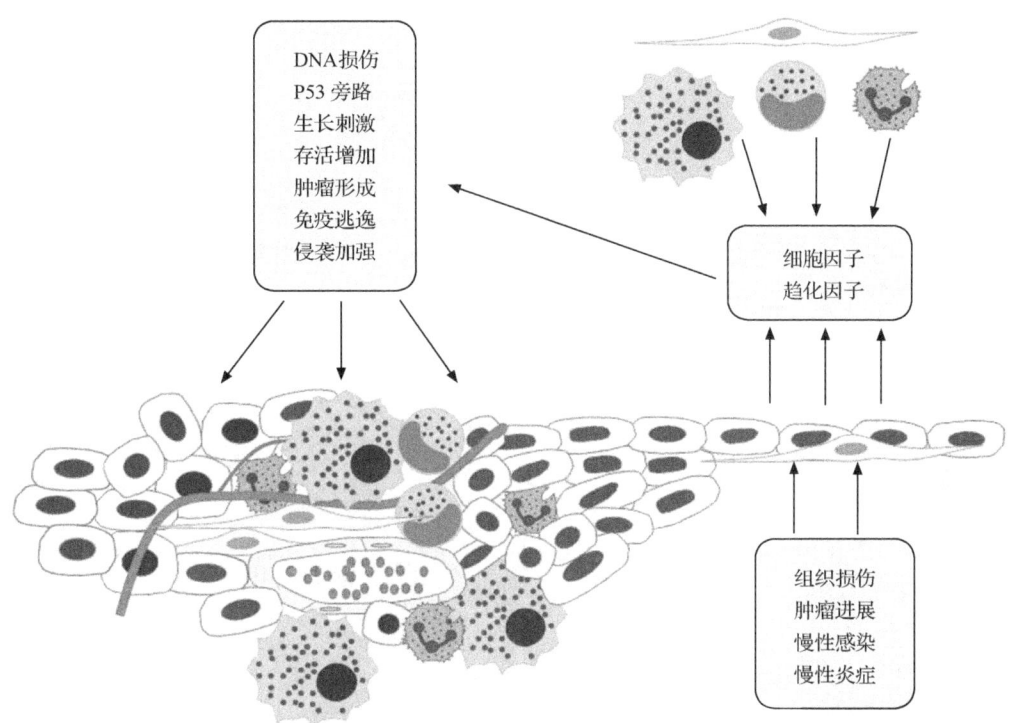

图 7-1 慢性炎症与肿瘤发生(改绘自 Lancet,2001)。肿瘤细胞可以分泌细胞因子或趋化因子,从而招募免疫细胞。浸润的炎症细胞可以通过分泌细胞因子作用于肿瘤细胞,进一步影响肿瘤细胞的存活。当肿瘤细胞成功逃逸免疫细胞的杀伤后,免疫细胞便促进肿瘤的形成,甚至参与肿瘤细胞对癌旁正常细胞的诱变

现在,炎症在肿瘤发生中的作用已被广泛接受,同时炎症造成的微环境对所有肿瘤来说是必不可少的,其中包括一些并非是直接以炎症为诱因的肿瘤。现在认为,仅有少部分肿瘤是由配子突变引起的,而绝大多数肿瘤的发生则与体细胞突变及环境因素有关。反过来说,引起癌症的许多环境因素和风险因子都与某种类型的慢性炎症相关联。统计显示,20%的癌症与慢性感染相关,30%的癌症归咎于吸烟和严重的环境污染物,35%的癌症归因于饮食因素(其中 20%的癌症来自肥胖)。

虽然现在已经认识到由细菌和病毒感染引起的炎症能够增加癌症风险,最近的研究指出,抽烟也能够引起慢性炎症从而激发肿瘤。当然,吸烟本身产生的致癌物质也是其促进肿瘤的重要因素。同样,肥胖能够促进肝癌和胰腺癌的发生。在许多恶性实体瘤易发生的老年人群中,虽然现在认为肿瘤是由于细胞老化引起的,但其机理依然是通过炎症反应促进的。

总之,炎症除了作用于早期肿瘤发生外,同时也影响机体对肿瘤的免疫反应。炎症反应一方面能够用于治疗肿瘤或增强化疗的效果,但在一些肿瘤中却又可以削弱治疗的效果。

7.2 肿瘤相关炎症类型及一般作用机理

根据炎症的起因、机理、结果及强度等不同,可以把炎症化分为不同的类型,这些不同的类型炎症反应以不同程度促进癌症的发展及进程。这些炎症类型包括,治疗诱导炎症、慢性炎症、感染、自身性免疫病、肿瘤相关炎症,以及环境和饮食引起的炎症。各种炎症与肿瘤风险的相关性见表 7-1。

表 7-1　炎症和肿瘤风险的相关性(Lancet,2001)

肿瘤类型	炎症种类、发生条件
膀胱癌	血丝虫病
宫颈癌	人乳头瘤病毒感染
卵巢癌	盆腔炎、滑石、组织重建
胃癌	幽门螺旋杆菌诱导的胃炎
黏膜相关淋巴组织性淋巴癌	幽门螺旋杆菌感染
食管癌	巴雷特化生(转化)
结直肠癌	炎性肠病
肝细胞癌	乙肝病毒/丙肝病毒感染
支气管癌	硅土、石棉、吸烟
间皮癌	石棉
卡波西肉瘤	人 8 型疱疹病毒

持续幽门螺旋杆菌(*Helicobater pylori*)感染与胃癌和黏膜相关样组织淋巴瘤(mucosa associated lymphoid tissue,MALT)有关,乙肝病毒(HBV)或丙肝病毒(HCV)感染增加肝癌(HCC)的罹患风险,血吸虫(*Schistosoma*)或拟杆菌(*Bacteroides*)感染与膀胱癌和结直肠癌相关。这些炎症导致肿瘤的共同特点是,感染触发的炎症反应发生在肿瘤发展之前。感染触发的炎症反应发生是正常宿主反应的一部分,目的在于清除病原体。可是,致癌性病原体破坏了宿主免疫系统,形成低水平但又慢性持续感染。最终,慢性炎症促进了肿瘤的产生。有意思的是,与这种慢性炎症作用相反,早在 19 世纪 90 年代,Coley 就成功地利用了某些微生物制剂诱导急性炎症来治疗癌症,近期有人也利用一种微生物制剂治疗膀胱癌。尽管慢性炎症可以促进膀胱癌,但膀胱癌对急性炎症却表现了特异的敏感性。这些例子说明了像 HP、HBV 和 HCV 这种感染触发的慢性炎症反应,才是导致肿瘤的根本所在。另一类发生早于肿瘤发展的慢性炎症是由免疫系统的负调控或自身免疫性疾病引起的,如炎症性肠病[(IBD,包括克罗恩病(Crohn's disease,CD)和溃疡性结肠炎(ulcerative colitis,UC)]。这类炎症虽然没有致癌微生物的参与,但却极大地增加了结直肠癌的风险。

可是,并不是所有的慢性炎症疾病都增加肿瘤的患病风险,而一些炎症,如银屑病,却能够减少肿瘤发生的风险。现在还不清楚什么因素使得炎症性肠病和慢性肝炎成为促肿瘤发生的原因,与之相比,也不知道什么因素阻抑肿瘤发生(如类风湿关节炎或银屑病)。

一种可能性是与胃肠道及肝脏暴露于饮食及环境中的致癌物（剂）有关，而这类致癌物（剂）却从不在关节或皮肤部位出现。

慢性炎症也可能由环境暴露（如辐射）引起。来自吸烟的微粒物质和其他刺激剂能够在肺中造成慢性损坏性沉积，从而形成肺癌高发的风险因素。目前已在小鼠模型中证实了吸烟通过引起炎症反应进而引起肺癌高发的这种机理。另一个慢性炎症促进肿瘤的例子是，吸入石棉或硅颗粒能够使肺癌发生率增高，但是，石棉或硅颗粒却没有明显的诱癌活性。已经证明，石棉或硅颗粒引起炎症反应是通过 IL-1β 介导的。第三种慢性炎症促进肿瘤的例子是，肥胖使得癌症风险增加 1.6 倍，由于肥胖能够导致慢性炎症，从而促进肝癌发展。最后，损伤 DNA 的累积和细胞老化的累积也能够引起促肿瘤炎症反应。

另一类完全不同的炎症是紧随肿瘤发展的炎症。大多数实体恶性肿瘤都会激发构成前致癌微环境的内在免疫反应。除了细胞自体增殖外，某些癌基因（如 RAS、Myc 家族）会引起转录变化，导致肿瘤微环境重塑，这包括了白细胞介入、促癌细胞因子的表达及血管形成开关的启动。所有的肿瘤恶化程度在某个时间点上超出了其血供速度，从而形成氧及营养缺乏状态。这会导致在肿瘤中心发生细胞坏死，从而释放预炎因子（如 IL-1β 和 HMGB1），随后的炎症反应促进了新生血管的形成，给存活的癌细胞额外的生长因子。在这个过程中，这些生长因子是由新加入的炎症及免疫细胞产生的，而并非肿瘤细胞本身。

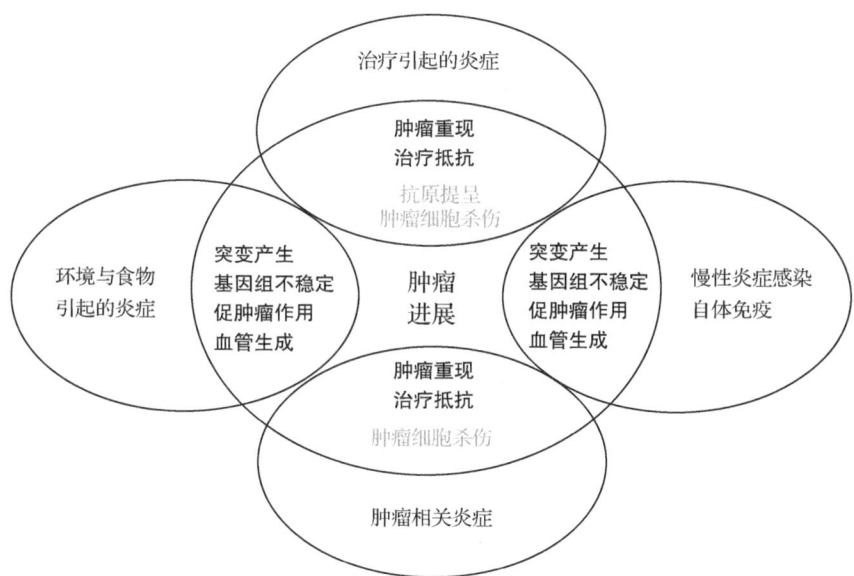

图 7-2　肿瘤进展中炎症的类型。与感染和自体免疫疾病相关的慢性炎症在肿瘤发生前出现后，能够促进致癌性突变，引起基因组不稳定性，促发早期肿瘤并增加血管生成。长期暴露于环境刺激物中或肥胖，能够引起低水平的慢性炎症，后者又会促进肿瘤发展。肿瘤相关炎症反应与肿瘤进展携手并进，其能够增强新生血管生成，促进肿瘤浸润和恶性转移，引起局部免疫抑制，并进一步增强基因组不稳定性。肿瘤治疗中的外伤、坏死和组织损伤能够引起炎症反应，从而刺激肿瘤再现并导致肿瘤治疗抵抗。在某种情况下，治疗引起的炎症能够增强抗原提呈作用，导致免疫反应介导的肿瘤清除。图中黑体字表示肿瘤促进机理，灰色字表示抗肿瘤机理（改编自 Cell 140：883-899，2010）

另外一些肿瘤(如肺癌),能够通过分泌活性分子来激活炎症反应。这些活性分子包括细胞外基质成分——多功能蛋白聚糖,其可以通过 TLR2 激活巨噬细胞。基于由肿瘤相关炎症引起的连续细胞自我更新和增殖的事实,肿瘤也被叫做"不能愈合的伤口"。这类炎症的特点主要是创伤愈合和组织再生响应机制的破坏。除非伴随受伤或后续的组织再生过程出错,否则,即使是显性的原癌基因表达增多(如 v-Src、K-Ras),也不能够在成年动物体内引发肿瘤。

最后,癌症治疗本身也能产生很强的肿瘤相关炎症反应。放射治疗和化学治疗都会引起大量癌细胞和周围组织坏死,这些坏死反过来会激发炎症反应,类似于组织损伤修复响应。癌症治疗引起的炎症反应对肿瘤的最终影响似乎是矛盾的:一方面,由于坏死伴随着肿瘤迅速生长,治疗会导致促肿瘤生长作用;另一方面,治疗亦能够增加肿瘤抗原的提呈,接着引起抗肿瘤免疫反应(图 7-2)。

7.3 肿瘤发生过程中参与的免疫细胞

作为不同炎症类型的结果,肿瘤微环境中存在着天然免疫细胞、获得性免疫细胞、肿瘤细胞及其周围基质细胞。天然免疫细胞有巨噬细胞、中性粒细胞、肥大细胞、髓系起源的抑制细胞、树突状细胞和自然杀伤细胞;获得性免疫细胞包括 T 淋巴细胞和 B 淋巴细胞;周围基质细胞有成纤维细胞、内皮细胞、周细胞及间充质细胞(表 7-2)。这些不同类型的细胞依靠细胞之间的直接接触或产生的细胞因子及趋化因子来相互通讯,以自分泌或旁分泌方式控制肿瘤细胞的生长速度,并维持肿瘤的生长处于一种平衡状态。正是由于各种免疫诱导物和调节物的表达,以及肿瘤微环境中不同类型细胞的存在及其不同活化状态,才能够使得免疫细胞形成的平衡状态被打破,从而确定是产生促瘤性炎症,还是抑瘤性免疫反应。在已经建立好的肿瘤模型中,这种免疫细胞的平衡大大地倾向于促瘤性炎症。因此,如果没有治疗干预的实施,晚期肿瘤很难得到转归。但是,由于还没有评价免疫细胞失衡对初始肿瘤生长影响的直接体内模型,因此,很难清楚地评估免疫和炎症对早期肿瘤发生事件的整体影响。另外,我们现在的知识仅仅是在一个点上确定肿瘤负荷的,也许在这个点上,恶性细胞已经逃脱了早期免疫监视机制。再者,一个可能的假设是,促癌炎症和抑癌免疫反应在沿着肿瘤进展道路的各个不同时间点共同存在,而环境和微环境条件决定了炎症反应在促癌与抑癌二者的平衡中会偏向何方。

表 7-2　参与肿瘤的炎症细胞

细胞类型	抗肿瘤作用	促肿瘤作用
巨噬细胞	抗原提呈	免疫抑制;
树突状细胞	细胞因子产生	生产细胞因子、趋化因子、蛋白酶、生
髓源抑制细胞	(IL-12 和 I 类干扰素)	长因子和血管生成因子
肥大细胞		产生细胞因子
B 细胞	产生肿瘤特异抗体?	产生细胞因子; 激活肥大细胞; 免疫抑制

续表

细胞类型	抗肿瘤作用	促肿瘤作用
CD8$^+$ T 细胞	直接裂解肿瘤细胞; 产生杀伤性细胞因子	产生细胞因子?
CD4$^+$ Th2 细胞		驯化巨噬细胞; 产生细胞因子; 激活 B 细胞
CD4$^+$ Th1 细胞	在肿瘤清除中帮助杀伤性 T 淋巴细胞(CTL); 产生 IFN-γ	产生细胞因子
CD4$^+$ Th17 细胞	活化 CTL	产生细胞因子
CD4$^+$ Treg 细胞	抑制炎症	免疫抑制; 产生细胞因子
自然杀伤细胞(NK)	直接杀伤肿瘤细胞; 产生细胞因子	
自然杀伤 T 细胞(NK)	直接杀伤肿瘤细胞; 产生细胞因子	
中性粒细胞	直接杀伤肿瘤细胞; 调节 CTL 响应	产生细胞因子、蛋白酶和 ROS

在肿瘤微环境中最为常见的免疫细胞是肿瘤相关巨噬细胞(TAM)和 T 细胞。肿瘤相关巨噬细胞多数是促进肿瘤生长的,而且也许对血管生成、浸润及转移是必需的。一般说来,肿瘤相关巨噬细胞的含量多寡与不良预后相关。成熟的 T 细胞根据其表达的 T 细胞受体(TCR)分为两大组:γδ T 和 αβ T 细胞。αβ T 细胞进一步根据其效应功能可分为 CD8$^+$ 细胞毒性 T 细胞(CTL)、CD4$^+$ 辅助 T 细胞(Th)及自然杀伤 T 细胞。CD4$^+$ 辅助 T 细胞包括 Th1、Th2、Th17 和调节性 T 细胞(Treg)。

我们先来介绍 T 细胞在肿瘤发生中的作用。一般来讲,T 细胞能够发挥肿瘤抑制和肿瘤促进两种效应,其效应的具体状态是由这些细胞的效应细胞功能来确定的。增加的 T 细胞数目,特别是特殊活化的 CTL 和 Th1 细胞,在某些癌症中与良好的存活率相关,这包括浸润性结肠癌、黑色素瘤、多发性骨髓瘤和胰腺癌。相应地,T 细胞缺失或将其特异细胞毒性机制破坏,能够使实验动物对自然或化学致癌过程更为易感。可是,也有证据表明,在实体瘤中发现的许多 T 细胞会参与到肿瘤的促发、进展及恶化过程中,这些 T 细胞包括 CD8$^+$ T 细胞,以及分泌 IFN-γ 的 Th1 细胞、Th2 细胞和 Th17 细胞。在这些 T 细胞中,唯一没有预促癌性的细胞是 NK 细胞。与肿瘤相关巨噬细胞相似,T 细胞的促肿瘤生长功能也是由细胞因子介导的,而细胞因子和细胞毒机制介导了 T 淋巴细胞的抗肿瘤功能。

有趣的是,Treg 细胞被认为主要是通过抑制抗肿瘤免疫反应来起促肿瘤作用的,但它却也能在某种情况下通过抑制促肿瘤炎症反应来发挥抗肿瘤作用(我们将在 7.8 节中叙述)。在乳腺癌中,具有高 $CD4^+/CD8^+$ 比率和 $Th2^+/Th1$ 比率的肿瘤浸润白细胞的出现是不良预后的一个指征。Th2 $CD4^+$ T 细胞能够通过与肿瘤相关巨噬细胞共同作用,产生促血管形成及促恶性化因子,从而刺激乳腺癌进展及恶化(转移)。在肠炎相关性癌(CAC)中,浸润性 T 细胞也似乎起到了促肿瘤的作用。现在还不知道什么因素使得同样的 T 细胞亚群在一种癌症中起抗肿瘤作用,而在另一种癌症中起促肿瘤作用。

然后,我们再来讨论肿瘤相关巨噬细胞。普遍认为,肿瘤相关巨噬细胞是炎症和肿瘤较量过程中最为重要的角色之一,也是许多细胞因子的重要来源。与 Th1 和 Th2 细胞相类比,巨噬细胞也可以分为 M1 和 M2 型细胞。M1 巨噬细胞,由 IFN-γ 和微生物产物来激活,表达高水平的促炎细胞因子(TNF-γ、IL-1、IL-6、IL-12、IL-23)、主要组织相容性复合物(MHC)分子和可诱导性一氧化氮合酶(NOS),能够杀死病原体并引导抗肿瘤免疫反应。相反,M2 巨噬细胞,也叫另类激活性巨噬细胞,在体外可由 IL-4、IL-10 及 IL-13 来诱导,能够下调 MHCII 型分子和 IL-12 的表达,具有高水平表达的抗炎因子 IL-10、清道夫受体 A 和精氨酸酶。多数肿瘤相关巨噬细胞被认为是具有 M2 表型的,尽管它们促进肿瘤血管形成及组织重建。可是,最为确定的促肿瘤生长因子是 M1 型细胞因子,而 M2 型细胞因子 IL-10 也许在结直肠癌中是抑制肿瘤的。与 Th1 和 Th2 细胞不同,M1 和 M2 巨噬细胞是可变的,其表型由表达的基因谱来定义,而不是由最终分化决定及祖系选择来确定的。

最后,我们要指出,另外的免疫细胞也能够影响肿瘤发生。中性粒细胞既能促肿瘤,又能杀肿瘤,这取决于其分化的状态和是否有 TGF-β 的存在(关于 TGF-β 的功能我们将专门讨论)。B 淋巴细胞和肥大细胞也是免疫引起的肿瘤生长的重要贡献者。经典的巨噬细胞和树突状细胞对于抗肿瘤免疫过程中抗原提呈及 T 细胞激活,以及在已建立起的肿瘤中细胞因子合成及免疫抑制都是重要的。近年来对于树突状细胞(DC)在肿瘤中的作用有了更深入的认识,我们将在 7.7 节中详细阐述。

各种免疫细胞与肿瘤的关系可以用图 7-3 表示。值得提及的是,这幅图显示了免疫细胞之间及其与肿瘤细胞之间的复杂关系。因此,我们说,简单地回答免疫细胞的"好"与"坏"都是片面的。

7.4 炎症促进肿瘤的作用

肿瘤的起始是正常细胞获得首次突变打击后将其推进癌变轨迹的一个过程,在这个过程中,受打击的细胞相对于其邻近细胞得到更多的生长和存活优势。可是,在许多情况中,单一突变不足以引起癌变,而许多癌症至少需要 4~5 种突变共同作用,每个突变也必须遗传到下个子代细胞。在起源于迅速更迭的上皮层细胞癌症(小肠癌和皮肤癌)中,癌基因突变必须在长久生存的干细胞中发生,或者在瞬时增殖的细胞中发生,而不是在已经分化的细胞中发生。在分化后的细胞中,在下次突变能够打击之前,如果这些细胞已经迅速得到清除,则不能够产生肿瘤。如果癌基因突变发生在那些能够增殖且能存活足够长时间直到遇见二次突变打击的分化上皮细胞中时,才可能发生肿瘤(图 7-4)。

现在非常清楚,炎症微环境除了能够增加突变细胞的增殖外,还能够提高突变速率。

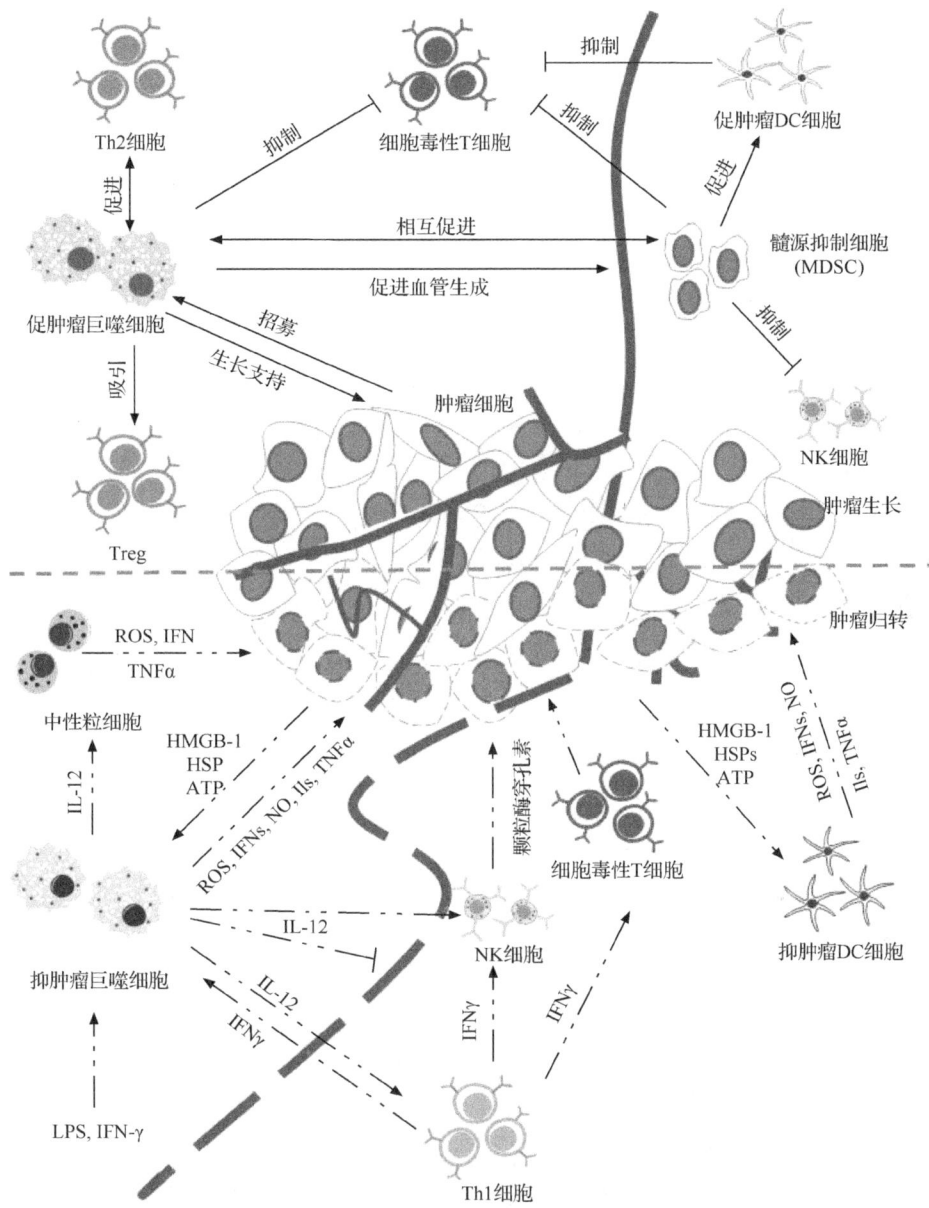

图7-3 免疫细胞和炎症免疫细胞的促肿瘤反应和抑肿瘤反应。在促肿瘤反应中(实箭头),肿瘤细胞分泌细胞因子(如集落刺激因子 CSF-1),导致天然免疫细胞的招募。促肿瘤巨噬细胞具有多种功能:通过分泌 EGF 和 bFGF 直接促进肿瘤细胞增殖,通过分泌 VEGF 增加血管生成,通过分泌 CCL22 吸引 Treg 细胞、激活 Th2 和髓源抑制细胞(MDSC)来抑制免疫反应,通过释放抗炎因子 TGF-α 来阻止杀伤性 T 细胞的激活。Th2 细胞通过释放抗炎因子来促进 M2 巨噬细胞,因此形成一个反馈机制。MDSC 抑制 NK 细胞和杀伤性 T 细胞,并阻止 DC 细胞的成熟,导致杀伤性 T 细胞活力下降。在抑肿瘤反应中(箭头),预炎刺激(如 LPS、IFN-γ 及 TLR)的内源配体 HMGB-1(高迁移率族蛋白)和热激蛋白等能够诱导天然免疫细胞激活。肿瘤抑制巨噬细胞和 DC 细胞能够杀伤肿瘤细胞或通过释放 TNF-α、干扰素、活性氧、NO 及白细胞介素(如 IL-1 或 IL-12)等抑制肿瘤细胞的增殖。IL-12 能够抑制血管生成,激活 NK 细胞、Th1 和杀伤性 T 细胞。Th1 细胞分泌 IFN-α,促进天然免疫细胞的预炎活性,形成个反馈环路。预炎因子也激活中性粒细胞抗肿瘤活性(改编自 Kees and Egeblad, 2011)

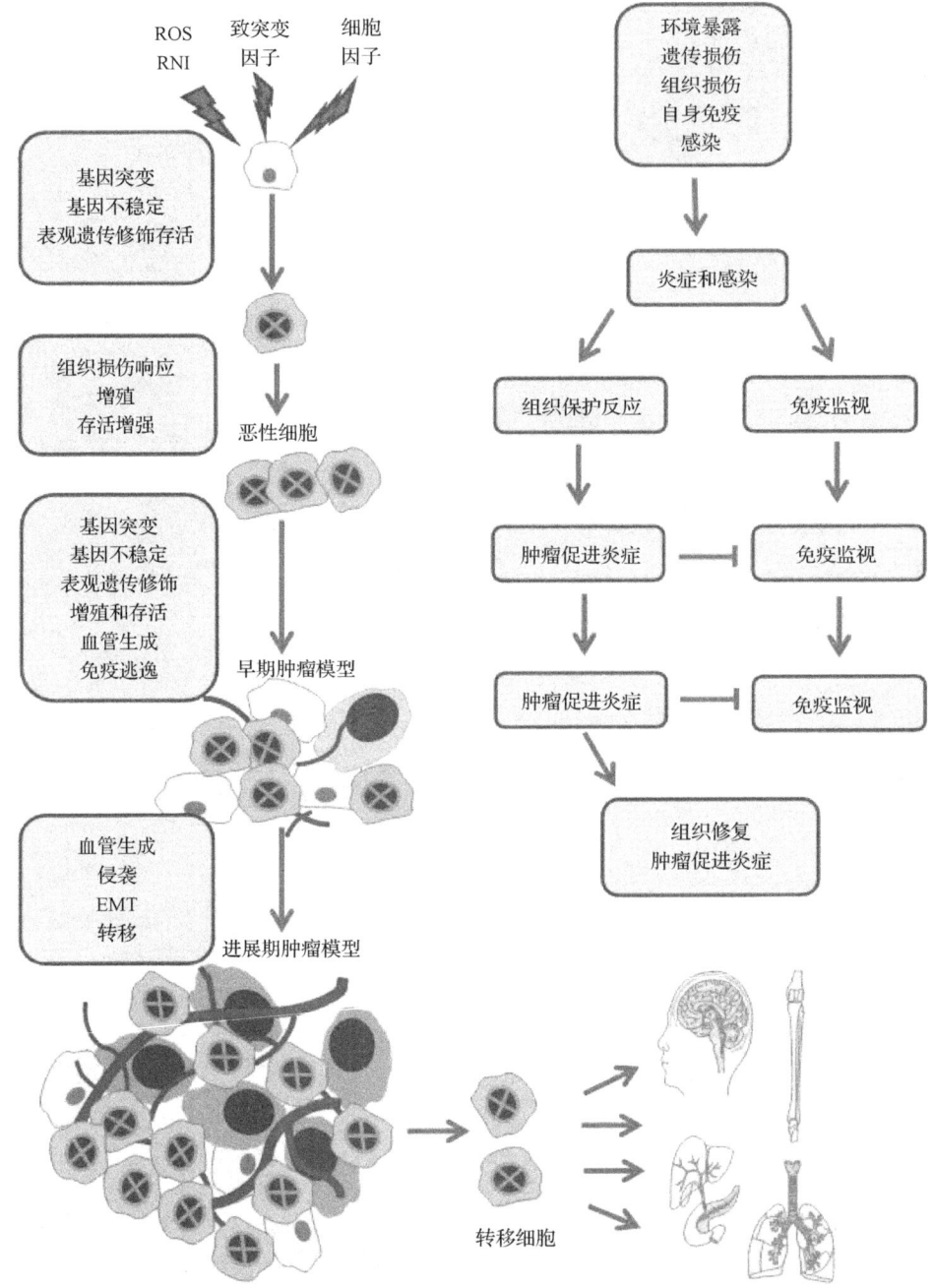

图 7-4 炎症在肿瘤发展中的作用。炎症参与了肿瘤发展的各个阶段。炎症参与了肿瘤的发生，包括加速细胞的突变、引起基因组不稳定性增高、对细胞进行表观遗传修饰等。炎症活化组织修复反应，引起未恶性化的癌细胞扩增，增强其存活能力。炎症也刺激血管生成，引起局部免疫抑制，促进有利于肿瘤细胞生长、扩增、突变累积及表观遗传修饰改变的微环境形成。最后，炎症也促进恶性肿瘤细胞扩散。X，突变；黄色，基质细胞；橙紫色，恶性肿瘤细胞；蓝色或灰黑色，免疫和炎症细胞；EMT，上皮-间质转化；ROS，活性氧；RNI，活性氮源中间物（另见图版）

活化的炎症细胞可以提供活性氧(ROS)和活性氮中间体(RNI),进而诱导细胞发生 DNA 损伤并导致基因组不稳定。可是,还不清楚由中性粒细胞或巨噬细胞(主要是在急性炎症中)产生并释放的 ROS 和 RNI 是否能够存在足够长的时间,以穿透细胞外基质,进入上皮细胞,再穿过上皮细胞质,到达细胞核,与包裹在染色质的 DNA 起反应。另外,炎症细胞可能会利用如 TNF-α 这类细胞因子来刺激邻旁细胞,使之胞质中积累 ROS。虽然,长期以来对免疫介导机制是否是肿瘤启动的关键推动力理论一直存在着争议,但不管怎么样,普遍认为 *p53* 突变很可能是由炎症产生的氧化损伤引起的。p53 在 CAC 的肿瘤细胞和在有炎症但基因组可塑性并非异常的上皮细胞中都发现有突变产生,表明慢性炎症可以引起基因突变。另一个明确的例证是,由肠诱导剂 DSS(葡聚糖硫酸钠)激发的慢性炎症会引起 DNA 损伤,从而引起肠腺癌,而 DSS 本身并不是一个致癌剂。

炎症引起的诱发突变也可能使错配修复响应基因失活或其表达受到抑制。例如,ROS 也可以直接引起错配修复酶氧化失活。一旦错配修复体系遭到破坏,炎症引起的突变诱发率就会升高,一些重要的抑癌基因如 *Tgfbr2* 和 *Bax* 就会失活。

联系炎症和致癌突变的另一个机制是活化诱导的胞嘧啶脱氨酶(AID)的上调,这个酶可以通过催化 DNA 中胞嘧啶的脱氨作用来促进免疫球蛋白基因的开启。胞嘧啶脱氨酶起初在 B 细胞中发现。除此之外,该酶在来源于不同器官的许多癌中都大量表达,而且其表达水平受到依赖于 NF-κB 或 TGFα 这类炎症因子的诱导。胞嘧啶脱氨酶诱发引起基因组不稳定性,增加双链 DNA 断裂修复中易出错突变的概率,导致 DNA 断裂的修复过程在许多关键基因如 *TP53*、*c-Myc* 和 Bcl-6 发生突变。已经发现,胞嘧啶脱氨酶是淋巴瘤、胃癌和肝癌形成的原因。

另外,人们还提出了炎症诱发突变的其他机制,包括炎症对非同源重组的影响、NF-κB 引起的 p53 依赖性基因组监督的失活等。炎症反应甚至还可以通过表观遗传机制影响肿瘤的形成。

这方面的证据有,Giα2 敲除小鼠可以自发产生肠炎和癌症,在这种小鼠中,肠上皮细胞选择性地促进了在错配修复中发挥关键作用的基因 *MLH1* 和 *PMS2* 的表达,其原因是组蛋白去乙酰酶和 DEC-1 介导的 MLH1 启动子发生表观遗传抑制。这一研究说明了表观遗传对炎症促进肿瘤的作用。另一些研究指出,肿瘤抑制基因如 *INK4a* 和 *APC* 失活中也存在着表观遗传调控机制,这包括 microRNA 引起的基因沉默和 DNA 甲基化,以及伴随肿瘤起始的其他表观遗传变化。最近,有人将炎症联系到了由 JmjC-结构域蛋白 Jmjd3 引起的表观遗传重编程之中。Jmjd3 蛋白是由一个 NF-κB 靶基因编码的蛋白质,是一个 H3K27me3 去甲基酶,能够作为一个肿瘤抑制蛋白来调节 p53 在细胞核中的稳定性。炎症反应通过表观遗传机制影响肿瘤发生的另一个例证是,在 GPX1/2 敲除小鼠的炎症关联的肠癌中,炎症导致了 DNMT(DNA 甲基转移酶)依赖的 DNA 甲基化,以及多梳蛋白靶基因的沉默,这些基因中的一些已被证明在人结肠癌中以甲基化进行沉默。

由炎症引起肿瘤起始增加的另一个机制是炎症细胞产生的生长因子和细胞因子,这些因子能够给肿瘤祖细胞赋予类似干细胞的表型,或刺激干细胞扩增,因此,增多了由环境诱变剂所能诱导的细胞的总量。这方面重要的关键分子有,STAT3 与干细胞重编程及干细胞自我更新二者相关联,而 NF-κB 能够增强肠腔中 WNT/β-catenin 信号。预炎因子 TNF-α 在炎症相关的胃癌中在没有任何 Wnt/β-catenin 信号通路突变的情况下也能促

进 β-catenin 的入核。

炎症与肿瘤之间的联系并不只是单向的,也有证据表明 DNA 损伤能够导致炎症,从而促进肿瘤发生。一个最好的例子是由致癌剂二乙基亚硝胺(DEN)引起的肝细胞癌。在这种肝细胞癌中,DNA 损伤导致细胞坏死,坏死细胞产生炎症反应,而炎症反应又促进肿瘤发展。许多原癌蛋白(Ras、Myc、RET)能够活化引起预炎因子及趋化因子(IL-6、IL-8、IL-1、CCL2、CCL20)产生的信号通路。遗传毒性应激也能够引起 NKG2D 家族成员的表达,其作为 NK 和 γδ T 细胞受体的配体,结果导致应激细胞的消除或引起局部炎症反应。以同样的方式,在皮肤中 DNA 修复基因 ART 和 TP53 的嵌合缺失导致了对 $CD11b^+Gr1^+$ 髓系细胞的招募,其作为典型免疫反应引起"改变自我"这个过程的一个步骤。由 Fen1 外切核酸酶缺失引起的 DNA 修复缺陷也能够产生促肿瘤炎症反应,其由损伤的 DNA 介导,很可能是通过模式识别受体的活化引起的。这也是 DNA 修复出错引起炎症反应的一个例子。

促肿瘤作用是肿瘤从单一一个初始细胞向完全形成原发肿瘤瘤体生长的过程。初始肿瘤生长依赖于细胞增殖的加快和细胞死亡的减少,二者都是由炎症介导的机制刺激的。事实上,炎症对癌症作用的许多方面都体现在其促肿瘤作用上,许多已知的促肿瘤剂(如佛波酯)也都是很强的炎症诱导剂。炎症引起的促肿瘤作用可以发生在肿瘤发展的早期或者晚期,并能够导致预恶损伤的活化,这种预恶损伤可以潜伏多年。

炎症反应促肿瘤作用的机制有诸多种,除了能够增强细胞增殖、增加细胞存活外,也包括所谓的血管形成开关的开启,血管形成可以让小的静止肿瘤接受血液供应,以备下一期生长之需。

大的肿瘤生长需要增加瘤内血液供应,这个过程由肿瘤的缺氧所触始,缺氧促进血管形成并增加恶化发生的概率。除了缺氧外,肿瘤血管形成还依赖肿瘤相关巨噬细胞(TAM)的招募,这种细胞感受缺氧信号并反过来产生细胞因子和预血管形成因子。TAM 祖细胞的招募主要依赖于血管形成的一些诱导因子(如 Angiopeotin2 和 VEGF),以及一些重要的预血管形成基因(包括 *IL-8*、*CXCL1*、*CXCL8*、*VEGF* 和 *HIF-1*)。在 TAM、MDSC 和其他类型细胞中,这些诱导因子的表达由 NF-κB、STAT3 和 AP-1 直接调控。

在缺氧条件下,HIF-1 刺激 CXCL12 的表达,CXCL12 则能够以 CXCR4 依赖的方式激活并招募内皮细胞,从而启动了新生血管或淋巴管的形成。在这个过程中,VEGF-C 和 VEGF-D 起到调控作用,而 VEGF-A 却使单核细胞招募变得容易,这便活化了淋巴血管形成过程。此外,由髓系细胞产生的 VEGF-A 也抑制周细胞成熟和内皮细胞对新生血管的覆盖,因此,将 VEGF-A 进行条件性剔除会加速肿瘤发生。$Gr1^+$ 髓系细胞(主要是 MDSC 和 TAM 祖细胞)到肿瘤中的招募减弱了抗 VEGF 治疗的效果,大概是这类细胞的招募使得肿瘤细胞不需要其局部产生 VEGF 的原因。由于大多数正在生长的肿瘤中某些区域缺氧,现在还不清楚缺氧是否是肿瘤血管形成的直接罪魁祸首,或是缺氧信号来驱使血管形成。不管怎么样,NF-κB 或 STAT3 的失活、CCL2 或 CXCL12 的中和或 TAM 剔除清晰地导致了血管形成中断和肿瘤生长减少,说明了肿瘤血管形成中炎症介导者的关键作用。

7.5 肿瘤相关的预炎因子

肿瘤组织中富含的预炎因子包括炎症细胞因子、生长因子和趋化因子,但一般没有持续参与免疫反应的特异细胞因子。肿瘤组织中的预炎因子是由肿瘤细胞或肿瘤相关白细胞和血小板产生的。由于肿瘤组织处于缺氧状态,因此,缺氧能诱导产生许多预炎因子,而这些因子在正常生理状态下是不产生的。

肿瘤中产生的预炎因子可见表7-3。这里重点介绍肿瘤坏死因子 TNF-α、白细胞介素1(IL-1)和白细胞介素6(IL-6)以及一些趋化因子。

表 7-3 肿瘤预炎因子

细胞因子		
IFN-γ	γ-干扰素	预炎/Th1
IL-1,IL-6	白细胞介素-1,-6	预炎
IL-4,IL-5,IL-10	白细胞介素-4,-5,-10	免疫调节/Th2
M-CSF	巨噬细胞集落刺激因子	生长因子
MIF	迁移抑制因子	预炎
TGF-β	转化生长因子	生长因子
TNF	肿瘤坏死因子	预炎
VEGF	血管内皮生长因子	血管形成/血管通透性
趋化因子		
嗜酸细胞活化趋化因子		CC
B细胞吸附趋化因子	BCA-1	CXC
GRO-α/mgsa-α	gro-α	CXC
白细胞介素-8	IL-8	CXC
IP-10	IP-10	CXC
巨噬细胞源趋化因子	MDC	CC
单细胞趋化蛋白-1	MCP-1	CC
胸腺和激活调控趋化因子	TARC	CC
病毒性巨噬细胞抑制蛋白	VMIP	CC

注:肿瘤炎症因子产生的特异细胞包括自然杀伤细胞、肿瘤相关树突状细胞、肿瘤相关巨噬细胞和肿瘤浸润细胞等。

7.5.1 肿瘤坏死因子

肿瘤坏死因子(TNF-α)是一种重要的炎症因子,与组织的破坏和修复有着直接的关系。TNF-α 能通过刺激成纤维细胞的生长来诱导病变细胞在炎症部位发生凋亡。TNF-α 可以破坏血管,但也可以诱导血管生成因子的生成。同样,在恶性肿瘤中,高剂量的 TNF-α 能选择性破坏肿瘤血管,但如果这种细胞因子长期产生,则可能作为内源性的促癌因子,从而促进组织重塑和间质的形成,这对肿瘤的生长和扩散有重要的作用。

在人的卵巢、乳腺、前列腺和膀胱的正常细胞或恶性细胞中可以检测到 TNF-α 的表达;在直肠癌、淋巴瘤和白血病中,TNF-α 通常与 IL-1 或 IL-6、巨噬细胞集落刺激因子等共同表达。在上皮性卵巢癌中,TNF-α 的 mRNA 可在上皮肿瘤岛(epithelial tumor island)上检测到,这种肿瘤岛与肿瘤分化期数呈正相关。在肿瘤细胞和基质细胞上可发现 TNF-α 受体 p55 的存在,而 TNF-α 受体 p75 则定位于卵巢癌中浸润的白细胞上,这表明 TNF-α 自分泌与旁分泌作用均有可能存在。TNF-α 也与趋化因子的诱导有关,包括在卵巢癌微环境中诱导产生单核细胞趋化因子-1(该因子能够调控巨噬细胞和淋巴细胞的浸润)及基质金属蛋白酶-9(MMP-9)。在乳腺癌中,浸润的巨噬细胞是 TNF-α 的主要来源,能够调节胸苷磷酸化酶,该酶是一种重要的促进血管生成的酶。在前列腺癌中,肿瘤细胞产生的 TNF-α 与雄激素响应的缺失有关。在非霍奇金淋巴瘤、骨髓性的白血病和急性淋巴细胞白血病中,TNF-α 及其受体的较高水平与不良预后有关。

在动物模型中,用 TNF-α 对小鼠艾氏卵巢癌异种移植体进行治疗,能够促进自由活动的肿瘤细胞对腹膜的黏附及固态肿瘤的形成,过表达 TNF-α 能够赋予某些肿瘤细胞系获得浸润的能力。

TNF-α 与恶性肿瘤相关的直接证据来自于对 TNF-α 基因敲除小鼠的研究,结果发现,这些小鼠对皮肤癌具有抵抗作用。TNF-α 可能参与正常小鼠皮肤癌发生的早期阶段,仅持续片刻,并且是由角质细胞广泛诱导的。在皮肤癌模型中,己酮可可碱(炎症性细胞因子产生的抑制剂)抑制乳头状瘤的发展,腹腔注射 TNF-α 能增强乳头状瘤的发展和肿瘤血管生成。

7.5.2 白细胞介素 1 和白细胞介素 6

在小鼠肿瘤转移模型中,以白细胞介素 1(IL-1)受体拮抗剂(用于抑制 IL-1 的作用)加以治疗,可以显著地削弱肿瘤的发展,表明局部产生的 IL-1 有助于肿瘤转移的发生。此外,研究表明,IL-1β 缺陷型的小鼠能够抵制转移性肿瘤的发展。

在人类多发性骨髓瘤中,恶性肿瘤细胞迁移回巢至骨髓时,会刺激那里的基质细胞分泌炎症性因子 IL-1、IL-6 和 TNF-α。这些细胞因子会刺激骨髓瘤细胞的生长,增加治疗的难度。一个有意思的例证是,用矿物油对小鼠进行腹腔注射能够诱导慢性炎症,随后会发生骨髓瘤。这意味着骨髓瘤的发生与慢性炎症密切相关。然而,IL-6 缺陷的小鼠对此矿物油诱导炎症发生引发的骨髓瘤具有抵抗性,表现为 IL-6 缺陷小鼠募集巨噬细胞至腹膜的能力减弱,骨髓瘤的发生率降低。这个例证充分说明了 IL-6 对肿瘤发生及转移的重要作用。

7.5.3 趋化因子

炎症因子是趋化因子的主要诱导剂,趋化因子在招募白细胞到达炎症部位的过程中发挥了重要核心作用。大部分的肿瘤产生两种类型的趋化因子:CXC 型和 CC 型。通常情况下,CXC 趋化因子作用于中性粒细胞和淋巴细胞,而 CC 趋化因子则作用于多个白细胞亚群,包括单核细胞、嗜酸性粒细胞、树突状细胞、淋巴细胞和自然杀伤细胞,但 CC 趋化因子不作用于中性粒细胞。用小鼠模型和对人类肿瘤的研究证据显示,CC 趋化因子是巨噬细胞、黑色素瘤、卵巢癌、乳腺癌、宫颈癌、肉瘤和神经胶质瘤中淋巴细胞浸润的主要决定因素。在霍奇金病中,恶性 Reed-Sternberg 细胞(里德-斯泰伯格细胞)表达两类趋化因子:巨噬细胞源性趋化因子(macrophage-derived chemokine,MDC),胸腺和活化调节趋化因子(thymus and activation-regulated chemokine,TARC),这些因子能够招募 Th2 细胞。基质细胞产生的嗜酸性趋化因子与霍奇金淋巴瘤中的嗜酸性粒细胞浸润相关。在肿瘤如大肠癌中经常会发现有嗜酸性粒细胞的存在。

人类和小鼠的肿瘤也经常分泌 CXC 趋化因子,如白细胞介素-8(IL-8)。尽管在肿瘤中,中性粒细胞数量极少,但这些 CXC 趋化因子是强有力的中性粒细胞吸引剂。例如,IL-8 和另一种相关的趋化因子 GRO(英文全名为 growth-regulated oncogene chemokine,目前有 3 个成员,也叫做 CXCL1、CXCL2 和 CXCL3。这里指 GRO1,也叫 GRO-α)能诱导黑色素瘤细胞的增殖和迁移。当 gro-α 基因在非恶性黑素细胞的细胞系中过表达时,这些非恶性的细胞可以在小鼠体内形成肿瘤。这种效应可能是由于 GRO-α 对非恶性细胞的直接生长刺激和 GRO-α 促进炎症反应共同引起的。已经证明,在黑素细胞成癌的最初阶段,确实有炎症和伤口愈合的发生。另外,IL-8 的产生也与胰腺癌肿瘤发生和转移的能力相关,并且该趋化因子能被缺氧信号强烈诱导。

幽门螺旋杆菌引起的胃炎与胃癌和胃黏膜相关淋巴组织 B 细胞淋巴瘤密切相关。BCA-1 是由幽门螺旋杆菌诱导的趋化因子之一。人们认为 BCA-1 吸引 B 细胞到达黏膜附近,在那里,黏膜成为癌症发生的靶标,伴随炎症过程的发生。

趋化因子的受体(CCR 和 CXCR)在浸润的白细胞和癌症细胞上均有表达。当白细胞暴露给肿瘤微环境中的炎性细胞因子后,白细胞可能会失去趋化因子受体的表达,这和在卵巢癌中 CCR2 在 TAM 失去表达的情况一样。下调的 CCR2 很可能充当巨噬细胞在肿瘤部位的保留信号。黑色素瘤细胞表达 CXC 的受体 CXCR1 和 CXCR2,并且这些受体的配体(如 IL-8)将刺激这些肿瘤细胞的迁移和增殖。有一种卵巢癌的细胞系也表达有功能形式的 CXCR2,从而活化 MAPK 激酶,促进细胞增殖。这些研究结果提出了一个很有趣的可能性,即肿瘤细胞可能利用趋化因子的梯度差在体内扩散。

7.6 促肿瘤细胞因子的信号

由免疫或炎症细胞产生的促肿瘤细胞因子激活细胞核中的转录因子,如 NF-κB、STAT3 和 AP-1,在预恶性细胞中诱导刺激与细胞增殖及存活相关的基因表达,这便是最重要的一种促肿瘤分子机制(如图 7-3)。炎症介导的促肿瘤作用起初的证据来自皮肤癌、结肠癌和肝癌小鼠模型。这方面最重要的一个例证 TNFα 的作用。TNFα 是肿瘤坏死因子,当时发现其促肿瘤的作用被认为是不可思议的,但后来发现,TNFα 的确是二期皮肤癌发生所必需的。通常,TNF-α 激活 AP-1 和 NF-κB 两个转录因子,而在皮肤,TNF-α 促肿瘤效应主要是由 AP-1 介导的。AP-1 作为一个转录因子,其活性可由经典的肿瘤诱发物质 TPA(佛波酯、十四醇醋酸佛波酯)来刺激。相反,NF-κB 却抑制皮肤癌的发展。因此,虽然一种特定的细胞因子会激活好几种转录因子,但细胞因子促肿瘤活性则可能是由这些细胞因子激活的转录因子之一来介导的,而细胞因子所激活的另外一些转录因子则会起到拮抗作用。在肝癌中也有同样的类似例子。转录因子激活的机制中,应当提到 NF-κB 和 STAT3。这两个转录因子在绝大多数癌症中是激活的,且作为经典的癌基因发挥作用。和其他原癌基因不同,NF-κB 和 STAT3 这两个癌基因在恶性细胞中的活化很少是直接突变的结果,而是依赖于旁邻细胞产生的信号,偶尔也依赖于这两条信号通路中上游信号组分的突变。NF-κB 和 STAT3 激活控制细胞存活、增殖、生长,以及血管生成、浸润、移动、趋化因子和细胞因子产生等基因的表达。

一些微生物和病毒成分也可以通过受体模式识别来激活原癌转录因子,这可能主要作用于上皮细胞,但这方面的研究还远不清楚。因次,我们将重点介绍基本清楚的免疫或炎症细胞中的受体信号通路对肿瘤的促进作用。值得提及是,已经明确皮肤癌中 AP-1 活化主要依赖 TNF-TNFR1 信号,而在癌细胞中 STAT3 的激活则主要依赖于生长因子和细胞因子的过量表达,这些因子包括 IL-6、IL-11、IL-22、HGF 和 EGF,也依赖于原癌蛋白酪氨酸激酶,如 c-Met 和 Src。由此看来,不同类型肿瘤中炎症细胞介导的信号通路是不相同的。

炎症细胞作为促肿瘤细胞因子来源的第一个关键性遗传证据是在 CAC(肠炎诱导性结肠癌)小鼠模型上获得的。在这个模型中,将 NF-κB 在髓系细胞中失活,结果导致了肿瘤生长减缓,并阻止了对肠炎响应的 IL-6 和其他细胞因子的产生。接下来,人们发现免疫细胞(巨噬细胞和 T 细胞)对 CAC 生长效应是通过 IL-6、IL-11、TNF-α 和 IL-1,以及其他一些细胞因子如 IL-23 发挥作用的。IL-11 在胃癌中起着类似的作用,而 IL-1 在胃癌中也是促肿瘤生长的。TNF-α 在缺失 P 糖蛋白 Mdr2 的小鼠中促进肝细胞癌变(HCC)发生,该小鼠在 HCC 前是淤积性肝炎。HCC 也可以由 TNF-α 家族另一成员——淋巴毒素来促进。TNF-α 同 IL-6 一起有助于肥胖介导的 HCC 肿瘤发生,而肥胖介导对 HCC 肿瘤促进作用的效应与 TNF-α 和 IL-6 促进脂肪肝和脂肪性肝炎的能力又密切相关。在 HCC 中最为重要的促癌细胞因子应为 IL-6。实验表明,缺失 IL-6 的小鼠在对化学致癌诱导剂 DEN 的响应中较少发生 HCC,而 IL-6 在不同性别表达量的差别则导致了雄性中有更多的 HCC 发生。血液循环中的 IL-6 高水平与多项 HCC 风险因子相关联,其中包括脂肪性肝炎、肥胖和肝硬化,且是从人类病毒性肝炎到 HCC 迅速转化的一个最好的预警标志物。

在 CAC 和 HCC 中,IL-6 对肿瘤的促进效应主要是通过 STAT3 发挥的。这方面的例证是,在肝细胞和肠上皮细胞中对 STAT3 进行细胞特异性的敲除,可以抑制小鼠产生分别由 DEN 处理或 AOM/DSS 处理引起的恶性肿瘤。另外,在小鼠中 CAC 的发展也依赖于肠上皮细胞中 IKK 介导的 NF-κB 活化,在这个模型中,NF-κB 的主要功能是增加预恶变细胞的存活率。在 Mdr2 缺失的小鼠和淋巴毒素转基因小鼠中,NF-κB 在 HCC 发展亦有类似作用,这两种小鼠都表现了慢性肝炎。可是,在 HCC 的 DEN 模型中和幽门螺旋杆菌引起的胃癌中,NF-κB 促进肝细胞和上皮细胞存活,作为肿瘤发展的一个抑制物起作用。这中间的机理很可能是,NF-κB 在不同模型的不同效应可能是肿瘤诱导机制的不同和肿瘤诱导中炎症反应的类型不同所决定的。在 Mdr2 敲除小鼠和淋巴毒素转基因小鼠中,正常肝细胞死亡水平很低,肝细胞死亡没有因为 NF-κB 信号缺乏有所增强。在这些小鼠中,肝细胞中的 NF-κB 主要负责通过诱导趋化因子来扩增炎症信号,这些趋化因子招募免疫或炎症细胞进入肝脏。相反,DEN 处理的小鼠展现了由 IL-1 从坏死肝细胞中释放所开启的急性炎症反应。IL-1 诱导 Kupffer 细胞产生 IL-6,这种反应驱使肝细胞代偿性增生(刺激一种损伤-愈合反应),细胞死亡的量越大,组织重建反应就越强。依靠抑制 ROS 的积累,并防止肝细胞坏死,NF-κB 在 DEN 处理的小鼠中抑制 HCC 诱导。

另一个促肿瘤因子是 IL-23。IL-23 通常由 TAM(肿瘤相关巨噬细胞)表达,其表达依赖于 STAT3 和 NF-κB。利用 IL-23 综合抗体或对 *IL-23p19* 基因失活,由此阻断 IL-23 后可显著地降低两步法诱导的皮肤癌模型中肿瘤的多重性及其生长。IL-23 的预致瘤效应部分是由 Th17 细胞产生的 IL-17 和 IL-22 介导的,但 IL-23 对 CTL、Treg 和髓系细胞的效应也不应被忽视。IL-23 的一个近亲是 IL-12,其与 IL-23 共享 IL-12p40 亚单位,影响 Th1 的分化、IFN-γ 的产生和抗肿瘤免疫的活化。IL-23 和 IL-12 的分泌互为调节,从产生 IL-12 转向产生 IL-23 也许是一个重要的促肿瘤事件。STAT3 活化、PGE2、ATP 和乳酸都会在 TAM 中增加 IL-23 的产生。ATP 和乳酸的激动剂将肿瘤细胞坏死(由低氧或治疗引发)及 Warburg 效应(从有氧磷酸化到酵解)与 IL-23 的产生相联系,因此将抗肿瘤作用转变成促肿瘤作用。

髓系起源的抑制细胞(MDSC)也经历了类似的环路,该类细胞产生精氨酸酶-1 和吲哚 2,3-双加氧酶(IDO),这两种酶通过干扰 T 细胞活化来抑制抗肿瘤免疫。总而言之,肿瘤相关的炎症促使肿瘤生长和血管形成,并通过细胞因子和趋化因子的广泛网络来使肿瘤自身保持生长。这些因子是由免疫、基质和恶性肿瘤细胞在响应不同信号时产生的。

已知数种细胞因子(IL-1、TNF、IL-6、IL-23)和转录因子(AP-1、NF-κB、STAT3)对炎症和肿瘤生长都很重要,这些因子控制了预促肿瘤生长的信号中心,这些信号也可能成为缩减肿瘤相关炎症的抗肿瘤生长的靶标。对细胞因子信号通路进行药物干涉,减少了肿瘤的产生及肿瘤生长,因此会作为预防和治疗方法的基础。总而言之,免疫和炎症细胞生产的细胞因子是一种重要的促肿瘤机制,其给恶性细胞在起初敌对的环境中提供了连续不断的生长和存活信号。在绝大多数情况下,促肿瘤细胞因子以旁分泌方式起作用,可是,许多类型的癌细胞生产自己的细胞因子(如 IL-6)以取得相同的效果。

7.7 DC 细胞在炎症引起肿瘤中的作用

树突状细胞(DC)在天然免疫中起着十分重要的作用,具有强大调节免疫反应的能力。DC 细胞是一种抗原提呈细胞(APC),可通过许多方式感知外界感染。机体对外在感染病源的分子模式识别(PAMP)是通过未成熟 DC 细胞表面或内部的模式识别受体来进行的,这些受体包括 Toll 样受体(TLR)、NOD 样受体(NLR)和 RIG 样解旋酶(RLH)或 C 型外源凝集素受体(CLR)。重要的是,这些模式识别受体的激活促进了 DC 功能的成熟,其结果是,成熟 DC 改变趋化因子受体的表达,促进 DC 细胞向次级淋巴器官的 T 细胞中心区迁移,然后,在这个 T 细胞中心区,DC 细胞把获得的抗原提呈给幼稚型 T 细胞。成熟 DC 对幼稚 T 细胞的引导效率主要取决于一系列事件,包括稳定肽-MHC 复合物形成的增加、共刺激分子的表达、一系列细胞因子的产生,以及激活 DC 和幼稚 T 细胞的动态相互作用。

对 DC 细胞研究的最重要发现之一就是,DC 细胞不是一个单一的细胞类型,而是一个杂合群体,起源于不同骨髓造血系,具有特异性归巢模式和特定化的免疫功能。DC 细胞是一组高度可塑的常见髓细胞,具有自发有效递呈抗原的能力,包括组织定居 DC、迁移性 DC 和炎症性 DC。炎症性 DC 能够通过激活 $CD4^+$ Th1、Th2 细胞及 $CD8^+$ CTL 细胞来诱发淋巴细胞响应。与这些经典的 DC(cDC)相反,还有一些其他的 DC 会通过阻止幼稚型和抗原特异性 $CD4^+$ T 和 $CD8^+$ T 细胞的增殖,支持 Treg 淋巴细胞的极化、活化,以及刺激肿瘤内新血管形成,从而在肿瘤环境中强有力地抑制免疫反应及产生免疫耐受特性。这类 DC 有浆细胞样 DC(pDC)、未成熟经典 DC(iDC)和调节性 DC(regDC)。

7.7.1 耐受性 DC 及其对肿瘤诱导免疫抑制的作用

1. DC 的功能依赖于其成熟和活化状态

多年以来一直知道 DC 细胞的职能是负责抗原提呈,即它们是抗原提呈细胞(APC 细胞)。现在看来,DC 还在免疫反应的起始和调控中起着节点作用,因此对于防止感染性病原体和肿瘤细胞是必不可少的。DC 天生具有激活抗原特异效应 T 淋巴细胞的潜力,能够促进 NKT 和 NK 细胞的功能。DC 对肿瘤特异 T 淋巴细胞的有效刺激,需要 MHC Ⅰ 型和 MHC Ⅱ 型分子上源自肿瘤细胞的表位的出现,同时还需要有第二信号(共激活分子 CD80、CD86、CD40)和预炎细胞因子(如 lL-12 或 TNF-α)的参与。未成熟的 DC 细胞具有高水平的抗原摄取和加工能力,但却表达低水平的共激活分子,因此不能够有效激活 T 细胞。多种 DC 活化分子包括细胞因子(如干扰素、TNF-α、GM-CSF、PGE2 或 lL-1)、TNF 受体家族配体或 TLR 配体,在组织损伤发生或病原体出现时可作为"危险"信号。这些信号促进了居住性未成熟 DC 向成熟 DC 分化,而成熟 DC 的特征就是 MHC(I/II)表达上调,共激活分子(如 CD80/86、OX40L、ICOSL)表达上调,产生预炎细胞因子(包括 IL-12、TNF-2、IL-1 或 IL6 等)。成熟 DC 在响应特殊趋化因子时能够迁移到次级淋巴器官,在此与 T 细胞相遇。仅仅是完全成熟的 DC 才能够引导并激活 $CD4^+$ T 和 $CD8^+$ T 淋巴细胞。因此,DC 发挥其免疫诱导功能的能力依赖于其活化或成熟阶段。

虽然传统观念认为 DC 是免疫反应的主要诱导者,但现在认为 DC 还能参与外周免疫自耐受性的维持。在稳态状态下,当没有炎症危险信号时,未成熟 DC 以稳定速率对凋亡的细胞进行吞噬、加工并提呈自身抗原到具有潜在自体反应的 T 淋巴细胞上,导致 T 细胞去能化或消除。

2. 癌症中的未成熟/耐受性 DC

在癌症携带者体内已经发现了 DC 细胞功能的严重不足,表现为其缺少共激活分子表达、预炎细胞因子产量下降、抗原加工及提呈机制缺陷、活化 T 淋巴细胞无能等。在癌症患者中,已经报道肿瘤来源的因子能够改变 DC 细胞的分化和成熟,并因此促进肿瘤和淋巴结中未成熟 DC(iDC)的积累。我们把肿瘤中的 iDC 称为肿瘤浸润性 DC 或 TiDC。这些免疫功能不全的 DC 不能够启动抗肿瘤免疫反应,但却能使 T 淋巴细胞产生耐受,而且有助于 Treg 的招募、扩增和其功能的发挥。例如,从乳腺癌、卵巢癌、头颈部癌或肺癌患者分离的 TiDC 能够表达抑制性分子,且无法诱导自身 T 细胞的增殖。在小鼠肿瘤模型中,一亚群未成熟髓系 DC 在肿瘤-引流淋巴结中扩张,这些未成熟的 DC 具有低产量的 IL-12、TNF-α 和 IL-6,高产量的 IL-10 和 TGF-γ,以及高产量的 IDO(吲哚 2,3-加双氧酶),负责建立免疫抑制环境。免疫抑制分子如 B7-H14 的上调也有助于这些 DC 细胞的耐受特性。在大鼠癌症模型中也发现了免疫功能不全的 DC。表达 MHCII 和 ICAM-1 但缺乏共激活分子的 TiDC 不能诱导过敏性 T 细胞的增殖。除了髓系 iDC 外,在 B16 荷瘤小鼠的肿瘤-引流淋巴结和人头颈部肿瘤中已经发现浆细胞样树突状细胞(pDC)的积累。这些 pDC 响应多种趋化因子(如 CCL20、基质细胞源因子-1/CXCL12)和 Ag-5/血管细胞黏附分子发生相互作用,然后被招募到肿瘤微环境中。这些 pDC 的绝大多数展现了较弱的免疫共刺激能力,但表达 IDO,且能够促进 FoxP3$^+$ Treg 细胞,而不激活效应 T 淋巴细胞。在人体,黑色素瘤、胰腺胆管腺癌、卵巢癌、结肠癌和非小细胞癌中 IDO 表达细胞的积累与不理想的临床疗效密切相关联。可是,与以上这些结果相反的是,在肾细胞癌患者的肿瘤内皮细胞中,IDO 表达似乎能够限制肿瘤生长,并有助于提高患者长存活率。这可能是它限制了色氨酸从血液到肿瘤移动的缘故,或者是对肿瘤细胞产生了代谢性毒性的缘由。事实上,不像其他恶性肿瘤那样,在肾细胞癌中,IDO 几乎全部是由新生血管内皮细胞表达的,而其他恶性肿瘤中 IDO 的主要来源是肿瘤细胞本身或是肿瘤浸润白细胞(包括 DC 和中性粒细胞)。微脉管系统中所包括的细胞表达 IDO 的水平与 Th1 相关的细胞因子群系(主要是 IFN-γ)相联系,细胞因子群系能够使肿瘤生长受到破坏。相一致的是,已经发现肾细胞癌患者高的微脉管密度与低肿瘤级别及长生存率相关联。未成熟或耐受性 DC 也通过促进肿瘤血管形成有助于肿瘤发展。这些 DC 确实能够产生不同的细胞因子和生长因子(如 VEGF)来促进新生血管形成。

已经有不同的方法用于评估癌症中 DC 细胞表型和功能缺陷的相关性,包括使用不同技术试图人为促进 DC 的成熟。例如,已经报道,CPG-抗 IL-10R 拮抗剂的组合能够增加 IL-12 产生,因此使 DC 细胞获得在体内外活化特殊 T 细胞的能力。有趣的是,已经报道,利用白喉毒素系统短时间在体内删除 DC 能够抑制动物模型中肿瘤的生长。

肿瘤已经发展起了一系列策略来抑制 DC 的功能。DC 成熟抑制及耐受性 DC 积累的一些已经明确机制是免疫抑制因子的产生。这些免疫抑制因子包括了 TGF-β、IL-10、IL-6、VEGF、IDO 和 PGE2 等。产生免疫抑制因子导致了 DC 细胞中抑制性信号通路的激活。这些信号道路之一就是 STAT3,其在调节炎症反应过程中起着关键性作用。已经表明,肿瘤(血液肿瘤和实体瘤)中 STAT3 的持续性激活抑制了浸润性免疫细胞产生预炎细胞因子,而促进了抑制 DC 功能的可溶性因子的释放。进而,一些肿瘤来源的分子(如 VEGF 和 IL-6)增加了 DC 表达 STAT3。STAT3 的激活虽然在 DC 分化的早期是一个重要的事件,但在完全成熟的 DC 中这种激活却是下降的。肿瘤诱导的 DC 中 STAT3 持续激活的维持最终导致了这些细胞获得对肿瘤耐受的潜力。一个实验性的证据是,在小鼠中利用显性负 STAT3 将 STAT3 信号通路破坏后,可以观察到体内生长的肿瘤转归为生长抑制。类似地,SOCS-1(细胞因子信号抑制子)已经作为 DC 抗原提呈功能的重要调节者而受到关注。利用特异 siRNA 抑制了这个分子,在已建立起的 B16 小鼠肿瘤模型中能够破坏对自身抗原 Trp2 的耐受。

7.7.2 调节性 DC 细胞(树突状细胞)

强有力的证据支持具有耐受特征的 DC 以不同亚型存在,不同亚型包括了未成熟和成熟的髓系细胞、经典 DC(cDC)或浆细胞样 DC(pDC)。因此,具有"耐受性"功能的 DC 是在特殊条件下存在于特殊环境之中的,故而 cDC 在响应于其被激活的环境或所遇见的抗原时在功能上是灵活多变的,这些 DC 能够变成活化的 DC 来引导效应细胞响应能力,或变成耐受性 DC 来调节和抑制效应细胞响应。"调节性"DC 这个术语经常与"耐受性"DC 交互使用,这便导致了在理解具有免疫抑制功能的 DC 细胞的特性时产生了很大分歧。例如,regDC 已经用来描述为表达高水平 CD80 和 CD86、产生 IL10 且能够诱导 $CD4^+$ Treg 细胞分化的细胞。也有研究小组声称,regDC 表达低水平的 CD40、CD80、CD86 和 MHCII 型分子,且抑制实验性过敏性脑脊髓炎、过敏性炎症和自体免疫胃炎的发展。同时,有学者(Sato 等)提出,regDC 表达高水平的 MHC 分子,且例外地表达低水平的共激活分子,支持 $CD4^+$ 和 $CD8^+$ Treg 细胞的产生,并防止 GVHD。相反,Lsomura 等报道,regDC 表达高水平共刺激分子 CD80 和 CD86,以及高水平的、能够阻止 DTH 介导的抑制分子 B7-H1、B7-DC 和 B7-H3。进而,其他研究显示,regDC 具有低水平的 MHCII 型分子和 CD86 表达,但却有高水平的 CD80 和 CD40,产生 IL-10 和 NO,但不产生 IL-2 和 TGF-β,可能会激活幼稚 T 细胞,但不促进增殖,并且不诱导 Treg 的发育。进一步,Kwon 报道 regDC 表达高水平的 IL-10、TGFβ、COX-2 和 IDO(吲哚胺 2,3-双加氧酶)。

所谓的"调节性"DC 在表型和功能特征上的多方面不一致性和矛盾性提示,这一术语的使用已经相当混杂,很不准确。事实上,彼此争议的报道更进一步增加了理解具有免疫抑制和/或免疫耐受特性的 DC 细胞亚型的生物学特性上的困难。例如,一组研究报告指出,regDC 是成熟的细胞,能够用 TGF-β、IL-10 和 IL-6 来诱导其成熟;而另外的研究却发现 regDC 在暴露于氢化可的松或 Vit D3 的情况下,可维持在非成熟状态。当已经证明其在各种实验或病理条件下或至少能够促进功能性 TregDC 形成的情况下能够诱导免疫耐受,才能够给这样的 DC 冠以"耐受性"词语。类似地,为了减少与正常细胞增长发生混乱,"调节性"DC 这个术语应当限定具有在肿瘤微环境中实验性建立起免疫抑制特性的 DC 亚群。

在使用的几种小鼠肿瘤模型中,Norian 等发现 $MHCII^+CD11b^+CD11C^+$ 肿瘤浸润性 DC 会起 regDC 的作用,其能够抑制 $CD8^+$ T 细胞功能并在体内有抗肿瘤免疫反应。用这些 regDC 能刺激幼稚 T 细胞,可以改变 T 细胞的状态,产生小量扩增,IFN-γ 产生受阻且使其无能化。许多报道显示,肿瘤源因子,包括 IL-10、TGF-β、VEGF 和 PGE2 等,会作为 DC 变成一种调节性状态的条件,结果产生低表达的 MHC 和共激活分子(如 CD40、CD80、CD86),导致 T 细胞无能化,引导 Treg 产生。小鼠癌症也能够驱动 DC 分化成具有 $CD11C^{低}CD11b^{高}Ia^{低}$ 表型,高表达 IL-10、NO、VEGF 和精氨酸酶 I,且能够抑制 T 细胞的 regDC 细胞。Michael Shurin 研究小组指出,产生于骨髓祖细胞的半成熟 DC 能够被含有肿瘤源因子的肿瘤条件培养基极化成为 regDC。这些 regDC 主动性地抑制分裂素激活的 T 细胞在体外增殖并促进体内成瘤。肿瘤相关 regDC 表达低水平的 CD11c、高水平的 CD11b、低水平的 MHCII 和共激活分子,但不表达 Gr1、PDCA-1 或 F4/80。由于骨髓来源的 cDC(不包括巨噬细胞、粒细胞和 MDSC)能够在肿瘤微环境中被极化成 regDC,regDC 也许会代表具有免疫抑制或耐受能力的一群真正的诱导肿瘤 DC 亚群。DC 细胞作为肿瘤进程的促进者,这一未预期的作用提出了如下几个问题:regDC 如何实现其促瘤作用?能否整治这些细胞以阻止其支持肿瘤生长机制而同时又保持其自发的激活抗肿瘤免疫反应?有最新研究报道(Michad R. Shurin),中和或防止 regDC 极化在荷瘤小鼠中产生了肿瘤特异免疫反应的启动,并且最终抑制肿瘤生长。

尽管肿瘤相关 regDC 的预促瘤特性得到了证实,但还不知道这些细胞的招募和功能是否依赖于肿瘤类型、位置或特殊的肿瘤源因子,进而不知道在肿瘤微环境中 regDC 如何与 MDSC 和巨噬细胞相互作用,regDC 是否能够影响 cDC 的活性和功能?

尽管免疫系统构成了防止肿瘤发展的防线,肿瘤通常却可以通过使用多种策略逃脱免疫监控和免疫清除作用。我们在过去十年中已经见证了在理解肿瘤细胞对免疫控制产生抵抗的机制上取得的重大进展,这包括认识到:①肿瘤细胞降低表达或推动表达 MHC I 类分子,导致细胞毒性 T 淋巴细胞(CTL)无法识别肿瘤细胞;②肿瘤细胞对细胞死亡的抵制是因为 CTL 不能杀伤肿瘤细胞(例如,肿瘤细胞表达抗凋亡因子、缺少凋亡程序、缺少死亡受体的表达或无功能、穿孔素/颗粒酶活性阻断等)。另外,癌细胞会产生免疫抑制因子来负调控 DC、T 细胞、NK 细胞的功能,这些抑制因子有 NO、IL-6、IL-10、TGF-β、IDO(吲哚胺 2,3-双加氧酶)、VEGF 和 COX-2,它们能够阻止 $CD4^+$ T 和 $CD8^+$ T 细胞的增殖和功能。这一免疫抑制的肿瘤环境也会促进免疫抑制细胞如 M2(2 型巨噬细胞)、MDSC(髓系源抑制细胞)、未成熟/耐受性 DC 和 Treg 的产生和/或扩展。

7.8 调节性 T 细胞在肿瘤中的作用

7.8.1 调节性 T 细胞

调节性 T 细胞(Treg 细胞)起初是在自身免疫领域里发现的一群细胞,是一种杂合群体的 T 细胞,均为 FoxP3 阳性,具有抑制自身抗原和外源抗原免疫反应的能力,故称为调节性 T 细胞。Treg 在控制自体免疫、感染或癌症中起着关键调控点的作用,是一种免疫抑制细胞,含有许多种群。在过去二十年中受到广泛研究的一类具有免疫抑制作用的调节性 T 细胞是 $CD4^+CD25^+$ Treg 细胞亚群。这些细胞在小鼠中占到了循环 T 淋巴细胞群体的 10%,在健康人的血液中占到 5%。除了 CD25(IL-2 受体的 α 链)外,这类淋巴细胞亚群也表达一些其他几个标志物,包括 CTLA-4(毒性 T 淋巴细胞相关抗原-4)、GITR(糖皮原激素诱导的 TVF 受体)、CD62L、LAG3(淋巴细胞激活基因)和 Toll 样受体(TLR-4、TLR-5、TLR-7、TLR-8)。在人体,已经用 IL-7 受体(CD127)来区分 Treg 细胞与活化 T 细胞。有报道称 IL-7 受体 CD127 的表达与 Treg 的抑制功能呈负相关。可是,在激活的 Treg 亚群(表达 ICOS 和 CD103)中也报道能检测到 CD127 表达增高。在小鼠和人体已经发现 $FoxP3^+$ Treg 能够表达 CD39(外核苷酶)。但是,与小鼠相反,在人体,这个酶似乎是限定在 $FoxP3^+$ 调节性效应类记忆 T 细胞(Treg)中。CD39 以及另一外切酶(CD73)涉及由细胞外核苷酸产生胞外围腺苷,导致表达腺苷 A2A 受体的活化 T 效应细胞的抑制。叉头/螺旋转录因子 FoxP3 对于 CD4$^+$CD25$^+$ Treg 细胞的发育和功能是必不可少的,是这群细胞最为特异的一个标志物。Treg 在防止自身免疫病中发挥作用,它是通过调控在胸腺中已经逃逸负选择的自活化 T 淋巴细胞的活性发挥作用的。消除 Treg 或遗传上改变 *Fox3* 基因则产生致死性自身免疫条件的发展,证明这群细胞在维持活化的显性外周耐受中的重要作用。根据其起源,可以鉴定两类 CD4$^+$CD25$^+$FoxP3$^+$ Treg 细胞——在胸腺中发育的自然发生 Treg(自然 Treg 或 nTreg)和适应性 Treg(诱导性 Treg 或 iTreg)都由 CD4$^+$CD25$^-$ 幼稚 T 细胞在外围转化而产生。已经显示,Treg 生存和免疫抑制功能及由幼稚型 T 细胞产生 Treg 都依赖于外部信号。这些信号一些由 TCR、CD28、TGF-β 和 IL-2 受体介导,而另一些还有待发现,这些信号使细胞朝着向调节特异性基因如 *FoxP3* 表达方向发展。尽管大多数 iTreg 由 CD25 表型来标识,也有报道发现用高抗原性表位共免疫也产生 CD25$^-$ Treg 细胞。另外,Treg 表达 CD25 的显著性有待讨论,而且在 CD4$^+$CD25$^-$ 亚群中也已经检测到具有调节特性的 T 细胞。CD4$^+$CD25$^+$ Treg 细胞抑制活性的细胞分子基础依然存在争议。现有的机制包括,产生了抑制性细胞因子如 IL-10、TGF-β 和 IL-35,存在着由 CTLA-4 和 CD80/CD86 参与的细胞间直接相互作用,表达颗粒酶,从互不干涉中消除 IL-2,将 cAMP 转入到靶细胞之中,核苷酸外泻,以及其他尚需鉴定的机制。

7.8.2 Treg 在癌症中的作用

多项研究显示,Treg 除了在自体免疫中的作用外,也对癌症免疫耐受有着关键的贡献。在荷瘤机体血液、淋巴结和脾脏已经检测到这群细胞数量减少,且与不良预后相关。在肿瘤进展中观察到的 Treg 扩增也许是 nTreg 的增殖所致,或是由 CD4$^+$CD25$^-$FoxP3$^-$ T 细胞转化为 CD4$^+$CD25$^+$FoxP3$^+$iTreg 所致。这两种机制也许互为补充,在达到最优化 Treg 扩增中相互配合。另外,已经知道,包括乳腺癌、黑色素瘤和淋巴瘤在内的各种肿瘤会将 Treg 招募到肿瘤部位。这个 Treg 招募过程包括了由 CCL22 诱导的 CCR4 依赖的移动过程,而 CCL22 则是由肿瘤细胞和浸润到肿瘤中的免疫细胞如巨噬细胞和 DC 细胞所释放。肿瘤细胞对 Treg 的这种吸引和肿瘤对 Treg 移动的调控对于肿瘤微环境中 Treg 的积累和癌症中这些细胞活动状态都是必需的。Treg 阻止抗肿瘤免疫反应是通过抑制效应细胞 CD4$^+$、CD8$^+$ 和 NK 细胞的功能发挥作用的,且也是通过抑制 DC 活性发挥作用的。

由于 Treg 代表了免疫细胞清除肿瘤的一大障碍,因此,使用药物或抗体在治疗上使之消除或使之失去功能活性,已经显示出了能够提高包括基于 DC 疫苗的癌症免疫治疗的响应。现已开发了不同的方案在体内消除或失活 Treg,选择性消除或失活 Treg 依然是免疫治疗的一大挑战,这是因为这些细胞跟活化的经典非抑制 T 细胞具有相同的表面标志物。基于抗体治疗的方法模糊性地都靶向了 Treg 和活化的效应 T 淋巴细胞,而且,在大多数情况下,用于消除 Treg 的化疗试剂不能对这些细胞发挥特异效应。Nicolas Larmonier 在大鼠中发现,注射环磷酰胺导致调节性和效应性 T 细胞两者都减少,但是效应性 T 细胞的重建早于 Treg 的重建发生。环磷酰胺治疗可以促进肿瘤特异的疫苗疗效。

在低剂量时,环磷酰胺已显示能在体内体外开启小鼠 Treg 的凋亡程序,而没有影响 $CD4^+CD25^-$ 细胞活力的变化。可是,临床研究也指出,环磷酰胺也许没有显著改变 Treg 的数目和功能。基于 CD25 表达来消除 Treg 产生了同时消除活化的效应淋巴细胞的作用。另外,这种策略会促使 $CD4^+CD25^-FoxP3^-$ T 细胞向肿瘤诱导的 Treg 转化。

(常智杰　苏富琴)

主要参考文献

Balkwill F, Mantovani A. 2001. Inflammation and cancer: back to Virchow? Lancet, 357: 539-545.

Grivennikov S I, Greten F R, Karin M. 2010. Immunity, inflammation, and cancer. Cell, 140: 883-899.

Janikashvili N, Bonnotte B, Katsanis E, et al. 2011. The dendritic cell-regulatory T lymphocyte crosstalk contributes to tumor-induced tolerance. Clin Dev Immunol,2011: 430394.

Kees T, Egeblad M. 2011. Innate immune cells in breast cancer-from villains to heroes? J Mammary Gland Biol Neoplasia, 16: 189-203.

Lewis C E, Pollard J W. 2006. Distinct role of macrophages in different tumor microenvironments. Cancer Res, 66: 605-612.

Lin A, Schildknecht A, Nguyen L T, et al. 2010. Dendritic cells integrate signals from the tumor microenvironment to modulate immunity and tumor growth. Immunol Lett, 127: 77-84.

Ma Y, Shurin G V, Gutkin D W. 2012. Tumor associated regulatory dendritic cells. Semin Cancer Biol, 22: 298-306.

Ruffell B, Affara N I, Coussens L M. 2012. Differential macrophage programming in the tumor microenvironment. Trends Immunol, 33: 119-126.

Shurin G V, Ouellette C E, Shurin M R. 2012. Regulatory dendritic cells in the tumor immunoenvironment Cancer Immunol Immunother, 61: 223-230.

第8章 癌细胞特征之六——新生血管与新生淋巴管生成

癌细胞在肿瘤发生和发展的过程中并不是独立存在的,而是与肿瘤微环境中的其他多种细胞类群发生复杂的相互作用。为了维持癌细胞的存活、增殖和转移,肿瘤能够诱发血管向其内部生长,这种肿瘤血管发生现象的主要形式包括新生血管生成(angiogenesis)和血管发生(vasculogenesis),其中新生血管生成是指从已有的血管中通过血管内皮细胞的增殖、迁移,形成新的血管内皮层,而血管发生是通过招募血管内皮前体细胞直接形成内皮管腔结构,并不依赖于已有的血管网络。另外,肿瘤还能诱发新生淋巴管生成(lymphangiogenesis),新生淋巴管在肿瘤的生长、渗透压维持和浸润等方面具有重要作用。除了血管和淋巴管内皮细胞外,肿瘤微环境中的其他细胞类群如血管周细胞、骨髓来源免疫细胞等也在肿瘤发生和发展过程中具有多方面的作用。本章将围绕肿瘤新生血管生成和肿瘤新生淋巴管生成,对相关的各种细胞类群、细胞因子和细胞信号通路进行介绍。

8.1 新生血管生成及其在肿瘤中的作用

新生血管生成是指在生物体中已经存在的成熟血管上分生出新的血管的过程。新生血管生成过程主要包括以下三个要点:血管内皮细胞或血管内皮前体细胞从原有的血管体系中迁移出来,向血管以外的某一方向特定地迁移;血管内皮细胞持续增殖,血管延长并形成新生的血管管腔;新生血管的微环境中产生细胞因子,招募血管周质细胞如血管平滑肌细胞和成纤维细胞,共同构成成熟的血管。

新生血管生成是机体内的一个重要生理现象,参与调控了多种重要的生理功能,如伤口愈合、胚胎发育、组织生长和修复等。在这些正常的生理过程中,新生血管生成通常作用于局部、持续时间较短并受到精密调控;另外,新生血管生成还参与了很多病理过程,如糖尿病、自身免疫疾病、肥胖、炎症反应及肿瘤等,病理性的新生血管生成会导致出血、血管渗漏和组织损伤,并可能持续许多年。这些疾病的发生、发展及并发症通常都与其新生血管生成过程直接或间接相关,因此也被概括为"新生血管生成依赖性疾病"。研究者们在探索生理和病理新生血管调节机制的过程中发现,对于上述新生血管生成依赖性疾病,抑制其中的新生血管生成过程往往能够起到治疗效果,其中就包括肿瘤治疗。

1971年,哈佛大学医学院的Judah Folkman教授在新英格兰医学杂志上首先提出了肿瘤血管发生的假说,这一假说主要包含以下几点:①早期微小肿瘤的生长可以不依赖新生血管的形成,当肿瘤直径大于1~2 mm时,简单扩散方式已经不能保证其生长所需的氧气及营养供应;②当肿瘤生长直径大于1~2 mm时,肿瘤细胞可以诱导其周围的血管内皮细胞发生增殖、迁移,在肿瘤块内形成新的毛细血管,这样可以保证肿瘤继续生长及转移；③肿瘤新生血管生成是由肿瘤细胞产生的可扩散的化学信号，即肿瘤新生血管生成因子(tumor angiogenesis factor，TAF)诱导而发生的；④通过抑制肿瘤血管的产生可以达到抑制肿瘤生长的目的。例如，可以通过抑制肿瘤新生血管生成因子(TAF)的产生，或者直接靶向新生的毛细血管内皮细胞；⑤抗肿瘤新生血管生成治疗不直接杀死肿瘤细胞，但能通过阻断新生血管生成来抑制肿瘤细胞的生长，这种治疗方式称为"休眠诱导"方式。这个理论是 Folkman 教授基于 20 世纪 60 年代取得的一系列实验结果而总结出来的，实验发现，在离体灌注器官中的肿瘤生长会因为缺少新生血管生成而被阻滞。

Folkman 教授提出的抗肿瘤新生血管生成的假说提示了通过抑制肿瘤新生血管，使肿瘤细胞由于缺氧、缺血而死亡，进而可以抑制肿瘤生长，延长患者带瘤生存期，并可抑制肿瘤转移灶的生长，推迟复发。这一假说得到了越来越多证据的支持，并使该领域成为癌症研究的热点并为癌症提供新的治疗策略。抗新生血管治疗用于患者的临床研究始于 1988 年，目前已有超过 30 种新生血管生成抑制剂进入临床试验。

8.1.1 新生血管生成与肿瘤发生

新生血管生成过程对于肿瘤的发生、发展和转移具有非常关键的调控作用。肿瘤在其形成的初期，并不能够诱发新生血管的生成，也不会对肿瘤周围微环境中的血管内皮细胞进行刺激和招募。所以初期的肿瘤仅仅依赖组织渗透就能维持其存在，并会保持微小的体积和较慢的生长，处于静息休眠状态，并在原位不发生转移，对于宿主机体也是没有损害的。动物实验也证实了在荷瘤小鼠模型中，无新生血管生成的肿瘤体积一般不会超过 $1\sim 2mm^3$，对于荷瘤小鼠的生存也没有显著的影响。

病理学家在对意外事故或其他原因致死的尸体进行检验的过程中证实了确实存在这样的原位静息状态的肿瘤，这些肿瘤没有新生血管生成，体积通常也在 $1\sim 2mm^3$ 以下。在一些特定的年龄段人群中，带有原位肿瘤的人数量不少，不过其中被诊断为真正的恶性肿瘤的比例其实是很低的。除了其中不到 1% 的病灶确切发展成了恶性肿瘤即癌症之外，剩余的原位肿瘤小块均保持在了体积微小、无新生血管的静息休眠状态。这些研究也证实了肿瘤如果要继续发展和生长，就必然需要诱发新生血管生成，在生理或病理情况下，如果能有效抑制肿瘤新生血管生成，就可能抑制肿瘤的发生发展和恶变。

8.1.2 新生血管生成与肿瘤转移

医学生物学技术有了突飞猛进的发展，大量新疗法、新药物、新技术、新概念被引入到肿瘤的临床治疗，原有的临床治疗手段更是继续得到了改进和完善。然而，到目前为止，肿瘤的治疗效果整体上来看仍然很不理想，其中面临的一个瓶颈问题就是肿瘤的转移。目前，肿瘤转移导致了 90% 以上肿瘤患者的死亡，而人们对于发生了转移和扩散的肿瘤仍没有有效的治疗方案。研究肿瘤转移的发生机理并以此制定有针对性的治疗手段是肿瘤研究中的一大重点。

前文指出，肿瘤在原位的进一步生长和发展需要通过诱导肿瘤新生血管以获得氧气和养分，其实肿瘤还会利用肿瘤新生血管这一通道源源不断地向宿主机体输送转移的肿瘤细胞，即肿瘤的血道转移。这些进入血液循环系统的肿瘤细胞可能会在人体远端组织形成转移灶,这些转移灶也会继续生长,诱发新一轮的肿瘤新生血管生成,最终形成转移瘤。大量动物实验结果显示:在原发肿瘤诱发新生血管生成之前很少有肿瘤细胞扩散进入循环系统;针对肿瘤新生血管的治疗能够显著抑制肿瘤转移灶的形成;肿瘤转移灶的形成数量与新生血管的密度直接相关。由此可见,抑制肿瘤新生血管的治疗不单可以阻碍原发肿瘤的发生和生长,还可以抑制肿瘤转移的发生,是抗肿瘤治疗领域中一个崭新的、有潜力的靶标。

肿瘤细胞之所以能够较容易地借助肿瘤新生血管进入血液循环发生转移,是由肿瘤新生血管的构造决定的。肿瘤中的新生血管是不成熟的血管,其是由肿瘤细胞和血管内皮细胞一起围成的管腔结构,具有很高的渗透性和不完整性,许多肿瘤细胞能够直接接触到管腔而不会被血管内皮细胞或血管周质细胞所阻隔,这样的结构自然会促进游离的肿瘤细胞进入血液循环。在肿瘤患者的活检组织样本中也能够观察到这种肿瘤新生血管的管腔结构,说明肿瘤新生血管的异常结构(不完整且高渗透性)确实更容易让肿瘤细胞进入血液循环系统发生转移。

原位肿瘤细胞借助肿瘤新生血管进入血液循环并到达机体远端器官以后,会形成小的转移灶,这些小的转移灶在发展初期可能很长一段时间会处于休眠静息状态。当这些小的转移灶诱发新一轮的新生血管生成并获得足够的血液供应氧气和养分以后,就能够发展成临床上可被检测出的转移瘤。如果能够使用肿瘤新生血管抑制剂阻断原发肿瘤和转移瘤的新生血管生成,就可以阻碍较早期原发肿瘤阶段、隐形转移阶段和已转移阶段等各阶段癌症的发展。

8.2 肿瘤新生血管生成的分子调节机制

8.2.1 血管生成促进因子

与其他许多生理或病理现象一样,肿瘤新生血管生成也是由许多调控因子精密调节的。肿瘤能够诱导周围组织的血管向肿瘤内部进行分化、生长、增殖和迁移形成肿瘤新生血管,主要是因为肿瘤细胞会分泌大量的生长因子,这些生长因子会作用于周围的血管内皮细胞,促使血管内皮细胞形成肿瘤新生血管,因此这类生长因子又叫做血管生成促进因子。1971年,Folkman研究组最早从肿瘤中分离出能促进新生血管生成的活性物质,并命名为肿瘤新生血管生成因子(tumor angiogenesis factor,TAF)。随后研究者们陆续鉴定出的数十种血管生成促进因子,大部分都是由肿瘤细胞表达产生的。本节将讲解肿瘤新生血管生成过程中关键性的血管生成促进因子以及它们的作用机制,包括血管内皮生长因子(vascular endothelial growth factor,VEGF)、成纤维细胞生长因子(fibroblast growth factor)、血管生成素(angiopoietins)等(表8-1)。

1. 血管内皮生长因子(VEGF)

血管内皮生长因子(VEGF)是目前最受关注、最具代表性、活性最强的血管生成促进因子之一。Dvorak等首次提出了血管通透性增加和肿瘤新生血管生成之间的相关性,并进而引发了血管通透因子(vascular permeability factor,VPF)的发现。随后,VPF 的序列被 Napoleone Ferrara 研究组率先鉴定出来,并且在 1989 年被证明是一种特异的、活性很强的血管生成促进因子,又被命名为血管内皮生长因子(VEGF)。与此同时,Folkman 研究组也纯化获得了一种新的、促进血管生成的因子,并与 Ferrara 研究组分别独立证明了这种血管生成促进因子正是 VEGF。

VEGF 是分子质量为 40~45 kDa 的同源二聚体蛋白,其序列中具有分泌信号肽,可以由多种细胞或大多数的肿瘤细胞分泌产生。VEGF 家族包括了 5 个成员:VEGF-A、VEGF-B、VEGF-C、VEGF-D 和 VEGF-E。其中,VEGF-A 又分为 5 个亚型:$VEGF_{121}$、$VEGF_{145}$、$VEGF_{165}$、$VEGF_{189}$、$VEGF_{206}$(分别含有 121、145、165、189 和 206 个氨基酸)。其中,$VEGF_{165}$ 是最主要的形式,广泛参与调控新生血管生成过程。VEGF 是一种内源性的促进血管内皮细胞增殖、分裂、迁移和新生血管生成的生长因子。VEGF 家族还有另一个成员——胎盘生长因子(placental growth factor,PlGF)。PlGF 与 VEGF 具有高度的同源性,PlGF 也具有促进新生血管生成(尤其在胚胎发育阶段)的作用。

VEGF 有两种主要受体是在血管内皮细胞上被发现的,分别是分子质量为 180 kDa 的 Flt-1 蛋白(Fms-like tyrosine kinase,也叫做 VEGFR-1)和分子质量为 200 kDa 的 KDR/Flk-1 蛋白(也叫做 VEGFR-2,kinase insert domain-containing receptor,其在小鼠体内的同源蛋白名为 Flk-1)。VEGF 与上述两种受体都可以发生结合,VEGF 与 KDR/Flk-1 受体的结合会引起下游信号通路的激活,并能够增强内皮细胞的有丝分裂、增殖和迁移。其他的 VEGF 家族结构类似物还包括 VEGF-B、VEGF-C、VEGF-D 和 VEGF-E,其中 VEGF-C 和 VEGF-D 可结合淋巴内皮细胞高表达的 VEGFR3(也叫 Flt-4),从而引起新生淋巴管生成(详见 8.5 节)。

神经菌毛素-1(neuropilin-1,又叫神经纤毛蛋白-1)是主要受体 VEGFR 结合 $VEGF_{165}$ 时的辅助受体。与 VEGFR 不同,Neuropilin-1 不是受体酪氨酸激酶,它能够在肿瘤细胞(而不是内皮细胞)膜表面表达,这使得肿瘤细胞分泌的 VEGF 既可以通过旁分泌的方式结合作用到血管内皮细胞上,又可以通过自分泌的方式结合到肿瘤细胞自身。

2. 成纤维细胞生长因子

1982 年,研究者们首次在肿瘤组织中分离和纯化获得一种血管生成促进因子——碱性成纤维细胞生长因子(bFGF),又叫做 FGF-2。1986 年,研究者们又发现了酸性成纤维细胞生长因子(aFGF),又叫做 FGF-1。目前已鉴定出的 FGF 家族成员共有 22 个。aFGF 和 bFGF 都能够在体外促进内皮细胞的有丝分裂、细胞增殖和迁移等活动,同时也是机体内最为有效的血管生成促进因子之一。aFGF 和 bFGF 没有分泌信号肽序列,储存于细胞外基质中,对于肝素和硫酸乙酰肝素有着很高的亲和性。由于 FGF 没有典型的分泌信号肽序列,因而 FGF 如何由肿瘤分泌出来的调节机制尚未被完全阐明,一种可能的解释是 FGF 是在肿瘤微环境中蛋白酶和肝素酶的作用下由细胞外基质释放产生的。某些类型的肿瘤细胞还能够招募和激活巨噬细胞分泌产生 bFGF。同时,一些肥大细胞由于具有较高水平的肝素,能够螯合 bFGF。

3. 血管生成素

血管生成素-1(angiopoietin-1)是分子质量为 70 kDa 的生长因子蛋白,可以结合其受体——内皮细胞膜表面特异性表达的酪氨酸激酶受体 Tie2(也称为 Tek)。Tie2 的同源异构蛋白 Tie1 的功能性配体目前尚未被发现。血管生成素-2 也能够结合 Tie2,与血管生成素-1 发生竞争,从而抑制血管生成素-1 的生物活性。与 VEGF 相似,血管生成素-1 也是一种特异性的内皮细胞促进因子,但在体外不能直接单独刺激内皮细胞的活化,而是需要通过激活 Tie2,诱导内皮细胞合成 PDGF-BB(以及其他可能的生长因子),进而招募周质细胞和平滑肌细胞形成更为完整的血管壁结构。在皮肤组织过表达血管生成素-1 的转基因小鼠显现出血管形成增加、血管增大和皮肤变红的表型。在皮肤组织同时过表达血管生成素-1 和 VEGF 的转基因小鼠呈现出真皮层血管增生的表型,但血管的渗漏性不会增加。这些转基因动物模型模拟了伤口愈合过程的新生血管生成:血管渗漏性不增加,血管壁由血管周质细胞和平滑肌细胞包被而形成成熟完整的结构。相比之下,肿瘤新生血管则是血管壁薄、内皮细胞排列异常、渗漏明显、周质细胞包被不完整。肿瘤血管内皮组织产生的血管生成素-2 可阻断 Tie2 受体,破坏血管内皮细胞的细胞间黏附(endothelial cell-cell junction),并破坏周质细胞、平滑肌细胞招募及肿瘤血管的完整性,进而促进肿瘤转移。因此,在肿瘤微环境中,血管生成素-1、血管生成素-2 和 VEGF 一起调节新生血管生成及血管成熟化,并受到特定的肿瘤微环境的复杂调控,对新生血管生成和血管成熟化的作用也会发生变化。

其他的血管生成促进因子还包括:基质金属蛋白酶(matrix metalloproteinases)、血小板生长因子(platelet-derived growth factor, PDGF)、白细胞介素-6(interleukin-6, IL-6)、白细胞介素-8(interleukin-8, IL-8)、肝细胞生长因子(hepatocyte growth factor, HGF)、基质细胞衍生因子(stromal cell-derived factor)等。

8.2.2 内源性血管生成抑制因子

早在 1971 年,Folkman 教授就基于各种实验结果提出全新的治疗肿瘤的方法:通过抑制肿瘤新生血管生成来切断肿瘤的氧气养分供给,从而抑制肿瘤生长,使之休眠甚至饿死。有趣的是,研究者们通过随后的研究发现,一方面,如前所述,肿瘤会分泌产生大量的血管生成促进因子诱发血管新生,为其提供生长必需的氧气和营养;另一方面,在荷瘤动物循环系统和肿瘤微环境之中,还能够发现许多内源性的血管生成抑制因子,这很可能是机体应对肿瘤组织和肿瘤新生血管生成而产生的一种保护机制。研究者们陆续鉴定出了一系列肿瘤新生血管生成抑制因子,为将它们进一步应用于肿瘤治疗提供了理论基础。这些血管生成抑制因子包括血管抑素(angiostatin)、血管内皮抑制素(endostatin)、肿瘤抑素(tumstatin)等(表 8-1)。

1. 血管抑素

血管抑素是第一个在荷瘤鼠血清和尿液中被发现并分离获得的内源性血管生成抑制因子,由 Folkman 实验室首次发现并鉴定。血管抑素的分子质量为 38 kDa,是荷瘤鼠血清和尿液中纯化获得的血纤维蛋白溶酶原（plasminogen）的一个降解片段，能够通过抑制肿瘤新生血管生成而抑制肿瘤的生长和转移。肿瘤微环境中的血管抑素并不是由肿瘤细胞直接分泌产生的，而是由肿瘤细胞分泌的一些蛋白酶对血纤维蛋白溶酶原进行酶切的产物。

表 8-1 参与调控肿瘤新生血管生成的常见血管生成促进因子和血管生成抑制因子

血管生成促进因子	血管生成抑制因子
血管内皮生长因子（VEGF）	血管抑素（angiostatin）
成纤维细胞生长因子（FGF）	血管内皮抑制素（endostatin）
血管生成素（angiopoietin）	肿瘤抑素（tumstatin）
基质金属蛋白酶（MMP）	血小板反应蛋白-1（TSP-1）
血小板生长因子（PDGF）	癌抑素（canstatin）
白细胞介素-6（IL-6）	色素上皮衍生因子（PEDF）
白细胞介素-8（IL-8）	血小板因子-4（PF-4）
肝细胞生长因子（HGF）	干扰素-α（IFN-α）
基质细胞衍生因子（SDF）	白细胞介素-12（IL-12）

血管抑素含有连续的 Kringle 结构域，并因所含 Kringle 结构域数量的不同而分为下列几种主要的天然形式：K1-3（含有 Kringle 结构域 1-3）、K1-4（含有 Kringle 结构域 1-4）和 K1-5（含有 Kringle 结构域 1-5）。每个 Kringle 结构域含有两个小的 β 片层结构和三对二硫键。上述三种亚型中，K1-5 具有最高的抑制内皮细胞的活性，K1-3 次之，K1-4 的活性最低。血管抑素可以由肿瘤细胞或巨噬细胞产生，主要是以血管抑素 K1-4 和 K1-5 的形式。

血管抑素的生物学功能包括：促进血管内皮细胞的细胞周期阻滞及细胞凋亡、在体外实验中抑制内皮细胞的迁移、抑制鸡胚绒毛膜尿囊膜及肿瘤中的新生血管生成、抑制肿瘤生长等。血管抑素还能够影响内皮细胞中的多种信号转导通路及细胞黏附分子，具体来说：血管抑素可以抑制 MAPK、ERK-1/2 信号通路的激活；可以提高增殖状态内皮细胞中 E-selectin 的表达水平；能够抑制整合素 αvβ3 与其配体 Plasmin 结合而引起的内皮细胞运动迁移；能够抑制骨髓来源的循环内皮前体细胞的细胞增殖；可以结合细胞表面的 ATP 合成酶；在内皮细胞和平滑肌细胞中，血管抑素能抑制 HGF 信号通路及其下游的 Akt、ERK-1/2 和 c-MET 等，进而抑制 VEGF 的表达。通过上述的细胞生物学效应，血管抑素能够抑制内皮细胞的活动和新生血管生成，从而抑制肿瘤生长。

2. 血管内皮抑制素

1997 年，Folkman 实验室基于其发现血管抑素的方法，在人小细胞肺癌和小鼠血管内皮瘤中分离和鉴定出了血管内皮抑制素（endostatin）。血管内皮抑制素是胶原蛋白 18（collagen XVIII）的一个酶切片段，分子质量为 20~22 kDa。血管内皮抑制素在机体里的产生是由肿瘤细胞分泌的多种蛋白酶（如 Cathepsin、Elastase 和基质金属蛋白酶 MMP 等）降解细胞外基质（胶原蛋白 18）而形成的酶切产物，它经过几种蛋白酶的剪切而形成最终的有活性状态。被剪切和活化后的血管内皮抑制素能够作用于内皮细胞，抑制内皮细胞的活化、迁移、黏附和信号转导。根据已有的科研数据，血管内皮抑制素的具体作用机制主要包括如下方面：血管内皮抑制素能够抑制 VEGF 与其受体 VEGFR-2（KDR/Flk-1）结合，从而抑制 VEGFR-2 酪氨酸残基的自磷酸化激活及胞内下游信号如 MAPK、ERK-1/2 和 FAK 的激活，进而影响内皮细胞的增殖和迁移；通过影响连接蛋白 Shb 磷酸化、抗凋亡基因 *Bcl-2* 和 *Bcl-xL* 表达，诱发内皮细胞凋亡；通过作用于 cyclin D1 引起内皮细胞周期阻滞；结合细胞膜表面的整合素 α5β1，抑制内皮细胞的整合素介导的细胞黏附、迁移和信号转导，并连同锚定蛋白 caveolin-1 影响下游 Src 通路激活和肌动蛋白应力纤维结构；结合基质金属蛋白酶-2（MMP-2），抑制胞外基质降解；结合原肌球蛋白（tropomyosin），影响细胞微丝的结构和内皮细胞迁移。除上述相互作用蛋白外，罗永章研究组还鉴定出核仁素（nucleolin）是血管内皮抑制素的功能性受体，核仁素特异性高表达在肿瘤新生血管/淋巴管内皮细胞表面，能特异结合血管内皮抑制素，并进一步介导血管内皮抑制素在内皮细胞中的细胞内吞转运、信号转导和生物学活性。综上所述，血管内皮抑制素能够影响多种相互作用蛋白/受体、生长因子、蛋白酶，并参与调节多种信号转导通路，进而发挥其抑制内皮细胞活动、肿瘤新生血管生成和肿瘤生长的生物学功能。

大量研究结果证实血管内皮抑制素具有广谱的抑瘤活性，而且没有明显的毒性和抗药性。血管内皮抑制素对于结直肠癌、非小细胞肺癌、肺腺癌、甲状腺癌、胰腺癌、神经母细胞瘤、乳腺癌等瘤种都具有抑制活性。血管内皮抑制素的一些特征决定了其在治疗癌症患者中的临床应用上具有优势。1999 年，美国 EntreMed 公司的酵母表达重组人血管内皮抑制素进入Ⅰ期临床试验，显示出非常好的安全性和耐受性，但是未显示出显著的抑制肿瘤的疗效，在Ⅱ期临床试验阶段被终止。2001 年，我国科学家研发的大肠杆菌表达的修饰重组人血管内皮抑制素进入Ⅰ期临床试验，并与 NP 化疗方案（长春瑞滨和顺铂）联合用于非小细胞肺癌治疗的Ⅱ期临床试验，2005 年由中国国家食品药品监督局（SFDA）批准上市。

3. 肿瘤抑素

肿瘤抑素是 α3 胶原分子 NC1 结构域的一个酶切片段，分子质量约为 28 kDa。肿瘤抑素可以结合其受体（在内皮细胞膜上表达）——整合素 αvβ3 和整合素 α6β1，从而影响内皮细胞黏附、下游信号转导、抑制内皮细胞增殖、诱导细胞凋亡。

其他的内源性血管生成抑制因子还包括血小板反应蛋白-1（thrombospondin-1，TSP-1）、癌抑素（canstatin）、色素上皮衍生因子（pigment epithelium-derived factor）、血小板因子-4（platelet factor 4）、干扰素-α（interferon-α，IFN-α）、白细胞介素-12（interleukin-12，IL-12）等。

8.3 周细胞在肿瘤新生血管生成中的作用

8.3.1 周细胞的组织学概述

连续的血管内皮细胞层（endothelium）作为心脏、动脉、静脉、毛细血管丛及淋巴管等器官组织的重要组成部分，是一个高度特化的组织，且具有明显的组织特异性。例如，肾小球血管内皮层高度通透，能够介导血液和尿液中的物质交换，而脑组织中的毛细血管通过紧密的细胞连接，形成严格的血脑屏障，以防止血液中物质对中枢神经系统的破坏。尽管在不同组织中血管具有特异的功能，但是它们的基本功能确实是一致的，即介导营养、氧气及其他小分子物质向组织器官的运输，并协助白细胞等免疫细胞及造血干细胞等行使其功能。

正常血管的结构具有明显的层次，即动脉(artery)分支形成微动脉(microartery)，并进而形成薄壁的毛细血管丛(capillary)。大血管的内皮层由血管平滑肌细胞(vascular smooth muscle cell)所包被，而这种包被不仅为血管提供了机械支持，同时也可以通过一些旁分泌信号通路维持其正常的生物学功能。此外，血管平滑肌细胞还能够表达一些伸缩蛋白(contractile protein)，并调节血管的直径。而相对直径较小的毛细血管及相对血压较小的静脉血管(vein)，也能够被类似血管平滑肌细胞的周细胞(pericyte)所包被，并由其提供支持和保护。除了血管平滑肌细胞或周细胞之外，富含胶原蛋白(collagens)、层粘连蛋白(laminin)和纤连蛋白(fibronectin)的基底膜(basement membrane)或细胞外基质(extracellular matrix, ECM)同样包被着血管内皮层，并维持其正常的生物学功能。内皮细胞具有其通用的标志物——CD31，而周细胞的标志物则有很多种，包括平滑肌肌球蛋白、原肌球蛋白、cGMP 依赖性蛋白激酶、α 型平滑肌肌动蛋白(α-smooth muscle actin, α-SMA)和结蛋白(desmin)等，但它们均针对特定的周细胞群，通用性不强。α-SMA 被认为是区别周细胞与内皮细胞和成纤维细胞的一种重要的参考因子。此外，硫酸软骨素蛋白多糖-2(NG-2)也被用于周细胞与内皮细胞的区分。与 α-SMA 不同的是，NG-2 更多地表达在新分化的周细胞表面，因此能够更好地识别肿瘤组织中的周细胞。

8.3.2　周细胞招募的调控机制

血管周细胞作为血管的另一个重要组成部分，其对于肿瘤新生血管发生过程的作用及调控机制直至近些年才被逐步阐述。关于周细胞的来源，目前有不同的观点。由于周细胞与血管平滑肌细胞十分类似，因此有学者推断它们具有共同的来源，并且有研究表明，在体外环境中，血管平滑肌细胞可以与周细胞发生相互分化。但是对于肿瘤组织中的血管周细胞，由于发生发展过程极为迅速，因此需要在短时间内进行大量的招募，依靠血管平滑肌细胞的分化显然不足以满足肿瘤的生长需求。近期研究表明，血管内皮前体细胞(endothelial progenitor cell)、间充质干细胞(mesenchymal stem cell, MSC)及骨髓源细胞(bone marrow-derived cell, BMDC)都被报道能够在特定的环境中分化成为周细胞。但是对于周细胞的具体来源，越来越多的研究人员认为，在肿瘤组织中，不仅肿瘤细胞具有异质性，微环境中的其他细胞如血管周细胞等同样具有异质性，即来源于不同的前体细胞。

对于血管周细胞招募、贴附、分化的机理研究目前观点基本一致。一系列细胞因子介导了该过程的不同步骤。血小板源生长因子(platelet-derived growth factor, PDGF)家族中的成员 PDGF-BB 在血管周细胞招募至血管内皮腔表面的过程中起到了核心作用。在新生血管生成的过程中，PDGF-BB 的来源便是新生的血管内皮细胞。其通过旁分泌的途径，招募受体 PDGFRβ 阳性的周细胞或其前体细胞至新形成的管腔表面，进而促使其完成血管重建的最后一个步骤——血管成熟(vascular maturation)。除了这种招募作用机制,转基因小鼠实验还证明了PDGF-BB同时介导了血管周细胞的分化。已有大量临床数据表明,PDGF-BB的过量表达与星形细胞瘤、骨肉瘤、黑色素瘤、间皮细胞瘤、肺癌等恶性肿瘤的发生呈正相关。此外,有报道称,乳腺癌细胞能产生大量的PDGF-BB,刺激肿瘤微环境中的基质细胞增生及结缔组织变化,进而为肿瘤细胞的生长、浸润和转移提供便利条件。除此之外,PDGF-BB对于肿瘤血管及淋巴管新生的正调控作用也相继被揭示。

除了PDGF-BB/PDGFRβ信号通路,还有许多其他的细胞因子参与了周细胞介导的血管成熟过程。其中研究较为清楚的有血管生成素-1(angiopoietin-1,Ang-1)及其酪氨酸激酶受体Tie-2。虽然目前Ang-1的具体分泌方式仍不明确,但是,血管周细胞分泌Ang-1促进血管成熟的作用已被多方面研究所证明。值得注意的是,在PDGF-BB信号通路受阻的情况下,当加入一定量的Ang-1之后,依然能够保持血管细胞的招募。进一步的研究发现,Ang-1可以通过血管内皮细胞表达的Tie-2进而激活其分泌肝细胞生长因子(hepatocyte growth factor,HGF),而血管周细胞能够表达一定量的HGF受体c-Met,进而响应HGF介导的招募途径。这一研究也表明了血管周细胞招募通路的多样性。

神经鞘氨醇磷酸(sphingosine-1-phosphate,S1P)能够通过其G蛋白受体激活细胞的迁移、增殖与存活。S1P能够显著促进N-钙黏蛋白(N-cadherin)在血管内皮细胞中的极化转运,而N-钙黏蛋白能够稳定血管内皮细胞与周细胞的相互作用,因此S1P对周细胞与血管内皮腔的贴附起到了重要的调节作用。

转化生长因子β(transforming growth factor β,TGF-β)同样参与了血管周细胞相关的血管成熟过程。基因敲除TGF-β及其I型和II型受体(TGFRI、TGFRII)均阻碍血管生成。其具体机制为内皮细胞分泌大量的TGF-β,并通过自分泌途径激活自身的增殖与分化,这种内皮细胞的增殖与分化调节了周细胞与基底膜的形成过程,即内皮细胞处于增殖状态时,周细胞与其发生解离;而内皮细胞处于分化状态时,周细胞与其进行结合。

对于缺氧诱导因子-1(hypoxia-inducible factor,HIF-1)刺激肿瘤新生血管生成的作用,一直是人们关注的热点。研究表明,HIF-1直接调节了VEGF及VEGFR1的转录,进而对肿瘤新生血管生成起到了直接的刺激作用,这也与其被诱导的机制相吻合。由于其被激活的源动力就是缺氧的环境,而要缓解这种缺氧的环境,最直接的方法就是诱发新的血管。作为目前最为强力的促血管生长因子,VEGF被HIF-1所上调,从进化角度来讲这是理所应当的。组织化学研究发现,对于高表达HIF-1及VEGF的肿瘤,其恶性程度也相应较高。这也反映了新生血管生成对于肿瘤发生发展的重要意义。但是近期研究表明,除了这种肿瘤细胞高表达HIF-1刺激VEGF分泌进而通过旁分泌途径促进新生血管生成之外,HIF-1也可以通过自分泌的途径来实现其功能。例如,内皮细胞表达HIF-1同样可以通过上调VEGF及其受体的表达,直接作用于内皮细胞本身,实现对促新生血管生成活性的放大,敲除血管内皮中的HIF-1后,VEGFR1/VEGF/VEGFR2自分泌通路便被破坏,且血管内皮细胞的增殖与管腔形成能力均被明显抑制。而对于一些能够表达VEGFR1的肿瘤细胞,这种自分泌通路的破坏更是能直接起到促进其凋亡的作用。除了VEGF之外,HIF-1还能够调节一氧化氮合酶(nitric oxide synthases,NOS)的活性。NOS能够促进细胞合成一氧化氮。作为一种相对分子质量低且扩散速度快的分子,一氧化氮能够迅速将信号传递给周围的细胞,因此能够调节包括新生血管生成在内的多种生理病理学过程。对于 NOS 而言,其启动子序列中的缺氧响应元件决定了其同样能够在缺氧环境下被 HIF-1 所上调。虽然 HIF-1 对于新生血管生成有显著的促进作用,但是对于血管重建中的另一关键过程——血管成熟,HIF-1 又有何贡献? 如前所述,HIF-1 被激活的目的是为了促进整个肿瘤组织的营养和氧气的运输。而为了实现这一点,不仅需要促进血管内皮细胞的增殖、迁移及管腔形成,同时也要促进基底膜的形成和血管周细胞的招募。只有这样,新形成的内皮细胞管腔才能形成具有正常功能的成熟血管,进而运输营养和氧气,缓解肿瘤组织的生长压力。目前已有报道表明基质衍生因子-1(stromal-derived factor-1,SDF-1)等参与周细胞或其前体细胞招募的因子能够被 HIF-1 所调节,这也佐证了 HIF-1 确实对肿瘤周细胞的招募起到一定的调控作用。

8.3.3 周细胞与肿瘤新生血管发生

对于肿瘤新生血管,可将其视为一种病态的血管。作为一病理过程,其发生机制与正常生理学过程并不相同。目前已报道肿瘤血管发生的机理种类很多,其中以新生血管生成(angiogenesis)和血管发生(vasculogenesis)两种方式为主要的研究对象,这两种血管重建的方式介导了绝大多数的新血管系统形成过程。除此之外,在某些特定的环境下,血管套叠(intussusception)、血管拟态(vasculogenic mimicry)及血管嵌合(mosaic vessel)等方式也介导了肿瘤血管发生的过程。

除了血管内皮细胞的变化,周细胞在肿瘤新生血管发生过程中也起到至关重要的作用。正常的新生血管生成包括血管周细胞解离,细胞外基质降解,内皮细胞激活、增殖、迁移及分叉等步骤,在一系列如血管内皮生长因子(vascular endothelial growth factor)、Dll4/Notch 等促血管新生因子的调控下精密进行。当形成新的血管内皮层后,基底膜和周细胞会相继包被于新生的管腔表面,形成毛细血管丛。因此,正常组织的内皮细胞形成连续和均匀的单层管腔,且细胞形态均匀,并包被有基底膜和周细胞(图 8-1)。但肿瘤的血管发生过程则由于缺乏精确的调控机制,不会形成具有正常生理功能的血管丛。肿瘤内皮细胞(tumor-associated endothelial cell,TEC)不具有规则的形态而形成许多延伸和突触,且管腔中存在许多空隙,此外,在这种不成熟的血管中,周细胞的包被也表现出严重的障碍,不仅丰度极低,且其与血管内皮细胞的黏附也相对松散,而非紧密贴附。这些形态畸变与组织结构缺失导致了大量血红细胞的渗漏。而这种不连续的血管内皮细胞结构被研究人员称为"马赛克"(mosaic)。这些"马赛克"之间的空隙不仅促进了血细胞与血管内皮细胞外基质的直接结合,同时也促进了肿瘤细胞在其中的穿梭(图 8-1)。此外,由于空隙和血液渗漏存在,肿瘤组织会招募大量血小板以促进血液的凝聚,同时严重降低血液系统中血小板的含量,进而导致严重的并发症。

三维扫描电镜研究还表明肿瘤的新生血管网络是极为混乱的。与正常组织器官不同,肿瘤新生血管并非按照动脉-静脉-毛细血管的网络进行分布,因此其血液流通并不通畅,甚至会出现停滞的情况。因此,这种新生血管虽然能够在肿瘤早期对其生长起到促进作用,但对于已生长至一定体积的肿瘤,这种密度极高而功能缺陷的微血管网络并不能为其提供充足的营养和氧气。因此,只有形成紧密的血管内皮腔,并伴随周细胞的招募及其

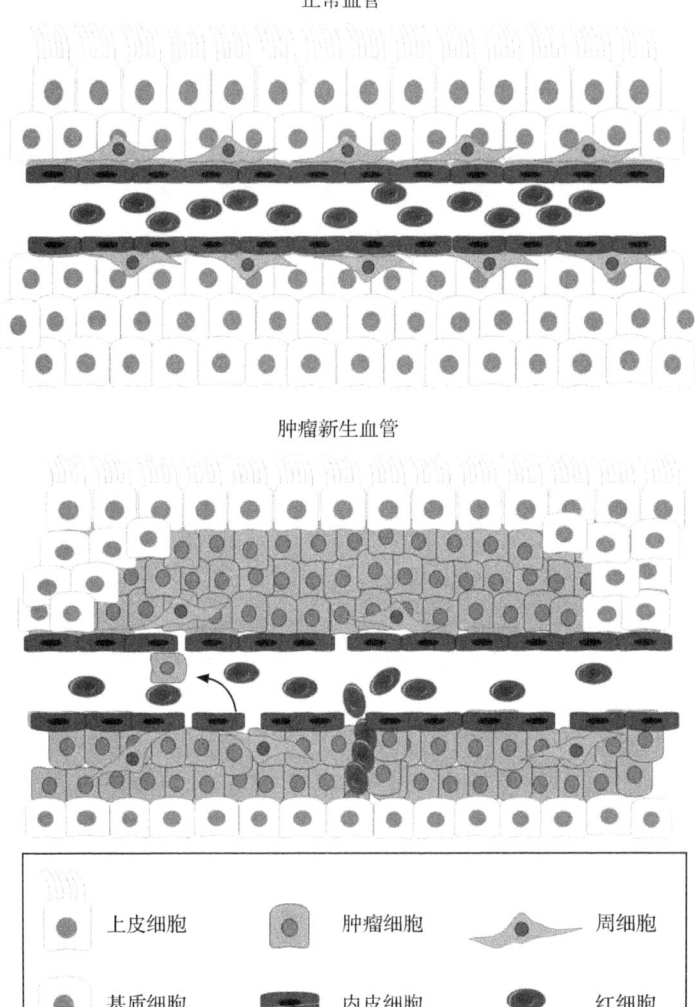

图 8-1　正常血管与肿瘤新生血管

贴附于新生血管内皮层的过程,才能够提高输送养分的能力。可见,肿瘤血管组织中的周细胞含量极大地影响了肿瘤的进展过程。此外,最近的研究表明,周细胞的包被比例与肿瘤的血道转移呈负相关。由于周细胞与内皮细胞的结合松散,且数量比例偏低,造成血管畸形,而这种畸形的血管有利于肿瘤细胞从原发部位进入血液循环系统。

对于周细胞在肿瘤新生血管生成中的作用,目前有两种不同的观点。主流观点认为,周细胞的招募迟于新生血管内皮形成的过程,而周细胞的参与促进了血管的稳定与成熟,并进一步终止了其贴附的血管内皮细胞的激活。另一种观点是周细胞的招募早于新生血管内皮形成的过程,该发现主要是基于周细胞类似于激活的成纤维细胞,能够通过降解基质进而浸润周围的组织,为血管的生长确立方向,而在这种环境中,血管周细胞成为了VEGF 的主要分泌来源。但无论如何,这些研究结果说明了血管内皮细胞与周细胞之间,基于不同的环境,是采用不同的作用方式的。

8.3.4 周细胞与抗肿瘤新生血管治疗

血管内皮细胞一直是抗肿瘤新生血管药物的重要靶点。一系列促血管生成因子如VEGF、碱性成纤维细胞生长因子(basic fibroblast growth factor,bFGF),以及抑制血管生成因子如血管抑制素(angiostatin)、血管内皮抑制素(endostatin)和肿瘤抑制素(tumstatin)等被相继发现。相应地,针对这些血管生成因子及其下游信号通路的药物,包括针对VEGF的贝伐单抗(Bevacizumab,Avastin)、重组人血管内皮抑制素,以及一些多靶点的药物如索拉菲尼(Sorafinib,Nexavar)、舒尼替尼(Sunitinib,Sutent)等,也均应用于临床,并在临床应用中取得了不错的疗效。

但是随着此类药物在临床上的应用,其相应的缺陷也逐渐显现出来。以贝伐单抗为例,具体表现为其对早期肿瘤能够产生明显的抑制效果,但对于中晚期肿瘤,虽然在治疗之初能够明显地阻遏肿瘤的增长,但是随着治疗的进行,这种抑制效果却逐渐消失。经过大量的研究,人们对此现象提出了若干的解释。其中被广为接受的,即"血管正常化"假说。基础研究及临床试验表明,抗新生血管抑制剂仅针对新生的血管内皮细胞起作用,而对于已经包被有周细胞和基底膜的正常血管内皮细胞却无影响。这可能是由于周细胞对血管内皮的保护作用造成的,也可能是由于转为正常形态的血管内皮细胞并不依赖于VEGF等细胞因子的信号通路。因此,这也解释了为什么抗新生血管药物毒性相对较低,并不影响体内的正常血管丛。但正是由于抗新生血管药物不会靶向成熟血管内皮,当使用该类药物对中晚期肿瘤进行治疗时,其特异性消除了未成熟的新生血管,同时选择性地保留了部分已被周细胞包被的成熟血管。这些成熟的血管虽然数量有限,但是却具有良好转运营养和氧气的功能,同时由于那些扰乱血液流通的未成熟血管被去除,因此整个肿瘤微环境中的血管系统相对通畅,而环境中的氧浓度及养分运输非但没有被减弱,反而有了显著的提升。因此,当将血管内皮细胞抑制剂与化学药物联用时,其由于将血管正常化的作用促进了化学药物在肿瘤组织中的运输。基于这些假说和临床试验结果,越来越多的对肿瘤血管重建的研究不再仅仅关注于新生血管生成和血管内皮细胞,关于周细胞的研究成为了新的热点。

将抗血管内皮新生药物与抗周细胞招募药物进行联合成为新的治疗趋势,并已有动物实验表明,将两者联合能够取得协同的效果。阻碍血管周细胞的包被能够使其对新生血管内皮的保护作用消失,而暴露出肿瘤新生血管内皮细胞成为抗新生血管药物的靶点。尽管抗血管周细胞的药物已经初步取得进展,但是周细胞的存在对于肿瘤发生发展究竟是利还是弊目前尚无定论。一方面,更多的血管周细胞包被促进了肿瘤血管的正常化,加速肿瘤组织内的血管流通及物质扩散。虽然肿瘤细胞得到了更多的营养和氧气,可能会更快地生长,但是其发生转移的概率也下降了。目前肿瘤致死的主要原因为肿瘤转移,因此,这种降低的肿瘤转移有可能延长患者的生存时间。此外,虽然成熟的血管使肿瘤组织得到了更多的养分,但是同样也促进了化学药物的运输,提高了其杀伤肿瘤细胞的效率。另一方面,如果降低血管周细胞的包被,更多的血管能够被抗新生血管生成类药物杀伤,进而消退,这同样能够抑制肿瘤的进展。如何平衡这两者之间的利弊,已经成为目前急需解决的问题。但是,更多的研究表明,对于不同的肿瘤微环境,周细胞的作用可能不同。对于早期的肿瘤,抗新生血管结合抗周细胞的治疗更可能表现出明显的疗效。而对于中晚期的肿瘤,如何抑制转移瘤的发展则是更为重要的命题,如果仍一味地以消退血管为目的进行治疗,很可能得不到预期的疗效。

8.3.5 小结

有关周细胞的研究是血管生物学中的重要组成部分,对于该方向的认识有助于我们理解血管生成的诸多机理。作为血管结构的一部分,周细胞调控了血管内皮细胞的激活,引导其生长,并稳定其分化状态,促进血管的成熟。许多调节血管内皮细胞与周细胞相互作用的信号通路已经被发现并报道,这些旁分泌通路在微血管尤其起到关键的作用。这一点也为病理生理学及临床研究提供了新的线索。对于抗肿瘤新生血管生成治疗,如果能够同时抑制血管内皮细胞及周细胞,无疑会为肿瘤的治疗提供新的思路。此外,促进血管周细胞的包被水平也能够对包括糖尿病视网膜病变在内的诸多血管相关疾病的治疗产生积极的影响。此外,周细胞的包被同时还会在一定程度上抑制肿瘤的转移与扩散。因此,对于血管周细胞的研究,无疑会对肿瘤治疗乃至人类的健康起到巨大的推动作用。

8.4 骨髓来源细胞对新生血管生成的调节作用

骨髓来源的细胞(bone marrow-derived cell,BMDC)是肿瘤微环境的重要组成部分,顾名思义,它们来源于骨髓,由骨髓动员至外周血后再进一步浸润到肿瘤组织中分化而成,简称为骨髓源细胞。肿瘤组织中的骨髓源细胞是一个复杂的群体,主要包括多种免疫细胞和血管内皮祖细胞(endothelial progenitor cell)。骨髓来源的免疫细胞含有巨噬细胞(macrophage)、表达 TIE2 的单核细胞(TIE2-expressing monocyte)、血管生成细胞(hemangiocyte)、髓源性抑制细胞(myeloid-derived suppressor cell)、中性粒细胞(neutrophil)、嗜酸性粒细胞(eosinophil)、肥大细胞(mast cell)和树突状细胞(dendritic cell)等,它们的来源方式是:骨髓中的多功能造血干细胞(高表达 CD45)依次分化为普通骨髓祖细胞和粒细胞/巨噬细胞祖细胞,再在不同环境因素刺激下进一步分化为具有不同特质的前体细胞后被动员进入血液循环,外周血中的前体细胞能沿肿瘤分泌的趋化性因子的浓度梯度招募至肿瘤组织,并在肿瘤组织中受多种细胞因子刺激而分化为以上不同的细胞类型。血管内皮祖细胞是血管内皮细胞的前体细胞,亦称为成血管细胞,它来源于骨髓中的非造血干细胞群(低表达 CD45)。

8.4.1 骨髓来源的免疫细胞在肿瘤新生血管生成中的作用

免疫细胞是肿瘤骨髓源细胞的主体,在肿瘤发生发展的不同时期发挥不同的调控作用。通常在肿瘤发生的早期,此时人体免疫功能正常,骨髓源免疫细胞如同机体的"卫兵",能辨别机体的"内奸"——肿瘤,并及时清除癌变的异常细胞,致使肿瘤缩小或不进展;而在晚期肿瘤中,肿瘤细胞会"驯化"骨髓源免疫细胞,使其免疫功能减退,甚至成为肿瘤的"帮凶",导致肿瘤细胞逃脱免疫细胞监视而趁机蔓延,引发恶性肿瘤。研究表明,骨髓源细胞普遍存在于绝大多数肿瘤中,并且是某些肿瘤发生与进展的必要条件。

肿瘤组织中骨髓源免疫细胞在肿瘤新生血管生成、肿瘤生长和转移过程中均发挥至关重要的作用,本节我们将重点介绍骨髓源免疫细胞在促进肿瘤新生血管生成中的作用机制。通常情况下,各骨髓源免疫细胞主要通过产生大量的生长因子、细胞因子和蛋白酶等,或直接介导血管内皮细胞的增殖、迁移和凋亡等过程,或通过降解细胞外基质释放细胞因子间接作用于血管内皮细胞,从而诱发新生血管生成。

1. 巨噬细胞

巨噬细胞是肿瘤组织中数量最多的骨髓源细胞,约占骨髓源细胞总数的 30%～50%,是迄今发现的影响肿瘤进展的最重要的免疫细胞。

肿瘤组织中的巨噬细胞是由外周血中的骨髓源单核细胞招募至肿瘤组织后分化而成的,又称为"肿瘤相关巨噬细胞"。肿瘤细胞及肿瘤微环境中的基质细胞如成纤维细胞、免疫细胞和内皮细胞等能分泌多种趋化性因子,它们通过骨髓源单核细胞表面的 G 蛋白偶联的跨膜受体,趋化单核细胞迁移至肿瘤组织。在这些趋化性因子中,单核细胞趋化蛋白-1(monocyte chemotactic protein-1,MCP-1;又称 CCL2)是调节单核细胞招募的最主要因子,已在多种癌症如卵巢癌、前列腺癌、肺癌、乳腺癌和黑色素瘤中被报道。此外,巨噬细胞炎性蛋白-1α(macrophage inflammatory protein-1α,MIP-1α;又称 CCL3)、巨噬细胞炎性蛋白-1β(macrophage inflammatory protein-1β,MIP-1β;又称 CCL4)、单核细胞趋化蛋白-3(monocyte chemotactic protein-3,MCP-3;又称 CCL7)、白细胞介素-8(interleukin-8,IL-8;又称 CXCL8)和基质细胞衍生因子(stromal cell-derived factor-1,SDF-1;又称 CXCL12)等也介导骨髓源单核细胞招募至肿瘤组织。除趋化性因子外,肿瘤还分泌大量生长因子如胎盘生长因子(placental growth factor,PlGF)、血管内皮生长因子(vascular endothelial growth factor,VEGF)、集落刺激因子(colony stimulating factor-1,CSF-1)和钙粒蛋白(S100A8、S100A9)等,它们也紧密诱导单核细胞招募至肿瘤组织。

骨髓源单核细胞侵入肿瘤组织后,受肿瘤组织中不同细胞因子的激活,可分化为 M1 型或 M2 型巨噬细胞。M1 型巨噬细胞主要由 γ-干扰素诱导产生,它们高表达白细胞介素-12 和白细胞介素-23,而低表达白细胞介素-10,并且能产生活性氧中间体和多种炎症细胞因子,帮助机体抵御肿瘤;M2 型巨噬细胞受 CSF-1、白细胞介素-4 和白细胞介素-13 等细胞因子刺激产生,细胞内白细胞介素-12 和白细胞介素-23 表达量低,白细胞介素-1 的受体和白细胞介素-10 表达量高,并且分泌 CCL17、CCL22 和转化生长因子(transforming growth factor-β,TGF-β),与 M1 型巨噬细胞相反,M2 型巨噬细胞能促进肿瘤的生长与转移。在肿瘤进展的不同时期,肿瘤组织中的巨噬细胞类型也随之变化:通常在早期炎症区、衰退期或非进展期的肿瘤中,M1 型巨噬细胞是主体;而随着肿瘤恶性程度的增加,肿瘤分泌的细胞因子种类和数量发生改变,导致 M1 型细胞向 M2 型转化。因此,抑制 M2 型巨噬细胞的激活或引导 M2 型细胞向 M1 型转变,都能在一定程度上阻碍肿瘤进展。

肿瘤相关巨噬细胞,尤其是 M2 型巨噬细胞,是肿瘤新生血管生成的重要调控者。临床研究表明,肿瘤相关巨噬细胞的含量与肿瘤新生血管的密度和肿瘤的恶性程度紧密相关,这已在人的多种癌症如乳腺癌、前列腺癌、宫颈癌、肝癌、肺癌、膀胱癌、肾癌、脑癌和口腔癌中被报道。在小鼠肿瘤模型中,人们也观察到类似的现象。例如,在一种小鼠的自发性乳腺癌模型中,研究者们发现巨噬细胞被招募至肿瘤组织后,新生血管生成也随即发生;利用药物去除巨噬细胞能将肿瘤组织中的血管密度降低50%左右;而通过过量表达生长因子如CSF-1增加巨噬细胞的招募则会加速新生血管生成和肿瘤进展。

2. 表达Tie2的单核细胞

表达Tie2的单核细胞是近期被发现的存在于肿瘤组织中的一类骨髓源细胞,这类单核细胞表面高表达促血管生成素的受体Tie2和骨髓细胞标志物CD11b,而低表达白细胞分化抗原CD14和粒细胞分化抗原Gr-1。表达Tie2的单核细胞已在人的肾癌、结肠癌、胰腺癌、肺癌及软组织肉瘤中被发现,它们多数分布于肿瘤的新生血管周围,而在肿瘤坏死区和肿瘤组织内部数量很少。

表达Tie2的单核细胞具有很强的促新生血管生成活性,人们在小鼠的肿瘤模型中发现肿瘤组织中表达Tie2的单核细胞的含量与血管密度成正比。研究表明,聚集于肿瘤血管周围的表达Tie2的单核细胞并不能分化为内皮细胞或直接整合到血管中,而是通过旁分泌途径如表达生长因子等作用于内皮细胞,促进新生血管生成;同时表达Tie2的单核细胞还能分泌基质金属蛋白酶如MMP-9等,通过降解细胞外基质释放大量促血管生成因子,间接诱导新生血管生成。

3. 血管生成细胞

血管生成细胞是由Shahin Rafii研究组鉴定出的一类骨髓源细胞群,这类细胞包含未成熟和已分化的骨髓源细胞,其特点是细胞表面同时表达血管内皮生长因子受体-1(vascular endothelial growth factor receptor 1,VEGFR-1)和基质细胞衍生因子受体CXCR4(CXC chemokine receptor type 4),且具有很强的促新生血管生成活性。血管生成细胞表面还表达Tie2,以及骨髓祖细胞标志物SCA1和CD117。血管生成细胞已被发现存在于小鼠肿瘤模型如神经胶质细胞瘤中,但它是否表达于人的肿瘤组织中还有待进一步研究确定。VEGFR-1是VEGF和PlGF的受体,CXCR4是SDF-1的受体,肿瘤内部的缺氧条件能激活肿瘤细胞中的缺氧诱导因子使其表达大量的VEGF、PlGF和SDF-1,招募血管生成细胞至肿瘤组织。大部分血管生成细胞定位于肿瘤血管周围区域,通过释放新生血管生成因子稳定肿瘤内部的血管,并能分泌高浓度的MMP-9降解细胞外基质,促进新生血管生成。

4. 髓源性抑制细胞

髓源性抑制细胞是肿瘤组织中另一种混杂的骨髓源细胞群,由未成熟的中性粒细胞、单核细胞和树突状细胞组成。髓源性抑制细胞分为两类:一类细胞同时高表达CD11b和Gr-1,具有未成熟中性粒细胞的特征;另一类细胞高表达CD11b而低表达Gr-1,类似于单核细胞。与成熟的中性粒细胞不同,髓源性抑制细胞低表达主要组织相容性复合体和CD80,具有免疫抑制活性。

肿瘤组织中的髓源性抑制细胞能显著促进肿瘤进展,并参与新生血管生成。研究者们将分离的髓源性抑制细胞与结直肠癌细胞同时接种到小鼠中,待肿瘤长成后分析发现,混有髓源性抑制细胞的肿瘤生长速度和血管密度要明显高于未预混髓源性抑制细胞的肿瘤。在另一组荷瘤小鼠的试验中,人们发现BV8的中和性抗体能通过抑制髓源性抑制细胞的招募而削弱新生血管生成,这间接说明髓源性抑制细胞对肿瘤新生血管生成的重要性。同时研究表明,小鼠肿瘤组织中分离出的髓源性抑制细胞能高表达多种基质金属蛋白酶,通过降解细胞外基质促进新生血管生成。此外,有的髓源性抑制细胞能变化成内皮细胞的形状,并且表达内皮细胞标志物血小板内皮细胞黏附分子-1(platelet endothelial cell adhesion molecule, PECAM-1,又称CD31)和血管内皮生长因子受体-2(VEGFR-2),这意味着髓源性抑制细胞具有分化成内皮细胞并直接整合至肿瘤血管的潜质。

5. 中性粒细胞

中性粒细胞表面特异性表达癌胚抗原相关细胞黏附分子8(carcinoembryonic antigen-related cell adhesion molecule 8, CEACAM8,又称为CD66b),具有吞噬性和多形核性。目前人们主要通过细胞质的过氧化物酶染色和细胞形态学观察鉴定人肿瘤组织中的中性粒细胞。中性粒细胞的表达水平与肿瘤的恶性程度紧密相关,临床研究发现中性粒细胞的数量在胃癌、结肠癌和肺癌患者中均明显升高,中性粒细胞的存在能降低肿瘤患者的5年生存率,因而它在肿瘤进展中的作用不容忽视。

中性粒细胞也参与调控肿瘤的新生血管生成过程。临床研究发现,纤维肉瘤患者肿瘤组织中中性粒细胞数量的升高能显著增加血管密度;在小鼠肿瘤模型中如黑色素瘤和胰腺癌等,人们也发现中性粒细胞能促进新生血管生成。活化的中性粒细胞能分泌大量的促新生血管生成因子来调控肿瘤新生血管生成。在肿瘤坏死因子(tumor necrosis factor, TNF)的刺激下,中性粒细胞可分泌VEGF,诱导血管内皮细胞增殖、迁移和管腔状结构生成。中性粒细胞还能产生基质金属蛋白酶如MMP-9等,通过重构细胞外基质影响新生血管生成。此外,中性粒细胞可分泌一些细胞因子如IL-8等,与肿瘤细胞和其他基质细胞分泌的细胞因子协同作用,共同促进肿瘤血管生成。

6. 嗜酸性粒细胞

嗜酸性粒细胞的标志物为CD125、CCR3和细胞质内的碱性蛋白颗粒,它存在于多种人类肿瘤中,如鼻咽癌、胃肠癌、口腔鳞状细胞癌和淋巴瘤等。嗜酸性粒细胞被招募至肿瘤组织后,通过分泌多种促血管生成因子影响肿瘤新生血管生成。在TNF的刺激下,嗜酸性粒细胞能分泌多种生长因子、细胞因子和蛋白酶,如bFGF、白细胞介素-6、IL-8、CCL-11、粒细胞/巨噬细胞CSF-1和MMP-9等,其中生长因子和细胞因子可直接调节血管内皮细胞的增殖、迁移和管腔状结构形成过程,MMP-9则通过降解细胞外基质释放更多的促血管生成因子影响新生血管生成。

7. 肥大细胞

肥大细胞以未成熟的形式从骨髓中被动员至肿瘤,并在肿瘤组织中转化为成熟状态。

肥大细胞通常用姬姆萨或甲苯胺蓝染色反应鉴定，人和小鼠肥大细胞的标志物分别是 CD117 和 CD34。肥大细胞存在于多种类型的肿瘤中，如肺癌、喉癌、肾癌、乳腺癌、胃癌、食道癌、口腔癌、结肠癌、子宫内膜癌和黑色素瘤等。大多数肿瘤中肥大细胞的数量与肿瘤的微血管密度和恶性程度呈正相关。

临床观察和动物试验均表明肥大细胞在肿瘤新生血管生成过程中起重要作用。早期研究发现在肥大细胞缺陷的小鼠接种的黑色素瘤中，血管生成进度被延迟，并且血管密度比野生型小鼠的肿瘤中明显减少。有意思的是，向荷瘤的肥大细胞缺陷的小鼠移植野生型骨髓用以修复肥大细胞的缺陷后，肿瘤的新生血管生成过程也得以恢复。随后越来越多的研究支持肥大细胞促进新生血管生成的作用，近期有研究表明肥大细胞的招募对于胰腺癌的新生血管生成和早期生长是必不可少的。在新生血管生成过程中，分布于肿瘤组织周围的肥大细胞通常聚集于血管附近，通过表达多种新生血管生成相关的细胞因子、生长因子和蛋白酶等来调节肿瘤新生血管生成；同时，肿瘤相关肥大细胞能在肿瘤组织中发生脱粒作用，释放更多的促血管生成因子到肿瘤微环境中。值得一提的是，肥大细胞并不能直接转化为内皮细胞而形成新生血管。

8. 树突状细胞

树突状细胞是已知的功能最强的专职抗原提呈细胞。骨髓中的树突状细胞是未成熟的形式，当它们进行抗原提呈时会经历活化和成熟的过程，再进一步迁移至目的组织中。研究表明，肿瘤能分泌一些因子阻碍树突状细胞的成熟过程，这意味着成熟的树突状细胞在肿瘤组织中的数量要少于其在相应的正常组织中的数量，而肿瘤组织中未成熟的树突状细胞数量会明显增多。

肿瘤组织中未成熟的树突状细胞通过释放一系列的新生血管生成相关因子促进肿瘤新生血管生成。例如，在小鼠卵巢癌模型中，人们发现树突状细胞能产生 TNF 和 IL-8，这些因子又能刺激微环境中的多种细胞产生更多的促血管生成因子，进而调控新生血管生成。树突状细胞还能分泌 CXCL1、CXCL2、CXCL3 和 CXCL5 等，这些趋化因子可以通过招募其他更多的骨髓源细胞进入肿瘤组织而间接促进新生血管生成。此外，未成熟的树突状细胞能在肿瘤组织中分化为血管内皮细胞的前体细胞从而直接形成血管。

由此可见，肿瘤相关骨髓源免疫细胞在肿瘤的新生血管生成中发挥不可或缺的作用。抑制骨髓源免疫细胞能在一定程度上阻碍新生血管生成，进而遏制肿瘤进展。目前，研究者们已尝试多种途径影响骨髓源免疫细胞引发的血管生成，主要包括抑制骨髓源免疫细胞招募和激活，以及干扰骨髓源免疫细胞分泌的促血管生成因子。例如，靶向 CSF-1、PlGF 和 CCL2 的中和性抗体能降低某些骨髓源免疫细胞的招募进而影响新生血管生成，这已在体内肿瘤模型中被验证。尽管如此，这些治疗思路和方法仍处于萌芽期，如何找到更有效的抑制骨髓源免疫细胞的途径及开发出临床应用药物仍需更多的研究和努力。

8.4.2 血管内皮祖细胞在肿瘤新生血管生成中的作用

血管内皮祖细胞是一类能分化为成熟血管内皮细胞的前体细胞，是胚胎发育过程中血管的主要组成部分。骨髓来源的间充质细胞渐渐聚集形成条索状或团块状，形成血岛，接着血岛结构发生腔隙化，位于血岛外层的细胞分化为扁平状，形成血管内皮祖细胞；位于血岛中央的细胞分化为球形，即为原始的造血细胞。血管内皮祖细胞相互连接成管腔状结构，形成原始血管，此过程称为血管发生（vasculogenesis）。在已有血管的基础上，血管内皮细胞通过出芽的方式形成新的血管，并彼此连接形成血管网络，该过程称为新生血管生成。可见，血管发生是由血管内皮祖细胞参与的，而新生血管生成则主要由血管内皮细胞调控。

越来越多的研究表明，肿瘤内部的血管同时存在血管发生和新生血管生成两种形式。正常情况下，骨髓中的内皮祖细胞处于休眠状态，肿瘤通过产生多种生长因子和细胞因子将内皮祖细胞动员到外周血并进一步招募至肿瘤组织，形成内皮细胞并促进血管发生。参与动员内皮祖细胞到肿瘤组织的生长因子包括 VEGF、bFGF、PlGF 和促红细胞生成素等，细胞因子有粒细胞/巨噬细胞 CSF-1、白细胞介素-1 和 SDF-1 等，但肿瘤组织招募内皮祖细胞的作用机制亟待进一步研究。

尽管新生血管生成是肿瘤血管生成的主要形式，血管内皮祖细胞介导的血管发生作用也不容忽视。内皮祖细胞可能通过以下多种作用机制参与新生血管生成和内皮细胞更新。第一，内皮祖细胞直接整合至血管壁中：体外试验表明，内皮祖细胞在 VEGF 等生长因子的刺激下，能够直接整合至正在生成的新生血管壁内，并增殖分化为成熟的血管内皮细胞，参与血管生成。第二，内皮祖细胞与血管内皮细胞融合：有的研究者认为，在组织新生血管壁内检测到的同时表达内皮祖细胞和内皮细胞标志物的细胞极有可能是内皮祖细胞与局部血管内皮细胞融合的产物。第三，内皮祖细胞通过旁分泌机制影响血管内皮细胞的行为：研究表明，体外培养的血管内皮祖细胞能分泌多种促血管生成因子，如 VEGF、肝细胞生长因子、胰岛素样生长因子等，促进成熟血管内皮细胞的增殖、迁移和生存，进而增强新生血管生成。肿瘤相关内皮祖细胞的作用机制仍需进一步深入研究。

8.5 肿瘤新生淋巴管生成

8.5.1 新生淋巴管的来源

新生淋巴管生成（lymphangiogenesis）和新生血管生成（angiogenesis）是紧密联系的。在胚胎发育早期，最初的淋巴管是从静脉出芽而来的。血管内皮细胞生长因子受体 3（VEGFR-3）是血管内皮细胞分化成淋巴内皮细胞所必需的。在成人体内，新生淋巴管生成主要通过从已存在的淋巴管中出芽长出新的淋巴管。血管的生长可以不依赖于淋巴管，但在很多情况下，淋巴管的生长都是伴随新生血管生成。但有些新生血管和新生淋巴管共同的生长因子，如碱性成纤维细胞生长因子 FGF2，在某些情况只诱发新生淋巴管生成而不能诱发新生血管生成，所以在不同组织中，新生淋巴管生成和新生血管生成的关系有很大差别。另外，研究发现对骨髓进行辐照能显著抑制新生淋巴管生成，有可能淋巴管生成促进因子也通过招募骨髓源炎症细胞，特异分泌淋巴管生成相关细胞因子，间接刺激新生淋巴管生成。血管内皮细胞生长因子 A 就可以作为趋化因子招募炎症巨噬细胞。也有研究报道碱性成纤维细胞生长因子 FGF2 同时诱导新生淋巴管生成和新生血管生成,或者只诱导新生淋巴管生成。在低剂量时,FGF2 只刺激新生淋巴管生成而不影响血管生长,说明淋巴内皮细胞比血管内皮细胞对 FGF2 更敏感。所以,在肿瘤组织中,有可能肿瘤细胞分泌低剂量的 FGF2 时能促进肿瘤新生淋巴管生成和淋巴转移。淋巴内皮细胞和血管内皮细胞对细胞因子不同的敏感性有可能影响着肿瘤新生淋巴管生成和新生血管生成之间的调控平衡。

8.5.2 淋巴管的结构与功能

淋巴管的主要功能之一是收集富含蛋白质的组织间液回流到血液循环。在体内,血管负责运输氧气、营养等物质到各个组织,并由毛细血管与周围组织进行物质交换,血压的存在导致血浆连续不断地从毛细血管渗漏到组织间隙,称为组织间液。淋巴管末端的毛细淋巴管(lymphatic capillary)可以吸收水分、大分子和细胞,如组织中的免疫细胞及被激活的抗原提呈细胞,形成淋巴液。淋巴液通过收集淋巴管,最后在淋巴管与静脉的交接处回流到血液,从而维持体液平衡。在这一过程中,淋巴液会在淋巴结(lymph node)中被过滤,在淋巴结中外源物质能被抗原提呈细胞所识别引发特异的免疫反应。在小肠绒毛内乳中的淋巴管还能吸收食物中的脂肪形成乳糜颗粒。毛细淋巴管存在于皮肤和大部分内脏器官中(除了中枢神经系统、骨髓及无脉管的组织)。

毛细淋巴管是具有盲端的脉管,直径比血管管腔大,为 30~80 μm,并且管壁很薄,由单层的淋巴内皮细胞组成。与毛细血管相比,毛细淋巴管通常拥有一个更加不规则和更宽大的管腔。毛细淋巴管没有完整的基质膜,缺少周细胞包被,很多时候毛细淋巴管处于部分或完全坍塌扁缩的状态。淋巴内皮细胞之间也有细胞间连接,组织间液渗透压的上升使得这些细胞间连接打开,组织液和分子颗粒得以进入管腔,管腔内压降低让细胞间连接闭合防止液体回流。毛细淋巴管的功能在很大程度上依赖于淋巴内皮细胞与细胞外基质的连接。淋巴内皮细胞通过锚丝锚定到组织的胶原蛋白上,抵抗组织间隙压力的上升对淋巴管形态的破坏,以维持淋巴系统的功能。所以细胞外基质的组成和结构在新生淋巴管生成中起着至关重要的作用。

最近 20 年来,淋巴内皮细胞特异的系列标志物的发现使得肿瘤淋巴管生成的研究有了长足进展,人们可以特异地标记和定量肿瘤病理组织中的淋巴管。其中,最主要的淋巴内皮细胞标志物包括:①淋巴管透明质酸受体 1(LYVE-1);②Podoplanin,是淋巴内皮细胞表达的一种肾小球足膜黏蛋白;③血管内皮细胞生长因子受体 3(vascular endothelial growth factor receptor-3,VEGFR-3),又名为 Flt4,是细胞膜表面的酪氨酸激酶受体,在大多数正常组织中,不在血管内皮上表达,而在淋巴管上特异表达。但也有研究发现 VEGFR-3 会在激活的血管内皮细胞表面表达,所以研究肿瘤新生淋巴管生成时 VEGFR-3 不是一个可信的标志物。由于这些淋巴内皮细胞标志物也能识别部分其他细胞,所以同时使用不同的标志物可以增加可信度。除了这些细胞膜表面的蛋白,人们还发现了一个淋巴管特异的转录因子 Prox-1,它也可以用来鉴定淋巴管。这些淋巴管特异的分子标志物的发现,使我们可以鉴定组织中的淋巴管,研究病理条件下淋巴管生长的调控机制。

8.5.3 肿瘤新生淋巴管生成在肿瘤生长和浸润中的作用

肿瘤组织中新生血管的生成为肿瘤细胞的生长提供营养和氧气。淋巴管对于肿瘤生长有什么作用还不清楚,因为并不是所有肿瘤都能诱发肿瘤内的新生淋巴管生成,所以淋巴管并不是肿瘤生长所必需的。那么为什么有些类型的实体肿瘤能诱发淋巴管生成？淋巴管有可能在这些实体肿瘤的生长和浸润中起着多方面的作用。

1. 降低肿瘤组织渗透压

由于许多实体肿瘤组织内的血管结构紊乱、通透性高,从而导致肿瘤组织内的渗透压高。在有些肿瘤组织中,高渗透压阻碍了物质运输,限制了肿瘤组织内的血流。尽管肿瘤组织的微血管密度很高,但大多处于闭塞状态。因此,大多数肿瘤组织暴露在缺氧缺血的微环境中,限制了肿瘤的生长。缺氧环境诱导表达血管内皮细胞生长因子C(vascular endothelial growth factor-C, VEGF-C)等生长因子,这些生长因子能刺激肿瘤周围及肿瘤组织内新生淋巴管的生长,可以增加组织间液的排泄,降低组织渗透压,增加血流,从而促进肿瘤生长。但也有研究报道称 VEGF-C 诱导的肿瘤新生淋巴管并不能降低肿瘤组织渗透压,因而肿瘤组织中的淋巴管是否具有功能尚待确认。

2. 促进肿瘤生长

肿瘤相关淋巴管可能在肿瘤生长过程中扮演积极的作用。激活的淋巴内皮细胞能分泌一些生长因子和细胞因子,一方面直接刺激肿瘤细胞生长,另一方面通过刺激肿瘤新生血管生成而间接促进肿瘤生长。因此,淋巴内皮细胞、血管内皮细胞和肿瘤细胞之间的相互作用有利于肿瘤的生长。肿瘤细胞分泌的一些生长因子如血管内皮细胞生长因子家族、血小板衍生因子家族、碱性成纤维细胞生长因子等既是肿瘤新生血管促进因子,也是肿瘤新生淋巴管促进因子,所以肿瘤生长过程中很可能同时伴随着新生血管生成和新生淋巴管生成。

3. 促进肿瘤细胞浸润

淋巴管是由一层单薄的淋巴内皮细胞组成的,比血管具有更宽大的管腔。毛细淋巴管的淋巴内皮细胞之间缺少紧密的连接,锚定于不连续的基底膜上。另外,小淋巴管没有周细胞或血管平滑肌细胞包被,淋巴内皮细胞通过弹力纤维锚定在细胞外基质上来保持淋巴管腔的打开状态。淋巴管的这种结构特征使得肿瘤细胞更容易浸润进入淋巴管发生淋巴转移。相对于血管,肿瘤细胞更容易发生淋巴道转移。肿瘤细胞与淋巴内皮细胞之间的相互作用已被证明能促进肿瘤细胞发生淋巴转移。肿瘤细胞能分泌很多促淋巴管生成因子(如 VEGF-C)激活淋巴内皮细胞,增加肿瘤细胞的跨内皮迁移。另外,淋巴内皮细胞也能分泌趋化因子,如 CCL1、CCL21 等,通过肿瘤细胞表面表达的趋化因子受体 CCR8 和 CCR7,促进肿瘤细胞的淋巴转移。

8.6 肿瘤新生淋巴管生成的分子调控机制

8.6.1 肿瘤新生淋巴管生成促进因子

1. 血管内皮细胞生长因子家族

在所有已知的促淋巴生成因子中,血管内皮细胞生长因子家族是最主要的新生淋巴管生成调控因子,血管内皮细胞生长因子 C/D(VEGF-C/VEGF-D)主要通过血管内皮细胞生长因子受体 3(VEGFR-3)促进新生淋巴管生成。VEGF-C/VEGF-D/VEGFR-3 信号通路下游激活蛋白激酶 C 依赖性的丝裂原活化蛋白激酶(mitogen-activated protein kinase,MAPK)级联通路和蛋白激酶 B 的磷酸化,促进淋巴内皮细胞的生长、迁移和存活。在胚胎发育过程中,从静脉内皮细胞中出芽形成最初的淋巴管,在 VEGF-C/VEGF-D/VEGFR-3 信号通路发挥着至关重要的作用,*vegfc* 基因缺陷的小鼠在胚胎时期就不能形成淋巴管。血管内皮细胞生长因子 A(VEGF-A)是新生血管生成促进因子,通过 VEGFR-2 发挥作用。在肿瘤组织、炎症及组织修复过程中,淋巴内皮细胞能表达 VEGFR-2,VEGF-A 也能诱导新生淋巴管生成。研究已证实 VEGF-C/VEGF-D/VEGFR-3 信号通路能促进肿瘤新生淋巴管生成和淋巴转移。动物实验数据和临床资料显示,过量表达 VEGF-C 或 VEGF-D 与肿瘤淋巴转移密切相关。通过抗体或小分子等阻断 VEGF-C/VEGF-D/VEGFR-3 信号通路能有效抑制肿瘤新生淋巴管生成和淋巴转移。

2. 血小板衍生因子家族

血小板衍生因子(platelet-derived growth factor,PDGF)家族通过激活细胞膜表面的酪氨酸激酶受体——血小板衍生因子受体(PDGFR)发挥作用。家族中的血小板衍生因子 AA(PDGF-AA)、血小板衍生因子 AB(PDGF-AB)、血小板衍生因子 BB(PDGF-BB)都曾被发现能刺激淋巴管生长,其中,PDGF-BB 是最有效的一个成员。PDGF 通过受体 PDGFR 能促进淋巴内皮细胞的迁移能力,阻断血管内皮细胞生长因子信号通路并不影响 PDGF 的功能。肿瘤组织中的 PDGF 家族通过三种途径促进肿瘤进展:直接刺激肿瘤细胞;刺激肿瘤新生血管生成;促进肿瘤新生淋巴管生成和淋巴转移。

3. 成纤维细胞生长因子家族

成纤维细胞生长因子家族中的碱性成纤维细胞生长因子(fibroblast growth factor-2,FGF2)是一个促血管生成因子,能促进新生血管生成。体外研究表明 FGF2 能促进淋巴内皮细胞的增殖、迁移和成管能力。肿瘤组织中的 FGF2 能招募巨噬细胞、粒细胞、树突状细胞和其他单核细胞,增加 VEGF-C 和 VEGF-D 的分泌,表明 FGF2 能通过其他细胞因子间接刺激新生淋巴管生成。

4. 促血管生成素家族

促血管生成素 1(angiopoietin-1)和促血管生成素 2(angiopoietin-2)通过激活内皮细

胞表面的酪氨酸激酶受体 TIE2 调节脉管的稳定性。人们发现促血管生成素 2 基因敲除的小鼠表现出淋巴管缺陷，表明促血管生成素 2 是淋巴管发育所必需的，促血管生成素 2 基因敲除造成的淋巴管缺陷可以被过量表达促血管生成素 1 弥补。体内小鼠角膜模型也证实促血管生成素 1 能促进新生淋巴管生成，表明促血管生成素 1 和促血管生成素 2 在新生淋巴管生成中的功能有相似的地方。促血管生成素家族的这两个成员通过结合同一个受体，既可以起着促进因子的作用，也可以起着相互拮抗的作用。

5. 肝细胞生长因子

肝细胞生长因子(hepatocyte growth factor, HGF)被发现也是一个有效的新生淋巴管生成促进因子，通过其受体 c-met 发挥作用。

6. 胰岛素样生长因子

胰岛素样生长因子 1(insulin-like growth factor-1, IGF-1)和胰岛素样生长因子 2(insulin-like growth factor-2, IGF-2)能在体内促进新生淋巴管生成，体外刺激淋巴内皮细胞的增殖和迁移。

7. 炎症相关因子

炎症是调控肿瘤新生淋巴管生成的一个重要因素。恶性肿瘤通常也是高度炎症的组织，肿瘤组织中包含很多炎症细胞如巨噬细胞、中性粒细胞等。这些侵入肿瘤组织并且被激活的炎症细胞能分泌多种促淋巴管生成的细胞因子，参与调控肿瘤新生淋巴管生成。

8.6.2 肿瘤新生淋巴管生成抑制因子

1. 可溶性血管内皮细胞生长因子受体 2

相对于一系列促新生淋巴管生成因子的发现，内源性的新生淋巴管生成抑制因子的研究还很少。可溶性血管内皮细胞生长因子受体 2 片段是第一个被报道的特异的内源性淋巴管生成抑制因子，它是血管内皮细胞生长因子受体 2 基因的一个剪切片段所表达的内源性蛋白，存在于角膜组织中，通过拮抗 VEGF-C 抑制发育及组织修复过程中的新生淋巴管生成，维持角膜组织的无淋巴管状态。但是，肿瘤组织中是否也有可溶性血管内皮细胞生长因子受体 2 片段的内源性表达并调控肿瘤新生淋巴管生成，这还不清楚。

2. 血管内皮抑制素

血管内皮抑制素(endostatin, ES)是胶原蛋白 XVIII 的 C 端的一个酶切片段，分子质量为 20 kDa，被发现是一个内源性新生血管抑制因子，能抑制肿瘤新生血管生成和肿瘤生长。过量表达血管内皮抑制素的小鼠模型中，发现血管内皮抑制素能通过降低 VEGF-C 的表达，从而减少肿瘤新生淋巴管生成。研究也发现血管内皮抑制素的受体——核仁素特异表达在肿瘤新生淋巴内皮细胞表面，介导血管内皮抑制素直接抑制肿瘤新生淋巴内皮细胞，起到内源性直接调控肿瘤新生淋巴管生成和淋巴转移的作用。

3. 外源抑制剂

目前,最常用的外源抑制剂是针对 VEGF-C/VEGF-D/VEGFR-3 信号通路的。通过抗体或小分子封闭受体 VEGFR-3、抗体封闭配体 VEGF-C/VEGF-D 等方式抑制 VEGF-C/VEGF-D/VEGFR-3 信号通路可以明显抑制肿瘤新生淋巴管生成和淋巴转移。

8.6.3 肿瘤新生淋巴管生成与淋巴转移

恶性肿瘤转移到淋巴结是癌症扩散的早期征兆之一,在某些肿瘤类型中,淋巴道转移是癌细胞扩散的主要途径。通过淋巴管,癌细胞能转移到淋巴结及远端组织和器官。淋巴结中明显的肿瘤转移灶的形成是一个复杂的过程,包括:肿瘤细胞从原发灶扩散到淋巴管;淋巴管中的肿瘤细胞迁移到淋巴结;肿瘤细胞在淋巴结中移植固定;淋巴结中肿瘤细胞生长成可检测的转移灶。肿瘤细胞扩散进入淋巴管是淋巴转移发生的重要一步。

肿瘤诱发新生淋巴管生成除了会形成肿瘤周围淋巴管和肿瘤内淋巴管,也会诱发淋巴结新生淋巴管生成。在利用皮肤特异过量表达 VEGF-A 的转基因小鼠研究皮肤癌的转移时,人们发现转移的肿瘤细胞也会诱发前哨淋巴结中的新生淋巴管生成。更有意思的是,在肿瘤细胞转移到淋巴结之前,肿瘤相关的前哨淋巴结中的淋巴内皮细胞就会被激活,发生淋巴结新生淋巴管生成。这表明肿瘤组织分泌的 VEGF-A 可能通过淋巴管到达前哨淋巴结,诱导了淋巴结新生淋巴管生成。动物实验和人临床数据表明,肿瘤相关淋巴结新生淋巴管生成能明显促进肿瘤的远端器官转移,是治疗肿瘤转移的一个新靶点。

肿瘤组织的新生血管生成和新生淋巴管生成决定着肿瘤的主要转移方式,虽然肿瘤细胞也可以通过浸润周围组织中已经存在的成熟淋巴管或血管发生转移,但大多数情况下,肿瘤转移主要通过肿瘤组织内的新生淋巴管或新生血管发生。相对于血管,淋巴管可能更适合肿瘤细胞的浸润,因为还检测不到血道转移时,淋巴转移经常就能检测到。有些肿瘤类型中,前哨淋巴结中的转移灶比原发肿瘤更容易检测到,这些现象在人乳腺癌患者中更常见,因而腋窝淋巴结的常规检查现已成为乳腺癌早期诊断的一个有效方式。研发同时靶向血管和淋巴管的抑制剂将会是有效地阻断血道转移和淋巴道转移的方式。

8.7 小　　结

20 世纪 70 年代以来,肿瘤新生血管生成作为肿瘤治疗的一个新的潜在靶点而引起广泛关注。在此后的几十年时间里,肿瘤新生血管生成这一领域的研究从基础理论到临床实践都取得了长足的进步。目前,抗肿瘤新生血管治疗已经成为一种常见的治疗手段,与手术、放疗、化疗等传统治疗方法一起广泛应用于癌症治疗中。

然而,在研究过程中科学家们也意识到抗新生血管生成疗法可能存在一些问题,比如:①很多新生血管抑制剂的作用机理和生物学性质仍然不明确,限制了这些潜在药物分子的进一步应用;②肿瘤在接受抗新生血管治疗后,可能出现逃逸或耐药机制;③近年来有研究显示使用外源性的抗新生血管生成药物(如 VEGF 单克隆抗体或受体酪氨酸激酶小分子抑制剂)甚至可能会促进肿瘤细胞发生浸润和转移,而内源性的新生血管抑制剂

（如 Endostatin 和 Angiostatin 等）是否会产生耐药性或刺激肿瘤浸润目前尚无报道；④抗新生血管生成治疗目前比较缺乏有效的生物标志物来作为评价患者是否适合用药和开展个体化治疗的指标；⑤新生血管抑制剂类药物如何与其他抗肿瘤药物开展联合治疗并如何选择治疗窗口期目前尚无定论；⑥尽管新生血管生成治疗具有毒副作用相对较低的特点，不过在临床观察中也偶见严重不良反应（如 VEGF 单克隆抗体治疗引起的消化道出血和动脉血栓形成等）；⑦肿瘤组织中血管和渗透压的异常不利于药物的摄取和吸收；⑧肿瘤微环境中复杂的细胞类群和相互作用更进一步加剧了上述问题的复杂性。

综上所述，为了解决这些问题，研究者们还需要进一步阐明肿瘤新生血管和淋巴管生成过程中相关的细胞和分子的作用机理，发现新的靶点和药物；通过多种药物联合治疗方案以改善治疗效果并避免耐药性的产生（如新生血管抑制剂与放、化疗联合，以及外源性新生血管抑制剂与内源性新生血管抑制剂联合）；寻找抗新生血管治疗的临床标志物来鉴定适合用药人群并及早开展个体化治疗；改进药物载体或递送方式加强药物在肿瘤组织中的有效摄取；除了以肿瘤血管内皮细胞为靶点的治疗外，还应筛选针对肿瘤微环境中其他细胞类群（如淋巴内皮细胞、周细胞、骨髓源免疫细胞）的治疗方案。上述研究内容对于我们更好的认识和治疗肿瘤具有重大的意义，并需要生物和医学领域广大科研工作者的长期共同努力。

(罗永章)

主要参考文献

Carmeliet P, Jain R K. 2011. Molecular mechanisms and clinical applications of angiogenesis. Nature, 473: 298-307.

Ferrara N, Gerber H P, LeCouter J. 2003. The biology of VEGF and its receptors. Nat Med, 9: 669-676.

Ferrara N, Henzel W J. 1989. Pituitary follicular cells secrete a novel heparin-binding growth factor specific for vascular endothelial cells. Biochem Biophys Res Commun, 161: 851-858.

Folkman J. 1971. Tumor angiogenesis: therapeutic implications. N Engl J Med, 285: 1182-1186.

Folkman J. 2002. Role of angiogenesis in tumor growth and metastasis. Semin Oncol, 29: 15-18.

Fu Y, Tang H, Huang Y, et al. 2009. Unraveling the mysteries of endostatin. Iubmb Life, 61: 613-626.

Leung D W, Cachianes G, Kuang W J, et al. 1989. Vascular endothelial growth factor is a secreted angiogenic mitogen. Science, 246: 1306-1309.

Loges S, Mazzone M, Hohensinner P, et al. 2009. Silencing or fueling metastasis with VEGF inhibitors: antiangiogenesis revisited. Cancer Cell, 15: 167-170.

O'Reilly M S, Boehm T, Shing Y, et al. 1997. Endostatin: An endogenous inhibitor of angiogenesis and tumor growth. Cell, 88: 277-285.

Paez-Ribes M, Allen E, Hudock J, et al. 2009. Antiangiogenic therapy elicits malignant progression of tumors to increased local invasion and distant metastasis. Cancer Cell, 15: 220-231.

Ribatti D, Nico B, Crivellato E. 2011. The role of pericytes in angiogenesis. Int J Dev Biol, 55: 261-268.

第9章 癌细胞特征之七——细胞代谢失控

新陈代谢是生物体进行生命活动的基本特征之一。总体而言,新陈代谢包含了物质代谢和与之相伴的能量代谢。通过新陈代谢,生物体从外界获取营养物质,进而转变为自身的一部分;同时,新陈代谢为生物体提供了生命活动所需的一切能量。新陈代谢在分子水平、细胞水平及个体水平都受到精密的调控,从而保证了生物体正常生命活动的顺利进行。

低等的单细胞生物,如细菌,随着环境的改变,其新陈代谢能够在两种状态下自由"切换"。在营养充足的情况下,细菌的合成代谢十分旺盛,脂类、蛋白质、核酸等迅速合成,为细胞的快速分裂增殖提供了充足的原材料;而在营养匮乏的环境中,一切合成代谢几乎都停止,细菌会因此而处于一种休眠的状态。此时,细胞的代谢仅提供细胞生存所必需的能量以帮助细菌度过生存的难关。由此可见,细菌会利用不同的调节机制控制其快速增殖与非增殖状态下的细胞代谢。

高等的哺乳动物大部分细胞虽然都处于营养供应充足的环境中,但是其增殖在机体内受到严密的调控,从而保证了机体的稳态平衡。通常,只有在生长因子的刺激下,细胞增殖相关的信号通路才被激活。此时,细胞从外界获取营养完成生物大分子的合成,以实现细胞增殖。同时,多个细胞增殖控制检验点(check point)的存在限制了正常细胞的过度增殖。与正常细胞不同,肿瘤细胞经常处于营养匮乏、氧气(O_2)供应不足的恶劣环境中,但肿瘤细胞与营养充足状态下的细菌细胞却非常类似,其代谢旺盛,增殖迅速。究其原因,基因的突变使得肿瘤细胞逃避了监控,改变了肿瘤细胞营养的摄取和代谢。多种分子机制的变化改变细胞的核心代谢,使细胞进行代谢重编程(metabolic reprogramming),从而满足了肿瘤细胞快速增殖的三大基本需求:①快速的ATP合成以维持细胞能量需求;②生物大分子的合成增加;③维持细胞内氧化还原环境的稳定。同时,肿瘤细胞的代谢重编程改变了肿瘤细胞所处的外界微环境,为肿瘤的进一步发生发展创造了更为合适的外部条件。

众所周知,基因突变(包括基因点突变、基因移位、基因扩增、基因缺失等)是肿瘤发生的重要原因。在过去二十多年里,基于众多癌基因(oncogene)与抑癌基因(tumor suppressor)的发现,形成了肿瘤发生的基因突变理论。该理论认为,肿瘤的发生是基因突变逐渐积累的结果,细胞的基因突变是细胞恶性转化的唯一驱动力,而细胞代谢的改变仅仅是基因改变的副产物。基因突变的产生改变了细胞内一系列重要的信号通路,促进了肿瘤的形成。针对此特点,一些重要的突变基因已被用作肿瘤治疗的靶点。已经成功进入临床的药物,如易瑞沙(Gefitinib)和特罗凯(Erlotinib)就是针对EGFR突变的肿瘤治疗;另外,如Plexxikon公司开发的PLX4032和GSK公司开发的GSK-2118436,都用于B-RAF氨基酸600位缬氨酸突变的黑色素瘤治疗,经过临床试验,也已证明取得了很好的疗效。虽然与传统的放射治疗、化学治疗相比,以基因突变为靶点的肿瘤治疗具有针对性

第9章 癌细胞特征之七——细胞代谢失控

强、副作用较小等特点,但依然存在很大的局限性。例如,肿瘤细胞对药物抗性的产生及基因组不稳定性的增加都给肿瘤的治疗带来了新的问题。随着技术的进步,高通量测序结果显示,肿瘤中基因突变的数量远远超出人们先前的预期。此外,临床及体外研究证据均表明,不仅不同类型的肿瘤细胞中基因突变的种类、数量各异,即便是在组织病理学鉴定上相同类型的肿瘤,它们基因突变的程度也不尽相同。因此,以特定信号通路基因突变为靶点的肿瘤治疗策略,其应用前景也受到了极大的限制。

随着研究的逐步深入,越来越多的证据表明,基因突变引起的一系列信号通路的改变,会直接或间接地改变肿瘤细胞的代谢途径,最终促进了肿瘤细胞的发生和发展。另外,多种代谢酶如异柠檬酸脱氢酶(isocitrate dehydrogenase,IDH)、延胡索酸酶(fumarate hydratase,FH)、琥珀酸脱氢酶(succinate dehydrogenase,SDH)在许多肿瘤细胞中发生突变,并且这些突变在肿瘤的发生和发展过程中发挥了极其重要的作用。更重要的是,一些代谢途径的改变广泛存在于肿瘤细胞中(如 Warburg 效应),并且这种改变对肿瘤细胞的恶性转化是必不可少的。正因为如此,有人提出癌症应被看成是一种代谢疾病。随着对癌症发生发展机制研究的深入,这一观点也正得到越来越广泛的认可。

本章将着重从肿瘤细胞的能量代谢、生物大分子合成及氧化还原平衡三个方面介绍新陈代谢与肿瘤发生发展的关系。

9.1 肿瘤细胞的能量代谢

肿瘤细胞与正常细胞相比具有快速增殖的特性,因此需要消耗大量的能量以维持细胞的快速分裂。葡萄糖是哺乳动物细胞获得能量的主要来源。葡萄糖通过糖酵解途径(glycolytic pathway)的一系列酶促反应将葡萄糖分解成丙酮酸,同时产生少量能量物质 ATP。在缺乏氧气的条件下,丙酮酸在乳酸脱氢酶(lactate dehydrogenase,LDH)的作用下形成糖酵解的终产物,通常也被看成是代谢废物的乳酸。氧气的存在抑制了乳酸的形成。有氧条件下,丙酮酸在线粒体中被氧化,最终形成二氧化碳(CO_2)和水(H_2O),并产生大量 ATP。这种氧气抑制糖酵解的作用被称为巴斯德效应。巴斯德效应在绝大多数正常的哺乳动物细胞中普遍存在。然而,恶性肿瘤细胞中的葡萄糖代谢却发生了很大的改变。即使在供氧充足的条件下,肿瘤细胞也倾向于以糖酵解的方式利用葡萄糖,这一现象被称为有氧糖酵解(aerobic glycolysis)。不仅如此,有证据表明,癌细胞比正常细胞摄取更多的葡萄糖,这一特性也被广泛应用于癌症的诊断。例如,FDG-PET 就是利用葡萄糖的类似物——氟代脱氧葡萄糖(fluorodeoxyglucose,FDG)在肿瘤部位的积累来指示肿瘤的存在。

除此之外,大量的研究表明,与细胞能量代谢密切相关的三羧酸循环(tricarboxylic acid cycle,TCA cycle)及氧化磷酸化作用(oxidative phosphorylation,OXPHOS)在肿瘤细胞中均表现出不同程度的改变,最终影响了肿瘤的发生发展。

9.1.1 Warburg 效应

1. 肿瘤细胞的糖酵解

德国科学家 Otto Warburg 是研究肿瘤葡萄糖代谢的先驱。早在 20 世纪 20 年代，Warburg 在研究小鼠正常组织（肝脏和肾脏）与小鼠腹水肿瘤细胞中的糖酵解时发现：在有氧条件下，小鼠正常肝脏、肾脏细胞通过糖酵解获得的 ATP 与 ATP 总量相比不到 1%；与此不同的是，小鼠肿瘤细胞通过糖酵解获得的 ATP 却占 ATP 总量的 55% 之多。之后更多的研究证实，多数肿瘤细胞中存在着这样一种异常的现象：即使在有充足氧气供应的条件下，肿瘤细胞也倾向于通过糖酵解的方式利用葡萄糖获取能量。为了纪念 Warburg 的突出贡献，这一现象也被称为 Warburg 效应。然而，Warburg 这一理论及其对肿瘤生物学研究的巨大贡献在很长一段时间里被忽视了，这是由多种原因造成的：一方面，Warburg 效应与肿瘤快速生长需要大量能量供应看似是相违背的，因为葡萄糖经过糖酵解途径只能产生少量能量；另一方面，由于 Warburg 的著作大多发表在德文的杂志上，而第二次世界大战后英文体系在科学界占据了主要地位。直到最近十几年，细胞代谢酶类在肿瘤细胞中的高突变率重新引发了人们对肿瘤代谢的强烈关注。Warburg 效应作为肿瘤代谢的突出特点之一，也引起了广泛的重视。

众所周知，细胞通过糖酵解途径利用葡萄糖获取能量是极其低效的。1 分子葡萄糖通过糖酵解形成乳酸的过程，仅能产生 2 个 ATP 分子。而 1 分子葡萄糖如果通过三羧酸循环、氧化磷酸化作用完全氧化，能够获得 30 或 32 个 ATP 分子(图 9-1)。肿瘤细胞对糖酵解产能方式的依赖与肿瘤细胞需要大量能量以维持其快速分裂增殖看似是相悖的。因此，虽然 Warburg 效应在大多数类型肿瘤中都得到证实，然而关于 Warburg 效应如何作为一种生长优势被肿瘤细胞所选择的争论仍然不绝于耳。目前主要存在三种不同假设。

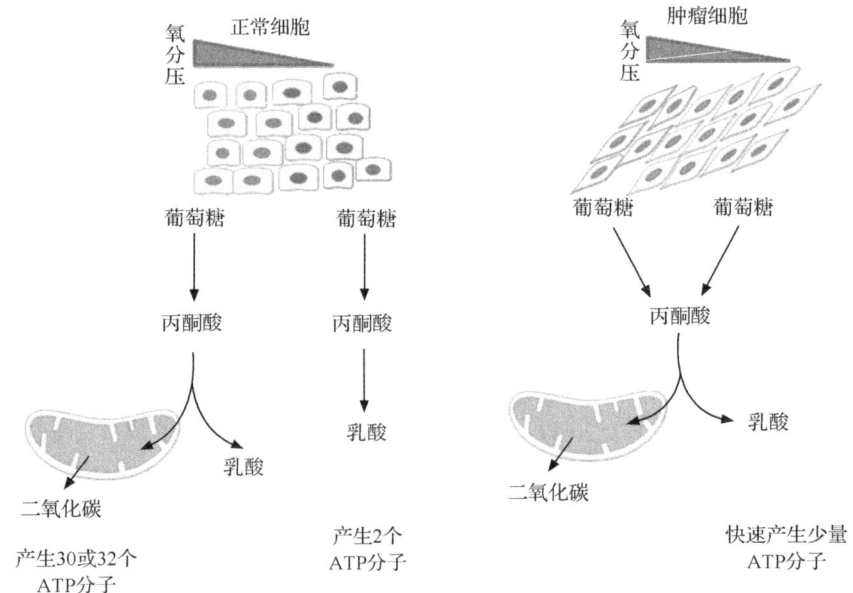

图 9-1　正常细胞的糖酵解与肿瘤细胞的 Warburg 效应

最初,为了解释 Warburg 效应,Warburg 本人提出假设:肿瘤细胞的线粒体呼吸作用可能存在某种缺陷,细胞不能通过氧化磷酸化产生 ATP,因此糖酵解作用的增强是细胞对这种产能缺陷的一种适应,以弥补 ATP 供应的不足。然而研究证据表明,虽然线粒体呼吸的缺陷确实存在于一些类型肿瘤中,但这种缺陷并非普遍存在。大多数肿瘤细胞拥有正常的氧化呼吸能力,对氧气的消耗速率也与正常细胞相当。更有研究指出,在某些肿瘤发生过程中,线粒体正常的氧化呼吸功能是必不可少的。

另有理论认为,一方面,糖酵解产生能量的速率远远高于氧化磷酸化,而肿瘤细胞的快速分裂增殖正好需要快速的能量产生,因此,在葡萄糖供应充足的情况下,糖酵解产能有利于肿瘤的快速生长;另一方面,Warburg 效应是肿瘤细胞对早期低氧环境的一种适应,以便在低氧条件下获得能量。该理论一定程度上合理解释了 Warburg 效应有利于肿瘤生长的原因。

在前一种理论的基础上,有人提出 Warburg 效应除了提供细胞生长所需的能量外,更重要的是赋予肿瘤细胞在生物大分子合成方面的优势,因为肿瘤细胞多种生物大分子的合成直接或间接地以糖酵解途径的中间产物作为原料。近年来,随着对肿瘤代谢研究的不断深入,该理论得到越来越多的支持。

2. Warburg 效应的分子基础

肿瘤的快速生长与增殖,使得肿瘤组织形成致密的团块,而血管等运输营养物质和氧气的脉管系统的发展速度远远不及肿瘤的生长速度,因此肿瘤组织内部的营养物质及氧气的供应受阻,肿瘤处于一种营养匮乏、低氧的环境中,细胞的能量来源受到了极大的限制。

低氧诱导因子(hypoxia-inducible factor,HIF),顾名思义,它在外界低氧环境下得以诱导表达,是细胞适应低氧环境的关键转录复合物。HIF 复合物是一个异二聚体,由对氧敏感的 α 亚基和组成型表达的 β 亚基组成。α 亚基包括三个家族成员——HIF1α、HIF2α 和 HIF3α,分布于不同的组织。HIF 复合物活性的调节主要依靠调控 α 亚基的蛋白稳定性来实现。α 亚基的蛋白稳定性被氧气依赖的羟基化严格调控。HIF1α 亚基有两种羟基化调节方式。其一,脯氨酰羟化酶(prolyl hydroxylase,PHD)使得 α 亚基 402 位及 564 位脯氨酸羟基化,羟基化修饰的 HIF1α 被其特定的泛素连接酶 VHL(VHL 是一种肿瘤抑制蛋白)识别,最终通过泛素-蛋白酶体途径被迅速降解。O_2 是脯氨酸羟化酶(PHD)使 HIF1α 亚基羟基化必需的辅助底物,当细胞处于低氧环境(O_2 分压<10 mmHg)时,O_2 极易与脯氨酸羟化酶分离,脯氨酸羟化酶因此失去羟基化 HIF1α 的活性,未羟基化的 HIF1α 不能被 VHL 识别,从而得以稳定,最终,HIF1 复合物与其靶基因启动子区域的低氧响应元件(hypoxia-responsive element,HRE)结合,启动相应基因的转录表达。其二,HIF 抑制因子(factor inhibiting HIF,FIH)作为一种天冬酰胺羟化酶,它能够催化 HIF1α 亚基 803 位天冬氨酸发生羟基化。羟基化的 HIF1α 不能够与其行使转录功能所必需的转录辅因子结合,因而转录活性受到抑制。

HIF1α 的激活在肿瘤细胞糖酵解的调控中起到了关键的作用。值得注意的是,HIF1α 几乎参与了对糖酵解每一个步骤的调控。

细胞通过被动运输的方式从外界获得葡萄糖,也就是说葡萄糖的运输是顺浓度梯度,从高浓度的脉管系统向低浓度的细胞内运输。一类名为葡萄糖转运蛋白(glucose transporter,GLUT)的分子负责这一过程。细胞表面具有多种不同的葡萄糖转运蛋白,其中GLUT1、GLUT3和GLUT4分布最为广泛,且对葡萄糖具有较高的亲和力,参与了细胞内大多数葡萄糖的转运。HIF1α能够促进GLUT1和GLUT3的转录,从而提高两者的蛋白表达水平。根据葡萄糖运输的特点,只要简单地增加细胞表面葡萄糖运输蛋白的数量,就能够大幅增加细胞对葡萄糖的摄取。HIF1α就是通过这种方式调节了糖酵解的第一个步骤。理论上葡萄糖分子能够在细胞膜葡萄糖转运蛋白的帮助下在细胞膜内外顺浓度梯度任意扩散,而带有磷酸基团的葡萄糖分子则丧失了这种通透性。葡萄糖进入细胞后,随即在己糖激酶(hexokinase,HK)的催化下,迅速转变为葡萄糖-6-磷酸,这保证了葡萄糖分子被细胞有效的捕获,而不会再流失到细胞外。HIF1α可以同时增强己糖激酶的两个同工酶HK1、HK2的转录表达,从而促进了葡萄糖的有效利用。细胞内的葡萄糖-6-磷酸参与了多种代谢途径,如参与合成糖蛋白、通过戊糖磷酸途径作为核糖合成的原料等。进入糖酵解是葡萄糖-6-磷酸的主要代谢途径,HIF1α通过增强糖酵解酶类的蛋白表达水平,使得葡萄糖-6-磷酸更多地通过糖酵解途径被降解。糖酵解途径中共包含12种必需的酶类,它们无一例外的都受到HIF1α的正调节。因为糖酵解途径的多数酶促反应是可逆的,底物和产物的数量往往决定了反应进行的方向,因此,对催化糖酵解不可逆反应的酶的调控对于葡萄糖流动的方向具有至关重要的影响。磷酸果糖激酶1(phosphofructokinase-1,PFK1)催化葡萄糖-6-磷酸产生葡萄糖-1,6-二磷酸是进入糖酵解途径后的第一个不可逆反应。磷酸果糖激酶1的酶活性受到多种物质的别构调节,如磷酸果糖激酶2(phosphofructokinase-2,PFK2)的产物果糖-2,6-二磷酸(fructose 2,6-bisphosphate)是磷酸果糖激酶1强有力的别构激活剂。PFK1的激活减少了上游葡萄糖-6-磷酸的积累。磷酸果糖激酶2,又称为6-磷酸果糖-2激酶/果糖-2,6-二磷酸酶(6-phosphofructo-2-kinase/fructose-2,6-biphosphatase 2,PFKFB2),是一个双功能酶,其已知的4个家族成员(PFKFB1、PFKFB2、PFKFB3、PFKFB4)均能够响应外部的低氧环境。其中,PFKFB3可被HIF1α直接转录激活。也就是说,HIF1α能够通过增强PFKFB3的转录表达,从而激活磷酸果糖激酶1,最终促进糖酵解的有效进行。有氧条件下,丙酮酸是糖酵解的最终产物。随着糖酵解途径的不断进行,丙酮酸、NADH的积累将抑制新一轮糖酵解的起始。在正常细胞中,丙酮酸在丙酮酸脱氢酶复合体(pyruvate dehydrogenase complex,PDH complex)的作用下形成乙酰辅酶A并进入三羧酸循环;与正常细胞不同,肿瘤细胞中丙酮酸的主要去路是在乳酸脱氢酶(lactate dehydrogenase,LDHA)的催化下形成乳酸。与丙酮酸一样,肿瘤细胞中不断积累的乳酸也需要得到及时清理。一元羧酸转运蛋白4(monocarboxylate transporter 4,MCT4)是转运乳酸的重要蛋白,它负责将乳酸排出胞外,这一过程不仅解除了过多的丙酮酸积累对糖酵解的抑制,同时丙酮酸形成乳酸的过程中需要消耗NADH作为还原剂,为新一轮的糖酵解提供了必不可少的NAD^+。LDHA和MCT4都是HIF1α的靶蛋白,HIF1α的激活促进了丙酮酸的快速分解,从而保证了糖酵解途径的持续进行,并最终促进肿瘤细胞的快速生长。已有研究证据表明,LDHA和MCT4的敲除均极大地阻碍了肿瘤细胞的生长(表9-1)。

表 9-1　HIF1α 调控的糖酵解相关基因及功能

基因名称	酵解途径中的功能
葡萄糖转运蛋白 1、3(GLUT1、3)	转运葡萄糖进入细胞
己糖激酶(HK)	葡萄糖磷酸化
磷酸葡萄糖异构酶(GPI)	葡萄糖-6-磷酸转变为果糖-6-磷酸
磷酸果糖激酶 1(PFK1)	磷酸化果糖-6-磷酸
醛缩酶 A、C(aldolase A、C)	裂解果糖-1,6-二磷酸
磷酸丙糖异构酶(TPI)	二羟丙酮磷酸与甘油醛-3-磷酸互相转化
甘油醛-3-磷酸脱氢酶(GAPDH)	氧化甘油醛-3-磷酸
磷酸甘油酸激酶 1(PGK1)	1,3-二磷酸甘油酸转变为 3-磷酸甘油酸
磷酸甘油酸变位酶(PGM)	3-磷酸甘油酸转变为 2-磷酸甘油酸
烯醇酶(enolase)	2-磷酸甘油酸脱水
丙酮酸激酶 M(PKM)	磷酸烯醇式丙酮酸转变为丙酮酸
乳酸脱氢酶 A(LDHA)	丙酮酸转变为乳酸
一元羧酸转运蛋白 4(MCT4)	转运乳酸至胞外

除了对上述糖酵解相关酶类的直接调节外，HIF1α 同时能诱导关键的血管生成因子如血管内皮生长因子(vascular endothelial growth factor，VEGF)和血管生成素 2(angiopoietin-2，ANG2)的表达，从而刺激新生血管的形成。新生血管的形成为肿瘤组织带来了更多的氧气和营养物质，特别是葡萄糖，最终保证了糖酵解原料的有效供应。大量的研究表明，HIF1α 除了在低氧环境发挥作用之外，即使在有氧环境下，肿瘤细胞中的 HIF1α 也能够被一些致癌信号通路所激活，如 PI3K(phosphoinositide-3-kinase)通路或抑癌基因如琥珀酸脱氢酶、延胡索酸酶的突变等，从而行使其转录功能。

除 HIF1α 的激活外，其他多种信号途径在肿瘤能量代谢中也起到了重要的作用。PI3K/AKT(phosphoinositide 3-kinase/protein kinase B)途径是人类肿瘤中最常发生改变的信号通路之一，它的激活对细胞有着强烈的致癌效应。在肿瘤细胞中，PI3K 途径上游的抑癌基因 PTEN 的突变及受体酪氨酸激酶的过度激活通常导致 PI3K 信号通路的异常活化。PI3K 信号通路是细胞生长增殖的一条重要通路；同时，它也是掌控细胞代谢的关键信号之一。一旦被活化，PI3K 信号通路会向细胞释放强烈的增殖信号，同时也改变了细胞代谢的方式，这两者都促进了细胞的癌化。AKT1 是 PI3K 信号通路中重要的效应蛋白，它是肿瘤细胞有氧糖酵解的重要驱动因子。AKT1 对糖酵解途径存在多重调节，例如，AKT1 的激活增加了葡萄糖转运蛋白(GLUT)的表达，并使其更多地定位到细胞膜上；此外，AKT1 作为蛋白激酶，能够磷酸化并激活糖酵解途径中的己糖激酶和磷酸果糖激酶 2，从而促进糖酵解的进行。同时，AKT1 的持续活化通过抑制抑癌基因 FOXO 家族的转录活性，从而解除了 FOXO 家族蛋白对糖酵解途径的抑制作用。AKT1 也可以激活内质网中的尿苷二磷酸酶 5(ectonucleoside triphosphate diphosphohydrolase，ENTPD5)，ENTPD5 通过水解 UDP 形成 UMP，促进蛋白 N-糖基化和内质网中糖蛋白的折叠。这一过程需要消耗细胞质中的 ATP 实现 UDP 的供给，因此促进了糖酵解作用的进行。另外，AKT1 通过磷酸化 TSC2（tuberous sclerosis complex subunit 2）这一 mTOR（the mammalian target of rapamycin）的负调控因子而强烈激活 mTOR。mTOR 是细胞代谢的关键因子，其偶联了细胞生长信号与营养的利用。在营养和能量供应充足的条件下，mTOR 促进了蛋白质和脂类的合成及细胞的生长。肿瘤细胞中经常能检测到 mTOR 的组成型激活，mTOR 的激活一方面直接促进了 mRNA 的翻译和核糖体的发生；另一方面，即使在有氧条件下，mTOR 仍能激活 HIF1α 的转录功能，改变细胞的代谢。总之，PI3K/AKT 激活所引起的细胞代谢的改变最终使得肿瘤细胞能够更多、更快地获得和利用葡萄糖，从而满足其快速增殖的需求。

作为癌基因的转录因子，MYC 同样对糖酵解起到重要的正向调节作用。与 HIF1α 类似，MYC 的高表达同样促进了葡萄糖转运体及糖酵解相关酶类的活化，这其中包括乳酸脱氢酶 A 和丙酮酸脱氢酶激酶 1。

单磷酸腺苷（AMP）激活的蛋白激酶（AMP-activated kinase，AMPK）是除 HIF 外低氧激活的另一条重要的信号通路。不同的是，它的激活抑制了细胞的增殖。AMPK 复合物在进化上高度保守，存在于所有的真核生物中。AMPK 是细胞内能量水平的感应器，对细胞代谢压力的反应具有多重重要的调节功能。当细胞处于营养缺乏、低氧的环境时，细胞内能源物质三磷酸腺苷（ATP）被快速消耗，而单磷酸腺苷（AMP）水平随之升高。AMP/ATP 比例的增加激活了 AMPK，细胞增殖受到抑制。为了适应细胞快速增殖的需要，肿瘤细胞必须克服这一检验点的限制。多种致癌突变及信号通路均可抑制 AMPK 信号通路，使细胞增殖不再受到能量水平的控制。肿瘤抑制因子 LKB1 位于 AMPK 上游，其激酶活性是激活 AMPK 所必需的。在一些非小细胞肺癌和宫颈癌中，LKB1 经常发生突变而失去激酶活性，进而抑制了 AMPK 的活性。而 AMPK 信号的抑制则进一步激活了 mTOR 和 HIF1α，从而加快葡萄糖的酵解，并最终促进肿瘤细胞的快速生长。

p53 作为细胞内最为重要的转录因子和肿瘤抑制因子之一，其响应 DNA 损伤及诱导细胞凋亡的功能为人们所熟知。越来越多的证据表明，p53 同时也是多种代谢途径的重要调节因子。首先，p53 可下调多种葡萄糖转运蛋白水平，包括以直接或间接的方式抑制 GLUT1、GLUT3 和 GLUT4 基因的转录表达。其次，p53 也能够促进磷酸甘油酸变位酶（phosphoglycerate mutase，PGM）的泛素化使其失活，从而降低糖酵解，p53 可以上调 TIGAR（TP53-induced glycolysis and apoptosis regulator）的蛋白质水平。TIGAR 属于磷酸果糖激酶 2 的一种，但其仅具有磷酸酶活性而缺乏激酶活性。TIGAR 蛋白水平的增加通过降低糖酵解激活剂果糖-2,6-二磷酸的水平，阻抑了磷酸果糖激酶 1 的活性，进而抑制糖酵解的进行。另外，p53 也能够通过增强 PI3K-AKT 途径抑制因子 PTEN 的表达水平，从而抑制糖酵解途径。在人体超过一半的肿瘤中，p53 都发生了不同程度的突变和缺失，而大部分肿瘤细胞都具有糖酵解增强现象，因此 p53 抑制糖酵解过程与其作为肿瘤抑制因子的功能完全吻合。但也有研究指出 p53 能通过激活己糖激酶 2（hexokinase 2，HK2）的表达，将葡萄糖转化为可被细胞利用的葡萄糖-6-磷酸，促进了糖酵解的进行。

综上所述，虽然经过三羧酸循环、氧化磷酸化等过程将 1 分子葡萄糖彻底氧化所产生的能量在数量上远多于糖酵解途径产能，但这一过程的进行依赖于 O_2 的存在，且速率远低于糖酵解，因此无法满足肿瘤细胞快速获得能量的需求。肿瘤细胞通过糖酵解途径快速地获得分裂增殖所需的能源物质,并通过大量摄取葡萄糖弥补了糖酵解产能效率的不足。与此同时,糖酵解途径产生的大量中间产物为细胞生物大分子的合成提供了充足的原材料,也保证了肿瘤细胞的快速增殖。

9.1.2 肿瘤细胞的线粒体呼吸

1. 三羧酸循环

三羧酸循环(tricarboxylic acid cycle,TCA cycle)是细胞中糖类、脂类及氨基酸代谢的中心途径。简单地从生物化学的角度来看,三羧酸循环是细胞氧化代谢的一部分,其以循环的形式不断地将乙酰辅酶A氧化为CO_2,并产生NADH和FADH2,为电子呼吸链提供原料。然而,三羧酸循环远非一个封闭的循环,而是与细胞中多种代谢途径紧密相关,如氨基酸和脂类的代谢。细胞质与线粒体中都存在TCA循环代谢中间产物池(intermediate pool)。这些物质可以通过线粒体通道或转运蛋白在细胞质与线粒体之间穿梭。因此,不同场所的代谢反应及中间产物通过对TCA循环的抑制或回补,从而实现了不同条件下对TCA循环的控制。

大量的研究表明,肿瘤细胞中的三羧酸循环存在某些缺陷,特别是三羧酸循环中的三种酶——异柠檬酸脱氢酶(isocitrate dehydrogenase,IDH)、琥珀酸脱氢酶(succinate dehydrogenase,SDH)及延胡索酸酶(fumarate hydratase,FH)经常发生突变,从而在一定程度上促进了肿瘤的形成。

真核细胞中,异柠檬酸脱氢酶分为两类,它们分别以NAD^+和$NADP^+$作为其特异性底物。异柠檬酸在异柠檬酸脱氢酶的作用下转变为α-酮戊二酸,同时伴随着$NAD(P)^+$被还原成NAD(P)H。$NADP^+$依赖的IDH1和IDH2分别定位于细胞质和线粒体中。IDH3定位于线粒体,仅以NAD^+为底物,它作为三羧酸循环的一部分发挥功能。研究表明,超过75%的低恶性胶质瘤和继发性恶性胶质瘤,以及约20%的急性髓细胞白血病中存在IDH1和IDH2突变,而IDH3的突变与肿瘤形成没有明显的相关性。有趣的是,IDH的致癌作用多见于体细胞突变,通过遗传获得该突变的人群,其患癌风险并无明显增加。这说明IDH的致癌作用很可能发生在肿瘤的发展过程而不是发生过程中。IDH的突变与癌基因的获得性功能(gain of function)突变类似,赋予了其新的功能。IDH1/2的突变改变了其催化活性,异柠檬酸的代谢产物由α-酮戊二酸变为2-羟戊二酸。这种改变产生了两个方面的效应:一方面,α-酮戊二酸的缺乏阻断了三羧酸循环的进行;另一方面,也是更重要的,2-羟戊二酸作为异柠檬酸脱氢酶突变后生成并累积的代谢废物,能够促进正常细胞向癌细胞的转化。2-羟戊二酸诱导肿瘤发生的机理被认为是:它的累积可以直接抑制包括人体内组蛋白去甲基化酶和DNA去甲基化酶在内的多个重要双加氧酶的活性,而双加氧酶在人体内控制多种细胞功能,双加氧酶的活力降低将改变细胞的增殖和生长方式,进而诱发肿瘤形成。

琥珀酸脱氢酶(SDH)基因的突变与多种肿瘤的发生,特别是家族性副神经节瘤和嗜铬细胞瘤(HPGL/PCC)密切相关。由*SDH*基因编码的琥珀酸脱氢酶定位于线粒体内膜,是三羧酸循环和线粒体呼吸链的重要组成部分。SDH是由SDHA、SDHB、SDHC

和 SDHD 四个亚基组成的异四聚体。SDHA 和 SDHB 作为催化亚基被 SDHC、SDHD 锚定在线粒体内膜上。四个亚基的突变在副神经节细胞瘤、嗜铬细胞瘤中均有发现。SDH 类似于经典的肿瘤抑制因子，两个等位基因的同时突变，也就是说琥珀酸脱氢酶功能的完全丧失导致了细胞的恶性转化。除家族性副神经节瘤和嗜铬细胞瘤外，*SDH* 基因的突变还与其他多种肿瘤相关，包括胃肠道肿瘤、肾癌、甲状腺癌等。

延胡索酸酶（FH）在三羧酸循环中处于琥珀酸脱氢酶的下游，催化延胡索酸水合形成 L-苹果酸。携带延胡索酸酶突变的人群患皮肤癌及子宫平滑肌瘤的概率大大增加，同时也增加了恶性肾癌的易感性。FH 的突变表现为常染色体显性突变，其杂合突变通常会引起一种综合征——遗传性平滑肌瘤及 II 型乳突状肾细胞癌（HLRCC）。

上述线粒体三羧酸循环中三种酶的突变与肿瘤的相关性已得到大量临床病例的证实。三羧酸循环的缺陷究竟通过何种机制导致了肿瘤的发生引起了科学家们广泛的兴趣。最初的研究发现，在 SDH 及 FH 突变的肿瘤中血管的密度大大地增加，并且伴随着多种糖酵解通路基因表达水平的升高，这一现象与细胞应对低氧环境的应答极为相似。现有的证据表明，正是这种三羧酸循环的缺陷导致了细胞中低氧应答的主要因子——HIF1α 水平及活性的升高，从而引起了细胞产生了类似缺氧的应答。而这种由三羧酸循环缺陷导致的类似缺氧应答而非真正由缺氧所导致的现象，也被称为假性缺氧（pseudohypoxia）。更为具体地，HIF1α 的活性受到 TCA 循环代谢中间产物的调控。例如，前文提到的参与 HIF1α 泛素化降解的脯氨酰羟化酶（PHD）是 α-酮戊二酸依赖的双加氧酶，其利用氧气、α-酮戊二酸将 HIF1α 的脯氨酸残基羟基化，同时生成二氧化碳和琥珀酸。因此，琥珀酸既是琥珀酸脱氢酶的底物，又是脯氨酰羟化酶的产物。琥珀酸脱氢酶的缺陷导致了琥珀酸不能被消耗而大量积累。由于产物的抑制效应，脯氨酰羟化酶的活性受到抑制，导致了 HIF1α 水平的升高。同时，作为脯氨酸羟化酶的底物，三羧酸循环的中间产物 α-酮戊二酸也参与了对 HIF1α 的调节。当 O_2 或 α-酮戊二酸处于较低水平时，HIF1α 脯氨酸残基的羟基化被阻断，其蛋白质水平升高。HIF1α 进而进入细胞核与 HIF1β 亚基共同激活下游基因的表达。综上所述，TCA 循环的中间产物琥珀酸和 α-酮戊二酸直接参与了脯氨酸羟化酶对 HIF1α 稳定性的影响，进而在细胞低氧应答中起到重要的调节作用。由于 α-酮戊二酸是 HIF1α 羟化所必需的，在肿瘤细胞中，位于 α-酮戊二酸下游的琥珀酸、延胡索酸、草酰乙酸的积累均能够抑制脯氨酸羟化酶的活性，造成细胞的假性缺氧。由 IDH1/2 突变造成的 α-酮戊二酸水平的降低同样可以造成对脯氨酸羟化酶活性的抑制，最终促进 HIF1α 蛋白的积累。

需要指出的是，这种低氧或假性低氧应答同时造成了流向 TCA 循环的丙酮酸的减少，以及谷氨酰胺对 α-酮戊二酸的补充。由此可见，TCA 循环与低氧应答形成了一个复杂的、相互影响的调节通路。异柠檬酸脱氢酶等的突变造成的假性缺氧赋予了细胞一种特定的生长优势，然而这种缺氧应答究竟在肿瘤发生的起始阶段还是肿瘤发展过程中发挥作用仍然不是十分清楚（图 9-2）。

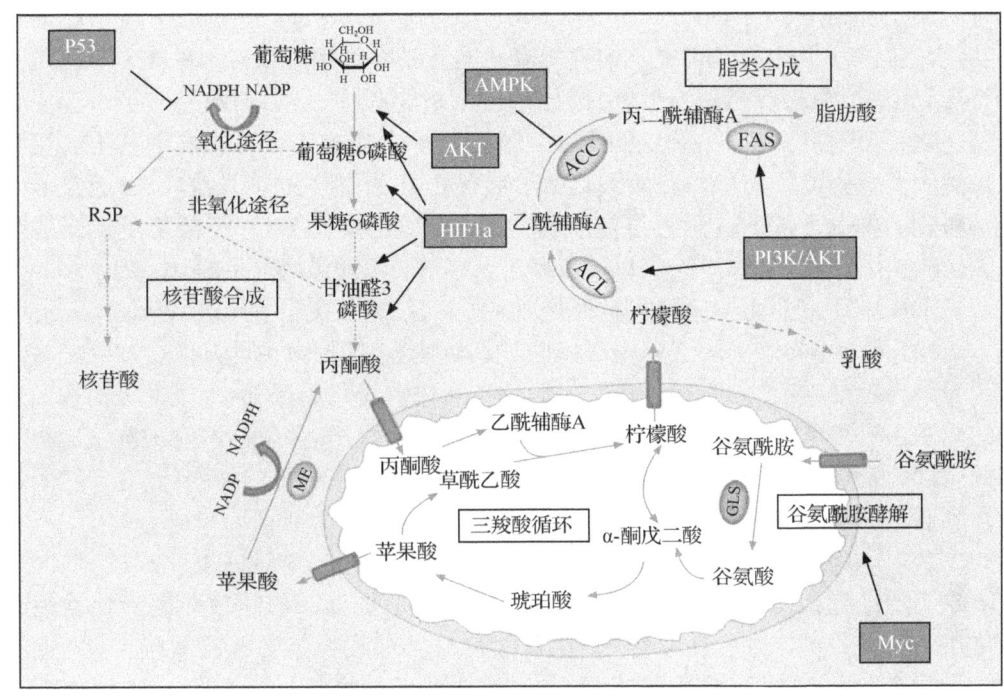

图 9-2 肿瘤细胞的合成代谢及其调节

2. 氧化磷酸化作用

氧化磷酸化 (oxidative phosphorylation, OXPHOS) 是正常细胞获得能量的主要方式，它将细胞呼吸作用与 ATP 的合成相偶联。呼吸作用将获得的电子通过一个氧化还原链传递到分子氧上，使其还原成水。这一系列氧化还原反应由呼吸链来完成，呼吸链由复合物 I、II、III 和 IV 组成。呼吸链所释放的能量使得质子在线粒体内膜内外形成一个质子梯度，质子的流动驱动 ATP 合成酶合成能量物质 ATP。

起初为了解释 Warburg 效应，Warburg 推断肿瘤细胞中的氧化磷酸化作用可能存在不可逆的损伤。然而研究证据表明，腹水肿瘤细胞与正常肌肉细胞拥有类似的氧化磷酸化速率，因此，肿瘤细胞中乳酸含量的增加并不是呼吸作用损伤的结果。Weinhouse 等也同样报道了肿瘤细胞拥有正常的呼吸速率。最近的研究显示，抑制肿瘤细胞中的糖酵解过程可以增强氧化磷酸化的活性，这一现象进一步否定了氧化磷酸化的不可逆损伤造成了 Warburg 效应的可能性。另外，在非癌化的快速分裂细胞中，如干细胞，同样存在类似的 Warburg 效应，而这些细胞中氧化磷酸化并没有受到损伤。然而，不可否认的是，线粒体功能的紊乱是肿瘤细胞的一个常见特征。在肾嗜酸性粒细胞瘤和肺上皮癌中，NADH 脱氢酶 (复合物 I) 被强烈地抑制了；在甲状腺嗜酸性粒细胞瘤中，线粒体 DNA 的突变 (如 NADH 脱氢酶 1 的突变) 导致线粒体复合物 I 活性下降，并降低了细胞的呼吸效率及 ATP 的水平，最终导致细胞内高水平活性氧的产生；氧化呼吸链复合物 I 活性的降低同样见于 K-Ras 转化的细胞；在一些肾癌细胞中，ATP 合成酶水平的降低使得线粒体丧失了正常的结构和功能。

利用氧气进行氧化磷酸化提供细胞所需的能量是处于生理条件下的正常细胞的一个显著特征，反映了细胞对能量的高效利用。然而，如前所述，肿瘤细胞的能量来源主要来自糖酵解途径，正是这种正常氧分压条件下对糖酵解途径的依赖对肿瘤细胞生长更为有利。虽然大多数肿瘤细胞中氧化磷酸化的功能是正常的，但高水平的糖酵解通常伴随着氧化磷酸化的抑制。HIF1α除了直接上调糖酵解相关酶类的表达外，还能下调三羧酸循环及氧化磷酸化的水平。HIF1α可以转录激活丙酮酸脱氢酶激酶（pyruvate dehydrogenase kinases，PDK），而PDK对线粒体丙酮酸脱氢酶复合体（pyruvate dehydrogenase complex，PDH complex）的磷酸化作用抑制了其活性，从而导致由丙酮酸生成乙酰辅酶A的过程受阻，最终减少了丙酮酸向三羧酸循环及氧化磷酸化的流动，丙酮酸进而在乳酸脱氢酶的作用下产生乳酸。乳酸脱氢酶活性的提高被认为对多种恶性肿瘤细胞快速生长是必需的，乳酸脱氢酶的抑制可以促进细胞从糖酵解到氧化磷酸化的转变，同时伴随着细胞生长及肿瘤形成能力的降低。

与HIF1α抑制氧化磷酸化功能相反，抑癌因子p53能起到促进氧化磷酸化的作用。与p53缺失的细胞相比，含有野生型p53的细胞极大地提高了通过氧化磷酸化途径获得ATP的比率；缺失p53的小鼠表现为乳酸的过度分泌和线粒体呼吸的缺陷。p53促进氧化磷酸化体现在多个方面：作为转录因子，p53能够转录激活一系列氧化磷酸化相关蛋白，包括负责细胞色素c氧化酶装配的关键调节亚基SCO2、细胞色素c组分及核苷酸还原酶组分p52R2等；另外，p53的缺失能够通过稳定HIF1α，从而抑制氧化磷酸化。

9.2 肿瘤细胞的生物大分子合成

通过前一节的介绍我们知道，有氧糖酵解对于肿瘤细胞的快速生长是十分重要的。然而，Warburg效应仅是肿瘤细胞代谢重编程的一个方面。肿瘤细胞代谢的改变，需要维持能量需求与生物大分子合成的平衡。为了进行一分为二的分裂增殖，一个细胞需要将其基因组、蛋白质、脂类及其他组分进行复制，并装配成新的子细胞。也就是说，细胞必须进行大量的生物大分子的合成。这就需要细胞从外界获取大量的营养物质，并将它们合理分配至各种代谢途径中，将它们转化为合成代谢的前体物质，最终合成相应的产物。研究表明，肿瘤细胞的生长依赖于葡萄糖、谷氨酰胺等营养物质，大多数肿瘤细胞都摄取远多于正常细胞的葡萄糖和谷氨酰胺，用于体外培养肿瘤细胞的培养基常常添加高浓度的葡萄糖和谷氨酰胺。在缺乏葡萄糖和/或谷氨酰胺的培养基中，肿瘤细胞的生长将受到抑制，甚至出现细胞凋亡，这种现象通常被称为葡萄糖或谷氨酰胺上瘾（glucose/glutamine addiction）。除了大量摄取葡萄糖和谷氨酰胺外，肿瘤细胞还能够通过改变决定代谢速率的酶类的表达来增加生物大分子的合成。

正如前面提到的，通过有氧糖酵解途径产生能量物质ATP，对于肿瘤细胞的快速增殖是必需的。然而，对M2型丙酮酸激酶（PKM2）的研究显示，这种对能量物质的需求不是肿瘤细胞的唯一需求。肿瘤代谢的重编程不仅改变了肿瘤细胞能量的来源，同时也改变了生物大分子的合成。

磷酸烯醇式丙酮酸转变成丙酮酸,是糖酵解途径中的限速步骤之一。其受到丙酮酸激酶(pyruvate kinase,PK)的调控。人类拥有两个 PK 基因(PKLR 和 PKM2),并分别表达四个丙酮酸激酶的同工酶(L、R、M1 和 M2)。PK-L 和 PK-R 分别在糖异生组织(肝脏和肾脏)和红细胞中由 PKLR 启动子起始转录表达;PKM1 和 PKM2 都由 PKM2 基因编码,经过不同的剪接方式形成。PKM1 仅在肌肉和脑组织中表达,PKM2 则在具有自我更新能力的细胞,如胚胎干细胞、成体干细胞中大量表达。通常情况下,PKM1 能够有效地促进糖酵解的发生,并快速产生能量,而 PKM2 却处于相对失活的状态,不能行使促进糖酵解的功能。然而有趣的是,众多肿瘤细胞倾向于高表达 PKM2,而不是 PKM1,这似乎与肿瘤细胞需要高水平的有氧糖酵解的现象相悖。大量表达的 PKM2 既然限制了糖酵解的快速进行,为何还能够促进肿瘤细胞快速生长?究其原因,肿瘤细胞的生长除了需要消耗大量的能量物质之外,还需要获得合成脂类、核酸及氨基酸等的原料,没有充足的前体供应脂类、核酸及氨基酸等的合成时,尽管有较高水平的 ATP,细胞的快速生长仍无法实现。大量的研究表明,PKM2 通过减缓糖酵解的进行,糖类物质能更多地分配到其他的代谢途径中,包括氨基己糖途径、鸟苷二磷酸-葡萄糖合成、甘油合成及戊糖磷酸途径,这些途径为细胞生物大分子的合成提供了各种必需的前体物质及还原力等。在表达 PKM1 的细胞中,PKM2 的额外表达能够促进细胞的癌化;另外,癌基因 MYC 可以通过外显子剪切的调节,使 PK 基因转录后倾向于形成 PKM2 mRNA,促进 M2 型丙酮酸激酶的表达,从而促进肿瘤的形成。

核酸及脂肪酸的合成是生物大分子合成的两个基本组成部分,它们对于肿瘤细胞具有特殊的意义。核酸和脂类的合成都需要消耗糖酵解和 TCA 循环的中间产物作为原料,并且都需要 NADPH 形式的还原力。谷氨酰胺代谢是肿瘤细胞补充 TCA 循环中间产物及产生 NADPH 的重要来源。本节将围绕核酸合成、脂肪酸的合成、谷氨酰胺的代谢及它们之间的相互联系来介绍肿瘤细胞生物大分子的合成。

9.2.1 核酸的合成

在临床肿瘤治疗中,有一类常用药物——肿瘤代谢药物,其中多种药物为抑制肿瘤 RNA 和/或 DNA 合成的代谢类似物,包括嘧啶拮抗物、嘌呤拮抗物、叶酸拮抗物等。例如,应用广泛的 5-氟尿嘧啶(5-fluorouracil,5-FU)是尿嘧啶衍生物,能够插入肿瘤细胞新合成的 RNA 分子中,从而抑制肿瘤的生长。此外,5-氟尿嘧啶与核糖形成的 5-氟脱氧尿苷能够抑制胸苷酸合成酶(thymidylate synthetase,TS),阻断 DNA 复制的必需原料——胸腺嘧啶的合成。胸苷酸合成酶负责体内脱氧胸腺嘧啶核苷三磷酸(dTTP)的合成。胸苷酸合成酶同样受到甲氨蝶呤及其他叶酸拮抗物的抑制。通过抑制 dTTP 的合成,这些药物通过抑制 DNA 的合成,从而加剧了 DNA 损伤的积累,最终促进肿瘤细胞的凋亡。

众所周知,作为遗传物质的核酸,是由含氮碱基、五碳糖和磷酸根组成的。五碳糖和磷酸根即核糖-5-磷酸组成了核酸的外围碳骨架。核糖-5-磷酸可由两种途径生成。其一,葡萄糖-6-磷酸经过戊糖磷酸途径(pentose phosphate pathway,PPP)中的氧化阶段,在葡萄糖-6-磷酸脱氢酶(glucose-6-phosphate dehydrogenase,G6PD)和 6-磷酸葡萄糖酸脱氢酶(6-phosphate-gluconate dehydrogenase,6PGD)等酶的催化作用下,形成核糖-5-磷酸;

其二,经过戊糖磷酸途径的非氧化阶段,果糖-6-磷酸及甘油醛-3-磷酸在转酮酶(transketolase,TKT)和转醛酶(transaldolase,TAL)的催化作用下,也可以形成核糖-5-磷酸。在正常细胞中,核酸合成所需的核糖-5-磷酸主要由戊糖磷酸途径的氧化阶段合成。葡萄糖-6-磷酸脱氢酶是戊糖磷酸途径氧化阶段的关键酶。葡萄糖-6-磷酸脱氢酶缺乏症(glucose-6-phosphate dehydrogenase deficiency),俗称蚕豆症,因为患者吃蚕豆可能发病溶血而得名。葡萄糖-6-磷酸脱氢酶缺乏症是一种常见的先天遗传性疾病,属于X染色体连锁遗传性疾病。尽管患该病的患者其葡萄糖-6-磷酸脱氢酶活性极低,通常只有正常水平的10%,但他们患癌的概率并没有明显降低。而作为戊糖磷酸途径非氧化阶段的关键酶之一的转酮酶,其活性与肿瘤的生长速率高度相关,转酮酶在多种肿瘤中的表达与肿瘤的高侵染性及患者预后差呈正相关。大量的研究表明,肿瘤细胞中,核糖-5-磷酸的合成途径发生了改变,戊糖磷酸途径的非氧化阶段成为合成核糖-5-磷酸的主要途径。与此相对应的是,在肿瘤细胞中,戊糖磷酸途径非氧化阶段的酶类,如转酮酶、转醛酶的活性也明显提高。因为戊糖磷酸途径中的非氧化阶段的全部反应都是可逆反应,所以代谢产物和底物的水平决定了非氧化阶段进行的方向。为了使糖分解代谢走向戊糖磷酸途径非氧化阶段,肿瘤细胞需要维持高水平的果糖-6-磷酸和/或甘油醛-3-磷酸。

磷酸果糖激酶-1(phosphofructokinase-1,PFK-1)是糖酵解途径中的第一个关键酶,它催化了一个不可逆的反应过程,也是糖酵解途径的限速步骤:果糖-6-磷酸在PFK-1的催化作用下,消耗1分子ATP,形成果糖-1,6-二磷酸。许多肿瘤细胞都产生大量的果糖-1,6-二磷酸。果糖-1,6-二磷酸在醛缩酶的作用下裂解成甘油醛-3-磷酸。因此,PFK-1对于维持高水平的甘油醛-3-磷酸具有重要意义。PFK-1的活性与细胞内代谢的变化密切相关。大量证据表明,PFK-1的活性在一些肿瘤细胞及肿瘤组织中都有显著的提高。许多癌基因的表达,包括MYC、RAS及HIF1α等都能够激活PFK-1。

PFK-1作为糖酵解途径的守卫者(gatekeeper),其活性受到严格的调控。糖酵解的终产物——乳酸,能够使PFK-1由其活性形式的四聚体解离成低活性形式的二聚体,从而形成对糖酵解途径的反馈调节。此外,PFK-1还受到别构调节。PFK-1被ATP所抑制,为AMP激活,因此,PFK-1受到细胞内能量水平的调节,在ATP充足的情况下葡萄糖的降解受到抑制。PFK-1最强有力的别构激活剂是果糖-2,6-二磷酸,即使在ATP存在的情况下,果糖-2,6-二磷酸依然能够提高PFK-1的酶活性。研究表明,一种双功能酶6-磷酸-2激酶/果糖-2,6-二磷酸酶3(6-phosphofructo-2-kinase/fructose-2,6-biphosphatase 3,PFKFB3)对于维持细胞中参与嘌呤、嘧啶等合成的重要代谢中间物磷酸核糖焦磷酸(phosphoribosyl pyrophosphate,PRPP)的水平是必需的。这正是PFKFB3通过提高细胞内果糖-2,6-二磷酸的水平,从而激活PFK-1造成的。

除了PFK-1以外,糖酵解途径的另一限速酶PKM2对于将糖酵解导向戊糖磷酸途径,从而促进生物大分子的合成起着重要的作用。PKM2对于糖酵解的调控,主要依赖于其存在的形式。四聚体形式的PKM2具有较高的活性,倾向于催化磷酸烯醇式丙酮酸形成丙酮酸和ATP。二聚体形式的PKM2活性较低,是肿瘤细胞中存在的主要形式。当细胞糖酵解快速进行时,二聚体的PKM2限制了丙酮酸的快速产生,使得糖酵解上游果糖-1,6-二磷酸、甘油醛-3-磷酸等中间产物累积,增加了戊糖磷酸途径中非氧化阶段底物的水平。而果糖-1,6-二磷酸的累积也会抑制葡萄糖-6-磷酸脱氢酶的活性,从而进一步加快戊糖磷酸途径非氧化阶段的进行。

研究表明,模拟 PKM2 第 105 位酪氨酸磷酸化的多肽能够抑制 PKM2 的酶活性,同时增强了细胞的合成代谢,这暗示了 PKM2 对于肿瘤代谢的调节不仅仅体现于其蛋白质水平的表达增强,其磷酸化调节对于肿瘤代谢的调控也是十分重要的。另外,成纤维细胞生长因子 1(fibroblast growth factor receptor 1,FGFR1)能够将 PKM2 第 105 位等多个酪氨酸残基磷酸化,磷酸化的 PKM2 活性受到抑制。进一步的研究发现,105 位酪氨酸磷酸化的 PKM2 能够将结合于 PKM2 上的果糖-1,6-二磷酸释放出来,使 PKM2 转换为低活性形式的二聚体。因此,肿瘤细胞通过提高 PKM2 蛋白的表达水平及其磷酸化水平,促进糖酵解中间产物向着戊糖磷酸途径非氧化阶段流动,从而保证了用于核苷酸合成的糖酵解中间物的充分供应。

低氧条件下,癌基因 HIF1α 的稳定诱导了一系列基因包括糖代谢基因的表达。除了刺激糖酵解外,HIF1α 同时也诱导了转酮酶 TKT 和丙酮酸激酶 PKM2 的表达。这一效应作为对戊糖磷酸途径氧化阶段抑制的一种补偿,通过直接增加进入戊糖磷酸途径非氧化阶段的葡萄糖的量,维持核糖-5-磷酸的合成。

诱导抑癌蛋白 p53 的糖酵解和凋亡调节因子(TP53-induced glycolysis and apoptosis regulator,TIGAR)能够通过降低 PFK-1 的激动剂果糖-2,6-二磷酸的水平抑制糖酵解途径,从而增加了碳向戊糖磷酸途径氧化阶段的流动。因此,在 DNA 轻度损伤的情况下,p53 依赖的 TIGAR 的表达促进了 NADPH 和核糖-5-磷酸的产生,为 DNA 损伤的修复提供原料。另外,p53 还能够抑制磷酸甘油酸变位酶(phosphoglycerate mutase,PGM)的表达。PGM 负责将 3-磷酸甘油酸转化为 2-磷酸甘油酸,它的抑制使戊糖磷酸途径的底物——3-磷酸甘油酸在细胞内累积,因此更多的碳流向了核糖-5-磷酸的合成。缺乏 p53 的肿瘤细胞可能因为这些相应调控的缺失,最终导致了糖酵解的增加。

除了上述的核糖-5-磷酸以外,嘌呤和嘧啶的水平在多种肿瘤细胞中也出现明显的提高。癌基因 MYC 与嘌呤和嘧啶的合成及负责谷氨酰胺摄取和分解的酶类密切相关。多种编码核酸合成关键酶的基因都是 MYC 的直接靶点,这其中包括胸苷酸合成酶(thymidylate synthase,TS)、肌酐单磷酸脱氢酶(inosine monophosphate dehydrogenase 1 and 2,IMPDH 1 and 2)和磷酸核糖焦磷酸合成酶 2(phosphoribosyl pyrophosphate synthetase 2,PRPS2)。此外,MYC 诱导的谷氨酰胺的分解代谢为细胞提供了丰富的天冬氨酸及氨基基团,从而保证了核苷酸合成原料的充足供应,而 MYC 的缺失则会导致胞内 dNTP 水平的降低。此外,MYC 促进谷氨酰胺代谢,为细胞从头合成核酸提供了丰富的 NAPDH。这对于依赖戊糖磷酸途径非氧化途径产生核糖-5-磷酸的肿瘤细胞特别重要,因为在这些细胞中,葡萄糖-6-磷酸脱氢酶的活性被抑制了,因而戊糖磷酸途径途径氧化阶段不能产生大分子合成所需的 NADPH。

另外,糖酵解中间产物 3-磷酸甘油酸合成丝氨酸后,会形成甘氨酸。甘氨酸是嘌呤合成的重要前体物质,而丝氨酸是参与嘧啶和嘌呤生物合成的一碳单位的供体。大量的研究表明,丝氨酸和甘氨酸合成途径在多种肿瘤中都被显著加速,从而促进了肿瘤细胞生物大分子的合成。

9.2.2 脂肪酸的合成

脂肪酸作为一类生物大分子,在维持细胞正常的生命活动中发挥了重要的作用。例如,细胞利用脂肪酸修饰膜定位蛋白,以及进行大部分生物膜的合成;此外,脂肪酸还能合成脂类信号分子。细胞以乙酰辅酶 A 为原料合成饱和脂肪酸的过程称为脂肪酸的"从头合成"。正常组织和细胞,即使在快速代谢的情况下,脂肪酸也主要从外界环境摄取,而不是"从头合成"脂肪酸,因此脂肪酸合成相关酶类在大多数人类正常组织都呈现低表达,包括肝脏、乳腺、骨骼肌及上皮细胞。与此形成鲜明对比的是,大多数肿瘤细胞中的脂肪酸(95%以上)的获得都是由酰基从头合成而不是从外界摄取的。研究证明,破坏脂肪酸的合成可被用来作为肿瘤化学治疗的手段之一。与肿瘤细胞需要快速的脂类合成相对应的是,肿瘤细胞表达高水平的脂类合成的相关酶类,包括 ATP 柠檬酸裂合酶(ATP-citrate lyase,ACLY)、乙酰辅酶 A 羧化酶(acetyl-CoA carboxylase,ACC)及脂肪酸合酶(fatty acid synthase,FAS)等。对这几种蛋白质的抑制则会导致肿瘤细胞生长减慢,细胞活力降低,最终抑制肿瘤的生长。

人体从头合成脂肪酸的原料来自三羧酸循环的中间产物——柠檬酸。细胞质内的乙酰辅酶 A 是合成脂肪酸的最基本的元件,其主要来源于线粒体内的柠檬酸。柠檬酸进入细胞质后,在 ATP 柠檬酸裂合酶(ACLY)的催化作用下,转变为草酰乙酸和乙酰辅酶 A。除了参与脂肪酸合成之外,ACLY 还抑制了柠檬酸在细胞质的积累,而柠檬酸的存在则会抑制细胞的糖酵解作用,因此,ACLY 增强了 Warburg 效应。有报道指出,肿瘤细胞中 ACLY 的表达水平和活性都有明显的升高。在人类的肺癌中,ACLY 与肿瘤的分化程度及患者的预后密切相关,肿瘤分化程度高,预后较差的患者的肿瘤组织中,ACLY 呈现高表达,而 ACLY 选择性抑制剂 SB-204990 能够通过抑制 ACLY 的酶活性,从而抑制肿瘤细胞的生长和存活。因此,ACLY 被认为是癌症治疗的一个新的潜在靶点。

乙酰辅酶 A 羧化酶(ACC)是脂肪酸合成的另一个重要的酶,在脂肪酸合成中处于 ACLY 的下游,是脂肪酸合成中的限速酶。乙酰辅酶 A 羧化酶将乙酰辅酶 A 羧化形成丙二酸单酰辅酶 A。与 ACLY 类似,ACC 同样在多种肿瘤细胞中出现高表达,且对细胞的存活是必需的。在多种乳腺癌细胞中敲除 ACC 后,肿瘤细胞线粒体膜的完整性受到破坏,细胞凋亡增加。同时,特定 ACC 转录变异体(isform)可能与乳腺癌的易感性相关。与乳腺癌类似,Brusselmans 等发现,前列腺癌中敲除 ACC 后,细胞生长停滞并诱发细胞凋亡。这些证据都表明了 ACC 介导的脂肪酸的合成对于肿瘤细胞生长的重要性。

在众多的脂肪酸合成相关的酶类中,脂肪酸合酶(FAS)是研究最多的酶。动物细胞中,脂肪酸合酶具有包括缩合、转酰、还原、脱水等在内的 7 种酶活性。在 NADPH 的参与下,脂肪酸合酶催化丙二酸单酰辅酶 A 形成软脂酸。FAS 高表达常见于人类上皮组织肿瘤,包括乳腺、前列腺、卵巢、消化道等组织中;也存在于肾母细胞瘤、视网膜母细胞瘤及软组织肉瘤等恶性肿瘤中。另外,FAS 的高表达常常与乳腺癌、非小细胞肺癌、前列腺癌及黑色素瘤患者的预后较差具有很强的相关性。

FAS 特异性抑制剂能够抑制乳腺癌细胞的生长,并诱导细胞凋亡;与此相反,FAS 的抑制不能阻碍正常细胞的生长及存活。关于 FAS 的抑制引起细胞凋亡的机制存在多种可能性。最初的研究认为，FAS 的抑制导致脂肪酸合成的中间产物——丙二酸单酰辅酶 A 的累积是造成细胞凋亡的主要原因，因为丙二酸单酰辅酶 A 的累积能够抑制抗凋亡蛋白，并引发神经酰胺介导的细胞凋亡。该观点认为影响细胞凋亡的关键因素是丙二酸单酰辅酶 A 的累积而不是脂肪酸合成受阻。然而，针对前列腺癌和乳腺癌的研究则发现，抑制 FAS 及 ACC 均能诱导细胞凋亡，而正常细胞不受影响。在培养基中添加软脂酸抑制了 ACC 和 FAS 敲除诱导的肿瘤细胞的凋亡，因此软脂酸的消耗才是抑制 FAS 和 ACC 导致细胞凋亡的真正原因。FAS 除了对肿瘤细胞生长及存活是必需的以外，它也被证明在肿瘤发展的其他方面起着重要作用，例如，抑制 FAS 能够抑制内皮细胞的增殖及血管形成。此外，FAS 的高表达也赋予了肿瘤细胞对阿霉素等化疗药物的抗性。

除负责脂肪酸合成的 ATP 柠檬酸裂合酶、乙酰辅酶 A 羧化酶和脂肪酸合酶外，乙酰辅酶 A 合成酶（acyl-CoA synthetase，ACS）也是脂肪代谢中较为重要且与肿瘤形成相关的酶类。乙酰辅酶 A 合成酶负责将碳链长度为 8~22 的饱和及非饱和脂肪酸转化为乙酰辅酶 A。该反应是多种脂类代谢中的关键步骤，包括磷脂和三酰甘油的生物合成、脂肪的 β-氧化，以及蛋白质的脂修饰。细胞内游离的花生四烯酸能够介导细胞凋亡，在多种肿瘤抑制过程中发挥着关键作用。哺乳动物细胞中，ACS 家族成员 ACSL4 以花生四烯酸为底物。ACSL4 通过降解花生四烯酸，抑制细胞凋亡，从而促进了肿瘤细胞的存活。

肿瘤细胞通过多种癌基因突变以实现脂肪酸的快速合成。肿瘤相关的脂代谢酶受到多重水平的调控，包括转录及转录后水平。多种脂代谢酶转录水平的增加主要受异常激活的生长因子信号通路调节，特别是表皮生长因子及其受体、HER2 受体酪氨酸激酶及类固醇类受体等。这些生长因子和生长因子受体激活其他信号通路，或者与其他多条信号通路相互作用，如 MAP 激酶（mitogen-activated protein kinase）、PI3K/AKT 途径及 AMP 激酶。这些信号通路被激活后刺激了甾醇调节元件结合蛋白 1（sterol regulatory element binding protein 1，SREBP1），SREBP1 是调节脂肪代谢相关酶类的主要转录因子，它被激活后进一步转录激活下游靶基因，包括 ACL、ACC、FAS 等脂肪合成酶的表达。

PI3K/AKT 途径在调控脂肪代谢酶类表达中的作用已经得到广泛的研究。PI3K 的抑制剂——LY294002 及抑制 AKT 活化的 PTEN 蛋白水平的上调能够显著降低 FAS 的表达及其活性，最终抑制脂肪酸的合成。在肿瘤细胞中，通过调节 SREBP1 的表达及活性，AKT 的活化增加了细胞内脂肪酸和磷脂的水平。除此之外，AKT 能够直接与脂代谢相关酶类相互作用，从而调节它们的活性。例如，AKT 直接与 ACLY 结合，ACLY 受 AKT 磷酸化后活性增加，因此增加了脂肪酸的合成。同时，肿瘤所处的微环境，如低氧和高酸度同样能够诱导 AKT 的激活，并上调下游靶蛋白 SREBP1，从而促进脂肪酸的合成。MAP 激酶同样也通过 SREBP1 调节脂代谢酶类的表达，经 H-Ras 转化的细胞 MAP 激酶活化，同时 SREBP1 水平及脂肪酸的合成增加。此外，脂肪酸的合成还与 AMPK 信号通路密切相关，AMPK 不仅能直接磷酸化并抑制 ACC，AMPK 的激活还能抑制 SREBP1 的表达。除了这几大途径之外，有报道指出，前列腺癌中泛素特异性蛋白酶 2a（ubiquitin-specific protease-2a，USP2a）能与 FAS 结合，将 FAS 上结合的泛素清除并稳定 FAS。在乳腺癌中，哺乳动物雷帕霉素靶蛋白（mammalian target of rapamycin， mTOR)依赖的蛋白质翻译同样能增加 FAS 的水平。另外,FAS 基因拷贝数的增加也存在于多种肿瘤中。

然而,仅提高脂肪酸代谢相关酶类的总量及活性还不足以满足脂肪酸的大量合成,原料的供应(乙酰辅酶 A 和 NADPH)也是影响脂类合成的重要方面。乙酰辅酶 A 主要来源于 ACLY 对源自线粒体的柠檬酸的分解。线粒体中柠檬酸的消耗需要有更多的草酰乙酸分子进行补充,否则,柠檬酸合成不能够继续,细胞也不能利用三羧酸循环的中间产物进行生物合成。这一重要的特性说明对三羧酸循环的回补在细胞生长及肿瘤形成中起到十分重要的作用。相比较之下,肿瘤细胞内对三羧酸循环回补的水平比有氧糖酵解更能反映肿瘤细胞的生长状况,因为一些条件压力如低氧能够诱导糖酵解的增加而不增加细胞的大分子合成。

NADPH 也是合成脂类的重要原材料,产生 1 分子饱和 16 碳软脂酸需要 14 个分子的 NADPH。细胞内 NADPH 可从两种途径获得:戊糖磷酸途径的氧化阶段和苹果酸酶催化的苹果酸生成丙酮酸的反应。研究表明,肿瘤抑制蛋白 p53 能够与戊糖磷酸途径氧化阶段的关键酶——葡萄糖-6-磷酸脱氢酶(glucose-6-phosphate dehydrogenase,G6PD)结合并抑制其活性,导致细胞内 NADPH 合成减少,最终影响了细胞生物大分子的合成。苹果酸酶则催化苹果酸转化为丙酮酸并生成 NADPH。苹果酸酶 1(malic enzyme 1,ME1)也是脂肪代谢相关转录因子 SREBP1 的靶基因,因此,SREBP1 活性增加的肿瘤细胞同时也表现出 ME1 表达的增加,这都大大增加了肿瘤细胞中脂类的合成速度。

三羧酸循环代谢产物的回补及 NADPH 的产生都极大地受到细胞谷氨酰胺代谢的影响。因此,谷氨酰胺对肿瘤细胞生物大分子的合成十分关键,我们将在下面讨论。

9.2.3 谷氨酰胺的代谢

谷氨酰胺(glutamine,Gln)是人体内含量最丰富的非必需氨基酸,约占体内总游离氨基酸的 50%。应激状态下机体需额外补充 Gln 才能满足机体需要,因此又常把 Gln 归为"条件必需氨基酸"。谷氨酰胺在肿瘤细胞中的消耗量超过了正常细胞的 10 倍,最初的观点认为,恶性转化的细胞对谷氨酰胺高速率的消耗可能是为了满足细胞核酸合成及维持细胞内非必需氨基酸的水平。然而谷氨酰胺的代谢常伴随着丙氨酸和氨的分泌,也就是说,来自于谷氨酰胺的氨基并没有被细胞大量利用,相反地,大部分氨基都丢失了,因此肿瘤细胞对谷氨酰胺的偏好并非是为了维持非必需氨基酸的水平及满足肿瘤细胞对蛋白质大量合成的需求。

谷氨酰胺进入细胞后可参与到多种代谢途径中。谷氨酰胺的产物——谷氨酸在谷胱甘肽半胱氨酸连接酶(glutathione cysteine ligase,GCL)的作用下生成谷胱甘肽,用于细胞抗氧化作用。另外,部分谷氨酰胺在肿瘤细胞中被迅速氧化,最终以乳酸的形式分泌到细胞外,因此,谷氨酰胺能够作为肿瘤细胞的一种能量来源。由谷氨酰胺到乳酸的代谢被称为谷氨酰胺酵解(glutaminolysis)。谷氨酰胺酵解被看成是肿瘤代谢的显著特征之一。谷氨酰胺酵解的最初反应发生在线粒体中。第一步反应由磷酸化依赖的谷氨酰胺酶(glutaminase,GLS)催化完成,其将谷氨酰胺水解去酰胺变成谷氨酸和氨。谷氨酰胺与谷氨酸之间的转化是双向的。谷氨酰胺的形成由谷氨酰胺合成酶(glutamine synthetase,

GS)催化。当细胞需要运输多余的铵离子的时候,就需要 GS 催化铵离子和谷氨酸来合成谷氨酰胺,同时消耗 ATP。肿瘤细胞中,倾向于谷氨酰胺形成谷氨酸,这主要由谷氨酰胺酶的过表达和/或谷氨酰胺合成酶的抑制来实现的。因此,去酰基作用是谷氨酰胺代谢的控制点之一。

哺乳动物有两种主要的谷氨酰胺酶:K 型和 L 型。K 型谷氨酰胺酶由 GLS 基因编码,其对谷氨酰胺的催化具有低 K_m 值,能够被谷氨酸抑制,并存在多种不同的剪接体;L 型谷氨酰胺酶由 GLS2 基因编码,K_m 值较高,不受谷氨酸抑制。尽管大多数肿瘤细胞两者都表达,通常肿瘤细胞拥有较高的 K 型谷氨酰胺酶活性。这提示我们肿瘤细胞能够通过 GLS 和 GLS2 代谢产物水平来调节谷氨酰胺酶的动力学,但二者如何影响肿瘤细胞仍然不十分清楚。研究表明,GLS 对某些癌细胞的增殖是必需的,利用 siRNA 敲除 GLS 减缓了肿瘤细胞的生长增殖过程;在移植肿瘤中,谷氨酰胺酶的表达水平与肿瘤的生长速度高度正相关,抑制 GLS 的活性则会减缓肿瘤的生长。研究表明,癌基因 MYC 是谷氨酰胺酵解的主要调节因子。MYC 诱导的恶性转化细胞对谷氨酰胺表现出强烈的依赖性。MYC 通过激活谷氨酰胺转运蛋白 SLC5A1 和 SLC7A1 的转录,从而增加细胞对谷氨酰胺的摄取;同时,MYC 能够通过抑制微小 RNA——mir-23a 和 mir-23b 的表达,从而提高它们的靶基因谷氨酰胺酶 GLS 的蛋白质水平,最终促进谷氨酰胺向谷氨酸的转化。

谷氨酰胺转化为谷氨酸后在谷氨酸脱氢酶作用下或通过转氨基作用形成 α-酮戊二酸。α-酮戊二酸经由三羧酸循环形成苹果酸,在苹果酸酶、乳酸脱氢酶的作用下最终形成乳酸。这一途径构成了所谓的谷氨酰胺酵解,它为细胞提供了可观的能量和还原力——NADPH。NADPH 的产生对细胞的重要程度不言而喻。它对细胞中主要生物大分子的合成不可或缺,包括脂肪酸的合成、核苷酸的合成。另外,NADPH 对维持谷胱甘肽还原态、保持细胞氧化还原环境的平衡至关重要。研究证明,超过半数的谷氨酰胺来源的碳以乳酸的形式分泌出胞外。这一现象类似于 Warburg 效应,表面看来其对谷氨酰胺的利用存在极大的浪费,然而,谷氨酰胺酵解途径除了产生能量外,还能为细胞提供大量 NADPH。有证据表明,除了戊糖磷酸氧化途径外,谷氨酰胺来源的苹果酸转化为丙酮酸产生的 NADPH 是某些肿瘤细胞中 NADPH 的主要来源。

如前所述,脂类的大量合成需要以柠檬酸为来源的乙酰辅酶 A 作为原料,柠檬酸的消耗造成了三羧酸循环的"短路",为了三羧酸循环能够正常的进行,细胞需要补充大量草酰乙酸,其中最为简单的方式是糖酵解产物丙酮酸在丙酮酸羧化酶(pyruvate carboxylase,PC)的作用下生成草酰乙酸。但在多种肿瘤细胞中,包括乳腺癌、肝癌细胞中表现为丙酮酸羧化酶活性的抑制。与正常神经细胞相比,神经胶质瘤和神经母细胞瘤中,丙酮酸羧化酶与丙酮酸脱氢酶的比活也呈下降趋势。这就意味着丙酮酸的羧化并非肿瘤细胞三羧酸循环回补所必需。线粒体谷氨酰胺代谢产生的草酰乙酸是三羧酸循环回补的又一重要途径。多种类型肿瘤细胞中,谷氨酰胺来源的 α-酮戊二酸是草酰乙酸的主要来源。在放射性[13]C 标记的谷氨酰胺实验显示,谷氨酰胺是人及大鼠胶质瘤细胞中三羧酸循环回补的主要来源。在成纤维细胞的培养中,谷氨酰胺的撤除导致了三羧酸循环中间产物——延胡索酸、苹果酸的消耗。这些证据都表明,在肿瘤细胞中,谷氨酰胺的代谢有效地回补了三羧酸循环,从而维持了三羧酸循环的有效进行,最终保证生物大分子合成特别是脂肪酸合成前提体物质的供应。

9.3 肿瘤细胞的氧化还原平衡

9.3.1 自由基的形成

自由基(free radical,FR)是含有孤电子的原子或原子团物质的总称,包括氢原子、大部分过渡金属离子、一氧化氮等。活性氧(reactive oxygen species,ROS),又称氧自由基,是生物体内与氧代谢有关的含氧自由基和易形成自由基的过氧化物的总称。ROS 分为两类,一类是其分子外层电子轨道上含有一个或更多孤电子,包括超氧阴离子($O_2\cdot$)、氮氧化物和羟自由基。另一类活性氧物质,虽然自身不包含未配对电子,但易于与其他物质发生化学反应而转化为自由基,主要有过氧化氢(H_2O_2)、臭氧(O_3)、过氧亚硝基及氢氧化物。ROS 是细胞正常代谢的副产物。人体内总自由基中约 95% 以上属于氧自由基。

ROS 在细胞内可通过酶促反应和非酶促反应等多种途径产生。线粒体是细胞内 ROS 产生的主要来源,线粒体产生的 ROS 约占细胞内 ROS 总量的 98% 左右。线粒体氧化磷酸化过程中,呼吸链的缺陷导致电子的泄漏,泄漏的电子与氧分子反应形成超氧化物。超氧化物在线粒体内超氧化物歧化酶(superoxide dismutase,SOD)的作用下,转变为过氧化氢(H_2O_2),后者可穿过线粒体膜进入细胞质。在肿瘤细胞中,ROS 可由 NADPH 氧化酶复合物催化产生。此外,ROS 还可作为某些生化反应的副产物产生。细胞内膜系统如滑面内质网及过氧化物酶体里含有一些酶,如细胞色素 P450 和一氧化氮合酶、酰基氧化酶类、尿酸氧化酶、D-氨基酸氧化酶等,这些酶对不饱和脂肪酸、抗生素及其他代谢产物的氧化,也可以产生 H_2O_2、$O_2\cdot$ 和 ·NO 等。除此以外,一些可溶性氧化酶,如 NADPH 氧化酶、磷脂酶 A2、黄嘌呤氧化酶、环氧化酶、脂氧合酶等催化的反应,以及某些小分子的自氧化都是内源性 ROS 产生的重要来源。

9.3.2 细胞抗氧化作用

正常细胞内存在酶系统和非酶系统两大类清除自由基的防御系统。酶系统包括超氧化物歧化酶、过氧化氢酶及谷胱甘肽过氧化物酶等。而非蛋白类的维生素 E、醌类物质等属于非酶系统。两个系统是紧密联系的整体,酶抗氧化系统的作用是催化抗氧化反应,而非酶抗氧化系统是由抗氧化反应的底物组成。抗氧化的酶系统和非酶系统共同维持了细胞内氧化还原环境的平衡。

1. 抗氧化酶类

细胞中的抗氧化酶类主要有超氧化物歧化酶、硫氧还蛋白、谷胱甘肽过氧化物酶、过氧化氢酶等。

超氧化物歧化酶(superoxide dismutase,SOD)是一类紧密相关的、由肽链与金属离子组成的酶类,它能够催化超氧阴离子 O_2^- 发生歧化反应生成 O_2 和过氧化氢。过氧化氢能在过氧化氢酶或谷胱甘肽过氧化物酶等的作用下最后变成无害的水分子。真核细胞内的 SOD 包含多种同工酶，根据其包含金属辅基的不同，主要分为两种：第一种是含铜(Cu)锌(Zn)金属辅基的 Cu/Zn-SOD，是最常见的一种 SOD，主要存在于细胞质中；第二种是含锰(Mn)金属辅基的，称为 Mn-SOD，存在于真核细胞的线粒体。线粒体 SOD 是生物体中最为重要的同工酶，缺乏这种酶的小鼠在出生后不久即死亡。缺乏 Cu/Zn-SOD 的小鼠虽然具有生育能力，但出现多种疾病，并且寿命较短。这些都证明了超氧化物歧化酶在个体发育中发挥着重要的作用。

硫氧还蛋白系统属于吡啶核苷酸-二硫化物氧化还原酶家族，包括一个 12 kDa 的硫氧还蛋白和与之相伴的硫氧还蛋白还原酶。硫氧还蛋白还原酶（thioredoxin reductase，TrxR）是一种 NADPH 依赖的还原酶，其功能主要是还原被活性氧等氧化的硫氧还蛋白。

谷胱甘肽系统是由 NADPH、谷胱甘肽（GSH）、谷胱甘肽还原酶和谷氧还蛋白（glutaredoxins, Grxs）等组件共同形成的氧化还原网络。谷胱甘肽过氧化物酶（glutathione peroxidase, GPx）是一种包含 4 个硒原子作为辅基的酶，其主要负责过氧化氢和有机过氧化物的清除。哺乳动物细胞至少存在 4 种 GPx 同工酶。其中，GPx1 含量最为丰富，是过氧化氢的高效清除剂。GPx4 的主要功能是将脂类过氧化物还原为相应的醇类物质。GPx1 对小鼠的存活是非必需的，缺乏该酶的小鼠具有正常的寿命，但表现出对氧化应激高度敏感。谷氧还蛋白属于小型的氧化还原酶类，仅由 100 多个氨基酸残基组成，谷胱甘肽是谷氧还蛋白的辅因子。与硫氧还蛋白不同的是，细胞内并不存在特异性的还原谷氧还蛋白的氧化还原酶。被底物氧化后的谷氧还蛋白，在谷胱甘肽的作用下被还原，从而实现了谷氧还蛋白的更新。谷胱甘肽系统在肝脏中具有较高水平，这与肝脏的解毒功能相关。

过氧化氢酶催化过氧化氢生成氧气和水。它存在于大多数真核生物细胞的过氧化酶体中。尽管过氧化氢酶对过氧化氢的清除十分重要，但过氧化氢酶缺陷的人及基因敲除的小鼠没有任何明显的异常。

抗氧化蛋白（peroxiredoxin, Prx）是一类催化过氧化氢、有机过氧化物及过氧亚硝基的过氧化酶，由三类抗氧化蛋白组成：典型的 2-半胱氨酸抗氧化蛋白、非典型的 2-半胱氨酸抗氧化蛋白和 1-半胱氨酸抗氧化蛋白。三者拥有共同的催化机制，处于活性中心的具有氧化还原能力的半胱氨酸残基被其底物氧化为次磺酸。半胱氨酸残基的过氧化抑制其活性，此过程可被硫氧还蛋白逆转。抗氧化蛋白对抗氧化代谢十分重要，缺失抗氧化蛋白 1 或 2 的小鼠寿命缩短，并出现溶血性贫血症。

2. 抗氧化剂

细胞内抗氧化非酶系统包括多种维生素类、辅酶 Q、谷胱甘肽、氨基酸等。此外，一些金属螯合剂，通过与 ROS 产生途径中一些必需的重金属，如锰、铜、锌、铁等螯合而起抗氧化的作用。

9.3.3 氧化还原环境的维持

在快速生长的肿瘤细胞中，多种因素促进了细胞的快速代谢及蛋白质的异常合成，这必然导致ROS的大量产生。ROS对细胞存在多种影响,并存在剂量效应。当ROS处于低水平时,ROS通过翻译后水平调节细胞内激酶和磷酸酶的蛋白质表达水平,从而促进细胞的存活及增殖;同时,ROS可诱导一些压力应答基因,如HIF1α的表达,从而引发有利于细胞存活相关蛋白的表达,如GLUT1、VEGF;此外,ROS还可作为细胞内的信号分子,如血小板源性生长因子、表皮生长因子及一些细胞因子的信号传递都需要ROS的参与。然而,活性氧反应能力极强,高水平的ROS对机体是十分有害的。ROS在细胞内积累,损伤生物大分子如蛋白质、脂类、核酸等,造成其结构改变和功能丧失,引起基因突变,诱发细胞衰老;ROS通过氧化蛋白质侧链上关键的氨基酸残基,如丝氨酸的羟基和半胱氨酸巯基,进而改变蛋白质的结构,影响蛋白质多聚化、蛋白质与金属离子的结合等;ROS也可氧化DNA,使其断裂或突变,因此ROS能够导致DNA复制和转录受阻。ROS导致的DNA单链断裂若发生于染色体端粒区末端,将导致端粒区缩短加快;同时,ROS加速了细胞内非酶糖基化反应,以及大分子如蛋白质之间的交联;此外,ROS还能造成线粒体通透,释放细胞色素c等,诱导细胞凋亡。因此,维持ROS在体内的水平即保持细胞氧化还原环境的平衡对于正常的细胞生存和生长是十分关键的(图9-3)。

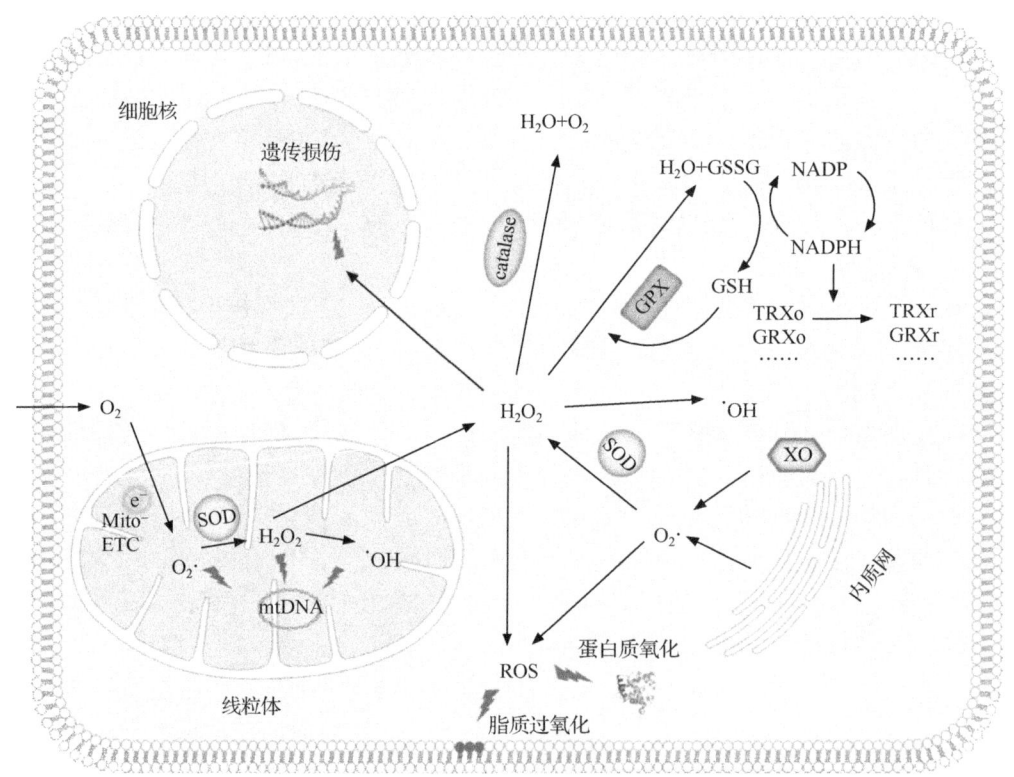

图9-3 细胞内氧化还原平衡的维持。SOD,超氧化物歧化酶;GPX,谷胱甘肽过氧化物酶;GRXo,氧化型谷氧还蛋白;GRXr,还原型谷氧还蛋白;GSHr,还原型谷胱甘肽;GSSG,氧化型谷胱甘肽;TRXo,氧化型硫氧还蛋白;TRXr,还原型硫氧还蛋白;XO,黄嘌呤氧化酶

高水平的ROS与细胞氧化应激常常与癌症的发生相关。ROS在几乎所有恶性肿瘤组织中都表现出异常升高的现象。例如,在肺癌、前列腺癌等实体瘤中,DNA氧化损伤

的产物——8-羟基脱氧鸟苷及脂类过氧化产物等在临床肿瘤样本中的水平明显高于正常细胞。从慢性淋巴细胞白血病患者的血液中分离的白血病细胞中，ROS水平要远高于正常淋巴细胞。此外，在恶性肿瘤细胞及原发的肿瘤组织中，负责ROS清除的酶类，如过氧化物歧化酶、谷胱甘肽过氧化物酶及过氧化物还原酶都发生了显著改变。这些都反映了肿瘤细胞中氧化还原平衡，以及肿瘤细胞对氧化压力的适应。多种抗肿瘤化疗药物增强了肿瘤细胞ROS的水平，促进了其细胞毒作用，诱发了肿瘤细胞的凋亡，这也成为抗肿瘤药物设计的策略之一。

长期以来，ROS介导的DNA损伤被认为在肿瘤发生和恶性转化中起到重要作用。例如，羟自由基能够与嘌呤、嘧啶、染色体蛋白等发生反应导致碱基的异常修饰、基因组不稳定及基因表达的改变。特别是线粒体DNA更容易受到氧化损伤，因为线粒体是产生ROS的重要场所，线粒体DNA更容易与ROS接触。恶性转化细胞通常不受细胞周期检验点的控制，并高表达一些有利于细胞增殖和存活的生长因子及酪氨酸激酶受体。多种酪氨酸激酶受体都通过ROS依赖的机制传递信号，如表皮生长因子受体和血小板源生长因子信号都可通过H_2O_2的产生传递信号。生长因子配体诱发的受体二聚化激活了磷脂酰肌醇3激酶，导致了肌醇-1,4,5-三磷酸激活，随之激活NADPH氧化酶复合物产生超氧化物，并通过$O_2·$和H_2O_2激活下游信号通路。H_2O_2通过氧化蛋白酪氨酸磷酸酶中起催化作用的半胱氨酸残基，抑制磷酸酶的活性，从而促进细胞增殖以及抑制细胞凋亡，同时导致了癌基因的激活。

虽然引起肿瘤中ROS应激的确切机制还不清楚，然而多种机制对肿瘤发生发展过程中氧化应激的形成起重要作用。

线粒体功能的紊乱、代谢的异常、癌基因的激活及抑癌基因功能的缺陷等都是引起肿瘤细胞ROS产生增加的内在因素。组成线粒体电子传递链的基因的突变均能造成ROS水平的增加，与此相对应，电子传递链组分的缺陷与肿瘤的产生密切相关。电子传递链的多种蛋白组分均由线粒体DNA编码，因此线粒体DNA的突变很可能导致了电子的传递过程受阻。当电子的传递被抑制，电子将在电子传递链的一侧聚集，电子被氧分子俘获，形成超氧化物。超氧化物在超氧化物歧化酶的作用下转变为H_2O_2，H_2O_2能够穿过线粒体膜，扩散到细胞核内引起DNA的损伤、基因组不稳定。与肿瘤恶性转化相关的基因，如*Ras*、*c-Myc*的表达，也能增加ROS的形成，例如，Ras转化的细胞通过激活NADPH氧化酶（NADPH oxidase，NOX）形成了大量的超氧化物，这种ROS的升高对Ras的致癌效应是必需的。Ras除了直接激活产生ROS的酶类，还可以通过抑制具有抗氧化作用的蛋白质，增加ROS的水平。另外，肿瘤细胞特有的丙酮酸激酶——PKM2也与氧化应激有关，PKM2的358位半胱氨酸残基能够被H_2O_2特异性氧化，氧化后的PKM2活性被削弱，葡萄糖向丙酮酸的转化被抑制，葡萄糖-6-磷酸更多地转向戊糖磷酸途径的氧化阶段，产生维持谷胱甘肽、硫氧还蛋白系统还原态必需的NADPH。而不受H_2O_2氧化调节的PKM2 358位半胱氨酸残基突变体及PKM1均使得细胞内还原型谷胱甘肽水平降低。

晚期的肿瘤通常表现出基因组不稳定性增加及ROS水平的显著升高，部分原因可能是因为ROS导致线粒体及细胞核DNA的损伤，这种损伤得不到及时修复，从而线粒体功能或其他代谢途径受阻，而这进一步又导致了更多ROS的产生和积累，形成ROS升高的恶性循环。作为基因组的保护者,正常细胞中的 p53 在感应和清除 DNA 氧化损伤中起重要作用,它抑制了基因的突变,并维持了基因组的稳定性,另外,p53 作为转录因子发挥了调节多种抗氧化基因表达的功能。而在肿瘤细胞中,p53 功能的缺失常常与氧化还原的失衡、ROS 的增加,以及高恶性、高浸润的肿瘤生长相关。

有意思的是,伴随着 ROS 的增加,在一些肿瘤细胞中也发现抗氧化酶类及抗氧化剂水平的升高。现在普遍认为,抗氧化能力的增强可能是肿瘤细胞对内部高 ROS 应激的一种适应。理论上,如果将 ROS 水平增加到一个阈值,而这种持续高水平的 ROS 得不到调节,其表现出来的细胞毒性作用必然导致肿瘤细胞的大量死亡;同时,高水平的 ROS 能够通过持续激活细胞周期抑制蛋白 p16INK4A,激活的 p16INK4A 引起细胞的衰老,这些都最终导致肿瘤生长的抑制。因此,肿瘤细胞需要通过上调抗氧化酶类及抗氧化剂的水平来避免高水平的 ROS 对细胞产生过度损害,从而维持肿瘤细胞的快速生长。与这种想法相一致,多种恶性肿瘤细胞中抗氧化系统都出现不同程度的上调。例如,硫氧还蛋白还原酶在多种恶性肿瘤中出现高表达,而硫氧还蛋白还原酶的缺失会导致一些肿瘤表型发生逆转。另外,在癌基因 Ras 诱导的恶性转化细胞中,伴随着过氧化物水平明显增高的同时,过氧化还原酶、硫氧还蛋白过氧化物酶也表现出高表达,这种抗氧化系统的高表达在逃避活性氧诱导的细胞凋亡中发挥关键作用。除 RAS 外,癌基因 C-MYC 能够上调谷胱甘肽合成酶的表达使得细胞适应较高水平的 ROS。

总之,在肿瘤的恶性转化过程中,致癌信号一方面通过诱导 ROS 的产生促进细胞的增殖,另一方面也使得细胞的抗氧化功能产生适应性增强,使得 ROS 应激对细胞的伤害降至最小化。激活抗氧化酶类以对抗升高的 ROS 水平,是肿瘤细胞维持氧化还原平衡的关键。细胞维持氧化还原平衡的机制包括激活对氧化还原环境敏感的转录因子,如 NF-κB、Nrf2、HIF1α 等多种途径。这些因子能激活超氧化物歧化酶、硫氧还蛋白以及谷胱甘肽等抗氧化系统,同时,它们也能激活有利于细胞存活的基因的表达,如 Bcl2 家族蛋白及 AKT 信号通路的关键蛋白。另外,对氧化还原环境敏感的转录因子还能够调节一些在血管形成、细胞增殖、细胞永生化中起作用的蛋白质的表达,从而赋予肿瘤细胞生长的优势。例如,肿瘤细胞在 ROS 应激下增加了表皮生长因子 VEGF 的表达水平,增加了血管的形成;同时,HIF1α 也被相应地激活,从而增加了糖酵解代谢的水平。因此,细胞对氧化还原环境的适应是通过提高细胞内源抗氧化剂及激活细胞生存途径而实现的,这些适应机制保证了肿瘤细胞内的 ROS 很好地维持在一定水平,使得肿瘤细胞既能在 ROS 介导的基因突变等作用下促进肿瘤的发展,又不会因为发生剧烈的氧化损伤而导致死亡。

9.4 小 结

基因突变的逐渐积累导致了肿瘤的发生。一些重要基因的突变和信号通路的失调改变了肿瘤细胞的核心代谢,使肿瘤细胞进行代谢重编程(metabolic reprogramming)。肿瘤作为一种代谢疾病得到越来越广泛的认可。代谢的改变需要满足肿瘤细胞快速增殖的三大基本需求:①快速的 ATP 合成以维持细胞能量需求;②增加生物大分子的合成;③维持细胞内氧化还原环境的稳定。Warburg 效应是发现最早的,也是目前研究得最多的肿瘤代谢改变,它指的是即使在有充足氧气供应的前提下,肿瘤细胞也倾向于通过糖酵解的方式利用葡萄糖获取能量。利用糖酵解产生能量一方面满足了肿瘤细胞快速获取能量的需求;另一方面,糖酵解产生的葡萄糖-6-磷酸、甘油醛-3-磷酸等进入其他代谢途径,为生物大分子的合成提供了原料和还原力。

肿瘤细胞的快速生长需要维持能量需求与生物大分子合成的平衡。为了进行快速的细胞分裂和生长,肿瘤细胞通过多种代谢途径的改变,使得细胞合成代谢途径异常旺盛。多种癌基因(*HIF1a*、*c-myc*、*PKM2* 等)维持了细胞能量与生物合成之间的平衡。谷氨酰胺的代谢对于多数肿瘤细胞具有特殊的意义。谷氨酰胺的代谢产物不仅能够通过回补途径补充生物大分子合成所需的前体物质,还能为核酸、脂肪酸的合成,以及细胞抗氧化提供还原力 NADPH。

肿瘤细胞快速代谢和大分子的异常合成,导致 ROS 的大量产生。一方面,ROS 和氧化应激可能诱发肿瘤的发生;另一方面,高水平的活性氧反应能力极强,对机体十分有害。维持细胞内氧化还原环境的平衡对细胞其他代谢途径的正常进行,以及避免细胞过度损伤而导致死亡都十分关键。过氧化物歧化酶、谷胱甘肽过氧化物酶、硫氧还蛋白等抗氧化系统在肿瘤细胞中的异常活跃对于维持氧化还原环境的平衡以致肿瘤的发展都至关重要。

(王文宇 程 冰 吴 缅)

主要参考文献

Christofk H R, Vander Heiden M G, Harris M H, et al. 2008. The M2 splice isoform of pyruvate kinase is important for cancer metabolism and tumour growth. Nature, 452: 230-233.

Christofk H R, Vander Heiden M G, Wu N, et al. 2008. Pyruvate kinase M2 is a phosphotyrosine-binding protein. Nature, 452: 181-186.

Dang C V, Le A, Gao P. 2009. MYC-induced cancer cell energy metabolism and therapeutic opportunities. Clin Cancer Res, 15: 6479-6483.

David C J, Chen M, Assanah M, et al. 2009. HnRNP proteins controlled by c-Myc deregulate pyruvate kinase mRNA splicing in cancer. Nature, 463: 364-368.

De Berardinis R J, Mancuso A, Daikhin E, et al. 2007. Beyond aerobic glycolysis: transformed cells can engage in glutamine metabolism that exceeds the requirement for protein and nucleotide synthesis. Proc Natl Acad Sci USA, 104: 19345-19350.

Denko N C. 2008. Hypoxia, HIF1 and glucose metabolism in the solid tumour. Nature Rev Cancer, 8: 705-713.

Fantin V R, St-Pierre J, Leder P. 2006. Attenuation of LDH-A expression uncovers a link between glycolysis, mitochondrial physiology, and tumor maintenance. Cancer Cell, 9: 425-434.

Gao P, Tchernshyov I, Chang T C, et al. 2009. c-Myc suppression of miR-23a/b enhances mitochondrial glutaminase expression and glutamine metabolism. Nature, 458: 762-765.

Gatenby R A, Gillies R J. 2004. Why do cancers have high aerobic glycolysis? Nature Rev Cancer, 4: 891-899.

Jones R G, Ptas D R, Kubek S, et al. 2005. AMP-activated protein kinase induces a p53-dependent metabolic checkpoint. Mol Cell, 18: 283-293.

Kaelin W G. 2008. The von Hippel-Lindau tumour suppressor protein: O_2 sensing and cancer. Nature Rev Cancer, 8: 865-873.

Kim J W, Tchernyshyov I, Semenza G L, et al. 2006. HIF-1 mediated expression of pyruvate dehydrogenase kinase: a metabolic switch required for cellular adaptation to hypoxia. Cell Metab, 3: 177-185.

Le A, Cooper C R, Gouw A M, et al. 2010. Inhibition of lactate dehydrogenase A induces oxidative stress and inhibits tumor progression. Proc Natl Acad Sci USA, 107: 2037-2042.

Lee S R, Yang K S, Kwon J, et al. 2002. Reversible inactivation of the tumor suppressor PTEN by H_2O_2. J. Biol. Chem. 277, 20336-20342.

Matoba S, Kang J G, Patino W D, et al. 2006. p53 regulates mitochondrial respiration. Science, 312: 1650-1653.

Ramsey M R, Sharpless N E. 2006. ROS as a tumour suppressor? Nature Cell Biol, 8: 1213-1215.

Reitzer L J, Wice B M, Kennell D. 1979. Evidence that glutamine, not sugar, is the major energy source for cultured HeLa cells. J Biol Chem, 254: 2669-2676.

Robey R B, Hay N. 2009. Is Akt the "Warburg kinase"? Akt-energy metabolism interactions and oncogenesis. Semin Cancer Biol, 19: 25-31.

Semenza G L, Artemov D, Bedi A, et al. 2001. 'The metabolism of tumours': 70 years later. Novartis Found. Symp, 240: 251-260.

Semenza G L. 2010. HIF-1: upstream and downstream of cancer metabolism. Curr Opin Genet Dev, 20: 51-56.

Shackelford D B, Shaw R J. 2009. The LKB1-AMPK pathway: metabolism and growth control in tumour suppression. Nature Rev Cancer, 9: 563-575.

Takahashi A, Ohtani N, Yamakoshi K, et al. 2006. Mitogenic signalling and the p16INK4a-Rb pathway cooperate to enforce irreversible cellular senescence. Nature Cell Biol, 8: 1291-1297.

Vousden K H, Ryan K M. 2009. p53 and metabolism. Nature Rev Cancer, 9: 691-700.

Warburg O. 1956. On the origin of cancer cells. Science, 123: 309-314.

Ward P S, Patel J, Wise D R, et al. 2010. The common feature of leukemia-associated IDH1 and IDH2 mutations is a neomorphic enzyme activity converting α-ketoglutarate to 2-hydroxyglutarate. Cancer Cell, 17, 225-234.

Weinhouse S. 1976. The Warburg hypothesis fifty years later. Z Krebsforsch Klin Onkol Cancer Res Clin Oncol, 87: 115-126.

Wise D R, De Berardinis R J, Mancuso A, et al. 2008. Myc regulates a transcriptional program that stimulates mitochondrial glutaminolysis and leads to glutamine addiction. Proc. Natl Acad. Sci. USA, 105: 18782-18787.

Wong K K, Engelman J A, Cantley L C. 2010. Targeting the PI3K signaling pathway in cancer. Curr Opin Genet Dev, 20: 87-90.

Yan H, Parsons D W, Jin G, et al. 2009. IDH1 and IDH2 mutations in gliomas. N Engl J Med, 360: 765 – 773.

Zhao S, Lin Y, Xu W, et al. 2009. Glioma-derived mutations in IDH1 dominantly inhibit IDH1 catalytic activity and induce HIF-1α. Science, 324: 261-265.

第10章 癌细胞特征之八——规避细胞凋亡

细胞程序性死亡是指机体在生长、发育和受到外来刺激时清除多余、衰老和受损伤的细胞以保持机体内环境平衡和维持正常生理活动过程的一种自我调节机制。细胞程序性死亡在生物机体发生和发育过程中起重要作用，如蝌蚪发育成为青蛙、人类胚胎期间手指与脚趾的形成等，都需要细胞程序性死亡的参与。细胞分裂和细胞死亡之间的平衡一旦失去，就可能导致各种疾病特别是肿瘤的发生。如果正常细胞凋亡程序受阻，就会导致某些该死亡的细胞（如基因发生突变的细胞）不死，继而无限增殖，最终导致癌症的发生。

细胞程序性死亡主要包括细胞凋亡（apoptosis）和细胞程序性坏死（programmed necrosis）。1972年，Kerr和Wyllie正式提出了细胞凋亡这一概念，从形态学描述细胞皱缩（shrinkage）、核固缩（nuclear condensation）、细胞膜发泡（cell membrane blebbing）等细胞死亡的典型特征。在细胞凋亡过程中显著的特征是细胞内Caspase酶原和内源性核酸酶活化，造成多种蛋白质的切割和细胞核DNA的降解；而细胞坏死时，细胞肿胀，细胞膜被破坏，通透性改变。最近研究发现，细胞坏死也包括一种程序化坏死方式（necroptosis），受RIP1和RIP3等分子的调控。它与炎症发生、神经退行性疾病及病毒感染都有着密切的关系。20世纪80年代后期，随着现代分子生物学技术广泛地被运用到细胞凋亡的研究领域，科学工作者在这一领域取得了诸多重大成果，形成了一个几乎涉及生物医学所有领域的前沿学科。细胞死亡的研究使我们对肿瘤发生和免疫逃逸机制有了全新的了解，为抗肿瘤药物的开发提供了新的思路和新的可能性。本章我们主要集中介绍细胞凋亡调控的分子机制及其在肿瘤发生和逃逸中可能的作用。

10.1 细胞凋亡的关键蛋白

10.1.1 半胱氨酸蛋白酶家族

细胞凋亡的主要参与分子是细胞内半胱氨酸蛋白酶（Caspase）家族蛋白。袁钧英教授在Horvitz实验室工作期间首先从秀丽隐杆线虫中克隆了interleukin-1β converting enzyme，即Caspase-1，一种能够特异性地识别天冬氨酸切割位点的半胱氨酸蛋白酶。哺乳动物细胞的Caspase与秀丽隐杆线虫（C. elegans）CED-3具有同源序列，属同一蛋白家族。目前知道该家族蛋白有11个成员，它们在细胞凋亡的调控中起重要作用。该家族蛋白广泛存在于其他生物种类，从线虫到果蝇都有所报道。研究证实，在细胞凋亡的启动和执行过程中，都需要Caspase的参与。此外，Caspase还参与细胞分化、细胞增殖和细胞迁移的调控。

细胞内Caspase主要以酶原形式存在。酶原本身的活性很低，但可以通过被其他的酶（包括自身）切割所激活（图10-1）。一旦原结构域，以及大、小亚单位之间的联结被自主切割(autocleavage),大、小亚单位就会相互作用形成一个异二聚体,两个异二聚体再寡聚化形成一个有活性的 $\alpha_2\beta_2$ 的异四聚体。活化的 Caspase 通过特异性的识别位点切割底物,从而发挥其执行细胞凋亡的功能。

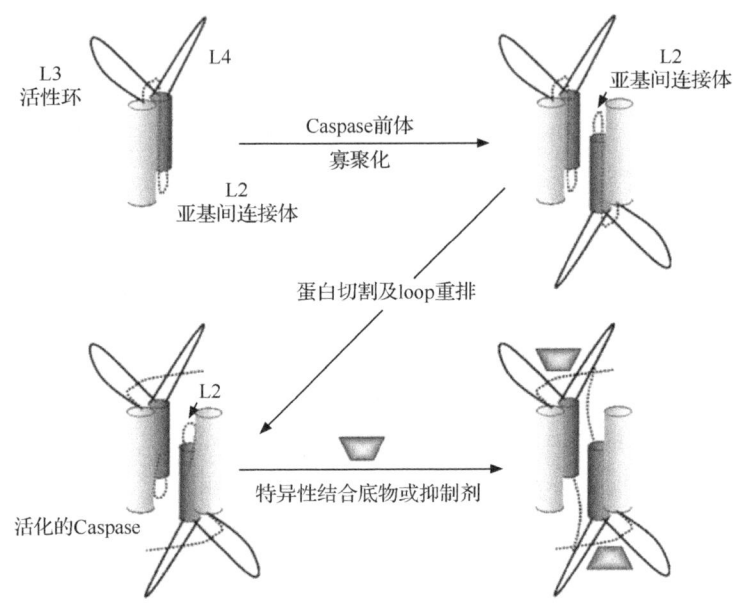

图 10-1　Caspase 7 活化结构示意图。显示 Caspase 7 酶原被激活后的构象变化。单体酶原分子聚合形成二聚体,从而发生分子间切割、蛋白质构象变化和活性位点的暴露。切割的 Caspase 能很好地与其底物或抑制剂分子结合

　　Caspase 按功能可以分为两类：第一类是启动酶(initiation Caspase),主要包括 Caspase-2、Caspase-8、Caspase-9、Caspase-10。第二类是执行酶(execution Caspase),主要包括 Caspase-3、Caspase-6、Caspase-7。启动酶(位于细胞凋亡途径的上游)可以自激活(auto-activation),一般含有一个较长的原结构域。凋亡开始时,启动酶在接收到细胞死亡信号(如 TNF-α、Fas、TRAIL、RIP 等)后能够自行激活,而执行酶(位于细胞凋亡途径的下游)一般含有较短的原结构域,它们的激活则需要启动酶的加工。例如,proCaspase-3 或 proCaspase-7 需要被已激活的启动酶 Caspase-8 或 Caspase-9 在其特定的 Asp(D) 位点上进行剪切,使其分离成大、小两个亚单位,大、小亚单位聚集成 $\alpha_2\beta_2$ 异四聚体,从而形成具有活性的酶,被激活的执行酶进一步剪切其下游底物,形成级联放大反应(cascade),最终导致细胞凋亡。

　　Caspase 家族以酶原的形式广泛存在于各种类型的细胞中,各成员的分布和表达呈现一定的组织特异性。例如,在子宫和胎盘中 Caspase-4 有着较高的表达水平而 Caspase-1 几乎没有表达;而在脑部,除了 Caspase-3 有较高表达和 Caspase-7 有少量表达以外,其他 Caspase 成员则基本上都不表达。此外,Caspase 家族各成员常共同存在于同一细胞中,如人的 Jurkat T 细胞中就含有该家族所有的已知成员。

　　作为凋亡机制中重要的效应分子,Caspase 家族成员参与多种与凋亡有关的生理和

生化过程，在诸如撤除生长因子、热激、细胞因子诱导和 DNA 损伤剂等的刺激下，细胞内众多的凋亡分子被活化，最终会汇聚在 Caspase 蛋白酶家族这一共同的遗传保守机制中。在免疫应答方面，Caspase 的作用更为突出——它不但参与 T 细胞介导的细胞毒作用和下调免疫反应，而且也参与自体免疫性胸腺细胞、T 细胞和 B 细胞的阴性选择，促使其成熟。现代医学观点认为，肿瘤的发生、发展不仅是细胞增殖异常的结果，更可能与细胞凋亡异常有关，所以对 Caspase 蛋白酶家族的深入研究将会对某些肿瘤发病机制的阐明及预后效果的推测具有重要意义。

10.1.2 Bcl-2 蛋白家族

Bcl-2(B cell lymphoma 2)是 Tsujimoto 等在 1984 年从滤泡性淋巴细胞瘤染色体易位 t(14,18)的断裂点处克隆到的一种原癌基因。Bcl-2 是一个 26 kDa 的胞内膜蛋白，主要定位于线粒体外膜、滑面内质网及核膜上。Bcl-2 的羧基端为疏水性，含有一个由 19 个氨基酸伸展成的跨膜结构。Bcl-2 功能的发挥很大程度上依赖于其在亚细胞膜上的定位，Bcl-2 的羧基末端作为信号锚序列插入线粒体外膜，而其氨基末端的大部分暴露于胞质，借此可与胞质内各种蛋白质或其他邻近的蛋白质相互作用。过量表达 Bcl-2，不能促进细胞增殖，主要表现为能够强烈地抑制由 γ 辐射、热激和多种化疗药物等诱导的细胞凋亡。基因敲除实验表明，Bcl-2 在保持细胞动态平衡中起着至关重要的作用。Bcl-2 基因的缺失导致小鼠淋巴细胞的大量凋亡、肾细胞的死亡及黑色素细胞的缺失。

迄今为止，已经发现并确定了近 30 个 Bcl-2 蛋白家族成员(图 10-2)，按功能可将其划分为两大类：一类是具有抗凋亡(anti-apoptosis)功能的蛋白质，主要成员有 Bcl-2、Bcl-xL、Bcl-w、Mcl-1、A1/Bfl-1 及 Boo 等。绝大多数抗凋亡成员含有 4 个 BH 结构域(Bcl-2 homology domain, BH1~BH4)；另一类是具有促凋亡(pro-apoptosis)功能的蛋白质，分成两个亚类，其中包括 Bax 样亚类。Bax 样促凋亡成员则含三个结构域（除 Bcl-XS 外），大都缺乏 BH4 结构域。另一类促凋亡成员如 Bad、Bid、Bik/Nbk、BNIP3、Hrk/DP95、Puma、Noxa、Bim 和 Blk 等仅含有一个 BH3 结构域，故又被称为"BH3 only"成员。BH3 only 的成员一般都具有促凋亡的功能。

10.1.3 IAP 蛋白质家族

IAP(inhibitor of apoptosis proteins)是细胞内源的凋亡抑制蛋白。Crook 等首先从杆状病毒 CpGV(cydia pomonella granulovirus)和 OPMNPV(orgyia pseudotsugata multicapsid polyhedrosis virus)中发现了凋亡抑制蛋白。IAP 家族蛋白在许多物种中都广泛存在，包括病毒、果蝇和其他哺乳动物。IAP 家族蛋白是一类既能抑制起始 Caspase(如 Caspase-9)又能抑制执行 Caspase(如 Caspase-3)活性的内源性蛋白。目前已发现了至少 8 种人源的 IAP，包括 cIAP1(HIAP1)、cIAP2(HIAP2)、NIAP、XIAP、ILP2、Survivin、Bruce 及新成员 Livin(又称 ML-IAP 和 KIAP)。

IAP 家族成员都具有 70~80 个氨基酸组成的特征性结构——BIR 结构域，全称为杆状病毒 IAP 重复序列(baculoviral IAP repeat)。BIR 结构域含有 2~3 个半胱氨酸/组氨酸(Cys/His)的重复序列，含有大量疏水结构，具有高度保守性。IAP 蛋白通过其 BIR 结

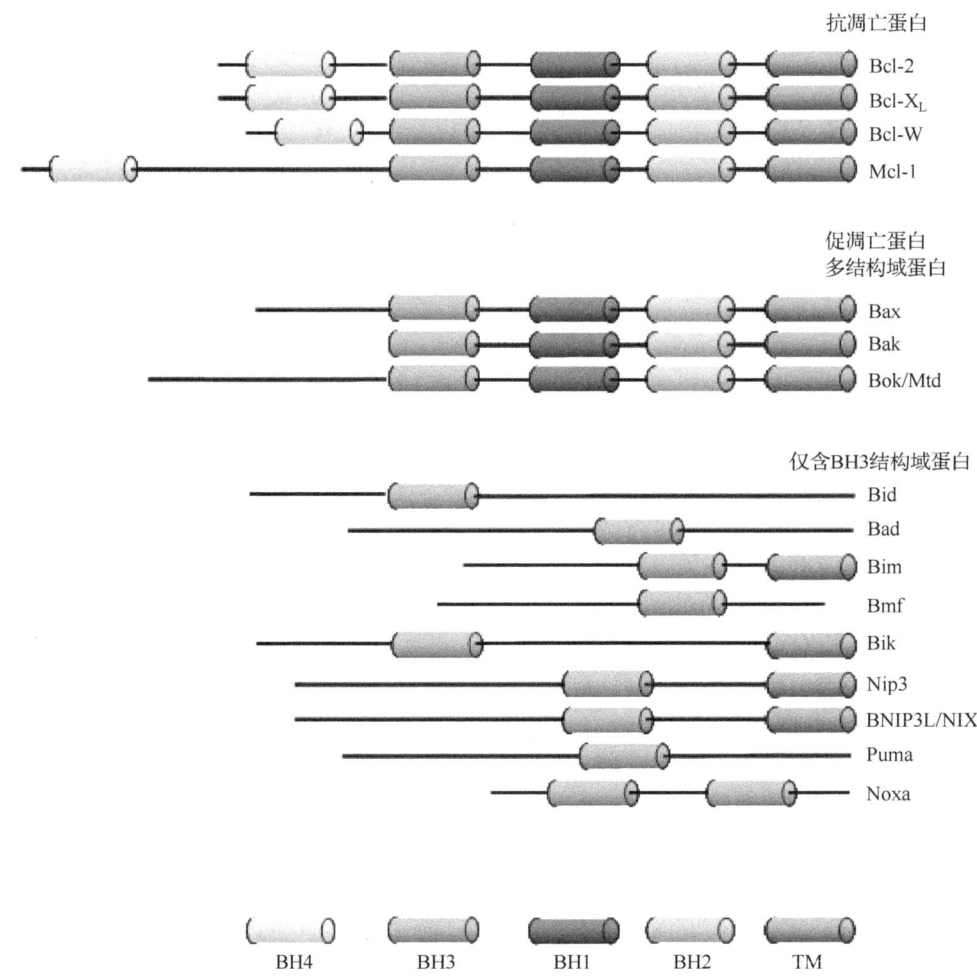

图 10-2　Bcl-2 家族蛋白质成员示意图（TM，C 端疏水跨膜片段；BH，Bcl-2 同源区域）。
Bcl-2 家族包括抑凋亡分子(Bcl-2、Bcl-xL 和 Mcl-1 等)和促凋亡分子。促凋亡分子包括
Bax 类似的分子(Bax 和 Bak 等)和仅有 BH3 结构域的分子(Bid 和 Bim 等)

构域与 Caspase 等蛋白相互作用来实现其功能。例如，XIAP 的 BIR2 结构域可与 Caspase-3 直接相互作用；cIAP1 和 cIAP2 的 BIR 结构域与 TRAF(TNF 受体相关因子)之间的结合等。虽然有的 BIR 结构域是 Caspase 的结合区域，而且是 IAP 抑制凋亡所必需的，但不同 BIR 结构域作用不同，XIAP 的 BIR2 区域在抑制 Caspase-3 和 Caspase-7 中发挥重要作用，BIR2 区域的缺失将导致 XIAP 抑制凋亡作用的消失，而单一的 BIR1、BIR3 及它们的任意组合（BIR1-BIR3 或 BIR3-BIR1）均不具有抗凋亡功效。表 10-1 详细地列出了不同 IAP 所含有的 BIR 结构域数目及其与 Caspase 的关系。另外，有最新报道指出，XIAP 蛋白中 BIR2 和 BIR3 之间的连接区域（linker region）在体外可直接抑制 Caspase-3 和 Caspase-7 的活性，因此，关于 IAP 蛋白 BIR 结构域抑制 Caspase 活性的机理还有待进行更加深入的研究。BIR 结构域的另一个重要作用就是它能够和细胞内一些内源性促凋亡因子，如 Smac/DIABLO、Omi/HtrA2、ARTS、XAF1 等相互结合，从而间

接调控细胞凋亡的进程。

表 10-1 哺乳动物 IAP 家族成员及其特征

凋亡抑制蛋白	别名	结构域	Caspase 特异性	已知的结合蛋白
NAIP	BIRC1	BIR(3) LOD LRR	Caspase-3, Caspase-7	Hippocalcin
XIAP	BIRC4 API3 MIHA ICP-1	BIR(3) RING	Caspase-3, Caspase-7, Caspase-9	Smac/DIABLO Omi/HtrA2 XAF1 TAB1 NRAGE
c-IAP1	BIRC2 API1 MIHB HIAP2	BIR(3) CARD RING	Caspase-3, Caspase-7, Caspase-9	Smac/DIABLO Omi/HtrA2 TRAF1 TRAF2
c-IAP2	BIRC3 API2 MlHC HIAP2	BIR(3) CARD RING	Caspase-3, Caspase-7, Caspase-9	Smac/DIABLO Omi/HtrA2 TRAF1 TRAF2 Bcl10
Survivin	BIRC5 API4 TIAP(鼠源)	BIR Coiled coil	Caspase-3, Caspase-7	β-tubulin Smac
Livin	BIRC7 KIAP ML-IAP	BIR RING	Caspase-3, Caspase-7, Caspase-9	Smac
Ts-IAP	BIRC8 ILP-2	BIP RING	Caspase-9	

近年来,在一些哺乳动物、果蝇和病毒 IAP 中发现了一个位于 IAP 羧基端的环状锌指样结构区域(RING zinc finger domain),一般认为 RING 结构与 IAP 分子抑制凋亡功能的调控相关。它是由 7 个 Cys 和 1 个 His(C3HC4)结合 2 个锌离子所形成的特定结构。含 RING 结构的蛋白质通常可以作为 E3 泛素连接酶。E3 作为一个连接子,将靶蛋白聚集到一个包含 E2 酶、26S 蛋白酶体(proteasome)和泛素(ubiquitin)等蛋白的多分子降解复合体,从而介导靶蛋白降解。IAP 蛋白如 XIAP 和 cIAP 的 RING 结构在细胞受到凋亡诱导刺激(如 TRAIL、紫杉醇等)时,就表现出泛素降解功能。已知 XIAP、cIAP1 和 cIAP2 可降解其蛋白本身,同时也可特异性地降解一些半胱氨酸蛋白酶,如 Caspase-3 和 Caspase-7。另外,最近指出,这些含 RING 结构的 IAP 还可导致一些促细胞凋亡因子,如 Smac/DIABLO 和 ARTS 等的泛素化,并将其降解。Livin 也含有一个 RING 结构,但关

于它的泛素化 E3 连接酶活性至今尚未见有报道。体外的泛素化实验表明,cIAP2 可作为 E3 连接酶参与对 Caspase-3 和 Caspase-7 进行泛素化降解。另外,XIAP 也是 Caspase-3 的泛素连接酶,并促进它们的泛素化降解,其中 XIAP 的 RING 结构域及 Caspase-3 结合结构域均是泛素化降解 Caspase 所必需的。最新的实验指出,XIAP 充当 E3 连接酶泛素化降解 Caspase-3 是其抑制由 Fas/CD95 诱导或由过量表达活性 Caspase 所诱导的细胞凋亡的主要原因。

Smac/DIABLO 是线粒体内外膜间隙存在的蛋白质。在凋亡过程中,它能从线粒体膜间隙中释放出来,解除 XIAP 对 Caspase 的抑制,从而激活细胞凋亡过程。鉴于 Smac/DIABLO 从线粒体释放后能解除 XIAP 对 Caspase 的抑制作用,有人合成了能模拟 Smac 作用的短肽并筛选出了一些小分子化合物。这些短肽和小分子化合物能激活 Caspase 活性并诱导细胞凋亡,从而达到肿瘤治疗的作用。有趣的是,这些小分子化合物能与 cIPA 相互作用,促进了 cIAP 的泛素化酶活性,导致自身降解,促进 NF-κB 的激活和 TNF-α 的分泌,从而通过外源途径而非线粒体途径导致细胞凋亡。

另外发现有一些 IAP 家族蛋白结构中还存在 CARD 结构域(Caspase recruitment domain),它是位于 IAP 分子 BIR 结构域与锌指(RING)结构域间的一段序列,CARD 结构由 6 个 α 螺旋构成,因为仅有少数物种的 IAP 包含此结构,如人源的 c-AP1、c-IAP2,所以 CARD 结构是否普遍地具有抑制凋亡功能还没有得到完全证实。Roy 等的研究就认为,去除 CARD 结构并不影响 cIAP1、cIAP2 抑制凋亡的功能。此外,IAP 还存在 NOD 结构域(nucleotide binding oligomerization domain),但关于此结构域在 IAP 中的具体作用目前尚不清楚。

10.2 细胞凋亡的信号调控

细胞凋亡的信号转导途径主要包括受体介导的细胞凋亡途径和非受体(主要由线粒体)介导的细胞凋亡途径(图 10-3),受体介导的细胞凋亡途径还依赖线粒体途径完成细胞不可逆死亡。

10.2.1 受体介导的细胞凋亡

细胞通过细胞膜表面的受体接收周围环境传来的生长信号维持正常的生长和分裂,一旦细胞失去来自环境的支持生长的信号,将自发启动细胞内的凋亡程序,使细胞进入凋亡过程。哺乳动物细胞发展了更为直接的凋亡启动途径,即"死亡受体"介导的细胞凋亡(图 10-3)。"死亡受体"(death receptor,DR)属 TNF 受体超家族成员,包括 TNF、Fas 和 TRAIL 受体(TNF related apoptosis inducing ligand)。它们都含有与 TNF 受体同源的、富含半胱氨酸的胞外区,其胞质部分还含有一个与细胞凋亡直接相关的结构域,称为"死亡结构域"(death domain,DD)。TNF、FasL/TRAIL 等配体与在细胞质膜表面的死亡受体结合后,促使受体聚集而形成三聚体。受体聚合后通过 C 端的死亡结构域 DD 募集连接蛋白 FADD,随后通过 FADD 的死亡效应功能域(death effective domain,DED)富集 proCaspase-8 或者 proCaspase-10,在细胞质膜内侧形成受体/凋亡调节分子复合体,从而

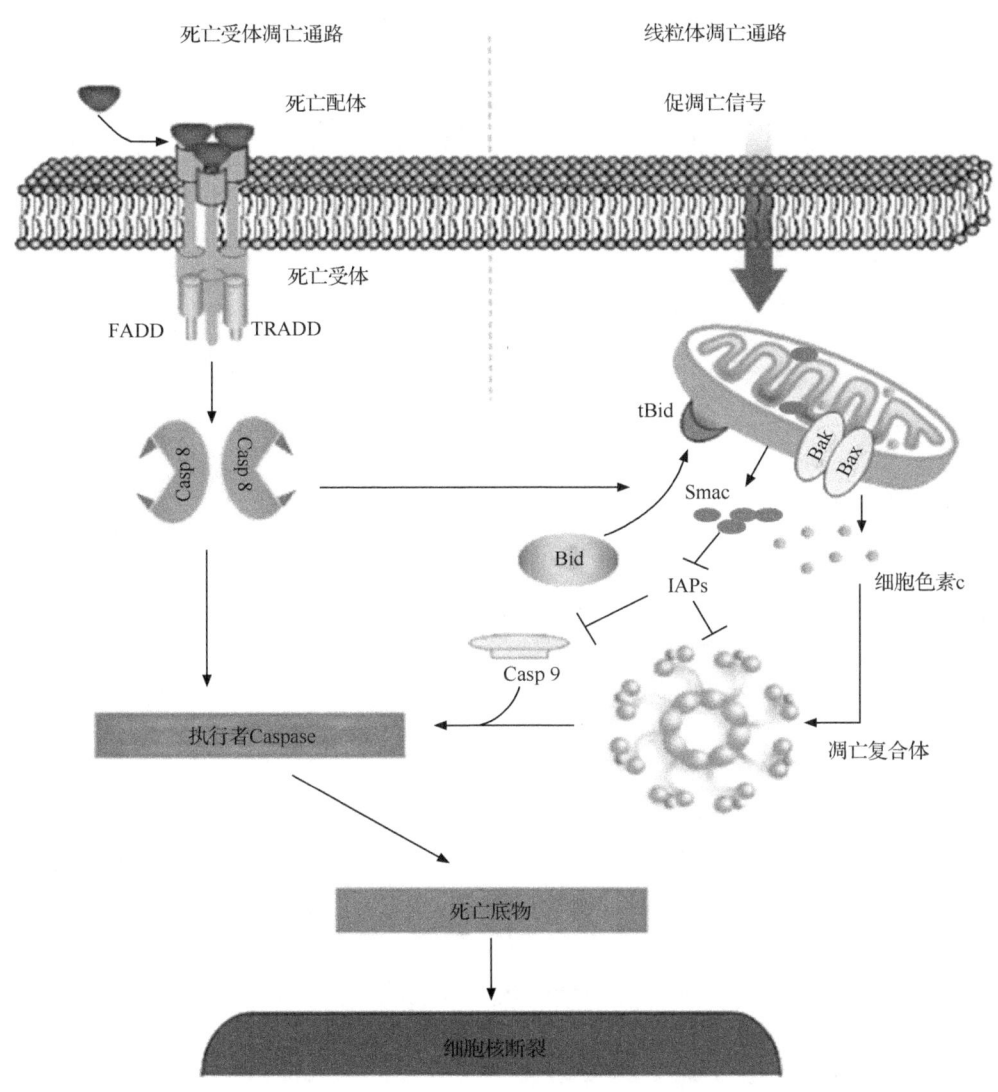

图10-3 受体介导与非受体介导的细胞凋亡信号调控途径。Fas 配体等与其受体结合后能直接激活细胞内 Caspase-8,直接激活凋亡信号通路。也能通过切割包括 Bid 在内的分子,激活线粒体凋亡信号通路。非受体介导的凋亡信号通路主要通过激活 Bcl-2 家族促凋亡分子转移至线粒体,诱导促凋亡蛋白 Smac/DIABLO、细胞色素 c 等释放。从线粒体释放的细胞色素 c 能与胞质中的 Apaf1 和 Caspase-9 结合,促使其形成凋亡小体(apoptosome),Caspase-9 在凋亡小体被富聚并被激活,从而激活细胞凋亡通路。多种抑制凋亡因子能抑制凋亡信号通路,从而抑制细胞凋亡

引起 proCaspase-8 的自身活化。活化的 Caspase-8 又引发了下游分子 Caspase-3 或 Caspase-7 的切割及活化。在某些情况下,死亡受体也能募集 TRADD(TNFassociated death domain),参与 DISC 复合物的形成。如果细胞内有足够的 Caspase-8 被激活,将直接导致细胞凋亡的快速发生。在多数情况下,死亡受体介导的 Caspase-8 活化需借助线粒体凋亡通路来放大。死亡受体激活的 Caspase-8 能切割细胞质中的 Bid (BH3 interacting domain death agonist),切割的 Bid(tBid,trancated Bid)向线粒体转移,从而诱导细胞色素 c 释放和细胞凋亡。tBid 转移至线粒体,能与抑制凋亡的 Bcl-2 家族蛋白(如 Bcl-xL、Mcl-1 等)相互作用,释放出与抑凋亡分子相互作用的分子(如 Bak 等),从而促进细胞色素 c 释放和细胞凋亡。值得注意的是,死亡配体与其受体在细胞质膜上的结合,不仅能直接激活 Caspase-8,同时也能引起 NF-κB 和 JNK(c-Jun N terminal kinase)的活化。这些信号分子很可能是凋亡抑制信号。也就是说,凋亡因子同时激活与细胞凋亡和细胞生存相关的信号,这两种信号的平衡决定了细胞的命运。

此外,TNF 受体信号通路还可以通过 RIP3 分子开关去诱导细胞发生坏死。在 RIP3 表达量低的时候,细胞发生凋亡;而 RIP3 表达量高的时候,细胞则走向坏死路径(图 10-4)。

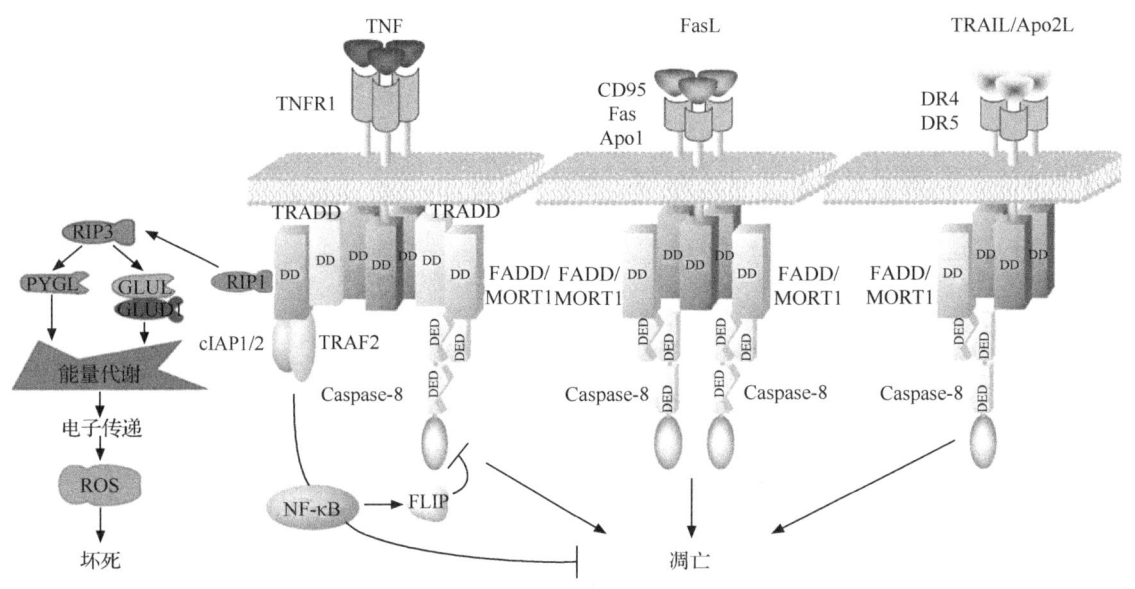

图 10-4 死亡受体介导的细胞凋亡与细胞坏死。

10.2.2 内源的细胞凋亡途径

细胞凋亡近期研究的主要进展之一是确定了线粒体在细胞凋亡中的中心地位。线粒体通常通过释放其内膜一些促凋亡因子来调控细胞凋亡,这些因子包括细胞色素 c、Smac/DIABLO 和 Omi/Htra2,这些因子释放后可诱导或增强 Caspase 的活性;而另外一些被释放的蛋白质,如 AIF 和 endonuclease G,则可诱导 Caspase 非依赖性的细胞凋亡。

线粒体可被形象地比喻为细胞凋亡信号的中继站(图 10-5)。在细胞受到凋亡信号刺激后,线粒体接受到凋亡信号并加以整合,诱发线粒体释放细胞凋亡因子(如细胞色素 c、Smac、AIF 等),这些分子可激活 Caspase 依赖或者 Caspase 非依赖的细胞凋亡机制,引起细胞凋亡。线粒体本身不仅能整合凋亡信号,还可作为细胞凋亡信号的放大器,在凋亡过程中释放大量自由基、核酸酶(endonuclease G 等)和蛋白酶(serine protease),由此作为细胞凋亡的直接执行者。很显然,细胞凋亡信号的整合和放大必须受到严密调控。正常细胞存在所有的凋亡信号分子和相关信号通路,但处于一种未被激活状态,如 Caspase 处于非活化的酶原状态,凋亡小体的不同元件则处于细胞内不同部分,所以细胞不能启动凋亡程序。以正常细胞为例,细胞色素 c 处在线粒体中,而 APAF1 则位于细胞质中,因而不能活化下游的 Caspase,而 Bcl-2 家族蛋白的重要功能之一则是保证不同凋亡分子在正常情况下不发生相互作用,细胞凋亡事件不被启动。即使在有些情况下,正常细胞有少量不正常 Caspase 被激活,胞质中还存在特异的 Caspase 抑制剂如 XIAP 等能直接抑制其活性,以保证细胞在非必要时不发生凋亡。细胞色素 c 等凋亡相关物质从线粒体中的释放是关系到细胞生死存亡的大事,细胞在长期的进化过程中发展出了一套较为完善的机制来保证细胞的安全,线粒体细胞色素 c 的释放也因此受到严密的调控。

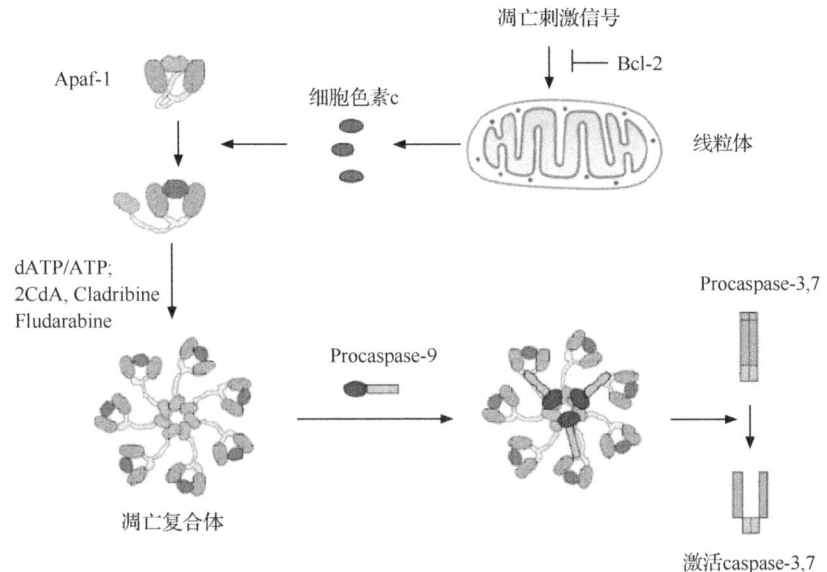

图 10-5　细胞凋亡内源途径的生化过程。线粒体通过 Bcl-2 分子感受到凋亡信号,从而释放出细胞色素 c 等凋亡因子。细胞色素 c 能与胞浆中的受体 Apaf1 结合,形成多分子的凋亡复合体(apoptosome)。Caspase 9 能被吸附到 apoptosome 上,并被自身激活

10.3　Bcl-2 家族蛋白与细胞色素 c 释放的调控

线粒体是一个非常特殊的细胞器,有外膜、内膜、膜间隙和基质 4 个功能区隔。线粒体呼吸链的所有组分都位于线粒体内膜,线粒体内膜一般形成嵴的结构增加了电子传递链的表面积。在细胞凋亡过程中,线粒体膜电位降低,外膜的完整性受到破坏,释放凋亡因子,如细胞色素 c、AIF、Smac/DIABLO,以及 Caspase-2、Caspase-3、Caspase-8 和 Caspase-9 的前体等至细胞质,最终引起凋亡。

Bcl-2 家族蛋白能调控线粒体膜通透性的改变,从而调控细胞凋亡蛋白的释放。其具体的分子机制目前还不完全明了,有待进一步深入研究。在凋亡过程中,含 BH3 的促凋亡分子被激活,这些被激活的 BH3 促凋亡分子能进一步与 Bcl-2 家族的其他分子相互作

用,进而通过调节线粒体外膜的通透性(mitochondrial outer membrane permeablisation, MOMP)来介导细胞色素c释放和细胞凋亡过程。BH3-only的促凋亡分子在感知凋亡信号中起非常重要作用。它们可以通过下列方式被激活。各个分子的特异性调控方式和分子间的协同性构成了细胞凋亡调控的复杂性与精确性。

10.3.1 转录水平的调节

在转录水平上调控Bcl-2家族蛋白的表达是细胞凋亡的重要调控方式。在细胞死亡的过程中,p53能转录上调Bax、Noxa、Puma等,也能转录下调Bcl-2的表达,二者均可以促进细胞凋亡。Bcl-2蛋白在大多数癌症细胞中有较高表达,而在炎症反应条件下它的表达水平就会降低。这种Bcl-2水平的降低,就可能是由于转录水平抑制所导致的。Bim转录水平的调控主要有Foxo3a、JNK和CHOP等转录因子的参与。Paul J. Coffer等就发现Foxo3a可以作为*Bim*的转录因子调控细胞因子白细胞介素-3(IL-3)缺乏引起的细胞凋亡。在*Bim*的启动子上,含有一个Forkhead box区域TAAACAC,能与活化的FoxO3结合而被转录调控。在神经细胞中,神经生长因子的缺失使得c-Jun蛋白表达量升高,而且其N端磷酸化增加,c-Jun因此被激活,导致其靶基因*Bim*表达量升高。

10.3.2 磷酸化的调节

Bad是通过其自身快速的磷酸化来调节蛋白质的相互作用和定位的。正常情况下,Bad有两个位点发生磷酸化(Ser112和Ser136),磷酸化的Bad存在于细胞质中,不行使其促凋亡功能。而当细胞受到死亡刺激后,Bad发生去磷酸化并转移到线粒体膜和Bcl-xL发生相互作用。Bad只有去磷酸化后才能将其BH3区域暴露并和Bcl-xL发生相互作用。Bcl-2也存在磷酸化和去磷酸化两种形式,这种磷酸化的变化可能诱导其构象的变化。Breitschopf和Colab发现,在人脐带小静脉内皮细胞中TNFα诱导Bcl-2的去磷酸化和泛素化降解Bcl-2,由此引起细胞凋亡。Bcl-2蛋白含有数个蛋白激酶结合位点,正常情况下Bcl-2处于磷酸化的状态,比较稳定,在受到特殊的刺激后,MAP激酶的结合位点(Ser87)发生去磷酸化,为Bcl-2的泛素化提供了信号,这表明在内皮细胞和其他细胞中Bcl-2是细胞受到凋亡刺激后发生翻译后修饰的。

10.3.3 蛋白切割的调节

Bid是Bcl-2家族中仅含有BH3区域的一个蛋白质,正常情况下存在于胞质中。当细胞受到死亡刺激,启动受体介导的信号通路后,Caspase-8激活并切割Bid。在细胞内源性死亡途径中,Bid蛋白也能被Caspase-3切割或者被颗粒酶切割,切割发生在N端,产生15 kDa大小的切割片段,切割片段转位于线粒体,进而诱导细胞凋亡。即使在抗凋亡蛋白Bcl-2和Bcl-xL存在的条件下,Bid也可以被切割并转移到线粒体,这样的条件下可能检测不到细胞色素c的释放,但是细胞死亡仍然发生,这说明了细胞色素c的释放并不是细胞凋亡的必要条件,细胞凋亡也可以由别的事件通过诱导线粒体功能的失衡所导致。另外,Bid的BH3区域也可以和Bax结合,引起后者发生构象变化并定位于线粒体导致细胞凋亡。除了Bid以外,Bcl-xL和Bcl-2的N端也可以被切割并暴露其BH3区域，导致其从抗凋亡活性到促凋亡活性的转变。

10.3.4 细胞内的转移定位、构象变化和寡聚化的调节

促凋亡蛋白 Bax 被活化后，可以转移到线粒体形成寡聚体。正常细胞内，Bax 以单体的形式存在于细胞质中，而当细胞受到凋亡刺激后，Bax 发生构象变化并通过寡聚化在线粒体外膜发挥功能。最近文献报道 Bcl-2 蛋白也可以通过构象变化来调节其功能。

研究表明，Bcl-xL 的 BH1、BH2 和 BH3 区域可形成一个疏水间隙，细胞受到凋亡刺激后，Bak 等促凋亡蛋白发生构象变化暴露 BH3 区域，并与 Bcl-xL 的疏水间隙结合从而抑制其功能。Bcl-2 家族的另外一个成员 Bim 也可以在细胞受到死亡刺激后从胞质转移到线粒体，正常细胞内 Bim 通过与 LC8 动力蛋白轻链结合而存在于微管相关的动力蛋白复合物中，这样也就抑制了它的促凋亡作用。细胞接受死亡信号后，LC8 和 Bim 从动力蛋白复合物分离，后者转移到线粒体与 Bcl-2 发生相互作用，从而拮抗其抗凋亡功能。

10.3.5 Bax 或 Bak 寡聚化形成的通道能引起细胞色素 c 释放

有关 Bcl-2 家族分子如何相互作用来介导细胞色素 c 的释放还有很多争论。目前主要有两种模型即直接作用模型和替换模型可被用于解释（图 10-6）。直接作用模型（direct binding model）中，BH3-only 蛋白亚家族（如 Bad）替换出与 Bcl-2 结合的 Bim，后者直接结合 Bax/Bak，使其寡聚化进而促成 Bax/Bak 的活化。在替换模型中，Bcl-2 等抑凋亡分子与 Bax 和 Bak 等相互作用，使细胞在未受到凋亡刺激时不发挥促凋亡作用。当细胞受到凋亡刺激时，Bim 和 tBid 能与 Bcl-2 结合，Bax/Bak 被 Bim 替换并释放出来，执行促凋亡的功能。

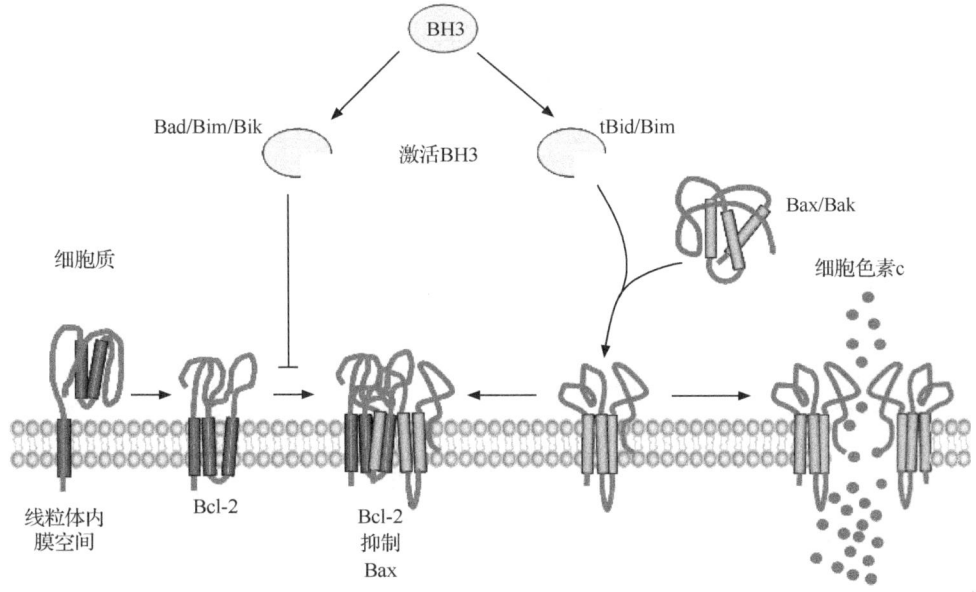

图 10-6 促凋亡分子 Bax/Bak 被激活的可能途径。间接途径：BH3 only 分子（如 Bim）可能通过与 Bcl-2 分子相互作用，解除 Bcl-2 对 Bax 分子的抑制作用，从而激活 Bax 分子；直接途径：Bim 可能直接与 Bax 分子相互作用从而促使 Bax 分子激活

有证据表明,tBid 不仅能诱导 Bax 和 Bak 发生构象变化,还能直接诱导 Bcl-2 分子产生构象变化。构象变化的 Bcl-2 能在线粒体外形成直径很小的膜孔,但不足以介导细胞色素 c 的释放。我们最近用化学生物学的分析表明,Bcl-2 与 BimS 直接相互作用后会发生构象变化,这种构象变化的 Bcl-2 和 Bax 一样,能形成多聚体和直径较大的膜孔,并介导细胞色素 c 的释放。

细胞受到凋亡刺激后,Bcl-2 蛋白家族的促凋亡蛋白可以发生构象变化转移到线粒体并与 VDAC 结合形成大通道导致线粒体膜通透改变并引起细胞色素 c 的释放,该结果是由 Shimizu 等提出的,他们应用电生理的方法检测到了这样一个大通道的存在。另外,Bax 等蛋白质也可以和脂类物质作用使得细胞色素 c 释放。

另外,Bcl-2 蛋白家族能够影响内质网 Ca^{2+} 释放水平,改变线粒体外膜的渗透压,最终诱导细胞凋亡。因此,Bcl-2 蛋白家族是在线粒体水平上控制凋亡因子释放的最主要的调节因子。

10.4 细胞程序性死亡与肿瘤

肿瘤的发生是一种多因素、多步骤的过程。细胞凋亡的异常与肿瘤发生有密切关系。凋亡信号通路的异常、凋亡调控蛋白的表达水平变化和激活机制的异常使细胞存活能力大大增强,并进一步导致突变的积累增加。为这些细胞提供更多的机会逃避免疫对肿瘤细胞的监视,发展成肿瘤。此外,进入肿瘤微环境中的一些免疫杀伤细胞的过度凋亡也为肿瘤进一步演化、转移提供了良好的条件。

10.4.1 肿瘤细胞的凋亡异常

在肿瘤细胞中,很多与凋亡相关的外源通路或者内源通路都存在异常,尤其是这些通路上游的调控蛋白的表达或者功能发生改变,从而导致肿瘤细胞存活能力增强,并摆脱细胞凋亡的命运。

1. Bcl-2 蛋白家族与肿瘤

Bcl-2 基因的发现充分说明细胞凋亡在癌症发生中的作用。1984 年,Tsujimoto 等首先从人 B 细胞淋巴瘤(follicular B cell lymphoma)中克隆到了 *Bcl-2* 基因。在人 B 细胞淋巴瘤发生过程中,染色体发生 t(14;18)移位,导致 *Bcl-2* 基因高表达和癌症的发生。这些研究提示 *Bcl-2* 有可能是一个癌基因。但随后的研究却表明体外过表达 *Bcl-2* 却不能引起正常的骨髓细胞系的转化,如在体外软琼脂上不能形成克隆,体内实验也证明高表达 *Bcl-2* 细胞不能形成肿瘤,这表明 *Bcl-2* 基因并不是癌基因。但随后,Vaux 发现在软琼脂试验中,在 IL-3 缺乏的情况下,转染 Bcl-2 的细胞比对照细胞存活数目高出很多。同时,Tsujimoto 也发现 *Bcl-2* 基因能够抵抗不同复合物诱导的细胞死亡。这些结果表明 *Bcl-2* 基因能抵抗细胞凋亡。尽管 Bcl-2 是在 B 细胞淋巴瘤中发现的,但它在其他肿瘤发生过程中也起着重要的作用。研究表明,很多癌症,包括乳腺癌、肺癌、结肠癌、前列腺癌等细胞内 Bcl-2 表达水平显著增高。除了通过染色体移位的方法能促进 Bcl-2 的表达之外,还

有很多其他机制也陆续被发现,如通过高度甲基化 Bcl-2 基因或者降低抑制 Bcl-2 表达的 microRNA 的表达水平。例如,p53 基因在很多肿瘤中都存在突变或者缺失,而转录因子 p53 的下游靶蛋白就包括很多 Bcl-2 家族的促凋亡成员:BAX、BID、PUMA 和 NOXA 等。基因敲除小鼠模型也提示 Bcl-2 蛋白家族在肿瘤发生过程中扮演着重要角色。Bad 基因敲除小鼠尽管在发育上表现正常,但却能产生 B 细胞淋巴瘤,并且在经过亚致死剂量射线照射之后,小鼠发生淋巴细胞型白血病的概率升高。Bid 基因敲除的小鼠也易于发生单细胞性白血病,并且从这些小鼠中分离出来的造血前体细胞在体外更容易形成克隆。而 Bim 基因敲除的小鼠则表现为异常增生的性状。Bcl-2 家族成员 Mcl-1 和 Bcl-xL 在多种血液癌症中也被发现是高表达。已有的工作表明,在慢性粒细胞白血病中,Abelson 蛋白激酶活性的高表达能激活转录因子 Stats 和 PKC,从而促使 Bcl-xL 基因稳定高表达,使癌症细胞对凋亡信号变得不敏感,这可能是肿瘤细胞过度生长的原因之一。另外,肿瘤细胞内 Bcl-2/Bcl-xL 的表达上调也与肿瘤细胞抵抗常规化疗药物及放疗有关。

肿瘤的发生与原癌基因的异常表达直接相关。Bcl-2/Bcl-xL 能通过抑制细胞凋亡促进肿瘤的发生。利用转基因小鼠模型,Cory 研究小组发现 Bcl-2 能显著增强 Myc 高表达诱导的淋巴瘤。在其他肿瘤模型中也印证了这一发现。在 Myc 诱导的小鼠胰岛的 β 细胞增生模型中,Bcl-xL 的过表达能显著抑制 Myc 过表达导致的细胞凋亡,从而促进肿瘤的发生。

与抑制凋亡基因高表达相对应,促进细胞凋亡的 Bcl-2 蛋白家族的基因失活也与癌症的发生密切相关。在结肠癌中,相当一部分 Bax 基因出现移码突变(frame-shift mutation),导致 Bax 功能丧失。Bax 基因功能的缺失本身并不会导致癌症的发生,但 Bax 缺失能抑制癌症细胞凋亡,促进癌症细胞的增殖。其他 Bcl-2 家族促凋亡蛋白如 Bak/Bim 等突变和表达异常也与癌症的发生相关。

2. Caspase 抑制因子 IAP 与癌症

在细胞中存在一类能与 Caspase 直接相互作用的蛋白抑制因子,这些因子包括 IAP、Survivin 等。Survivin 是 IAP 家族成员,具有抑制细胞凋亡和维持细胞有丝分裂的能力,在终末分化的细胞中不表达,但在转化细胞和多种癌症细胞中高表达。如常见在肺癌、结肠癌、乳腺癌和前列腺癌细胞中高表达,在淋巴瘤、鼻咽癌和神经瘤细胞中的表达也明显增高。Survivin 主要通过抑制 Caspase-3 和 Caspase-7 来发挥抗凋亡作用。Survivin 在促进肿瘤增殖分化中的作用主要表现为:①加快肿瘤细胞由 $G_1 \to S$ 期转换;②使肿瘤细胞逃避 G_2/M 期对凋亡的识别,Survivin 在 G_2/M 期特异性表达,可耐受因 DNA 突变或损伤引起的凋亡,从而促进异常细胞分裂增殖。Survivin 在肿瘤血管生成方面也起着重要作用。在针对肝癌的研究中发现,VEGF 能以浓度依赖的方式刺激内皮细胞表达 Survivin。另外,Survivin 也能通过上调表达 VEGF 来促进肝癌转移。

XIAP 的表达水平也在多种癌症细胞中明显升高,与 Caspase 本身的功能失活相类似,这些 Caspase 抑制因子表达水平的增高能阻止癌症细胞的凋亡,使癌症细胞具有生存优势,癌症得以发生和发展。cIAP 不仅能直接抑制 Caspase 活性,同时还能通过泛素化降解 TNF 信号通路分子,从而参与肿瘤细胞的信号转导和肿瘤发生。此外,IAP1 能泛素化调控 c-Myc 调控的关键蛋白 Mad 的稳定性,从而参与肿瘤的发生。

3. p53 突变与线粒体细胞凋亡

p53 是细胞中最为著名的肿瘤抑制因子,它的缺失或突变可以解释人类近 60% 的肿瘤发生。p53 作为重要的转录因子,参与细胞周期调控、DNA 修复及细胞凋亡。p53 直接调控 Bax、Puma 和 Noxa 等促凋亡 Bcl-2 蛋白家族的表达,从而能促进细胞凋亡。而突变的 p53 可能导致凋亡的异常,这与肿瘤的发生密切相关。最近的研究发现,在细胞不受刺激的情况下,大部分 p53 存在于细胞核中;在凋亡信号刺激下,部分 p53 能够迅速从核内转移到线粒体。p53 通过与 Bcl-2 家族蛋白相互作用触发 MOMP(mitochondrial outer membrane permeablisation),诱导凋亡(图 10-7)。由于 p53 与 Bcl-xL 的结合能力是 Bcl-xL 与 Bax 结合能力的 50 倍,所以 p53 能够从 Bcl-xL/Bax 复合物中置换出 Bax,从而引起 MOMP。另外,细胞核中的 p53 在凋亡信号刺激下,转录上调促凋亡因子 Puma,后者与 Bcl-xL 有极强的亲和力,又能从 Bcl-xL/p53 及 Bcl-xL/Bax 复合物中置换出 p53 或 Bax,被置换出的 p53 和 Bax 能进一步促进 MOMP 诱导释放促凋亡因子(如 Smac、Omi 及 CytC 等),导致细胞凋亡。此外,在人类某些肿瘤中,存在 p53 的突变不能与 Bcl-xL 作用以促进细胞色素 c 的释放。

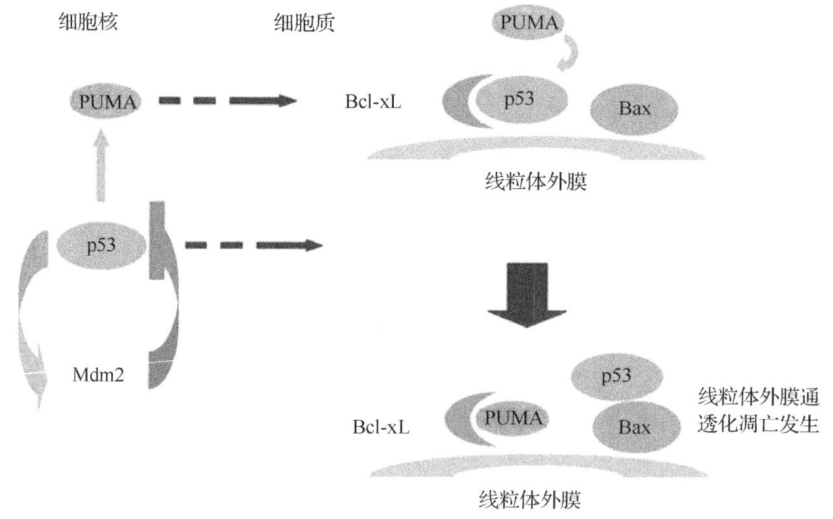

图 10-7　细胞核内 p53 与细胞质中 p53 协同诱导细胞凋亡(Douglas and Guido,2009)

4. MYC 基因与细胞凋亡

MYC 最早被发现与细胞增殖有密切的关系。在 20 世纪 90 年代,研究人员经常利用 MYC 使正常细胞转化为恶性增殖细胞。近年的研究发现,MYC 基因除了具有刺激细胞增殖的作用外,还具有刺激细胞凋亡的作用。1991 年,Cleveland 和他的同事发现,在 IL-3 依赖性的细胞中表达 MYC 基因,再撤去 IL-3,细胞很快发生凋亡。MYC 基因作用下细胞出现的表型取决于其接收的外来信号。若为存活刺激信号,细胞便增殖,否则细胞出现凋亡。研究表明，Rat21 纤维母细胞被组成型启动子驱动的 *MYC* 基因转染后，虽然能在低血清培养条件下维持生长，但却没有细胞数的增加，这可能是因为细胞的增殖被凋亡所平衡。MYC 蛋白分子中有诱导凋亡活性的结构域及其他功能（共转化、自身调节、抑制分化）区域。MYC 蛋白（与 Max 蛋白形成二聚体）作为转录调节因子，一方面激活那些介导细胞增殖的基因；另一方面也激活那些诱导凋亡的基因。血清、生长因子和丝裂原等可能通过激活相应的信号转录系统抑制凋亡，促进增殖。Strasser 等发现活化的 *Bcl-2* 基因与 MYC 协同作用，可抑制淋巴组织的细胞凋亡，这与之前 Vaux 观察到的现象相一致。最近研究表明，MYC 蛋白是一种转录因子，*MYC* 基因表达失调有利于凋亡形成，这种细胞死亡归结于缺少必要的生长因子，而并非代谢衰竭所致。关于 *MYC* 基因作用的机理，有人认为 MYC 可能直接参与启动凋亡，当 MYC 诱导细胞凋亡时，细胞并不需要进入增殖周期状态。对于 MYC 参与增殖和凋亡两个过程，有人认为 MYC 增殖功能是基本的，只有凋亡受到主动抑制时才会出现有效的细胞增殖，这可能通过激活互补信号转换途径而发挥作用。因此，*MYC* 基因在决定细胞增殖、静止、分化和死亡中起重要调节作用。

MYC 基因主要通过扩增和染色体易位重排的方式激活，与肿瘤的发生、发展和演变转归有重要关系。在白血病中，它的异常激活机制包括染色体移位、基因扩增、点突变、启动子插入激活及 mRNA 水平的异常表达。在不同的人体肿瘤，包括粒细胞性白血病、视网膜母细胞瘤、神经母细胞病、乳腺癌及某些肺癌细胞中都发现存在 *MYC* 基因的扩增。通过 Northern 印迹的方法发现，在人结肠癌、成骨肉瘤、软骨肉瘤、脊索瘤、脂肪肉瘤、横纹肌肉瘤中也观察到 *MYC* 基因 mRNA 水平的升高。

10.4.2 肿瘤干细胞的抗凋亡机制

近年来，随着肿瘤研究的深入，大量的证据表明肿瘤中只有一小部分肿瘤细胞具有形成肿瘤并维持肿瘤发展的能力，这一小群细胞被称为肿瘤起始细胞或者肿瘤干细胞。这些肿瘤干细胞对常规的放疗和化疗有着极强的抵抗能力，因此了解这些肿瘤干细胞抗凋亡的机制对克服和治疗肿瘤有着极为重要的意义。

1. 肿瘤干细胞内源抗凋亡途径

肿瘤干细胞，通常被认为和正常的组织干细胞一样，是具有很强的抗凋亡特征，这有可能是通过阻断细胞内源凋亡途径而导致的结果。研究人员在针对脑瘤，尤其是神经母细胞瘤的研究中发现，相比 CD133 表达阴性的肿瘤细胞来说，CD133 阳性的肿瘤细胞对化疗药物更加耐受，并且这种凋亡抵抗作用与一些抗凋亡蛋白（如 BCL-2、BCL-XL、IAP 和 FLIP）的 mRNA 上调有着密切的关系。另外，更直接的证据显示，CD133 表达阳性的神经母细胞瘤干细胞（GBSC）可以通过对 *Caspase8* 基因启动子甲基化来抑制 Caspase-8 的表达，进而抵抗 TRAIL 诱导的凋亡。正常的神经干/祖细胞也可以通过减少 Caspase-8 的表达来抵抗 TRAIL、anti-CD95/Fas 和 TNFα 诱导的凋亡。而当神经祖细胞发生分化时，Caspase-8 的表达水平会升高，并且死亡受体诱导的细胞凋亡的敏感性与 Caspase-8 的表达水平密切相关。同样，对在 Jurkat（T 淋巴瘤）和 MCF-7（乳腺癌）细胞中表达 CD133 和不表达 CD133 的两群细胞对比之后，发现表达 CD133 分子的细胞群能耐受

TRAIL诱导的细胞凋亡,这种抗凋亡特性伴随着cFLIP的高表达。此外,在神经母细胞瘤干细胞模型的临床前预实验中发现,XIAP的小分子抑制剂能够用于联合肿瘤放射疗法,这些小分子抑制剂能够使那些抗放疗的肿瘤干细胞对γ射线敏感,但对正常的神经胶质细胞没有毒性作用。

2. 外源信号调控的肿瘤干细胞凋亡

微环境细胞的主要功能是为干细胞提供必需的营养因子,以及维持干细胞正常的生理功能。微环境细胞能防止环境中的凋亡因子、分化诱导分子及其他有害物质损伤干细胞。同样,肿瘤干细胞也被认为处于一种类似的微环境中,这种微环境能维持肿瘤干细胞的自我更新特征,但肿瘤干细胞对其微环境的依赖性要比正常干细胞低。目前对肿瘤干细胞微环境的研究大多是针对白血病干细胞和脑瘤干细胞。例如,正常造血干细胞和白血病干细胞微环境中的骨髓内皮细胞对这些干细胞的归巢和迁移能力极为重要,并且微环境中的一些因子也能促进急性白血病细胞对化疗的耐受,进而促进肿瘤细胞的生存。

很多外源因子包括细胞因子、趋化因子及发育调控通路分子(如Hedgehog、Wnt、Notch、BMP)等都参与了肿瘤干细胞的自我更新和分化调控。例如,Notch信号通路能通过上调Bcl-2和Mcl-1来促进小鼠胚胎神经祖细胞和肿瘤干细胞的存活。体外和体内实验都表明,用γ-分泌酶的抑制剂抑制Notch信号通路和Akt信号通路能清除神经胶质瘤干细胞。另外一研究组发现在Jurkat T淋巴母细胞瘤细胞中,Notch信号通路能够通过高表达Bcl-2、Bcl-xL、cIAP-2和cFLIP来阻断线粒体和死亡受体介导的细胞凋亡,使肿瘤细胞产生抗化疗效果。

Wnt信号通路也被发现具有抗凋亡的效果。在未成熟的前体B细胞系中,激活Wnt信号通路能够阻断TRAIL诱导的细胞凋亡,这种抑制作用部分依赖于ERK1/2和NF-κB信号通路。而结肠癌细胞对TRAIL的耐受往往依赖于Wnt/β-catenin信号下游的骨保护素(osteoprotegerin)的表达,这种骨保护素是一种TRAIL的诱骗受体(decoy receptor)。此外,最近研究也表明,Bcl-2家族的抗凋亡成员Bcl-w是Wnt信号通路下游的靶基因,这也为Wnt信号通路抗线粒体凋亡提供了一种可能的路径。

其他一些分泌的细胞因子也参与了肿瘤干细胞抗凋亡的调控。例如,$CD133^+$结肠癌干细胞能够自主分泌细胞因子IL-4,这种细胞因子能保护肿瘤干细胞免受TRAIL和化疗药物造成的伤害,而用IL-4的中和抗体则能使肿瘤细胞下调cFLIP、PED和Bcl-xL的表达,进而增加肿瘤干细胞对凋亡诱导剂的敏感性。

NF-κB信号通路在肿瘤细胞的生存中也扮演着重要角色。很多细胞因子及应激信号(如微环境中的细胞因子和缺氧环境)都能激活NF-κB信号通路,进而促进免疫反应、炎症反应,以及细胞生存和死亡。目前,已有大量的研究证据表明NF-κB信号通路在肿瘤干细胞的生存中发挥着重要作用,尤其是在造血系统的肿瘤中。例如,在急性白血病干细胞中存在着持续活化的NF-κB信号通路以促进白血病干细胞的生存,但在正常的造血干细胞中NF-κB信号通路却未激活。用NF-κB信号通路抑制剂MG-123和PTL则可以诱导白血病干细胞发生凋亡。

10.4.3 肿瘤微环境中效应 T 细胞的过度凋亡

肿瘤微环境对于肿瘤的发生、发展有着极为重要的作用,它一方面为肿瘤逃脱凋亡命运提供重要的信号分子,导致肿瘤异常增殖;另一方面抑制或杀死宿主的免疫杀伤细胞,帮助肿瘤细胞逃避免疫监视而得到长期存活。下面将以效应 T 细胞为例,阐明肿瘤细胞是怎样利用细胞凋亡信号通路去诱导效应 T 细胞发生死亡的。

肿瘤特异性的效应 T 细胞能迁移和浸润到肿瘤中,识别并杀死它们的靶向肿瘤细胞。Th1 细胞可以直接分化为杀伤性效应 T 细胞,也可以帮助宿主在肿瘤中形成一种迟发型过敏性反应。T 细胞表面表达的 FasL 能诱导表达 Fas 受体的肿瘤细胞发生死亡。然而,许多癌症细胞能抵抗和耐受 FasL/Fas 介导的杀伤作用。此外,这些肿瘤细胞还能利用 FasL/Fas 途径去诱导 T 细胞发生凋亡(图 10-8)。

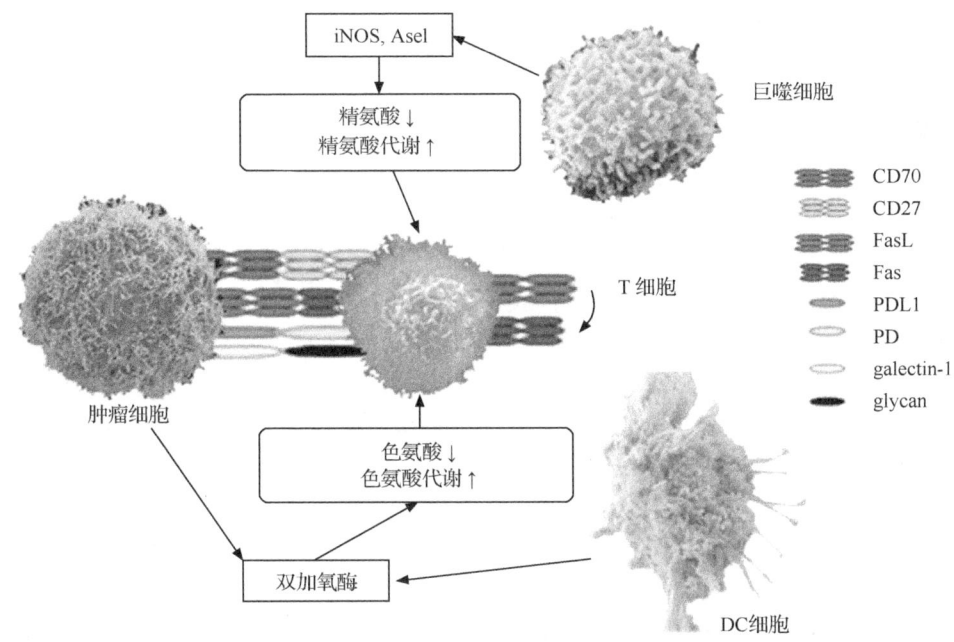

图 10-8 肿瘤微环境中的 T 细胞死亡。肿瘤细胞通过表达死亡受体或者其他的免疫抑制蛋白来诱导 T 细胞死亡,如 PDL1、galectin-1、IDO 等。肿瘤也可以通过影响相关的巨噬细胞上调 iNOS 和 AseI 的表达水平来促进精氨酸的代谢,使肿瘤微环境中缺乏精氨酸而诱导 T 细胞死亡。此外,肿瘤还可以通过影响树突状细胞 IDO 的水平,进而影响色氨酸水平来诱导 T 细胞发生凋亡
(引自 Lu and Finn,2008)

大量研究证实,FasL 在许多不同类型的肿瘤中都有表达,它可以帮助肿瘤发生免疫逃避。例如,结肠癌、头颈癌、卵巢癌、黑色素瘤和肾细胞癌中都有 FasL 的表达,但这些表达 FasL 的肿瘤能耐受 FasL 介导的凋亡。在表达 FasL 的肿瘤细胞附件区域存在着大量淋巴细胞的浸润,然而其中很多淋巴细胞发生凋亡。这提示了表达 FasL 的肿瘤细胞可能是通过 FasL 抢先攻击并诱导活化的 T 细胞发生凋亡而达到逃避免疫监视的目的。在许多癌症如食管肿瘤、头颈部癌、卵巢癌中能观察到同样的现象。体外实验也证明这个

观点,体外共培养 FasL⁺ 肿瘤细胞和 Fas⁺ T 淋巴细胞能诱导 T 细胞发生凋亡,用 FasL 的抗体或者 FAS-FC 蛋白能够抑制 FasL 引起的凋亡。

一般认为,效应性 T 细胞在遇到抗原之后高度活化时,FasL 才能引起 T 细胞死亡,而静息状态下的 T 细胞对 FasL 驱动的凋亡并不敏感。因此,在肿瘤细胞表面或者肿瘤细胞周围的细胞外基质中表达 FasL 蛋白能确保最有效地消除肿瘤特异性的高活性效应 T 细胞,而在肿瘤内部保留少量的,较不活跃的,或者功能抑制的 T 细胞。因此,肿瘤可以通过选择存留表达 FasL 的肿瘤细胞来逐渐削弱宿主的免疫反应以最终达到免疫逃避。FasL 参与的肿瘤免疫逃避与所处的肿瘤微环境也存在一定的关系。不同的肿瘤微环境中含有不同的细胞因子,其中一个重要的细胞因子 TGFβ1,可能影响 FasL 在肿瘤免疫逃逸中的作用。一项研究表明,在肿瘤微环境中加入 TGFβ1 就可以抑制中性粒细胞对肿瘤的排斥作用。因此,FasL 和 TGFβ 在一起能组合生成一个促进肿瘤免疫耐受的微环境。

除了 Fas 信号通路之外,还有其他信号也能介导 T 细胞死亡(图 10-8)。在大多数 T 细胞,以及部分抗原刺激过的 B 细胞、T 细胞、NK 细胞和造血祖细胞中都表达 TNF 受体家族成员 CD27,而它的配体 CD70 只在激活的 T 细胞和 NK 细胞有应激性表达。CD27 介导的 AICD 信号通路能引起 T 细胞死亡,当配体 CD70 与 CD27 结合后,能促进一种促凋亡蛋白 Siva 结合到 CD27 的胞内区域,并且通过 Caspase 依赖的线粒体途径来诱导凋亡。免疫组化结果表明胶质瘤细胞表达 CD70 但不表达 CD27,并且体外共培养实验证明胶质瘤细胞和 T 细胞共培养能诱导 T 细胞发生凋亡,这提示肿瘤细胞可能通过 CD70 去诱导 T 细胞发生凋亡,进而促进肿瘤免疫逃逸。

在很多肿瘤组织中都高表达 PDL1,它的表达量与肿瘤浸润淋巴细胞数目存在一定的负相关性,PDL1 能通过诱导 T 细胞死亡,进而引起肿瘤免疫抑制。当 PDL1 的功能受到抑制时,肿瘤则很快能被免疫系统识别并清除。除了抗原特异性受体之外,T 细胞表面的糖链与肿瘤或肿瘤基质相关的凝集素相互作用也能导致 T 细胞凋亡。半乳凝素-1 (galectin-1)能与包含多个的 N-乙酰基乳糖胺单元的多聚糖高亲和力结合。半乳凝素-1 能提高 T 细胞对 Fas 蛋白(CD95)/Caspase-8 介导的细胞凋亡的敏感性。在头颈部鳞状细胞癌患者中,半乳糖凝集素表达强的患者相比表达弱的患者预后更差,并且肿瘤中的 T 细胞数目更少,这提示半乳糖凝集素-1 能通过杀死效应 T 细胞来帮助肿瘤免疫逃避。

肿瘤除了能通过高表达一些小分子蛋白去诱导 T 细胞死亡之外,还能通过影响肿瘤微环境中存在的一些其他的基质细胞来诱导效应 T 细胞死亡。例如,肿瘤可以通过影响树突状细胞 IDO 水平或者影响巨噬细胞 iNOS 和 ASEI 的表达水平,进而降低肿瘤微环境中的色氨酸和精氨酸的水平,从而诱导 T 细胞发生凋亡。

在某些树突状细胞中(如 CD8α⁺ 脾脏树突状细胞的一个亚群)能诱导表达吲哚胺 2,3-双加氧酶(IDO),这种酶是催化色氨酸降解路径的犬尿氨酸通路中的限速步骤酶。IDO 的活性对 IDO⁺ 树突状细胞的致耐受性功能非常重要。Th1 类细胞因子 IFN-γ 能够诱导树突状细胞和巨噬细胞表达 IDO。在免疫力正常的小鼠来源的肿瘤细胞中表达 IDO 能逃避被同种肿瘤疫苗免疫过的小鼠所产生的免疫排斥,而在小鼠中注射 IDO 的抑制剂则能部分回复小鼠的免疫排斥作用。另外,肿瘤细胞也可以通过高表达 IDO 来降低肿瘤局部色氨酸的水平,进而诱导 T 细胞发生凋亡。在不含色氨酸的培养基中培养的鼠源天然 T 细胞和人源 T 细胞都不能合成 DNA,色氨酸缺乏能够将 T 细胞阻滞在细胞周期的 G_1 中期,并且这些 T 细胞对 Fas 诱导的细胞死亡更加敏感。

此外,色氨酸代谢物 3-羟基邻氨基苯甲酸(3-HAA)和喹啉酸(QUIN)也可以抑制 T 细胞增殖或者引起 T 细胞死亡。3-HAA 和 QUIN 是 L-色氨酸通过犬尿氨酸代谢途径的代谢物,IDO 催化此途径中的起始限速步骤。3-HAA 和 QUIN 能在体外诱导小鼠的 Th1 细胞发生凋亡,但对 Th2 细胞没有影响。Caspase 的广谱抑制剂 z-VAD 和 Caspase-8 的抑制剂能阻止 3-HAA 和 QUIN 所引发的细胞死亡。3-HAA 和 QUIN 能诱导 T 细胞的细胞色素 c 释放,这表明色氨酸代谢物引起的 T 细胞死亡是通过线粒体依赖的死亡途径。因此,IDO 有可能是通过色氨酸代谢产物诱导的 Th1 细胞死亡而产生肿瘤免疫抑制。很多肿瘤组织中都表达 IDO,IDO 的表达水平与肿瘤临床预后有很大的关系。

L-精氨酸在髓样抑制细胞调节的免疫反应中起着重要的作用,它存在于巨噬细胞、血管内皮细胞、肝细胞、肾细胞和一些肿瘤中,并且能通过诱导型一氧化氮合酶(iNOS)、精氨酸酶 I(ASE I)和精氨酸酶 II(ASE II)这三种酶解通路代谢。L-精氨酸能被诱导型一氧化氮合酶代谢产生瓜氨酸和一氧化氮,这种途径是 L-精氨酸在这些细胞里产生细胞毒性的一个主要机制。Th1 和 Th2 型细胞因子能差异调控 ASEI 和 iNOS 在小鼠髓样抑制细胞的表达。IFN-γ 诱导 iNOS 的表达,而 IL-4、IL-10 和 IL-13 则可以诱导 ASEI 的表达。许多肿瘤内存在髓样抑制细胞,也可以在外周免疫系统诱导产生髓样抑制细胞。一般认为这些髓样抑制细胞可以通过消耗精氨酸并生成 NO 来抑制肿瘤特异性的免疫应答。精氨酸的水平降低能抑制抗原引起的 T 细胞增殖。因此,iNOS 和 ASEI 在促进 T 细胞死亡中也扮演着重要的角色。

总之,肿瘤的发生与肿瘤细胞的凋亡不足,以及肿瘤微环境中免疫细胞的过度凋亡存在着密切的关系,如何促进肿瘤细胞的凋亡及抑制肿瘤微环境中的免疫细胞发生凋亡,是治疗肿瘤的关键所在。

10.5 细胞凋亡与肿瘤的治疗

10.5.1 Fas/FasL 与疾病的治疗

如上所述,许多疾病的发生与 Fas/FasL 系统在组织或细胞中表达异常有关,故可根据疾病的特点,通过刺激或降低 Fas/FasL 的表达来达到治疗疾病的目的。

(1) 对于与 Fas/FasL 功能过强相联系的疾病,如骨髓发育不良综合征(myelodysplastic syndromes)和急性髓性白血病(acute myeloid leukemia,AML)等,可以通过下调 Fas/FasL 水平来治疗疾病。已知 MDS 和 AML 患者骨髓细胞的 FasL 表达水平过高,故可用 sFas 或硫醇(Thiol)等药物以阻断 Fas/FasL 信号转导途径来治疗这些骨髓功能缺陷等疾病。

(2) 对于与 Fas/FasL 功能缺陷相关的疾病,则可以通过上调 Fas/FasL 水平促进细胞凋亡治疗疾病。例如,可使用某些细胞因子(如 IL-2)或一些新的药物(如维甲酸)来上调 Fas 表达,通过诱导肿瘤细胞凋亡而达到治疗或减缓癌症等疾病的目的。化疗引起的细胞凋亡大部分是由 Fas/FasL 系统介导的,这一结论已得到了医学理论界的公认。我们希望化疗药物能最大限度地杀伤癌细胞并最小限度地伤害正常细胞,联合使用免疫效应调节剂如 TNF-α、IFN-γ,则可大大增强癌细胞对 Fas/FasL 所介导的细胞凋亡的敏感性,从而降低耐药性癌细胞的抗药性。另外,研究证实,一些治疗性抗 Fas 单抗与 FasL 的作用相似,也可直接通过抗体/抗原结合来诱导 Fas 阳性细胞凋亡,如抗 Fas 单抗与阿霉素(doxorubicin)联用可以先诱发耐阿霉素的膀胱癌细胞上调 Fas 的表达,然后在 Fas 单抗的作用下,导致癌细胞凋亡,从而克服癌细胞对阿霉素的抗药性。因此,如何提高肿瘤细胞的 Fas 表达水平、如何用 FasL 或抗 Fas 抗体攻击表达 Fas 的肿瘤细胞为肿瘤治疗提供了新思路,并已成为当今肿瘤治疗研究的新热点之一。

10.5.2 TRAIL 与肿瘤治疗

TRAIL 是一个很强的细胞凋亡诱导因子,它与 TNF-α 和 FasL 同属于 TNF 家族。与 TNF-α 和 FasL 相比,TRAIL 的不同之处在于:①TNF-α 与 FasL 大多表达于激活的免疫细胞,而 TRAIL 却持续地表达于大多数正常细胞中;②TRAIL 具有强大的诱导肿瘤细胞凋亡的能力,但对正常细胞基本无影响,所以 TRAIL 比 FasL 和 TNF-α 具有更高的肿瘤专一性;③与 FasL 相比,TRAIL 能诱导更多类型肿瘤细胞的凋亡,因此具有更广泛的抗癌作用;④TRAIL 对核转录因子 NF-κB 的激活作用比较微弱,产生的炎症反应明显小于 TNF-α。基于以上四点,TRAIL 被认为是一种更为安全且更具潜力的抗肿瘤因子。

现有的研究证实,TRAIL 对于来自肺、结肠和乳腺等大多数组织的恶性肿瘤具有抑制细胞生长和细胞毒效应,而人体的正常细胞则对 TRAIL 诱导的凋亡能够产生耐受。有研究指出,正常细胞之所以对 TRAIL 产生耐受,可能是正常细胞的膜上的死亡受体 DR4(death receptor 4)和 DR5(death receptor 5)较肿瘤细胞的少,而诱骗受体 DcR1(decoy receptor 1)和 DcR2(decoy receptor 2)比肿瘤细胞多。在体外实验中,TRAIL 能诱导对多种白血病细胞、前列腺癌细胞、黑色素瘤细胞、多发性骨髓瘤细胞、淋巴瘤细胞及多种肿瘤细胞株,包括宫颈癌细胞 HeLa、肺癌细胞 A549 和 H1299 及神经胶质瘤细胞 U251 等特异性的杀伤作用。这种杀伤作用呈明显的时间和剂量依赖性,而对正常人外周血淋巴细胞无任何毒性。在体内实验中,初步药效学研究表明,TRAIL 可显著地抑制人肝癌细胞在小鼠体内的生长,但对正常小鼠无毒副作用。在这一点上,TRAIL 明显优于 FasL 和 TNF-α,因为后两者易引起肝脏组织的变性、出血、坏死,甚至导致机体死亡。Gliniak 等用 TRAIL 处理带有人大肠癌的荷瘤鼠癌组织,3 天后在小鼠体内观察到肿瘤的剂量依赖性生长的抑制和肿瘤的清除。另外,已有的研究表明,包括 CD4 阳性 T 细胞、NK 细胞、巨噬细胞和树突状细胞在内的多种免疫细胞对肿瘤细胞的清除作用至少是部分依赖 TRAIL 表达的,这说明 TRAIL 在体内表现为一个强有力的肿瘤抑制因子。同时,TRAIL 在单独使用或与 FasL 联合使用时,还可抑制肿瘤细胞的转移。由此可见,人体内多种恶性肿瘤都对 TRAIL 表现出了较高的敏感性,这也预示着 TRAIL 在恶性肿瘤治疗中有广泛的应用前景。另外,研究表明,TRAIL 也可能参与了对病毒感染细胞的杀伤作用。

尽管 TRAIL 能选择性诱导肿瘤细胞凋亡,在肿瘤治疗中具有广泛的应用前景,但它也有一些局限性。近来有报道称 TRAIL 在体外实验中会杀伤人的正常肝细胞,但这一结果在最近用临床级重组 TRAIL 进行的研究中没有得到证实,现在仍不能确定 TRAIL 是否对人肝细胞具有毒性。但在其他研究中,人的正常胸腺细胞和脑细胞对 TRAIL 表现敏感,因此,应用 TRAIL 进行肿瘤治疗仍需慎重。

10.5.3　Bcl-2 蛋白小分子抑制剂与肿瘤治疗

Bcl-2 蛋白家族在调节细胞凋亡中发挥着重要作用,在很多肿瘤中都高表达 Bcl-2 和 Bcl-X,肿瘤细胞可以通过高表达这些抗凋亡分子来耐受化疗药物。有机小分子由于分子量小,通常具有较高的膜通透性,更容易体内给药,因此开发以 Bcl-2 蛋白家族为靶点的小分子抑制剂对临床治疗肿瘤有极为重要的意义。下面就介绍几种目前已经开发用于研究或者临床治疗的 Bcl-2 蛋白的小分子抑制剂。

1. HA-14-1

化合物 HA-14-1 可以直接与 Bcl-2 结合,这样竞争性抑制其与 Bak 的结合。在使用浓度为 $50\mu mol/L$ 的时候就可以诱导超过 90% 的 HL-60 细胞凋亡,并激活 Caspase-3 和 Caspase-9,切割 PARP。此药物适合联合其他药物治疗 Bcl-2 高表达的肿瘤,但针对表达 Bcl-2 水平不一样的肿瘤细胞,其使用药物浓度也不一样,因此 HA-14-1 在应用于治疗肿瘤患者的时候应该精确其使用剂量,以确保在有效安全的浓度范围。

2. Tetrocarcin A(TC-A)

TC-A 是由放线菌产生的代谢物,其可以抑制 Bcl-2 的功能。低浓度的 TC-A 可以抑制 Bcl-2 的功能,引起细胞色素 c 的释放和线粒体膜电势降低。TC-A 可以增加细胞对凋亡信号的敏感度(如 FAS 配体、TNF-α 等信号)。TC-A 一般与其他化疗药物联合应用比单独使用更有效。

3. 抗霉素 A

抗霉素 A 可以模拟凋亡蛋白的 BH3 结构域,它可以与 Bak 的 BH3 结构域竞争性结合 Bcl-2 和 Bcl-xL。抗霉素 A 适用于高表达 Caspase 抑制剂的肿瘤,但对表达 Bcl-xL 突变体的肿瘤效果有所降低。此外,抗霉素 A 的衍生物能保持 Bcl-2 抑制剂的活性,并且降低了线粒体毒副作用。

4. BL-193 和 TW-37

体外和体内实验都证明,小分子抑制剂棉酚 BL-193 和 TW-37 都具有抗肿瘤活性,其主要原理是通过结合 Bcl-2/Bcl-xL 的 BH3 结构域来促进淋巴瘤发生凋亡,并且这两种小分子对外周血细胞无毒副作用。体内实验表明,在 WSU-DLCL2 淋巴瘤模型中,TW-37 和 BL-193 都能抑制肿瘤生长。

5. ABT-737

ABT-737 能模拟 Bad 的 BH3 结构域,其能与 Bcl-2、Bcl-xL 和 Bcl-w 高亲和性结合。ABT-737 能够通过与 Bcl-2 结合而促进细胞色素 c 的释放,进而促进细胞凋亡。ABT-737 对治疗淋巴瘤和小细胞肺癌的实验正在进行中,但它的毒副作用是导致血小板减少症。

小分子抑制剂在肿瘤治疗中有着广大的应用前景,因为其分子小,容易进入肿瘤细胞。此外,由于其与细胞毒性药物和放疗作用的靶点不同及作用机制不一样,因此可以与其他治疗方案联合应用。但目前 Bcl-2 小分子抑制剂在使用方面也存在一定问题,就是针对不同肿瘤的疗效及对靶蛋白的亲和力有待于进一步提高。

10.6 小　　结

细胞程序性死亡,特别是细胞凋亡的研究在过去二十多年来受到了广泛关注。这一领域的发展经历了典型的知识爆炸阶段。细胞死亡的异常与肿瘤的发生密切相关。通过对细胞凋亡机理及其在癌症发生中的重要作用的深入研究,有可能开发出新的癌症治疗药物和手段。

(饶冠华　朱玉山　陈　佺)

主要参考文献

Ameisen J C. 2002. On the origin, evolution, and nature of programmed cell death: a timeline of four billion years. Cell Death Differ, 9: 367-393.

Ashkenazi A, Dixit V M. 1998. Death receptors: signaling and modulation. Science, 281: 1305-1308.

Bronte V, Zanovello P. 2005. Regulation of immune responses by L-arginine metabolism. Nat Rev Immunol, 5: 641-654.

Chen D, Xiao H, Zhang K, et al. 2010. Retromer is required for apoptotic cell clearance by phagocytic receptor recycling. Science, 327: 1261-1264.

Chen K H, Guo X, Ma D, et al. 2004. Dysregulation of HSG triggers vascular proliferative disorders. Nat Cell Biol, 6: 872-883.

Chen Q, Gong B, Almasan A. 2000. Distinct stages of cytochrome c release from mitochondria: evidence for a feedback amplification loop linking Caspase activation to mitochondrial dysfunction in genotoxic stress induced apoptosis. Cell Death Differ, 7: 227-233.

Chipuk J E, Kuwana T, Bouchier-Hayes L, et al. 2004. Direct activation of Bax by p53 mediates mitochondrial membrane permeabilization and apoptosis. Science, 303: 1010-1014.

Chipuk J E, Bouchier-Hayes L, Kuwana T, et al. 2005. PUMA couples the nuclear and cytoplasmic proapoptotic function of p53. Science, 309: 1732-1735.

Cho Y S, Challa S, Moquin D, et al. 2009. Phosphorylation-driven assembly of the RIP1-RIP3 complex regulates programmed necrosis and virus-induced inflammation. Cell, 137: 1112-1123.

Chung J G, Yeh K T, Wu S L, et al. 2001. Novel transmembrane GTPase of non-small cell lung cancer identified by mRNA differential display. Cancer Res, 61: 8873-8879.

Danial N N, Korsmeyer S J. 2004. Cell death: critical control points. Cell, 116: 205-219.

Declercq W, Vanden Berghe T, Vandenabeele P. 2009. RIP kinases at the crossroads of cell death and survival. Cell, 138(2):229-232. Review.

Delettre C, Lenaers G, Griffoin J M, et al. 2000. Nuclear gene OPA1, encoding a mitochondrial dynamin-related protein, is mutated in dominant optic atrophy. Nat Genet, 26: 207-210.

Desagher S, Martinou J C. 2000. Mitochondria as the central control point of apoptosis. Trends Cell Biol, 10: 369-377.

Douglas R, Guido K. 2009. Cytoplasmic functions of the tumour suppressor p53. Nature, 458:1127-1130.

Du C, Fang M, Li Y, et al. 2000. Smac, a mitochondrial protein that promotes cytochrome c dependent caspase activation by eliminating IAP inhibition. Cell, 102: 33-42.

Edinger A L, Thompson C B. 2004. Death by design: apoptosis, necrosis and autophagy. Curr Opin Cell Biol, 16: 663-669.

Fallarino F, Grohmann U, Vacca C, et al. 2002. T cell apoptosis by tryptophan catabolism. Cell Death Differ, 9: 1069-1077.

Frank S, Gaume B, Bergmann-Leitner E S, et al. 2001. The role of dynamin-related protein 1, a mediator of mitochondrial fission, in apoptosis. Dev Cell, 1: 515-525.

Friedman R C, Farh K K, Burge C B, et al. 2009. Most mammalian mRNAs are conserved targets of microRNAs. Genome Res,19: 92-105.

Galluzzi L, Kepp O, Kroemer G. 2009. RIP kinases initiate programmed necrosis. J Mol Cell Biol,1(1): 8-10.

Gozuacik D, Kimchi A. 2004. Autophagy as a cell death and tumor suppressor mechanism. Oncogene, 23: 2891-2906.

Gross A, Jockel J, Wei M C, et al. 1998. Enforced dimerization of BAX results in its translocation, mitochondrial dysfunction and apoptosis. Embo J, 17: 3878-3885.

He S, Wang L, Miao L, et al. 2009. Receptor interacting protein kinase-3 determines cellular necrotic response to TNF-alpha. Cell, 137(6):1100-1111.

Hengartner M O. 2000. The biochemistry of apoptosis. Nature, 407: 770-776.

Huang Z. 2000. Bcl-2 family proteins as targets for anticancer drug design. Oncogene, 19: 6627-6631.

Jagasia R, Grote P, Westermann B, et al. 2005. DRP-1-mediated mitochondrial fragmentation during EGL1-induced cell death in C. elegans. Nature, 433: 754-760.

Jovanovic M, Hengartner M O. 2006. miRNAs and apoptosis: RNAs to die for. Oncogene,25(46):6176-6187.

Karbowski M, Lee Y J, Gaume B, et al. 2002. Spatial and temporal association of Bax with mitochondrial fission sites, Drp1, and Mfn2 during apoptosis. J Cell Biol, 159: 931-938.

Kerr J F, Wyllie A H, Currie A R. 1972. Apoptosis: a basic biological phenomenon with wide-ranging implications in tissue kinetics. Br J Cancer, 26: 239-257.

Kos C H. 2004. Cre/loxP system for generating tissue-specific knockout mouse models. Nutr Rev,62: 243-246.

Kruyt F A, Schuringa J J. 2010. Apoptosis and cancer stem cells: Implications for apoptosis targeted therapy. Biochem Pharmacol,80(4):423-430.

Li P, Nijhawan D, Budihardjo I, et al. 1997. Cytochrome c and dATP-dependent formation of Apaf1/caspase 9 complex initiates an apoptotic protease cascade. Cell, 91: 479-489.

Li P, Nijhawan D, Wang X. 2004. Mitochondrial activation of apoptosis. Cell, 116: 57-59.

Liu X, Kim C N, Yang J, et al. 1996. Induction of apoptotic program in cell-free extracts: requirement for dATP and cytochrome c. Cell, 86: 147-157.

Lockshin R A, Zakeri Z. 2004. Apoptosis, autophagy, and more. Int J Biochem Cell Biol, 36: 2405-2419.

Lu B, Finn O J. 2008. T-cell death and cancer immune tolerance. Cell Death Differ, 15:70-79.

Lynam-Lennon N, Stephen G. 2009. Maher and John V. Reynolds. The roles of microRNA in cancer and apoptosis. Biol Rev,84: 55-71.

Marzo I, Brenner C, Zamzami N, et al. 1998. Bax and adenine nucleotide translocator cooperate in the mitochondrial control of apoptosis. Science, 281: 2027-2031.

Mihara M, Erster S, Zaika A, et al. 2003. p53 has a direct apoptogenic role at the mitochondria. Mol Cell, 11: 577-590.

Mozdy A D, Shaw J M. 2003. A fuzzy mitochondrial fusion apparatus comes into focus. Nat Rev Mol Cell Biol, 4: 468-478.

Munder M, Eichmann K, Moran J M, et al. 1999. Th1/Th2-regulated expression of arginase isoforms in murine macrophages and dendritic cells. J Immunol, 163: 3771-3777.

Nakagawa T, Zhu H, Morishima N, et al. 2000. Caspase-12 mediates endoplasmic-reticulum-specific apoptosis and cytotoxicity by amyloid-beta. Nature, 403: 98-103.

Ott M, Robertson J D, Gogvadze V, et al. 2002. Cytochrome c release from mitochondria proceeds by a two-step process. Proc Natl Acad Sci USA, 99: 1259-1263.

Ramiro G, George A C, Carlo M C. 2009. MicroRNAs in cancer. Annu Rev Med, 60: 167-179.

Schneider P, Tschopp J. 2000. Apoptosis induced by death receptors. Pharm Acta Helv, 74: 281-286.

Shimizu S, Ide T, Yanagida T, et al. 2000. Electrophysiological study of a novel large pore formed by Bax and the voltage-dependent anion channel that is permeable to cytochrome c. J Biol Chem, 275: 12321-12325.

Shimizu S, Konishi A, Kodama T, et al. 2000. BH4 domain of antiapoptotic Bcl-2 family members closes voltage-dependent anion channel and inhibits apoptotic mitochondrial changes and cell death. Proc Natl Acad Sci USA, 97: 3100-3105.

Smirnova E, Shurland D L, Ryazantsev S N, et al. 1998. A human dynamin-related protein controls the distribution of mitochondria. J Cell Biol, 143: 351-358.

Sugioka R, Shimizu S, Tsujimoto Y. 2004. a protein involved in mitochondrial fusion, inhibits apoptosis. J Biol Chem, 279: 52726-52734.

Terness P, Bauer T M, Rose L, et al. 2002. Inhibition of allogeneic T cell proliferation by indoleamine 2,3-dioxygenase-expressing dendritic cells: mediation of suppression by tryptophan metabolites. J Exp Med, 196: 447-457.

Tsujimoto Y, Ikegaki N, Croce C M. 1987. Characterization of the protein product of bcl-2, the gene involved in human follicular lymphoma. Oncogene, 2: 3-7.

Tsukada M, Ohsumi Y. 1993. Isolation and characterization of autophagy-defective mutants of Saccharomyces cerevisiae. FEBS Lett, 333: 169-174.

Vander Heiden M G, Chandel N S, Li X X, et al. 2000. Outer mitochondrial membrane permeability can regulate coupled respiration and cell survival. Proc Natl Acad Sci USA, 97: 4666-4671.

Vaux D L, Korsmeyer S J. 1999. Cell death in development. Cell, 96: 245-254.

Wang X. 2009. Cre transgenic mouse lines. Methods Mol Biol, 561: 265-273.

Wang Y, Lee C G. 2009. MicroRNA and cancer—focus on apoptosis. J Cell Mol Med, 13(1): 12-23.

Wei M C, Zong W X, Cheng E H, et al. 2001. Proapoptotic BAX and BAK: a requisite gateway to mitochondrial dysfunction and death. Science, 292: 727-730.

Westermann B. 2003. Mitochondrial membrane fusion. Biochim Biophys Acta, 1641: 195-202.

Yuan J. 1995. Molecular control of life and death. Curr Opin Cell Biol, 7: 211-214.

Zhang D W, Shao J, Lin J, et al. 2009. RIP3, an energy metabolism regulator that switches TNF-induced cell death from apoptosis to necrosis. Science, 325: 332-336.

Zong W X, Ditsworth D, Bauer D E, et al. 2004. Alkylating DNA damage stimulates a regulated form of necrotic cell death. Genes Dev, 18: 1272-1282.

Zong W X, Li C, Hatzivassiliou G, et al. 2003. Bax and Bak can localize to the endoplasmic reticulum to initiate apoptosis. J Cell Biol, 162: 59-69.

Zuchner S, Mersiyanova I V, Muglia M, et al. 2004. Mutations in the mitochondrial GTPase mitofusin 2 cause Charcot-Marie-Tooth neuropathy type 2A. Nat Genet, 36: 449-451.

第 11 章 癌细胞特征之九——基因组不稳定及突变

基因组,在传统上指一个细胞中的全部染色体;在现代分子遗传学范畴里,基因组指一个细胞携带遗传信息的总和。随着基因测序技术的发展,对基因组测序后发现编码基因的 DNA 序列只占整个基因组的很小一部分(约 2%),而非编码的 DNA 序列却占绝大部分。因此,基因组的定义被修正为细胞中包括编码序列和非编码序列在内的全部 DNA 分子。

癌细胞的最主要特征为基因组不稳定性。基因组不稳定性主要与下列途径或过程异常有关:①细胞周期进程的调控;②端粒保护;③DNA 损伤应答;④对调控上述过程关键基因的表观遗传学调控。DNA 损伤应答是细胞对各种内外因素导致的基因组 DNA 损伤所做出的应答。协调有序的细胞周期和合适的 DNA 损伤应答是维持基因组稳定性的根本保障。

一个正常细胞周期的主要任务包括 DNA 复制和有丝分裂。细胞周期协调有序地进行是高保真完成 DNA 复制并等份地分给两个子细胞的保证。DNA 复制不完整或过度复制都会产生染色体缺失、倍增、断裂和重排,导致基因组不稳定。有丝分裂错误则产生染色体错误分离和非整倍体。

细胞基因组 DNA 时刻遭受各种内源及外源性的损伤因子的攻击,及时、高效的 DNA 损伤应答是保障基因组稳定性、维持其编码信息不变,并将遗传信息准确无误的传给子代细胞的关键。DNA 损伤应答包括细胞感应 DNA 损伤的信号、激活细胞周期检验点而暂时将细胞周期停滞、允许细胞有时间对损伤的 DNA 进行修复等一系列复杂过程。一方面,DNA 损伤应答系统会识别不同类别的损伤、传递损伤信号、停滞细胞周期并对损伤进行修复,保证遗传信息的稳定;另一方面,如果损伤无法修复,DNA 损伤应答系统则会指导细胞进入凋亡途径,避免损伤了的基因组 DNA 遗传给子代细胞。细胞通过对损伤 DNA 的高保真修复来维持基因组的稳定性,错误倾向的修复或 DNA 损伤应答的缺陷会导致基因变异,这些基因变异的积累会造成基因组的不稳定性,最终导致细胞癌变(图 11-1)。

临床上,癌症放射治疗和大多数的化学治疗的机制都是通过对基因组 DNA 造成不可修复的损伤而引起细胞死亡的方式来实现的(图 11-1)。对基因组不稳定性的细胞、分子机制的阐述有助于我们深层次地了解肿瘤的发生发展,获得癌症早期诊断和治疗的新靶点,开发癌症靶向性治疗的新药,实现癌症的个性化治疗。

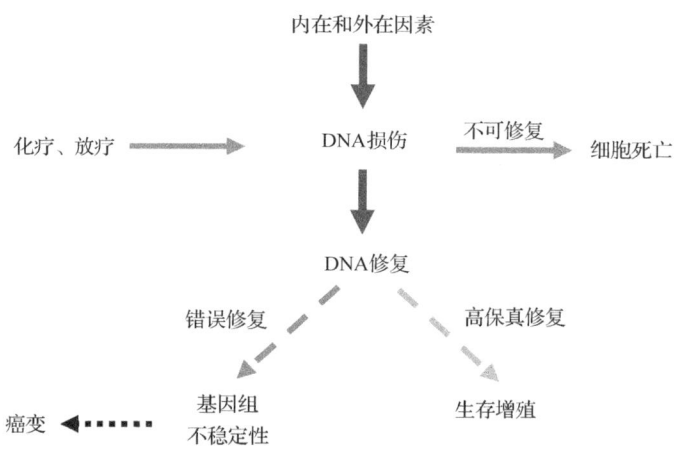

图 11-1 DNA 损伤应答是维持基因组稳定性的核心机制、癌症治疗（化疗和放疗）及抗癌新药开发的生物学基础

11.1 基因组不稳定性的获得

基因和/或基因组的变异会破坏基因组的稳定性，而基因组稳定性的受损进一步增加基因变异的速率。在进化过程中，物种的基因组变化大多数并不妨碍机体功能的发挥，并且在一定程度上成为有利于物种进化的一种方式；但是，如果这种基因组的变化影响了机体的正常生理功能，则称之为基因组不稳定性。当自发或诱发 DNA 突变或基因组不稳定时，正常细胞的生长失去控制，导致严重的生物学后果，如癌变的发生。因此，基因组不稳定是癌变过程的早期阶段，而癌症则是基因组不稳定性获得并延续的具体表现之一。基因组不稳定性的具体表现，宏观到包括整条染色体的丢失/获得、染色体节段缺失/扩增、融合、倒位（inversion）、易位（translocation）等，微观小到基因组中 DNA 序列碱基的点突变、缺失、插入及修饰（如甲基化）异常等。

11.1.1 基因变异

人们最初对基因的认识仅仅局限于逻辑推理，并不知道它的实质。20 世纪 50 年代之后，随着分子遗传学的发展，尤其是沃森和克里克提出 DNA 双螺旋结构后，人们才认识到基因的本质，即基因是具有遗传效应的 DNA 片段。随着人们对从 DNA 到 RNA 到蛋白质及生物体性状和功能的更深入了解，现在认为基因是指一段 DNA 碱基序列，能够编码蛋白质或 RNA 等具有特定功能产物的遗传信息单位。基因组则是上面提到的，包括编码和非编码序列的所有 DNA 的总和。

通常情况下，基因是非常稳定的，这样能够保证机体所携带的遗传信息稳定地传递到下一代，从而保证下一代正常健康地生存。但这种稳定性也是相对的，机体在一定条件刺激下，基因也会改变。有些基因的改变没有影响基因的功能，并能够正常地传递遗传信息，比如没有导致基因编码的氨基酸改变的同义突变等；有些基因的改变虽然影响了基因的功能，但是该基因的功能对细胞/机体的生存并不是关键的，也不影响遗传信息的传递；

而有些基因的改变导致基因功能的异常,而且该基因的功能对细胞/机体的生存是必需的,这样的话,机体的生理功能出现异常,伴随疾病的发生;如果这些改变是发生在生殖细胞的种系突变(germline mutation),这些改变能够传递到下一代。那么基因变异从物质上讲到底是什么发生了变化呢?从微观角度来看,基因变异可以定义为基因结构上发生了碱基对组成、碱基组成顺序或碱基修饰的改变。接下来我们将描述基因变异类型及其原因和对遗传信息传递的影响。

基因变异根据致变条件的不同而分为自发突变和诱发突变,前者指在自然条件下发生的基因变异,而后者指在人为条件如利用物理因素或化学药剂所造成的突变;而从基因结构改变方式来看,基因突变可分为碱基置换突变和移码突变。碱基置换是指核苷酸分子中的一个碱基被其他碱基所替换而造成的突变。碱基置换的后果可能是同义突变,由于遗传密码有简并性的特点,经转录和翻译后所对应的氨基酸并没有改变,这样不会影响遗传性状的传递。另一种可能是错义突变,经转录和翻译后所对应的氨基酸发生改变,这样有可能影响基因的功能。而无义突变使密码子成为终止密码,导致氨基酸组成的肽链提前结束,从而有可能改变基因所编码蛋白质的生物学活性。最后一种碱基置换为终止密码突变,碱基置换使原来的终止密码变成编码某种氨基酸密码,指导合成的肽链将延长到出现下一个终止密码才结束。移码突变为基因编码区插入或缺失一个或两个或非3整倍数个碱基,这样使得后继序列改变原来三个核苷酸编码一个氨基酸的原有序列,从而使得氨基酸的序列发生改变,最终导致编码的蛋白质生理特性的改变。基因突变是导致生物变异和生物演化的主要原因,也是通过人工诱变产生生物新品种的重要方法。不同的突变对基因功能及生物个体的生理性状的影响是不一样的。但另一方面,基因变异的积累会促进基因组不稳定性的获得,是许多人类疾病包括癌症发生、发展的分子基础。

目前普遍认为癌症是遗传物质发生改变所导致的一类疾病的总称,包括超过200种不同的癌症。少数癌细胞的基因组DNA序列本身并未发生改变,但由于其DNA或组蛋白的修饰发生变化,也就是表观遗传改变(epigenetic change),导致基因表达模式的改变,从而引起癌变。与遗传性疾病不同,超过80%的癌症是因体细胞DNA改变,而非生殖细胞DNA改变所致。由于癌变涉及多个基因位点的改变,因此生殖细胞某些基因位点的改变无疑也会增加致癌的可能性。

癌症研究数据表明抑癌基因变异是癌症发生发展的主要原因。抑癌基因实际上是正常细胞增殖过程中的负调控因子,它编码的蛋白质往往在细胞周期调控上起阻滞周期进程的作用。研究者将抑癌基因划分为三类,即看护基因(caretakers)、门控基因(gatekeepers)和规划基因(landscapers)。看护基因编码的产物维持基因组稳定性,这类基因的变异引起核苷酸序列的不稳定或者染色体的重排,是导致基因组不稳定的根源。基因组稳定性受到威胁的常见情形包括在细胞分裂过程中的基因组DNA复制的紊乱和在内外因素攻击下基因组DNA的损伤。在细胞分裂时,每个母细胞多达60亿个DNA分子在仅仅数小时之内复制一遍,这就天然地赋予许多获得变异的机会,看护基因的功能之一就是防止这些变异的积累。同时,机体的每一个细胞DNA都持续不断地受到攻击而损伤,看护基因编码的产物通过适当地激活细胞周期检验点、允许细胞有时间对损伤的DNA进行修复,从而达到维持基因组稳定性的目的。其实,看护基因并不直接调控细胞增殖,它们的失活就相当于细胞不间断地暴露于致癌诱变剂。这也可以从另一个侧面得到验证，看护基因敲除导致的小鼠表型不能因为恢复野生型看护基因的表达而得到挽救。

门控基因所编码的产物能够监测细胞分裂和细胞死亡，直接作用于细胞生长增殖的调控系统。换句话说，如果有正常的门控基因功能，其他基因的变异不会破坏细胞生长与死亡的平衡。当看护基因发生变异时，其他基因包括门控基因的变异频率增加。研究认为，每一种细胞类型中门控基因或许只存在一个或者很少的几个。如果说某个个体为肿瘤易感表型的话，那么很可能是上代遗传给它一个拷贝的突变形式的门控基因，后续的第二个等位基因的变异则会导致癌变。结肠腺瘤性息肉病基因 *APC* 最早被认定为门控基因，该基因的变异频繁发生在直肠癌中，这也说明门控基因在一定程度上有一定的组织特异性。如果细胞癌变是通过看护基因的变异而实现的，那么看护基因的另一个等位基因及门控基因的双拷贝等位基因必须发生变异。因此，看护基因变异而导致的癌症要比门控基因少见得多。

规划基因编码的产物调控细胞生长的微环境。我们知道细胞生长依赖于细胞间和细胞与细胞外基质的相互作用。细胞间的通信既可以通过彼此的直接接触，也可以借助于信号因子而传递。规划基因变异导致间质细胞的异常可以诱导上皮细胞的不正常生长，最终导致细胞癌变。

门控基因与看护基因并不是独立行驶维护基因组稳定性的功能的，两者关系密切。如果由看护基因突变所导致的 DNA 损伤修复信号通路受到损伤时，门控基因突变的概率会随之增加。另外，看护基因与门控基因在衰老机制中起到很重要的协同作用，提高看护基因的活性能够延缓衰老。这是因为看护基因所起到的调控功能能够维持基因组的稳定性，研究发现看护基因所编码的产物能够维持端粒的长度，而一般认为端粒会随着复制而降解变短从而最终影响染色体的不稳定性，影响细胞的衰老进程。研究表明门控基因能够在抗癌方面起到积极的作用，能控制细胞增殖生长，这样对寿命延长就有了反向作用。

总之，在生命早期，门控基因和看护基因的表达通过诱发细胞凋亡和老化而防止癌症的发生，同时，规划基因的表达为门控基因和看护基因实施其功能提供了合适的微环境；但是，在生命后期，这些基因的功能促进了衰老。

当然，癌基因在肿瘤发生发展中也起重要作用。癌基因是控制细胞生长和分裂的正常基因的一种变异形式，能引起正常细胞癌变。癌基因最早发现于诱发肿瘤的劳氏肉瘤病毒，其携带 *src* 基因对病毒的繁殖不是必要的，但是当病毒感染鸡后可引起细胞癌变，导致肉瘤。后来人们发现在鸡的正常细胞基因组中也有一个与病毒 *src* 基因同源性很高的基因片段 *c-src*。鸡体内的 *c-src* 基因编码一种与细胞分裂调控相关的蛋白激酶，它并不致癌。但由于它的发现源于病毒癌基因及其高同源性，因而被称为原癌基因。对多种致癌的逆转录病毒中存在的病毒癌基因的研究，均发现在正常细胞中有原癌基因的存在，很多原癌基因的产物都是细胞生长分裂的调控分子。同样的，在人的多种癌细胞中也证实了这些基因发生了改变。癌基因通过过量表达或突变而被活化，从而具有致癌能力。

11.1.2 染色体结构的变异

染色体结构的变异从结构上包括染色体区段的缺失、重复、倒位、易位等。

缺失是指染色体上某一区段及其带有的基因一起丢失，从而引起变异的现象。这种类型相当于部分单体综合征。而重复是指染色体上增加了相同的某个区段而引起变异的现象，这相当于部分三体综合征类型，这会造成基因的拷贝数增多，染色体不能正常配对及遗传信息不能正常地分离传递。

倒位是指某染色体的内部区段发 180°的倒转，而使该区段的原来基因顺序发生颠倒的现象。倒位如果发生在染色体的一条臂上，称之为臂内倒位；若发生片段包括了着丝粒区，则称之为臂间倒位。若染色体发生倒位，则染色体减数分裂中的配对出现异常，两条同源染色体不能直线配对，要某一条染色体形成弯圈才能形成配对，这样的配对圈称之为倒位环，产生的倒位环若是不包含着丝粒，则在减数分裂后某一条染色体就会包含两个着丝粒在两端及一个没有着丝粒的断片，即所谓的"片段和桥"的出现。包含两个着丝粒的"桥"在染色体移向两极进入子细胞时被拉断，造成不规则分离及很大片段的随机缺失；断片则不能进入子细胞的核内，这样形成的配子必然是不完整的。一个倒位杂合体如果着丝粒在倒位环的里面，在环内发生交换后，虽然不会出现"桥"和"断片"，但也会使交换后的染色单体带有缺失或重复，形成不平衡的配子。这种配子功能会有缺陷。

易位是指染色体上的片段转移到其他染色体上的变异现象。易位会导致基因位置的变化，可以单向地由一条染色体上的片段转移到另一条染色体，也可以两条染色体的片段发生交换。单向易位会造成获得片段的染色体多出一部分遗传信息，出现部分三体性，而供体就会缺失而造成部分单体性。相互易位发生比较常见，染色体发生不含有着丝粒的片段交换后产生新的染色体，因为基因并没有缺失或多出，所以在亲代不会有什么表型出现。但是在和正常染色体型交配分裂时因为不配对而出现问题，这样就会造成交换过的染色体不能正确排列，到下一代同样会出现类似于某一段多出或缺失的染色体，形成类似于三体或单体的遗传病症。

11.1.3 染色体型改变

除了基因突变，染色体型改变对基因组稳定性也有很大的影响。在每一物种中都有一定的染色体数目，每对染色体的大小、形状和模式也都是一定的，这种染色体特性被称为染色体型。举例来说，人 1、2、3 对染色体体积大，有明显的中央着丝粒；第 2 对的着丝粒略偏离中央，易于区别；第 4、5 两对染色体的体积大，有亚中部着丝粒，但是，彼此不易区分。这些性状都是稳定遗传的，保证了遗传信息真实地遗传到子代。如果染色体发生变化，染色体型发生改变，那就会引发各类染色体疾病的产生。染色体的改变包括染色体的获得或丢失，从而导致这些染色体数目的改变及染色体上重复、倒位等结构的改变。染色体改变包括常染色体改变和性染色体改变。

染色体数目的改变最早可以追溯到 21 三体综合征，即在这种疾病患者染色体型中 21 号染色体多了一条，细胞的总染色体数目变为 47 条，这样就会影响到整个基因组的稳定性。在有丝分裂过程中其 21 号染色体不能正常配对，细胞分裂出现延迟，21 号染色体上的遗传信息不能正常传递给下一代,从而导致一系列不良症状的出现。患者在临床上表现为发育迟缓、智力低下等性状。三体综合征染色体病中另一种情况称为部分三体,即某一条染色体的部分片段有重复,这样同样会影响基因组的稳定性。

而染色体数目少一条的染色体病我们称之为单体综合征。染色体单体综合征也可细分为整条染色体的丢失或某一条染色体的部分单体性两种情况。整条染色体丢失的情况比较少发生,也许是由于丢失整条染色体导致婴儿不能存活的缘故。而部分单体综合征中,如猫叫综合征就是由于 5 号染色体短臂的部分缺失,患者临床特征会表现为生长延缓、小头、严重的智力障碍、婴儿期哭声酷似猫叫等,患者一般不能存活到成年。

三体综合征和单体综合征相比而言,一般单体综合征的临床表现要严重得多,这也许是由于三体综合征类型遗传信息多余,而单体综合征类型遗传信息不可弥补地丢失所造成。

总之,染色体疾病中三体、单体、倒位、易位等不正常的出现均有可能由亲本遗传,也可以起源于亲本配子形成过程中的同源染色体或姊妹染色单体的不分离或丢失,以及受精卵早期卵裂中的染色体不分离、丢失或遗传交换等。这些染色体病的根本原因在于染色体上基因拷贝数的改变,编码产物的功能出现剂量效应,改变基因重组率,在细胞分裂时染色体不能够正常地分离传递给下一带,这样会导致整个基因组稳定性发生变化,诱发基因组功能紊乱和相关疾病的产生。

11.1.4 端粒变异

端粒是位于染色体末端的短重复序列及包被这些重复系列的蛋白质所组成的特殊结构。端粒早在 20 世纪 30 年代就为科学家所发现,三位美国科学家因为研究端粒在保护线性染色体末端如何保持完整性及染色体如何避免核酸酶的降解以维持其稳定性中的开创性工作,获得了 2009 年诺贝尔生理学或医学奖。端粒的整体结构是非常保守的,但是端粒的长度在不同物种间却有很大的差异。深入研究高度有序的端粒结构,洞悉端粒是如何防止线性染色体 DNA 被识别为损伤位点、激活 DNA 损伤应答信号,并被修复机器错误的修复为融合端粒的分子机制,亦可为 DNA 损伤应答机制的研究提供很好的研究模型。

正常情况下,许多参与 DNA 损伤修复的蛋白质都能够结合到端粒位置上,这也许为保护端粒的完整性提供了一种可靠的解释。小鼠模型研究中发现许多 DNA 修复蛋白(如 DNA-PKcs 及 KU 蛋白)在端粒位置的失活都会造成端粒长度的缩短或失去帽子保护功能;而一旦端粒的功能受损,染色体的末端就作为线性的 DNA 末端暴露出来,被 DNA 损伤修复信号通路所识别,促进其修复,这样就发生端粒末端融合。在培养细胞中的研究发现如果端粒结合蛋白遭到破坏,就会发生 DNA 监控/修复蛋白如 53BP1、RAD17、ATM、MRE11 等到端粒位置的募集,这也提示着功能紊乱的端粒确实能够作为一个 DNA 修复机器所识别的经典底物。同时,进一步明确端粒位置上的 DNA 双链断裂(DNA double-strand breaks, DSB)修复激活与抑制之间的调控机制也有利于我们开发癌症治疗的小分子药物。

端粒的重要功能是保护和稳定染色体的末端,所以端粒的保持理所当然就显得很重要。一旦端粒末端的结构发生变化,失去了对染色体的保护功能,就很容易发生染色体的末端被DNA损伤应答信号感应为断裂末端,从而强加其走向修复通路。而这种损伤若是得不到合适修复的话,就会导致染色体末端的融合、缺失或者细胞死亡等。随后,随着复制及细胞分裂的进行,就会使子代得不到相等的机会获取父代遗传信息,从而会诱发染色体的断裂、基因组的不稳定性、肿瘤的发生等。

另外,我们知道在每一次细胞分裂过程细胞都会面临着端粒的缩短效应,而其中端粒酶依赖途径就成为保持端粒长度的重要因素之一。端粒酶为含有核苷酸蛋白的复合体结构,它能够以自身复合体中RNA核酸为模板、端粒的3′端为引物进行逆转录合成,从而抵消由于端粒复制中不断变短的端粒DNA。然而,尽管随着复制进程的不断进行,端粒DNA会有不断缩短的效应,但是对于大部分人及小鼠,细胞中即便没有端粒酶的情况下也可以由其足够的端粒长度来应对不断的增生。端粒的不断损耗最终将细胞寿命限制在一定限度内。对端粒酶而言,它的活性或者其他能够引起端粒变长的因素就成为细胞永生化的解释理由。也恰恰如此,在癌症细胞中端粒酶的活性可帮助癌症细胞抵抗复制引起的端粒缩短。而正常细胞若是端粒酶活性失调,端粒结构发生变异就有可能诱导突变发生,对肿瘤的产生有重要的贡献。所以现在有关端粒的研究使得我们对基因组稳定性的理解变得更加深入。而有关端粒的更多功能在本书的第5章已有详尽地描述。

11.1.5 表观遗传变异

表观遗传变异指在基因的核苷酸序列不发生改变的情况下,由于基因的修饰(如DNA甲基化)和/或蛋白质的修饰(如组蛋白的乙酰化等)导致基因的生物功能发生了改变,而且这种变异既是可逆的,又是可遗传的。

基因组DNA甲基化主要是胞嘧啶第5位碳原子通过DNA甲基转移酶的作用加上一个甲基基团而变成5-甲基胞嘧啶。5-甲基胞嘧啶约占基因组胞嘧啶总量的2%~7%,主要发生在基因组的CpG岛(富含CG的DNA序列)上。在生理情况下,CpG岛处于非甲基化状态,而大部分散在的CpG二核苷酸则处于甲基化状态。在DNA复制、遗传过程中,DNA必须保证一定程度的甲基化状态,否则就会使染色体脆性增加,易断裂。因此,基因组DNA甲基化受到严格调控。

DNA甲基化在机体中有三种状态。①低甲基化状态,如管家基因,包括编码组蛋白基因、编码核糖体蛋白基因、线粒体蛋白基因、糖酵解酶基因等,它们是维持细胞最低限度功能必不可少的基因。这类基因在所有类型的细胞中都表达,其甲基化水平处于较低状态。②诱导性去甲基化状态,这些基因的甲基化修饰随着发育进程而受到时空调控,当有表达需要时,在一定的机制下进行去甲基化修饰;当没有表达的需要时,在一定机制下将其重新甲基化封闭起来。③高度甲基化状态,这类基因的经典例子表现在性染色体中X染色体的失活,也称之为剂量补偿效应。一个细胞核中某一基因的数目称为基因剂量。在以性染色体决定性别的动物中,常染色体上的基因剂量并无差别,因为雌雄两性动物的常染色体的形态和数目都相同。但是对于性染色体来讲,包括人类在内的哺乳动物雌性个体的每一体细胞中有两条X染色体,所以在X染色体上的基因剂量有两份,而雄性个体只有一条X染色体,基因剂量就只有一份,但是它们有不同剂量的基因却表现出相同表型的遗传效应,这就是由于在女性两条X染色体中有一条上大部分基因处于高度甲基化状态,其上面的基因处于不表达境况,所以也就平衡了基因剂量上的差别。

DNA 去甲基化指 5-甲基胞嘧啶(5-methylcytosine)被胞嘧啶取代的过程,包括被动去甲基化(passive demethylation)和主动去甲基化(active demethylation)。被动的过程发生在 DNA 复制过程中,新合成的 DNA 链没有被甲基化,虽然母链 DNA 是被甲基化的。主动 DNA 去甲基化发生在全基因组或特定基因上。卵细胞受精后对来源于精子的父本基因组 DNA 进行去甲基化,而对特定基因的去甲基化则是调控其表达。主动 DNA 去甲基化包括对 5-甲基胞嘧啶的直接去除和对 5-甲基胞嘧啶的碱基的进一步修饰而去除,其具体分子机制是目前表观遗传学的研究热点和重点。

可逆的 DNA 甲基化修饰调控染色质结构、DNA 构象、DNA 稳定性及 DNA 与蛋白质相互作用方式的改变,从而控制基因表达,维持基因组稳定性,与肿瘤的发生发展密切相关。在肿瘤中经常会发生某区域的低甲基化,同时伴随其他某些区域的高甲基化。这些低甲基化状态导致特异基因的转录抑制受到削弱,特别是癌症相关的原癌基因的表达。而在高度甲基化的特定区域一般是跨越管家基因和肿瘤抑制基因启动子的 CpG 岛区域。这些区域的高度甲基化已证明在肿瘤发生中有很重要的作用,是肿瘤表达沉默的主要机制,尤其表现在肿瘤抑制基因及错配修复基因中,DNA 的甲基化沉默了修复基因的表达,使得 DNA 受到损伤后不能及时完成修复,最终导致基因组的不稳定性。现在已经在临床上应用的一种方法就是使用 DNA 甲基化酶抑制剂来治疗癌症,其具体机制可能是这种抑制剂能够恢复抑癌基因的表达,从而达到一定的疗效。当然,针对甲基化的靶点治疗将会是一个潜在的高效方式。

表观遗传的另一种机制是组蛋白的翻译后修饰,尤其是组蛋白的乙酰化和甲基化。反观 DNA 甲基化主要修饰在 DNA 核苷酸碱基上,翻译后乙酰化和甲基化修饰在表观遗传中主要凸显对组蛋白的修饰调控上,在染色质重塑中起核心作用。在癌细胞中乙酰化和甲基化这两种组蛋白修饰与临床病理性表观遗传学失调有明显的相关性,特别是组蛋白 H3 和 H4 特定残基乙酰化和甲基化的丧失已经被证实是肿瘤细胞的标志物。组蛋白的修饰相比 DNA 的甲基化要复杂得多,因为真核生物 DNA 由组蛋白及非组蛋白共同作用形成染色质结构,不同的组蛋白及其上不同的氨基酸都可以发生不同的修饰,如乙酰化、甲基化、磷酸化、泛素化、糖基化、ADP 核糖基化、羧基化等,它们协同作用构成了基因表达调控网络的复杂性机制。

在组蛋白修饰中研究最多的就是乙酰化,它在染色质结构及基因转录调控中起着非常重要的作用,乙酰化酶将组蛋白修饰后,能够阻止染色质高级结构的折叠及促进 RNA 聚合酶介导的转录调控。组蛋白乙酰化引起染色质结构改变及基因转录活性变化的机制至少包括以下几个方面:一是组蛋白尾部赖氨酸残基的乙酰化能够使组蛋白携带正电荷的量减少,降低其与带负电荷的 DNA 链的亲和性,导致局部 DNA 与组蛋白八聚体解开缠绕,从而促使参与转录调控的各种蛋白因子与 DNA 特异序列结合,发挥转录调控作用;二是组蛋白的 N 端尾巴可与参与维持染色体高级结构的多种蛋白质相互作用,更加稳定了核小体的结构,而组蛋白乙酰化却减弱了上述作用,阻碍了核小体装配成规则的高级结构;三是组蛋白乙酰基转移酶对相关的转录因子或活化因子进行乙酰化修饰以调节基因的表达。

乙酰化状态主要依赖于两种酶的活性——组蛋白乙酰化酶(HAT)和去乙酰化酶(HDAC),它们共同调控组蛋白的乙酰化状态。乙酰化修饰调控异常在肿瘤中已经有很多报道,例如,在癌症中,通过基因突变或者病毒癌基因会导致乙酰化酶活性的改变,在结直肠癌、胃癌等中乙酰化酶 p300 的一种歧义突变已经被证实;而另一种乙酰化酶 Tip60 在调节肿瘤发生中起到很重要的作用,它所介导的信号传递涉及 DNA 损伤和调节抗癌基因 $p53$ 的转录激活。我们知道在 DNA 损伤等压力之下,p53 能够根据细胞的要求来诱导细胞周期停滞或细胞凋亡,而研究表明 Tip60 恰恰是细胞生长停滞和由 p53 介导的细胞凋亡所必需的,这也恰恰说明了乙酰化修饰在癌症研究中的重要作用。

去乙酰化酶与乙酰化酶作用相反,可以通过使乙酰基在组蛋白尾部赖氨酸残基的移动和非组蛋白底物的去乙酰化来动态平衡地控制染色质的结构和基因表达。它主要通过以下几种方式调节转录的效率:①在染色质水平上,局部组蛋白的去乙酰化可以稳定核小体结构,并且恢复组蛋白与 DNA 及组蛋白与组蛋白之间的作用,进而阻碍 DNA 与转录因子及转录机器结合;②HAT 使转录活化因子乙酰化后可改变其稳定性、DNA 结合能力、激活能力、细胞核定位,以及与共激活因子相互作用的能力。而去乙酰化则可以中和 HAT 的上述作用;HDAC 将乙酰基从组蛋白尾端移除后,可促进其与沉默子间的相互作用,共同发挥转录抑制作用。

组蛋白乙酰化修饰和去乙酰化修饰协同作用,共同调控基因的转录,在机体内和其他的修饰一起构成一个复杂的调控机制共同维护基因组的稳定性;HAT 或 HDAC 的异常表达会使得基因表达时空上不受调控,促进或加剧基因组的不稳定性,最终诱发癌变。组蛋白去乙酰化酶抑制剂可以增强细胞内组蛋白乙酰化状态,从而改变肿瘤的生物学特性。因此,基于细胞内组蛋白乙酰化调控机制而设计开发抗肿瘤药物具有较好的应用前景,成为抗肿瘤药物开发的热点。

基因组印记(genomic imprinting)是表观遗传的又一种表现形式,是指基因根据亲代的不同而有不同的表达。印记基因的存在导致细胞中两个等位基因中的一个表达而另一个不表达。印记等位基因被沉默而不表达,由此非印记等位基因的表达只能遗传于母本非印记等位基因(如 H19 或 CDKN1C)或父本非印记等位基因(如 IGF-2)。基因组印记的本质仍为 DNA 修饰和组蛋白修饰。印记的基因只占人类基因组中的少数,可能不超过 5%,但在胚胎发育及多种疾病包括癌症的发生发展中起着至关重要的作用。由于印记等位基因仅有一个来自单一亲本的活性等位基因,所以印记基因对环境信号特别敏感,任何遗传学改变或表观突变对基因表达均会产生较大的影响,印记基因的异常表达引发伴有复杂突变和表型缺陷的多种人类疾病。与基因组印记相关的疾病常常是由于印记丢失导致两个等位基因同时表达,或突变导致有活性的等位基因失活所致。例如,IGF2 是一种重要的胚胎有丝分裂生长促进因子,在维持细胞正常生长过程中起关键作用,其基因表达以基因组印记方式受表观遗传调控。当基因印记丢失时,经常会导致 IGF2 过表达,并直接引起动物克隆形成和胚胎发育过程的异常,以及促进肿瘤细胞的恶性生长。IGF2 印记丢失已经成为肿瘤发生的一个生物标志,在临床上,IGF2 印记丢失甚至已经作为大肠癌早期预测的重要指标。

基因组的稳定性对于生物体各个器官发挥功能是必要的前提,而我们机体又不间断地受到内外因素的刺激,使得基因组获得不稳定性的可能性永远存在。因此,理解基因组不稳定性的获得方式,更有利于我们有针对性地采取应对措施,向维持基因组稳定性的方向努力。另外,基因组时刻受到不稳定性的威胁,但是,我们机体不会发生高概率的病变,这源于我们机体内已经进化出一套高效而又完善的措施以应对这些威胁,这就是下面要讲的基因组稳定性的维持。

11.2 基因组稳定性的维持

研究表明,人体内每个细胞的基因组 DNA 因为细胞代谢而受到的损伤事件每天为 50 000~500 000 起,如果加上其他因素造成的损伤,那么每个细胞基因组 DNA 的损伤频率还要高。我们知道一个癌基因或抑癌基因的突变就可能导致整个基因组的不稳定性增加。因此,如果这些损伤(尤其是发生在癌基因或抑癌基因上的损伤)得不到及时、精确的修复,细胞基因组的稳定性将被破坏。但是,我们机体里的绝大多数细胞健康地生存着,这是因为在长期的进化中,机体内早已进化出一套应对各种 DNA 损伤的既精确又高效的应答机制,我们称之为 DNA 损伤应答(DNA damage response, DDR)。这一机制有效地保护我们基因组的完整性和稳定性,确保遗传信息的高保真复制和传递给子代。

11.2.1 基因组稳定性的维持——DNA 损伤应答

维持基因组的稳定性是所有细胞生命活动的根本。在基因组受到各种各样的攻击时,体内会做出及时的应对措施以保证细胞内各项功能正常运行,这些应答措施统称为 DNA 损伤应答,包括 DNA 损伤的识别和信号传递、细胞周期的暂时停滞而允许细胞修复损伤的 DNA,以及为完成 DNA 修复而必需的其他应答。如果 DNA 损伤过于严重而不能被修复时,DNA 损伤应答系统还可以指导细胞进入凋亡途径,避免将没有完成修复的基因组 DNA 传递给子代细胞。

1. DNA 损伤

对 DNA 造成损伤的方式可以是各种各样的。从损伤来源区分的话,DNA 损伤分为两大类型:内源性因素造成的损伤和外源性因素造成的损伤。内源因素来自于 DNA 复制错误、碱基的自发性化学变化、细胞代谢活动产生化学物质(如自由基、烷化剂)的攻击等。外源性因素则包括紫外线、放射线、各种各样的污染物、化学致癌物和一些病毒感染等。

以 DNA 为模板、按碱基配对原则进行的 DNA 复制是一个需要多种酶与辅助因子参与的复杂过程。通常来说,这是一个严格而精确的事件,保证了遗传信息的稳定性,但也不是完全不发生错误的。碱基配对的错误频率为 $10^{-2} \sim 10^{-1}$,在 DNA 复制酶的作用下碱基错误配对频率降到 $10^{-6} \sim 10^{-5}$。复制过程中如有错误的核苷酸掺入,DNA 聚合酶还会暂停催化作用,以其 $3' \rightarrow 5'$ 外切核酸酶的活性切除错误接头上的核苷酸,然后再继续正确地复制,这种校正作用广泛存在于原核和真核的 DNA 聚合酶中,可以说是对 DNA 复制错误的修复形式,从而保证了复制的准确性。但校正后的错配率仍约有 10^{-10},即每

复制 10^{10} 个核苷酸大概会有一个碱基的错误。碱基的自发性化学变化（如碱基的异构互变、碱基的脱氨基、脱嘌呤、脱嘧啶，以及碱基的修饰、链断裂等）也会造成持续不断的自发性 DNA 损伤。需氧细胞在代谢过程中产生一系列活性氧簇（reactive oxygen species，ROS，包括 O_2^-、H_2O_2 及 $HO_2·$、$·OH$ 等）是一类性质十分活泼的化学基团。ROS 可以是细胞新陈代谢的产物，也可因外源性的物理或化学的氧化作用而产生，一旦其超过生物体内的抗氧化系统所承载的极限，累积的 ROS 便可攻击 DNA，造成核内和线粒体 DNA 的损伤，如碱基错配、修饰、脱嘌呤或脱嘧啶位点的形成、DNA 断裂及 DNA 蛋白质交联等。DNA 的氧化损伤是一个很常见、很严重的内在损伤方式，ROS 的过度积累也是某些退行性疾病，如老化、癌症、免疫系统功能下降、神经退行性病变、白内障等发生的原因，ROS 引发的 DNA 损伤不能被有效修复则是造成这些疾病的重要原因之一。

外源性因素造成的 DNA 损伤多种多样，其机理也不一而同。例如，紫外线照射时，可以使同一条 DNA 链上相邻的嘧啶以共价键连成二聚体，相邻的两个 T、两个 C、C 与 T 之间都可以连成二聚体。同时，紫外线照射还能引起 DNA 链断裂等损伤。电离辐射则可以通过直接的或间接的作用引起 DNA 分子多种形式的变化，如碱基的变化、脱氧核糖的变化、DNA 单链及双链的断裂，以及 DNA 与蛋白质的交联等。

基因组 DNA 的精确复制并将其中的遗传信息稳定遗传传给下一代，是保证生物遗传的稳定性的重要机制。但是，如前所述，各种内源及外源的因素使基因组 DNA 每时每刻都在遭受着损伤，如果这些损伤得不到修复，就会破坏遗传信息的稳定性。虽然在某些时候这种遗传物质的改变出现了一些有利于物种生存的结果，是生物进化的重要驱动力，但更多的时候遗传信息的改变破坏了细胞的正常生命活动，诱发一系列的遗传疾病。癌症的发生通常是由于基因的突变引起的，基因组不稳定性会导致足够的突变的积累并最终产生癌症。为了维持基因组的稳定性，机体也在不断的进化中，产生了一系列应对各种各样损伤的应答机制，包括我们接下来会涉及的 DNA 损伤后信号的感应、传递、扩大，以及 DNA 损伤后的修复等。

2. DNA 损伤的信号传递和细胞周期检验点的激活

DNA 损伤应答是细胞内一种非常保守的抵御 DNA 损伤的机制。不同的损伤源、损伤源的强度和作用方式等可能产生不同的 DNA 损伤类型，而机体内则存在一系列由多条信号转导通路构成的分子网络来监测和传递损伤信号，然后由效应因子促使细胞做出应答。这种应答对于维持基因组遗传信息的稳定性极其重要。一般来说，生物细胞主要通过两种手段，即 DNA 损伤修复和细胞凋亡，来保护其正常的生理功能和稳定的遗传性状。处于细胞周期进程中的细胞，当 DNA 损伤监控网络发现了 DNA 的损伤，会立即启动相应的修复机制对其进行修复，修复后继续完成细胞周期；如果损伤不能快速修复，DNA 损伤应答系统则会启动更多的修复因子对损伤进行复杂而缓慢的修复，同时激活细胞周期检验点使细胞周期进程暂停，以便使细胞有充足的时间来修复损伤。如果损伤严重到不能修复的程度，DNA 损伤应答系统则会激活诱导细胞凋亡的信号，启动细胞凋亡程序，使该细胞进入程序化死亡。通过正常的修复过程保证了子代细胞与亲代细胞具有相同的遗传信息；而通过凋亡程序，则避免了过度损伤的基因组传递给子代细胞。在一些特殊情况下,为保证细胞存活,细胞周期必须完成,即使此时DNA不能完全复原,细胞仍可以进行容错修复,促使DNA复制和细胞分裂的继续进行,但其代价则是将改变了的遗传信息传递给了子代细胞。

细胞对DNA损伤的感知和损伤信号的传递决定了其做出应答的种类和程度。习惯上我们根据功能上的不同将参与DNA损伤应答的蛋白因子分为4类。以研究的最为广泛的DNA双链断裂损伤应答为例,首先是我们称之为sensor的感应蛋白,它们能够感知外界的刺激,知道DNA是否受到了损伤,并识别出为何种损伤方式。对于双链断裂,包括Nbs1、ATM、ATR等上游感应因子,在DNA修复章节我们会详述它们的功能。当sensor感应蛋白感受到损伤后,就会传递信号给下面的称为mediator的介导蛋白,DNA损伤介导蛋白1(MDC1)在这里就起着这样一个作用。它在损伤位点可以作为一个平台感应上面传递的信号,之后进一步招募其他的介导蛋白或者transducer的到来。transducer又称之为传导者,例如,细胞周期检验点蛋白Chk1和Chk2,以及在泛素化介导的信号通路中起重要作用的RNF8和RNF168等起扩大信号作用的应答因子等。Transducer可以将信号进一步传递给最后的效应因子(effector),这些效应因子会被募集到损伤位点来完成对损伤了的DNA的修复,如一系列的参与修复过程的各种各样的核酸酶等(图11-2)。

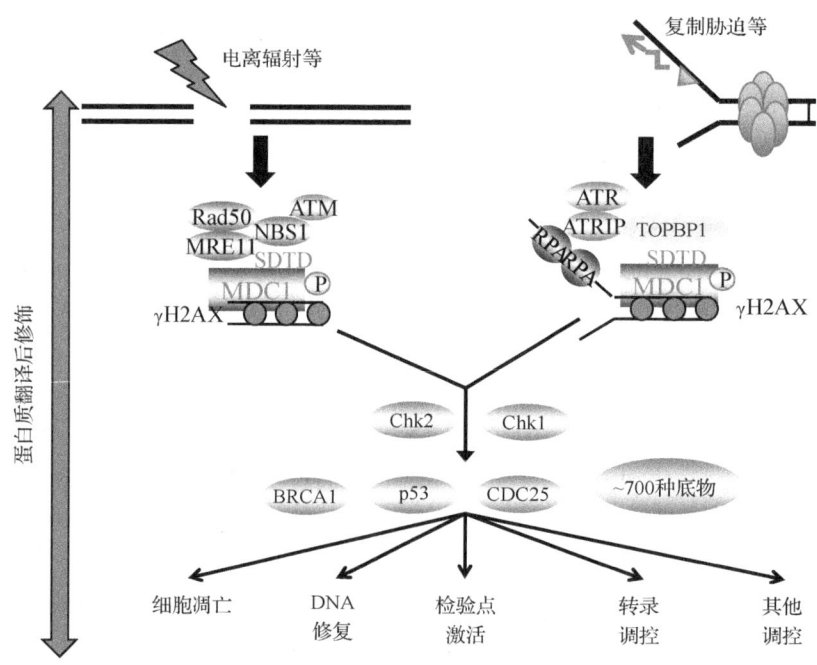

图11-2 DNA损伤的信号传递。其中,蛋白质翻译后修饰参与DNA损伤信号传递的调控;其他调控包括DNA损伤诱导的能量代谢、基因转录、RNA加工、高尔基体调控等

这些信号传递过程经过复杂、精密的协同运作,使得细胞受到损伤后能迅速感受外界及内部损伤信号,在各个层次上将损伤事件联系起来,并能在不同层次上以各种各样的方式感应、调控这些信号最终完成修复。具体来说,主要是通过调控相关蛋白的表达水平和

修饰状态、各种酶类的活性及其在细胞内的定位变化来实现的。蛋白质表达水平上的调控主要是对于基因转录水平、翻译水平和蛋白酶体降解层次而言。蛋白质的活性调控主要是由于各种各样的共价修饰，或者来源于与其他蛋白质或小分子的动态相互作用变化来实现的。蛋白质定位的变化则与其自身，或相互关联的蛋白质的共价修饰，或蛋白质与蛋白质、蛋白质与损伤的 DNA 之间的相互作用密切相关。这些复杂过程中间任何一步功能的缺失，都会影响机体对 DNA 损伤的响应，并最终影响基因组的稳定性。

为维持基因组的稳定性，DNA 修复因子需要有效地从基因组范围内感知并移除这些损伤，而一天中每一个细胞发生在基因组上的内源性损伤就有数万个，除此之外，还有外界的因素如紫外线等造成的基因组 DNA 损伤。一方面，DNA 损伤激活细胞周期检验点，暂时停滞细胞周期的进程，为损伤信号的传递、修复因子的募集和修复提供足够的时间，保证了子代细胞中只含有与亲代一致的遗传信息；另一方面，在多细胞生物中，当损伤严重到不能修复时，细胞周期检验点的激活也会诱导细胞走向凋亡程序，从而移除细胞群体中含有未能正确修复的基因组 DNA 的细胞，最大限度地维持基因组遗传信息的一致性。

细胞周期通常可划分为分裂间期和分裂期，整个周期可表述为：S 期（DNA 合成期）和 M 期（DNA 分裂期），以及其中的两个间期 G_1 期（DNA 合成前期）和 G_2 期（DNA 合成后期）。细胞周期的最主要的任务就是将基因组 DNA 在 S 期完整地复制两份并正确地分配给两个子代细胞。在正常细胞周期的进程中，每一个时相到另一个时相的转换，如 G_1/S、intra-S 及 G_2/M 都是被一种检查机制严格调控的，我们称这种检查机制为细胞周期检验点。如果细胞周期进程中出现异常事件，这类检查机制（细胞周期检验点）就会被激活，及时中断细胞周期的运行，待细胞修复或排除了故障后，细胞周期才能恢复运转。这是细胞在长期进化的过程中形成的一种用于确保周期每一时相事件有序、全部完成，保证基因组 DNA 完整性的特殊机制。当 DNA 损伤发生时，损伤信号通过一系列的传递过程，激活细胞周期检验点，暂时停止细胞周期的进程，为修复事件赢得时间，所以我们也称这种响应 DNA 损伤形成的细胞周期停滞为 DNA 损伤检验点。下面我们将简单地介绍一下前面提到的 G_1/S、intra-S 及 G_2/M DNA 损伤检验点。

G_1/S 检验点，它可以在检测到 DNA 损伤后，通过抑制 DNA 复制的起始来阻止细胞由 G_1 期进入到 S 期。现有的研究认为，当在 G_1 期发生 DNA 双链断裂损伤后，ATM 激酶被激活并磷酸化一系列的下游底物，其中最主要的是 p53 和 CHK2。磷酸化的 CHK2 则会进一步磷酸化双重特性的蛋白磷酸酶 Cdc25A，使其失去对细胞周期素依赖的激酶 CDK2 的脱磷酸化功能。而磷酸化的 CDK2 则不能通过磷酸化 Cdc45 的方式来启动 DNA 复制，造成细胞周期停滞在 G_1 期。如果 G_1 期损伤来自于紫外线，损伤信号则由 ATR、Rad17-RFC 及 9-1-1（Rad9、Hus1 和 Rad1）复合物来感知并激活 CHK1 激酶，激活的 CHK1 可以磷酸化 Cdc25A 造成 G_1 期的停滞。此外，在通过 ATM-CHK2-Cdc25A 及 ATR-CHK1-Cdc25A 通路使细胞快速地停滞在 G_1 周期后，ATM/ATR 也可以激活 p53，并通过 p53 激活 p21，进而抑制 CDK4-CyclinE 来使细胞保持在 G_1 期。

intra-S 检验点可以被发生在 S 期的 DNA 损伤或逃脱了 G_1/S 检验点控制并进入了 S 期的 G_1 期发生的 DNA 损伤激活。它的主要作用是，在损伤发生后能够指导细胞瞬时的或是可逆的抑制剩余复制子的启动。这区别于 S 期的另一个检验点——DNA 复制检验点(DNA replication dependent checkpoint)，DNA 复制检验点被停滞的 DNA 复制叉激活，这一检验点的功能主要是保护被一些复制压力停滞的 DNA 复制叉，避免复制叉解体形成 DNA 双链断裂；有时停滞的 DNA 复制叉上的损伤修复完成或被避开后，DNA 复制检验点也可以指导停滞的复制叉的重新启动。如果 S 期的损伤形式为双链断裂，ATM、MRN 复合物及 BRCA1 会介导 intra-S 检验点的激活，一般认为它们都可以作为 S 期双链断裂引起的损伤检验信号通路的信号感受器。现有的研究认为，S 期双链断裂激活的 intra-S 检验点信号通过两条通路传递，一条是如前所述的 ATM-Chk2-Cdc25A-Cdk2 通路；另一条则主要依赖于 ATM 对于 SMC1 的磷酸化，MDC1、BRCA1、Nbs1 及 FancD2 可以促进这种磷酸化。研究认为这两条通路都可以介导损伤后细胞周期的停滞，抑制 DNA 的复制。但另一方面，尤其是第二条通路中的蛋白因子对于 DNA 双链断裂的修复起着非常重要的作用，所以它们也可以通过自己的修复功能，促进损伤了的复制叉的重新启动。如果 S 期的 DNA 损伤是由 UV 造成的，ATR/ATRIP/Rad17-RFC/9-1-1 (Hus1-Rad9-Rad1)则为主要的感受器蛋白，ATR 可以激活下游的 Chk1 激酶，促进其对于 Cdc25A 的磷酸化，进而导致 Cdk2/CyclinE 的失活，抑制新的复制子的启动，导致 S 期的延长。

G_2/M 检验点在发现了 DNA 损伤后，阻止细胞进入分裂期。和其他的检验点一样，依据不同的损伤来源，G_2 期的 DNA 损伤激活 ATM-Chk2-Cdc25 或 ATR-Chk1-Cdc-25。损伤信号传递给检验点激酶 Chk2 或 Chk1 后，通过下调 Cdc25A 复合物或上调激酶 Wee1 的方式来抑制细胞周期素依赖的激酶 Cdc2/CyclinB 的活性，进而阻止细胞进入分裂期。

3. DNA 损伤修复

基因组的完整性对任何物种来说都是至关重要的。然而如前所述，我们机体内的 DNA 却在无时无刻不受到各种各样的损伤因素的攻击。DNA 受到如此多的不同形式的损伤却能基本上保持其本有状态，继续稳定地传递携带的遗传信息，保证有机体的正常生物功能，这不得不归功于机体内高效率的 DNA 损伤修复机制的存在。DNA 损伤修复是细胞对 DNA 受损伤后的一种本能的应答反应。这种反应可能使 DNA 结构恢复原样，重新执行它原本的功能；但有时并非能完全消除 DNA 的损伤，只是使细胞能够耐受这种 DNA 的损伤而能继续生存。也许这些未能完全修复而存留下来的损伤会在一定的条件下显示出来(如细胞的癌变等)，但如果细胞不具备这些修复功能，就没有办法应对频繁发生的 DNA 损伤，细胞也就不能生存。所以说 DNA 损伤的修复机制决定了细胞的命运，揭示 DNA 损伤后修复的分子机制有助于我们对于这一复杂过程的认知，找出应对各种有害的损伤形式的办法，更有利于我们寻找肿瘤及一些遗传性疾病的病因，寻找潜在的治疗靶点。对于不同来源、不同程度的损伤形式，细胞具有不同的修复办法。在长期的物种进化过程中衍生出了许多种 DNA 损伤修复通路，而这些通路多数都具有很高的保守性。

根据 DNA 损伤方式的不同，DNA 损伤修复通路大体上可分为 5 类：碱基切除修复(BER)、核苷酸切除修复(NER)、错配修复(MMR)、同源重组修复(HR)及非同源末端连接(NHEJ)。这些划分并非是说它们独立于其他的通路而存在，而是仅仅说明它们在应答不同的DNA损伤刺激时的起始处理或许不同,因为在修复过程中它们往往会交叉互作,转换角色,以更好地完成修复,最大限度地维持基因组的稳定性。接下来我们对这些通路做简要的介绍。

1) 碱基切除修复

碱基切除修复(BER)顾名思义是指受损的DNA碱基被切除后,由一系列的酶加工过程进行正确填补而恢复其功能。这是比较普遍的一种修复机制,它对多种损伤均能起修复作用。BER包括两个过程:一是由细胞内特异的酶找到DNA的损伤部位,切除含有损伤结构的核酸链;二是修复合成并连接。

近年研究表明,碱基切除修复通路的缺陷往往会出现在结肠癌、直肠癌等肿瘤组织中,从而将BER通路的缺陷与病理特征联系在一起。碱基切除修复的重要性是因为它能够处理来自内外因针对DNA造成的损伤,而在DNA碱基损伤中最主要的也是最严重的莫过于来自于正常代谢过程中所产生的氧化DNA或烷基化DNA,这主要是由于在代谢过程中产生的活性氧簇对DNA的攻击所产生的。经典的如8-氧鸟苷(8-oxoG)的产生,它能够使基因产生突变,并且能阻断复制及转录的进程。所以如果不能够将这些内部正常代谢所产生的攻击消除,基因组的稳定性就会受到影响。另外,BER在处理机体内DNA的脱嘌呤过程中起到很重要的作用,研究表明人基因组DNA每小时能够发生万亿次的脱嘌呤现象,由此可见BER修复通路的重要性。

迄今为止,碱基切除修复从原核到真核生物都研究得比较透彻。这个通路参与的修复过程主要涉及5个部分。首先由糖苷水解酶来识别损伤的位点,即信号的感知,这个识别过程是很特异的,因为尽管糖苷水解酶在功能上有一定的冗余性,但是它们却能够以各自的特点来识别不同的损伤位点。损伤的碱基然后被移除而生成所谓的AP位点(脱嘌呤/脱嘧啶位点),这些位点被AP特异性的内切核酸酶或AP裂解酶所切除,这些酶切割含有AP位点的DNA链,且切点离AP位点的距离因不同的AP酶而异,这样会产生一个或长或短的、有单链存在的缺口,这个缺口在连接之前由DNA聚合酶以单或多聚核苷酸来填平,最后连接恢复到正常的DNA状态,完成最终的修复。这个过程中单链DNA的产生只是这个通路中的一个中间产物。在其他因素造成DNA损伤时,如电离辐射及其他的氧化物也会造成DNA单链的产生,但是这些单链修复过程与BER有所差别。

2) 核苷酸切除修复

核苷酸切除修复(NER)最早是在研究紫外线处理下大肠杆菌DNA合成及复制修复中提出的,然后人们逐步认识到了它在移除UV损伤下及环境因素对DNA损伤时对烷基化产物移除中的重要性。与BER相比,对损伤位点识别中因为没有一种类似于糖苷水解酶的存在,所以它的靶向性并没有特异性。当然这也很容易理解,因为机体在无时无刻不受到各式各样的攻击中很难做到体内存在特异识别每一种损伤的糖苷酶用于修复。所以NER也被认为是BER的一个宽泛通路。

核苷酸切除修复识别的损伤位点主要是由链间交联生成的聚合加和物(bulky adduct)、紫外线照射产生的嘧啶二聚体及6-4光化产物和几个其他类的剪辑的加和物(如DNA暴露在烟雾中形成的苯并芘鸟嘌呤)等。这些存在于DNA上的损伤若不被移除,就会改变DNA的螺旋结构从而阻断DNA的复制及转录过程,这样就使得由错误倾向的错配修复通路来完成复制或转录,造成DNA上的损伤积累,从而改变基因组的稳定性状态。NER通路一般认为可以分为两种类型,一种称之为基因组范围内的核苷切除修复(GGR),另一种是转录偶联的核苷切除修复(TCR)。GGR能够移除基因组范围内的任何位点的核苷酸损伤,而TCR局限于移除转录激活中基因上的损伤,两者的区别也只是它们所识别的损伤位点的不同,后继的修复过程是一致的。在损伤位点被信号通路识别后,在损伤位点两侧的DNA各水解一个磷酸二酯键,然后进行切割释放一段核苷酸,接着以另一条链作为模版在DNA聚合酶的作用下合成一段新的DNA,最后在连接酶作用下连接好缺口,完成修复。

由此可见,切除修复作用是一种普遍的功能,它并不局限于某种特殊原因造成的损伤,而能识别DNA双螺旋结构的改变,对遭到破坏而呈现不正常的结构的部分加以去除。细胞的这种功能,对于保护遗传物质DNA不轻易被破坏有很大意义。

核苷酸切除修复缺陷与多种疾病的发现密切相关,目前已知的有着色性干皮病(XP)、柯凯因症候群(CS)、毛发硫营养不良(TTD)等。因为这条通路最先在着色性干皮病患者中被发现,通路中主要参与的基因以XP来命名,它们被分为功能上有一定程度互补的7个基因型(*XPA*、*XPB*、*XPC*、*XPD*、*XPE*、*XPF*及*XPG*)。这些疾病虽然均是由于NER缺陷,但是机理和临床表型上却有很大的差别。着色性干皮病患者*XPC*及*XPE*基因上有突变,表型的缺陷主要集中在基因组范围内的核苷酸切除修复,而其他的基因突变会涉及GGR和TCR两种损伤修复。XP患者个体因为其皮肤对紫外线异常敏感,所以患者患皮肤癌的倾向性会比正常人高很多,而CS患者对紫外线也相当敏感,但是个体患皮肤癌的概率与正常个体相比并没有太大差别,反而他们表现出发育上的不正常,如生长迟缓、认知进展性削弱、骨骼发育不正常及许多神经退化等,这些患者个体往往由于受到的影响面太大而在早期死亡。

3) 错配修复

在基因组的正常复制、重组过程中经常会有碱基的错配发生。如果错配的碱基得不到修复,那它造成的错误就被复制并传递到下一代中,这样在子代细胞,个体中就会带上永久变化了的基因组信息。错配修复(MMR)可校正DNA复制和重组过程中出现的DNA碱基错配,错配的碱基可被错配修复酶识别后进行修复。MMR需要区分母链和子链,做到只切除子链上错误的核苷酸,而不会切除母链上本来就正常的核苷酸。修复的过程是:识别出正确的链,切除掉不正确的部分,然后通过DNA聚合酶III和DNA连接酶的作用,合成正确配对的双链DNA。

DNA的错配修复系统广泛存在于生物体中,从原核生物大肠杆菌到真核生物及人类,MMR系统有着不同的组成成分和修复机制。但是在不同物种中MMR修复基因却有着很高的保守性。MMR系统首先是在原核生物中发现的,后来在真核及人类细胞中相继发现了与MMR密切相关的同源基因。近年来MMR系统的研究也越来越受到研究者的重视。目前DNA错配修复蛋白由于其特异性已经被引入到应用领域,如错配修复蛋白——MstS蛋白对错配或未配对的碱基特异性识别及结合使其成为一种潜在的研究基因组多态性、检测及定位突变的工具蛋白。大肠杆菌错配切割酶MutH对错配碱基的高度特异性及敏感识别性也显示了Mut家族在突变检测中的应用潜能。

MMR 修复进程基本上可以分为 4 个阶段。首先，和 NER 及 BER 一样，错配位点被 MMR 通路所识别并将信号进行传递，MMR 修复因子被募集到损伤位点，在修复酶的参与下将携带错误信息的 DNA 进行剪切移除，然后新合成的链会弥补剪切造成的丢失，最后将缺口连接补平，从而完成修复。人类中参与错配修复的蛋白主要有 6 种：hMSH2、hMSH3、hMUSH6、hMLH1、hMLH3 和 hPMS1。与大肠杆菌中的 MutS 蛋白类似，人体中的 hMSH2/hMSH6、hMSH2/hMSH3 也能形成异源二聚体。前者与单个碱基错配及一个碱基的缺失/插入错配位置结合，而后者与 2~4 个甚至更多个碱基的插入/缺失位置结合以便完成对错误位点的感知。结合到 DNA 上的识别复合体会形成一种暂时性的蛋白-DNA 复合物，从而启动错配修复，与有关的修复酶相互配合，切除包含错误碱基的一段 DNA，然后合成完整无错误的链，从而完成错配碱基的 DNA 核苷酸恢复。

4）同源重组修复和非同源行末端连接

DNA 双链断裂是最严重的 DNA 损伤之一。DSB 的正确修复对于维持染色体本身及遗传信息的稳定性都具有重要的意义。DSB 修复功能的缺失或错误修复可导致细胞凋亡，基因缺失、变异或重排等一系列严重后果。在许多癌细胞或一些以染色体的异常化为表征的疾病患者基因组中通常都有 DSB 修复通路中重要基因的突变。因此，阐明 DSB 修复的细胞及分子生物学机制，对于揭示癌症和一些重要疾病的发病机理，以及寻找正确的治疗方向与方法都有重要的指导意义。

非同源末端连接（nonhomologous end-joining，NHEJ）与同源重组（homology recombination，HR）是 DSB 修复的主要方式。NHEJ 是细胞在不依赖于同源性 DNA 模板的情况下，将 DNA 断裂两端直接连接的修复过程。这种修复方式是一种错误倾向的修复方式，因为在修复过程中 DNA 断裂末端往往会被修切而带来缺失或插入突变。NHEJ 又可分为传统的 C-NHEJ（classical-NHEJ）和非典型的 A-NHEJ（alternative-non-homologous end joining）。C-NHEJ 途径需要一系列因子，如 Ku70/80 异二聚体、DNA-PKc、XRCC4 和 ligase IV 等的参与；而 A-NHEJ 途径不依赖于上述因子，多数的 A-NHEJ 修复事件在连接处具有微同源区，我们也称这种微同源区介导的 DSB 修复方式为 MMEJ（microhomology-mediated end joining）。MMEJ 需要有限的末端切除，然后通过微同源序列的互补连接两个末端，所以产物通常都含有缺失或插入突变。

同源重组则是依赖于同源模板进行的一种修复方式。同源模板的遗传信息保证了这种修复方式的高保真性。当前的研究认为，HR 的首要步骤是进行 $5'\to 3'$ 的末端剪切。在哺乳动物细胞中，这需要 Mre11/Rad50/Nbs1（MRN）、CtIP、Exo1、BLM 等一系列核酸酶，以及一些蛋白因子的协同作用。通过 $5'\to 3'$ 的末端剪切形成的 $3'$ 端游离的单链 DNA 首先与单链 DNA 结合蛋白 RPA 结合，然后会被重组酶 RAD51 替换。RAD51 结合于单链 DNA 形成 DNA-蛋白质微丝（nucleoprotein filament）并催化同源模板的识别、DNA-蛋白质微丝侵入同源模板等反应，从而启动一系列的下游重组事件。RAD51 引导 DNA-蛋白质微丝识别同源 DNA 模板并催化 DNA 链的配对、延伸，形成 Holliday 联结（Holliday junction），完成链交换过程。Holliday 联结经核酸酶和连接酶切割和再连接后解体，得到两个完整的双链 DNA 分子。

综上所述，HR 和 NHEJ 作为两条重要的 DSB 修复通路各具特点，它们相互配合共同维护基因组的稳定性。从两者的修复过程可以看出,HR 修复是一种精确修复,该过程中以完整的 DNA 分子的同源序列区域为模板合成新的 DNA 片段,最大限度地保持了基因组信息的准确性。而 NHEJ 是 DSB 末端的直接连接,通常伴随着核苷酸的插入或缺失突变。NHEJ 的这种保留了错误信息的修复方式并不意味着它在细胞修复系统中的不利地位。相反,以往的研究认为该通路在 DSB 发生时被快速激活,能够帮助细胞及时渡过损伤危机;其次,同源重组修复通路的激活只发生在特异的细胞周期中,即能提供同源 DNA 模板的 S 期晚期和 G_2 期,而 NHEJ 在细胞周期的各个阶段都能被激活,特别是在 G_0/G_1 期作用尤为重要。

上面阐述了机体内存在的几类主要的 DNA 修复方式,在一定程度上它们似乎独立作用,针对各自不同的损伤方式来完成修复,但是在实际损伤修复进程中,它们又可以相互协调、补充,最大限度地维持基因组的稳定性。例如,在碱基切除修复有缺陷时,产生的单链断裂会转而形成双链断裂,进而可以通过同源重组的方式来完成修复。对细胞 DNA 损伤修复机制的阐明,一方面可帮助我们深入了解这一复杂的生命现象;另一方面,随着研究的深入,一些关键的修复因子已经在临床上被用于肿瘤放疗及化疗药物作用靶点。

4. DNA 损伤诱导的细胞凋亡

DNA 损伤事件的发生是生物体生命过程中的一个必然现象,在生命过程中生物体进化出的各种各样的应对 DNA 损伤的修复机制来维持基因组的稳定性;而细胞凋亡的发生同样是在大部分多细胞生物中都存在的一个重要的生命过程。它是指为维持内环境稳定,由基因控制的细胞自主的有序的死亡。细胞凋亡与细胞坏死不同,细胞凋亡不是一件被动的过程,而是主动过程,它涉及一系列基因的激活、表达及调控等过程。它并不是病理条件下自体损伤的一种现象,而是为更好地适应生存环境而主动争取的一种死亡过程。细胞诱导凋亡的因素多种多样,除了生理过程中的细胞更新代谢引起的凋亡(细胞程序性死亡)以外,过于严重而不能被修复的 DNA 损伤也可以诱导细胞凋亡。

前面讲到 DNA 损伤信号的传递及各种 DNA 的修复方式,在这个过程中,若是损伤的 DNA 能够被修复,保证了基因组的稳定性,机体则能保持正常生长增殖状态;若是损伤过于严重而不能被修复,细胞则会传递另外一种信号,让细胞走向凋亡,为细胞更新换代做准备,这也是为了保证细胞遗传信息的稳定,避免将未能修复的遗传信息传递给子代。

P53 是介导 DNA 损伤诱导的细胞凋亡的关键因子。细胞基因组 DNA 被损伤后,一方面,ATM 和 ATR 可以通过磷酸化检验点激酶 CHK2 和 CHK1,促进对 p53 丝氨酸 20 位的磷酸化,从而阻断导致 p53 降解的泛素连接酶 MDM2 对 p53 的泛素化,增加其稳定性。另一方面,ATM 及 ATR 也能够对 p53 丝氨酸 15 位进行直接的磷酸化,进一步促进它的转录激活。核定位的 p53 也会因此增加其结合 DNA 的能力,这样就会诱导受它调控的基因的进一步表达。而在 p53 对其下游因子的调控中,p53 所调控的基因中既含有促凋亡因子,也包括抗凋亡因子,所以 P53 作为一个转录因子参与凋亡存在两个方面的作用:一方面促进 DNA 损伤后修复,起到保护基因组、维持细胞生存的作用;另一方面,在基因组 DNA 损伤后,又有促进细胞走向凋亡的作用。

细胞凋亡相关的研究始终是生命科学研究的重点和热点之一。细胞凋亡的启动、执行及其调控的分子机制的基本框架已被阐明(详细见第9章)。但是,DNA损伤这一凋亡信号是如何从细胞核内的染色质上经过逐级传递并最终跨越核膜传至胞质的线粒体,从而诱导细胞凋亡这一详细的分子机制还有待进一步探讨。可以预见的是,随着研究工作的进一步深入,肯定会有更多的介导各种形式细胞凋亡信号从核内向核外传递的分子被鉴定出来。最终,我们将能够看到一幅连续存在的,而且能够响应各种包括DNA损伤在内的凋亡信号并将其传递至胞质的细胞凋亡执行"机器"上的分子,以及由这些分子的相互作用所组成的负责细胞凋亡信号通路的网络。

11.2.2 基因组稳定性的维持——端粒保护

除了前面所述的DNA损伤等原因可导致基因组的不稳定性外,人类成体细胞端粒(telomere)的变短及紊乱也是导致基因组不稳定的重要因素之一。

端粒是线状染色体末端的重复DNA序列,由短的、多重复的非转录序列(TTAGGG)及一些结合蛋白组成特殊结构。端粒DNA的主要功能有:第一,保护染色体不被核酸酶降解;第二,防止染色体相互融合;第三,为端粒酶提供底物,解决DNA复制的末端隐缩,保证染色体的完全复制。在人细胞中端粒长度约为几千到一两万碱基对,其中以双链DNA为主,3′端为富含鸟嘌呤的、长度约为300碱基的单链DNA,该端粒3′端折回与富含胞嘧啶的双链端粒DNA互补退火,形成T环(T-loop)。T环稳定染色体端粒,避免染色体末端被DNA修复系统识别为DNA断端。如果端粒发生NHEJ,那将导致染色体融合。端粒除了含有重复DNA序列外,还包含有特殊的"非核小体蛋白",即端粒结合蛋白,也称Shelterin,包括TRF1、TRF2、RAP1、TIN2、TPP1和POT1等6种端粒蛋白。根据该蛋白质的结合特性将其分为两类,一类与端粒重复序列特异性结合,其中TRF1和TRF2直接与DNA结合,在维持端粒长度方面起到重要作用,并且对端粒具有保护和调节作用;另一类与3′端的单链突出结合,其中POT1直接与单链DNA结合,用于合成染色体末端的帽子结构及调节端粒酶活性。关于端粒的结构与功能的更详尽介绍请阅读本书的第5章。

(赵红昌　王海龙　许兴智)

主要参考文献

孟德森等(美)著,许兴智等译. 2011. 癌症的分子基础. 北京:科学出版社.

詹启敏. 2005. 分子肿瘤学. 北京:人民卫生出版社.

Ciccia A, Elledge S J. 2010. The DNA damage response: making it safe to play with knives. Molecular Cell, 40: 179-204.

Farber-Katz S E, Dippold H C, Buschman M D, et al. 2014. DNA damage triggers Golgi dispersal via DNA-PK and GOLPH3. Cell, 156:413-427.

Hanahan D, Weinberg R A. 2011. Hallmarks of cancer: the next generation. Cell, 144:646-674.

Lukas J, Lukas C, Bartek J. 2011. More than just a focus: The chromatin response to DNA damage and its role in genome integrity maintenance. Nature Cell Biology, 13:1161-1169.

Polo S E, Jackson S P. 2011. Dynamics of DNA damage response proteins at DNA breaks: a focus on protein modifications. Genes & Development, 2011, 25:409-433.

Zeman M K, Cimprich K A. 2014. Causes and consequences of replication stress. Nature Cell Biology, 2014, 16:2-9.

第 12 章 癌细胞特征之十——浸润和转移

转移(metastasis)是恶性肿瘤即癌的特征之一。转移是指肿瘤细胞离开原发病灶,进入血管或淋巴管,在全身的合适部位重新形成细胞克隆,继而长出新的肿瘤的全部过程。转移是导致 90% 以上肿瘤患者最终死亡的原因。事实上,肿瘤转移是一个效率很低的生物学过程,只有少量肿瘤细胞能离开瘤体,浸润到癌周组织,穿透基底膜,进入血液或淋巴循环中,最后定植在合适的远端靶器官,形成大的转移灶,造成受侵器官结构和功能障碍,导致患者处于恶病质状态而最终死亡。

在本章节中我们将要阐述为什么有少量的肿瘤细胞能够离开原发瘤体,发生浸润和转移?这种具有转移能力的肿瘤细胞存在于肿瘤的何处?如何将它们甄别出来?这些肿瘤细胞具有何种细胞生物学特征?在这些肿瘤细胞中究竟发生了什么样的分子变化而促使其转移?对这种具转移能力的肿瘤细胞的干预,能否起到控制肿瘤转移、延长患者生存期和提高患者生活质量的目的?上述问题是肿瘤生物学和临床肿瘤学的重要课题。

12.1 癌浸润能力的获得

12.1.1 肿瘤发生上皮-间质转化与细胞连接结构的丧失

胚胎期间在原肠胚形成中,一个被称为上皮细胞向间充质细胞转分化(epithelial-mesenchymal transition,EMT)的发育过程起着至关重要的作用。EMT 是一个纯发育生物学概念,由化学家出身的法国学者 Jean Paul Thiery 最早提出,成为近年来揭示肿瘤转移机制的最重要的概念和理论之一。由于大多数肿瘤起源于具有极性(排列彼此相连且朝向一致)的上皮细胞(具紧密连接和侧向、顶端及基底膜结构),而在肿瘤转移过程中,上皮细胞彼此的连接被破坏,上皮细胞与基质之间的黏附力降低,并获得运动、浸润和转移的能力,在形态上变为成纤维细胞样(fibroblast-like)的间充质细胞(具有松散的细胞间联系和非极性、运动表型),这一过程与胚胎发育中的 EMT 极为相似。因而,目前认为肿瘤的浸润和转移是重演了(recapitulate)胚胎发育上原肠胚形成过程中的 EMT,即以运动和浸润为主、增殖和分化为辅。这一结论不仅建立在形态学上的相似性,更得到了分子机制上的支持。现已知,在胚胎发育中促进 EMT 且高表达的转录因子,在肿瘤的浸润和转移过程中也高表达。这些促进 EMT 的转录因子包括 Snail、Slug、Twist、Goosecoid、SIP1 和 SIP2 等,这些转录因子通过调控其靶基因如钙黏蛋白 E-cadherin、细胞紧密连接蛋白 ZO-1 和 Claudins 等的表达,让肿瘤细胞与原位癌之间的结合力降低,从而促进肿瘤细胞的运动、浸润和转移的能力。

12.1.2 肿瘤细胞向细胞外基质分泌蛋白水解酶

恶性肿瘤细胞最显著的特点是具有穿透基底膜向周围细胞层浸润的能力。为实现浸润和转移,肿瘤细胞必须降解周围的基质,为细胞的迁移和浸润开辟道路。为此,肿瘤细胞会分泌基质金属蛋白酶(MMP),降解特定的细胞外基质(ECM)成分,这一方面导致了ECM的结构重塑,为肿瘤细胞的运动和迁移建立宽松的空间;另一方面,ECM的降解会释放出未被激活的生长因子,进而使这些因子激活,如bFGF、PDGF和干扰素等。

12.1.3 肿瘤细胞与基质之间的黏附力降低

跨膜受体整合素介导细胞与胞外基质之间的物理连接。整合素是由α和β链组成的异源二聚体。整合素通过其胞外结构域与ECM结合,通过其胞内结构域与细胞内其他蛋白质分子及细胞骨架结合以维持细胞的一定形态。整合素介导和调控跨细胞膜的信号通路包括传入信号(out-side in signaling)和传出信号(in-side out signaling)。整合素及其介导的信号通路调控肿瘤细胞的运动、浸润和转移。

12.2 肿瘤转移的生物学机制

12.2.1 肿瘤转移的"种子-土壤"学说

恶性肿瘤最重要的生物学特性是浸润和转移。近年来,尽管恶性肿瘤的检测和治疗手段取得了长足进步,但由于对肿瘤转移的分子机制缺乏深入的认识,转移仍然是癌症治疗失败和患者死亡的最主要原因。对于恶性肿瘤转移的机制有许多假说,早在1889年,英国学者Peget就提出了"种子-土壤"学说,把癌细胞比作种子,把组织器官所处的微环境比作土壤,肿瘤转移的成功与否取决于该处的土壤是否满足种子的生长,即肿瘤的转移是特殊的肿瘤细胞(种子)在适宜的环境(土壤)中生长发展的结果。肿瘤转移过程中,肿瘤细胞首先从原发瘤脱离,侵犯并穿过基质进入血液循环,被转运到达靶组织,穿透毛细血管并在基质中增殖形成新的继发瘤。肿瘤细胞不可能脱离周围基质而独立生长,肿瘤周围基质可向肿瘤提供生长因子、Hedgehog、Wnt、化学趋化因子和GPCR配体等可溶性、可移动信号分子,以及细胞外基质ECM等不溶性、不移动的信号分子。这些信号分子所引发的多重信号转导途径,最终将被传递到肿瘤细胞的核中,通过影响染色质的局部动态变化,决定基因的转录或静默,其传出的信号将决定肿瘤细胞的命运。

12.2.2 肿瘤转移的物理过程

1. 血中循环肿瘤细胞的产生

肿瘤细胞穿透基底膜,侵入周围的组织,进入血管和淋巴管。其中,能够进入外周循环血的肿瘤细胞被称为循环肿瘤细胞(circulating tumor cell,CTC)。在成功进入脉管系统后,肿瘤细胞需要继续存活,才能完成在整个机体传播。这个过程可分为:①原发肿瘤细胞的脱落;②对周围组织的浸润;③进入脉管系统;④在脉管系统中存活并通过循环播散。

据相关研究估计,每克肿瘤中有数以百万计的细胞能够摆脱瘤体的束缚而进入淋巴系统或者血液系统。然而,关于肿瘤细胞内渗过程还是知之甚少。首先,瘤细胞必须从瘤体脱离，此过程部分取决于肿瘤细胞结构上的变化，包括细胞间连接减弱、细胞间连接复合体减少，例如，肿瘤细胞黏附分子如钙黏着蛋白的表达下降。同时，肿瘤细胞表面因负电荷增多而相互间斥力增加，黏附性下降，从而易从瘤体上脱落。进一步，脱落的肿瘤细胞通过分泌蛋白水解酶来溶解基质并穿透脉管基底膜，从而进入脉管系统。肿瘤组织的血管与正常血管差异显著，尤其是新生毛细管基底膜不完整，为侵入基质的游离肿瘤细胞进入循环系统提供了便利条件。然而，浸润进入循环系统的肿瘤细胞大部分会发生失巢凋亡，只有小部分转移能力较高的肿瘤细胞相互聚集，与血小板结合形成小癌栓才能抵抗失巢凋亡[即当细胞无法黏附于细胞外基质（ECM）时所发生的锚定依赖性细胞死亡]。CTC 可利用血小板保护其生存，使其免受细胞毒素如循环中的 TNF 的影响。此外，血小板还促进肿瘤细胞在血管内皮上的黏附并诱导血管的生成，从而在肿瘤细胞的停留地点促进其生长。使用阿司匹林、环氧合酶-2 和血小板抑制剂，在小鼠实验模型中能降低肿瘤细胞的转移，减少肿瘤细胞栓的形成。另外，肿瘤细胞-血小板簇可与靶器官内皮细胞黏附在一起，并锚定在内皮细胞表面使其收缩，毛细血管内皮细胞周期性频繁脱落更新，使得血管基底膜暴露，从而利于肿瘤细胞渗出血管，达到远端转移的目的。

根据肿瘤转移的"种子-土壤"学说，转移过程其实是低效的，而且 CTC 的命运也与其分子特征有关。为了形成转移，CTC 应有以下因子的表达：①适当的生存或抗凋亡因子[如 survivin 和端粒酶、表皮生长因子受体（EGFR）和 BCL-2]，黏附或归巢因子[如整合素、黏附斑激酶（FAK）、钙黏蛋白和层粘连蛋白]，浸润因子[如基质金属蛋白酶（MMP）和尿激酶型纤溶酶原激活剂（uPA）]，血管生成因子[如血管内皮生长因子（VEGF）、碱性成纤维细胞生长因子（bFGF）、诱导型一氧化氮合酶（iNOS）和缺氧诱导因子（HIF）]；②避免失巢凋亡；③抵抗剪切力；④逃脱免疫监视。

可以通过以下技术检测 CTC：核酸提取和流式细胞术（FCM）。提取细胞的 RNA 和 DNA 后，可用于基于 PCR 的基因检测。实时定量 PCR（QRT）技术不同于常规 PCR，可以定量分析，并不需要进一步的评估结果（如 Southern 杂交），同时可以保证每一个样品的 mRNA 质量控制，具有高度敏感性和特异性。另外，mRNA 可以被线性放大，用于高通量微阵列基因表达分析，而 DNA 可以成倍扩增，应用于比较基因组杂交（CGH）的研究。流式细胞仪的方法虽然无法对 CTC 进行形态学鉴定，但可以准确计数细胞数量，并具有快速准确的优点，但其依赖于可分析的细胞数量。除了检测 CTC，FCM 还可以分选活细胞，所获得的细胞不仅可用于基因或蛋白质的分析，也适用于细胞培养。而对于 CTC 涂片进行免疫细胞化学染色或荧光原位杂交（FISH）之后，可以被激光捕获显微切割，并进行 CGH 研究。

相关研究表明，进入脉管系统的 CTC 绝大多数在机体免疫识别及杀伤等作用下发生凋亡，只有极少数细胞可存活，且在一定条件下才能发展成为转移灶。因此，在外周血中检测到 CTC 并不说明患者体内存在转移灶，所以其检测的临床意义仍存在争议，但随着 CTC 捕获技术的进步，临床上大量研究证实，监测 CTC 在外周血中的数量，仍然可以作为某些恶性肿瘤的早期微转移灶检测、术后复发与转移监测、判断疗效与预后评估，以及最终的个体化治疗选择的依据之一。

2. 肿瘤从原发灶到远端组织过程中与微环境的相互作用

大量研究表明,肿瘤转移的器官特异性是通过靶器官内皮细胞表达特异性趋化因子,而肿瘤细胞则表达这些趋化因子的特异性配体得以实现。例如,表达趋化因子受体CXCR4恶性乳腺肿瘤细胞通常转移到表达CXCR4特异性配体——基质细胞衍生因子(stromal cell-derived factor-1,SDF-1)丰富的器官。

靶器官的微环境对于肿瘤转移有极大影响。在Douglas Hanahan和Robert Weinberg总结肿瘤演进过程十大标志性事件中,其驱动因素正是肿瘤微环境。肿瘤微环境是指肿瘤细胞及细胞外间质相互作用后形成的肿瘤生长的特殊环境,根据器官特征,可能包括不同种类的细胞及其分泌的各种生长因子、细胞因子及趋化因子等。其中最为重要的有:①肿瘤相关成纤维细胞(CAF),它可由TGF-β/PDGF激活成纤维细胞转化而成,也可由肿瘤组织当中的上皮细胞转化而成。此类细胞可分泌大量的趋化因子SDF-1以募集表达CXCR4的内皮前体细胞(EPC)参与肿瘤血管生成,使得表达CXCR4的肿瘤细胞定向运动,还可以产生多种细胞因子和生长因子,促进微血管形成和肿瘤细胞生长。同时,肿瘤微环境产生蛋白水解酶和基质金属蛋白酶,协助肿瘤细胞降解细胞外基质和血管的基底膜。②免疫炎症细胞。炎症反应是肿瘤十大标志性事件之一,其重要性无需赘言,肿瘤组织中的炎症细胞可以被肿瘤细胞所分泌的炎性介质募集而来。这些炎症细胞包括巨噬细胞、中性粒细胞、NK细胞、DC细胞等,其中数量最多的是肿瘤相关的巨噬细胞(TAM),对其研究也最为透彻。肿瘤细胞通过产生CCL2/MCP-1吸引单核细胞到肿瘤部位并分化为TAM,TAM则可以分泌VEGF促进血管生成,同时分泌组织蛋白酶和基质金属蛋白酶来降解细胞外基质成分,从而促进肿瘤的浸润。TAM还可以分泌TGF-β,促进肿瘤细胞发生EMT。总之,这些免疫炎性细胞不仅可以分泌趋化因子、生长因子、蛋白水解酶,促进肿瘤细胞的浸润和生长,同时还能够释放活性氧类,促进肿瘤细胞的基因组不稳定性,从而使其更有效地适应转移新环境。③骨髓来源的间充质细胞(BMDC)。近年的大量研究认为,肿瘤细胞在转移之前,可以释放多种生长因子和细胞因子从而激活并募集BMDC,这些细胞可以作为先头部队首先到达转移位点,并且释放基质金属蛋白酶等,降解周围细胞基质,营造出一个类似组织损伤的适宜肿瘤细胞居住的微环境。同时它也通过表达CXCR4,通过与CAF相互作用从而增加靶器官内SDF-1的生成,吸引CXCR4表达阳性的肿瘤细胞迁移至此。当肿瘤细胞迁移至转移位点后,它继续与炎症细胞一起促进血管生成、肿瘤细胞生长抗凋亡等。除此之外,包括前文所述的血小板及各种趋化因子、炎症因子也都参与了肿瘤微环境。

目前,肿瘤微环境的研究为肿瘤治疗带来了许多提示,肿瘤微环境所包含细胞的异质性较小,将参与其中的各个组分作为靶点,临床已经开发出许多药物,并取得了初步疗效。例如,针对内皮细胞和肿瘤相关血管的形成,已有一系列内源性血管形成抑制剂;针对免疫细胞,已有一系列肿瘤疫苗和免疫调节剂;针对趋化因子及其信号通路,如前文所述的SDF-1/CXCR4,已有CXCR4的拮抗剂阻止肿瘤细胞的迁移和归巢。

12.2.3 肿瘤干细胞与肿瘤转移

肿瘤干细胞假说的提出,源于一系列肿瘤细胞体外培养实验,以及肿瘤细胞与正常干细胞相似性的比较。早在 20 世纪 60 年代,研究人员把连续稀释的小鼠白血病细胞移植到同系的小鼠体内,发现仅有 1%~4%移植的肿瘤细胞能够形成脾内克隆。同样的现象也发生在实体瘤中,人肺癌、卵巢癌、神经母细胞瘤体外培养也仅有 1/5000~1/1000 能够形成克隆。也就是说,只有小部分肿瘤细胞在体外克隆形成实验中可以形成克隆。在异种移植模型中,也只有移植入大量的肿瘤细胞时才能形成移植瘤。以上发现都提示肿瘤组织中只有一部分细胞具有成瘤性。

基于此,2003 年 Dick 对肿瘤的发生归纳了两种理论。①随机理论:肿瘤相对同质,其中每个细胞都具有增殖并起始肿瘤的能力,但进入细胞周期却是随机的,潜在的恶性致瘤机制由所有细胞随机所致。②等级理论:肿瘤具有异质性,内部有等级划分,只有少数肿瘤细胞具有起始肿瘤的能力,可以高频地引发肿瘤,这些细胞被称为肿瘤起始细胞(tumor initiation cell,T-IC)。目前,后一种理论得到了更多的文献支持。

这种 T-IC 具有自我更新和多潜能分化的干细胞特征,也被称之为肿瘤干细胞(cancer stem cell,CSC),于是等级理论也可以延伸为"肿瘤干细胞假说",主要包括以下两个方面的内容:①肿瘤细胞存在异质性,其中一小群具有自我更新、无限增殖能力和分化潜能的肿瘤细胞,是肿瘤形成的起始细胞并维持肿瘤的生长;②肿瘤干细胞对放疗及化疗药物不敏感,可能是肿瘤转移、复发的根源。

流行的克隆选择模型认为,肿瘤后期的基因变异为肿瘤细胞的转移提供了选择性便利。但是,最近研究显示,转移潜能是由肿瘤发生的起始阶段所获得的基因变异决定的。通过基因组学的方法,目前已成功地确立了一些分子特征以预测实体瘤的转移潜能及患者的预后。转移基因为原发肿瘤中绝大多数细胞所共有,但是这些基因与肿瘤转移机制之间的功能性联系目前还不是很清楚。

肿瘤细胞组织特异性转移的分子机制,归结于一组基因决定着肿瘤转移中的组织倾向性,并涉及 CSC 和肿瘤干细胞微环境(也称为壁龛)的关系。关于壁龛的形成与转移的关系,我们可以从 Kaplan 所描述 BMDC 启动的转移前龛(pre-metastasis niche)中受到启发。Kaplan 认为,在肿瘤细胞转移之前,BMDC 被环境介质中的一些分泌因子引导至转移位点,这一过程涉及骨基质蛋白 Opn,后者在许多肿瘤的转移中都有重要作用,有证据表明,当 Opn 与 IL11 同时过表达时,会导致非转移细胞开始转移。Opn 的自然配体之一是整合素 α4β1,它在受募集的 BMDC 表面表达。综上所述,肿瘤细胞分泌 Opn,协助募集 BMDC 前往转移位点重建局部微环境,尽管 CSC 是否是产生转移前龛的唯一来源还不能确定,但是肿瘤细胞能够分泌一些用以定位和启动转移前龛的因子是可以肯定的。也就是说,转移的肿瘤细胞能够修饰微环境。

CSC 具有两点利于其转移的特性:①理论上,只有肿瘤中的 CSC 有能力启动和维持肿瘤的生长,一直以来,人们都认为只需要一个细胞就能启动转移,然而,如果是非 CSC 转移了,它是不能形成异质性的转移灶的;②干细胞的内在特性使其更容易适应新环境,因为 CSC 的基因不稳定性为其适应陌生环境提供了选择优势。然而,是否所有 CSC 都具有相同的转移能力，目前还不能确定。

有研究者认为，肿瘤转移的能力可能来自于 CSC 的一个亚群，可称之为转移性肿瘤干细胞(metastatic CSC, mCSC)，这种能力的获得是通过 mCSC 与壁龛的相互作用来实现的。CSC 的特性使得它可以在转移位点重新启动肿瘤，但是维持肿瘤生长还需要足够的器官适应性。在原发肿瘤和转移位点，CSC 和 mCSC 能借用正常干细胞的壁龛或者主动募集新成分以形成壁龛，像正常干细胞一样，转移位点的 mCSC 可能增殖活跃或保持静止，壁龛分泌的刺激因子能重新激活 CSC 和转移灶形成。转移位点的 mCSC 依然保持着原始肿瘤的绝大部分基因组，这可以解释为何原始肿瘤与转移瘤的表型相似，但是，转移位点的 mCSC 能够累积新的基因改变，这使得它们对于那些能够有效治疗原发肿瘤的方案不敏感。

有学者认为干细胞的来源会影响肿瘤转移的特性，来源于发育早期干细胞的肿瘤，发生转移较频繁，转移的器官较广泛(如小细胞肺癌)；而来源于发育晚期干细胞的肿瘤，发生转移较少(如皮肤基底细胞癌)；非干细胞起源的肿瘤(如增生性病变)，则不发生转移。

现已有大量证据表明 SDF-1 和 HGF/SF 是重要的促肿瘤细胞转移因子或趋化因子，正常干细胞和 CSC 表面均表达这些因子相应的受体 CXCR4 和 C-met。而且，在以上的趋化因子及受体基因的启动子上均有缺氧诱导因子 1(HIF-1)的结合位点，使得在慢性炎症、组织损伤等可以导致组织处于缺氧状态下，诱导上述受体的表达，从而使循环中的正常干细胞趋化至此，参与组织的修复再生；同理，也可诱发 CSC 的种植、转移，由此进一步揭示了慢性炎症与肿瘤发生、转移的相关性。另外，放、化疗可上调组织的 SDF-1 和 HGF/SF 表达，从而为那些在放、化疗中没有被杀死的 CSC 向该损伤部位趋化创造了良好的环境，促进了 CSC 向高表达趋化因子的组织器官转移。再次，肿瘤是一个永远无法愈合的伤口，循环中的 CSC 不仅可起始肿瘤发生，而且可诱导正常干细胞和 CSC 向已形成的肿瘤趋化、转移，促进肿瘤的增殖。

根据以上的研究，有人提出肿瘤发生和转移的 CSC 模型：肿瘤的起始转化可能发生于成体干细胞、分化的祖细胞或者融合细胞，由此产生 CSC，而肿瘤早期自我更新能力的获得对于癌基因的转化和肿瘤发展的进一步累积是必需的。在 CSC 池的建立中，CSC 继承一系列特异的基因或表观遗传的改变，从而决定了肿瘤的恶性度、转移潜能、组织倾向。CSC 的来源会影响肿瘤进展期的表型，包括转移的特点。原发肿瘤和转移前龛之间的分子联系调控着转移性肿瘤干细胞的归巢，而转移性肿瘤干细胞的组织器官倾向性是由壁龛中的氧梯度或其分泌的化学趋化因子所调控的。

12.2.4 调控肿瘤转移的信号通路

肿瘤的转移过程中涉及多条信号通路的转导异常。这些信号通路通过调控肿瘤细胞与细胞之间的黏附、细胞与细胞外基质的黏附、肿瘤血管的生成、细胞外基质和基底膜的降解和破坏等复杂过程参与肿瘤的浸润和转移。下面我们对 Notch 信号通路、MAPK 信号通路、Hedgehog 信号通路及 Wnt/-catenin 信号通路在肿瘤浸润和转移中的作用进行介绍。

1. Notch 信号通路

Notch 信号通路在细胞间的信息传递中发挥至关重要的作用，它不仅参与胚胎发育、血管生成等重要的生理过程，而且可以调控恶性细胞的浸润和转移。Notch 蛋白分子属于保守的跨膜受体家族，包括 4 个成员 Notch-1、Notch-2、Notch-3 和 Notch-4。编码跨膜受体的 Notch 基因由胞外区和胞内区组成，其中胞外区由表皮生长因子样重复序列组成，而胞内区包括 6 个 ankyrin/cdc10 基序和核定位信号。Notch 受体通过胞外区与配体结合并被激活，之后 Notch 胞内区被释放入核，与 DNA 结合蛋白 CSL 形成复合物，激活靶基因的转录过程，从而发挥活性作用。

Notch 是血管生成和上皮-间质转化（EMT）两个重要过程的调控因子。在肿瘤细胞的浸润和向远处转移的过程中，持续的血管生成是一个很关键的因素，为肿瘤细胞的增殖提供各种营养。EMT 是具有极性的，上皮细胞转换成为具有运动能力的间质细胞并获得浸润和转移能力。EMT 存在于胚胎发生与器官发育、肿瘤形成和转移等多个过程中。调控 EMT 过程的转录因子通常都能使钙黏着蛋白（E-cadherin）的表达降低，而钙黏着蛋白的缺失可导致肿瘤细胞黏附性的下降并促进恶性肿瘤细胞的浸润和转移。Notch 信号通路可以通过直接或间接的方式激活 EMT 的重要调控因子 Snail 的表达，从而调控细胞内钙黏着蛋白的水平，因此 Notch 信号通路在恶性肿瘤的转移过程中起着重要的作用。

2. MAPK 信号通路

促有丝分裂原活化的蛋白激酶（mitogen activated protein kinases，MAPK）是真核细胞介导细胞外信号到细胞内反应的重要传递者，在调节细胞的增殖、分化、凋亡及肿瘤转移中发挥重要的作用。MAPK 的激活是通过细胞内一系列磷酸化级联反应而实现的，活化后的 MAPK 进入细胞核内，调控一系列转录因子的表达。目前，在真核细胞中已经确定出 4 条 MAPK 信号转导通路，即 ERK（extracellular signal regulated protein kinase）通路、JNK（c-Jun amino-terminal kinase）/SAPK（stress-activated protein kinase）通路、p38 通路（p38 mitogen activated protein kinase）和 ERK5（extracellular regulated kinase 5）通路。其中 ERK 通路是 MAPK 系统中最经典的信号通路。

MAPK 信号转导通路的活化已经在多种肿瘤的转移过程中被检测到，提示 MAPK 信号转导通路通过多种不同的机制调节肿瘤细胞的浸润和转移。已有的研究表明，一些细胞黏附分子如整合素、选择素及钙黏着蛋白等可以激活 MAPK 信号通路，其中主要包括 ERK 和 JNK 信号转导通路，进而通过调节转录因子的表达，引起细胞与细胞之间、细胞与细胞外基质之间黏附力的改变，从而影响肿瘤细胞的运动。此外，MAPK 信号通路可以诱导血管内皮生长因子 VEGF 的表达，促进肿瘤内部的新生血管形成。细胞外基质（extracelluar matrix，ECM）的降解是肿瘤开始转移的重要信号，而基质金属蛋白酶（matrix metalloproteinase，MMP）是一类降解 ECM 最关键的酶类。研究表明，一些重要的基质金属蛋白酶的表达依赖 MAPK 信号转导通路的活化，揭示 MAPK 信号转导通路可以通过促进基底膜和细胞外基质的降解从而促进肿瘤细胞的浸润和转移。

3. Hh(hedgehog)信号通路

Hh信号通路主要由配体hedgehog、跨膜蛋白受体Ptch(patched)和Smo(smoothened)及转录因子Gli级联构成。配体hedgehog有三种，包括Shh(sonic hedgehog)、Ihh(indian hedgehog)及Dhh(desert hedgehog)。当Hh缺失时，跨膜蛋白受体Ptch通过诱导Smo的磷酸化从而抑制Smo的活性，使Hh信号通路处于抑制的状态；当Hedgehog激活时，Hh与跨膜蛋白受体Ptch结合，从而解除Patch对Smo活性的抑制，激活下游的转录因子Gli，诱导靶基因的转录。

Hh信号通路在胚胎发育的过程中起着调控细胞分化、组织发育及器官形成等重要作用。近年来，Hh信号通路的相关研究取得了较大的进展。大量的研究表明Hh信号通路在多种人类肿瘤中持续激活，如胃癌、胰腺癌和基底细胞癌等，并与肿瘤的分期、分级和淋巴转移等有密切联系。研究发现，EMT过程中的一些至关重要的转录因子（如Snail和SIP1）是Hh信号通路中转录因子Gli的下游靶分子。Gli在肿瘤中的持续高表达可以激活Snail或SIP1，引起钙黏着蛋白表达的下调，诱导EMT。EMT的发生会使肿瘤细胞从原发部位脱落，促进其浸润和转移。此外，Gli1可以通过调节基质金属蛋白酶-9(matrix metalloproteinase-9, MMP-9)的表达，降解细胞外基质ECM，促使肿瘤细胞穿过基膜，进一步向远端组织转移。

4. Wnt/β-catenin信号通路

Wnt/β-catenin信号通路在正常成熟细胞中通常处于抑制状态，当其处于激活状态时，胞质内参与降解β-catenin的复合物解离，β-catenin的胞内水平增高，逐渐积聚进入细胞核，通过与转录因子TCF/LEF(T-cell factor/lymphoid enhancer-binding factor)相互作用，启动转录过程，调控相应基因的表达。目前，20多种Wnt/β-catenin信号通路的靶基因已经被证实，如c-myc、cyclin D1、APC、Axin2、Snail、Slug及MMP等。其中c-myc和cyclin D1参与调节肿瘤细胞的增殖；APC和Axin2参与调节β-catenin的降解；Snail和Slug是EMT的重要调控因子；MMP通过参与细胞外基质的降解等过程调节肿瘤细胞的浸润和转移。Wnt/β-catenin信号通路的异常激活与结直肠癌、肝癌、乳腺癌及恶性黑色素瘤等多种实体瘤的发生和发展密切相关。因此，阻断Wnt/β-catenin信号通路将是合理的治疗肿瘤的靶点。

12.3 肿瘤在远端组织中的定殖

在肿瘤转移过程中，最重要的决定因素是宿主还是肿瘤？这个问题争论了上百年，各种假说和模型不胜枚举，可以说各有道理，又都不够全面，因此很难被一致认可。在过去的几十年，研究重点集中于肿瘤细胞本身：分离与鉴定转移相关基因，寻找决定肿瘤细胞转移能力的各种标志物，分析调节浸润转移的各种信号通路，筛选能够干扰或阻断浸润转移的潜在药物，等等。尽管目前在以上这些方面的研究均有令人瞩目的进展，但都未从根本上解决转移问题。

近年来,人们把更多的注意力转向宿主因素,探索宿主微环境与肿瘤细胞相互影响对浸润转移的调节作用。随着研究的深入,人们越来越多地认识到,宿主因素绝不是被动的次要因素,其重要性与肿瘤细胞本身相当。正是肿瘤细胞与宿主微环境之间的相互作用,最终决定了转移灶能否形成及何时形成。对这种相互作用调节机制的揭示,为我们寻找有效的干预方法及开发新的药物提供了机会。

12.4 肿瘤的归巢

目前认为肿瘤转移是一个多步骤的序贯过程。在这个过程中的每一个环节,肿瘤细胞都需要不断地与宿主微环境中的各种因素相互作用。这种相互作用的结果决定了肿瘤细胞的最后命运,即临床可见转移灶的形成。

这种认识实际上也是对经典的"种子-土壤"学说的最好诠释及拓展。其最有价值的意义就在于制订抗转移治疗策略时可充分考虑种子(即肿瘤细胞)和土壤(即宿主微环境)两个方面的因素,从而获得更多的选择及更好的效果。

"饮血而生"的肿瘤细胞调控血管生成,血管生成为肿瘤细胞提供养分。肿瘤新生血管的生成是维持原发瘤及转移瘤生长的重要环节,也是肿瘤细胞侵入血液循环的重要通路。尤其重要的是,目前发现肿瘤能否在转移的靶器官部位建立有效的血液供应是转移灶能否形成的限速步骤。如果不能,肿瘤细胞就会处于"休眠"状态(即只存活但不增殖),等待时机被重新激活。

以前人们只关注肿瘤细胞自身形成血管的能力,并以此作为衡量肿瘤转移潜能的依据。现在认识到,许多肿瘤间质成分,如纤维母细胞、巨噬细胞和细胞外基质降解成分,均具有不同的调节血管生成的能力。此外,肿瘤细胞也可通过某些特定因子的分泌来调节这些细胞的活性,间接调控血管生成。在研究蛋白水解酶、生长因子或细胞因子等对浸润转移的调控时,也面临同样的问题。因此,不论是对肿瘤进行评估、诊断还是治疗,均应考虑肿瘤及宿主两个方面的因素。

肿瘤转移是一个多步骤过程(图 12-1):最初,原发部位的种子需要血管生成以增加血液供应和提供生长因子,这是发生肿瘤转移必需的,并由此可引起细胞外基质降解,从而增加肿瘤细胞进入血液循环并发生转移的机会。之后,循环中的肿瘤细胞一定要接触到它的微环境:其他细胞或者细胞外基质,通过蛋白酶成功降解细胞外基质并迁移到组织环境当中,并在这一土壤中形成集落,最终实现肿瘤转移。这一过程受内源与外源许多通路调控,并且需要原发部位的肿瘤细胞发生很多变化。肿瘤细胞和宿主组织在转移的发展中所起的作用总结在表 12-1 中。

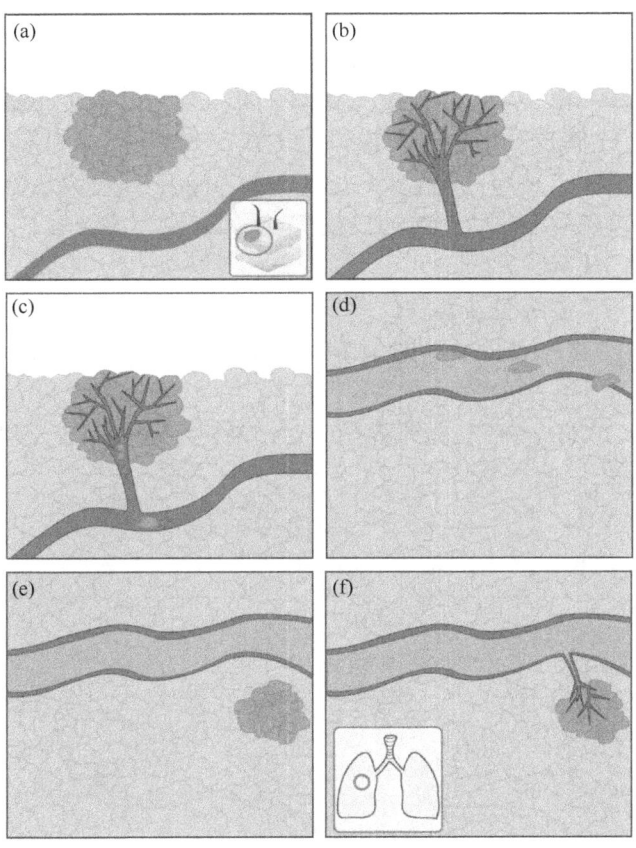

图 12-1 肿瘤转移是一个多步骤的连续过程。(a～c)原发部位的肿瘤需要血管生成以维持自身生长并进入血液循环;(d～f)肿瘤细胞随血流迁移并出血管在转移部位形成新的转移灶,而后建立新的血管生成

表 12-1 肿瘤细胞在宿主组织中的转移机制

细胞特性	促进转移的机制
肿瘤细胞	生长和血管生成的刺激
	运动和浸润
	细胞表面黏附分子受体的表达
宿主细胞	血管化和生长因子的产生
	趋化蛋白的表达
	免疫应答和血小板结合

12.5 肿瘤的微小转移灶形成

事实上,肿瘤转移的效率很低(原发肿瘤中只有一小部分细胞有转移能力),肿瘤细胞进入血液循环相对比较常见,然而<0.01%的循环肿瘤细胞最终可以成功形成继发瘤的

生长。有许多癌细胞在远端转移部位存活下来,形成肉眼不可见的微小转移灶,其结果是在癌症患者体内存在着遍布全身的无数的微转移灶,而临床现有的技术手段不能检测到。微小转移灶的形成和存在提示原发癌已转移到全身。有些微小转移灶在远端组织长期存在,在转移后数年内发展成临床上可检出的复发性肿瘤,从而大大降低癌症患者的生存期。有的微小转移灶可以在患者体内存在十几年,如乳腺癌可以在临床治愈后20年复发。微小转移灶在多种肿瘤中常见,如乳腺癌新发病例中有30%发生了微转移。

发生微转移的癌细胞不发生增殖,长期处于G_0期的非生长状态,对放射及化学疗法不敏感。部分的微转移癌细胞具有肿瘤干细胞的特征。在临床上,与微转移有关的是所谓的"微小残存疾病",这部分处于休眠状态中的癌细胞可以在特定的条件下发生增殖并出现临床症状。

表12-2中列出了自主转移的主要类型,表中不包括局部转移,因为这通常可解释为机械的、解剖结构上的肿瘤演变。

表12-2　实体瘤典型转移位点

肿瘤类型	原发部位	主要转移部位
乳腺癌	乳腺	骨、肺、肝和脑
小细胞癌	肺	脑、肝和骨
恶性黑色素瘤	皮肤	肺、脑和肝
前列腺癌	前列腺	骨
睾丸癌	睾丸	肝
结肠直肠腺癌	结肠、直肠	肝和肺
神经母细胞瘤	纵膈/腹部	肝

12.6　肿瘤转移的抑制

肿瘤的转移对恶性肿瘤而言是必定要发生的生物学过程。相应地,在机体内也存在着内在的抑制癌转移的因子和机制。细胞内抵抗和抑制肿瘤浸润和转移的负性调控分子称为转移抑制因子,其编码基因称为转移抑制基因。首先被发现的转移抑制基因是于1988年在小鼠黑色素瘤中确定的 *NM23* 基因。NM23在体外抑制细胞的运动和浸润能力,在体内则抑制肿瘤的转移。其机制是通过影响ERK-MAPK信号通路,从而影响细胞的转移能力。钙黏着蛋白是一个抑制转移的重要分子,其通过稳定上皮细胞间的连接并抑制EMT的发生,从而阻断肿瘤细胞的浸润和转移。另外,可导致细胞间MMP失活的金属蛋白酶组织抑制因子TIMP也具有抑制浸润和转移的功能。此外,抑制肿瘤转移的著名因子是KAI1/CD82(取自中文的抗癌 kang ai),位于癌细胞的表面并4次跨膜。KAI1在晚期肿瘤患者中表达下调。以乳腺癌为例,KAI1的低表达与患者的不良预后相关。其他的抑制肿瘤转移的因子还包括细胞表面的G蛋白偶联受体的配基KISS1、Rho鸟嘌呤核苷解离抑制因子-2(RhoGDI-2)和乳腺癌转移抑制因子-1(BRMS-1)等。已知的肿瘤转移抑制因子见表12-3。

表12-3 抑制肿瘤转移的候选基因

名称	细胞定位	作用机制
BRMSI	核蛋白	参与染色体重构
CRSP3	核蛋白	转录因子
KA11/CD82	跨膜蛋白	细胞-细胞相互作用
KISS1	分泌蛋白	G蛋白偶联受体配体
NM23	细胞质激酶	MAPK级联反应调节因子
RhoGDI-2	胞质蛋白	Rho蛋白功能负性调节因子
SseCK	细胞质	细胞骨架相关蛋白
VDUP1	细胞质	MAPK级联反应调节因子
CDH1(钙黏素)	细胞表面黏附蛋白	帮助上皮细胞形成片层结构
TIMPS	分泌蛋白	基质金属蛋白酶抑制因子
MKK4	细胞质	MAPK级联反应中的蛋白激酶组分

12.7 展望

总体来讲，我们对肿瘤转移的了解还比较肤浅，缺乏系统全面的认识。靶向转移过程的治疗也一直没有很好的效果，这是由于对原发癌进展为转移癌的过程缺乏了解。最近的研究表明，局部靶向治疗原位癌能减慢瘤转移的进程。肿瘤转移微环境也影响着靶向治疗。无论如何，阻断转移的治疗将有助于延长恶性肿瘤患者的生存期并改善病人的生活质量，是未来一直要深入研究的重要课题。

（张宏权）

主要参考文献

Chambers A F, Groom A C, MacDonald I C. 2002. Dissemination and growth of cancer cells in metastatic sites. Nat Rev Cancer, 2: 563-572.

Fidler I J, Talmadge J E. 1986. Evidence that intravenously derived murine pulmonary melanoma metastases can originate from the expansion of a single tumor cell. Cancer Research, 46(10): 5167.

Fidler I J. 1975. Biological behavior of malignant melanoma cells correlated to their survival in vivo. Cancer Res, 35: 218-224.

Morgan S C, Parker C C. 2011. Local treatment of metastatic cancer-killing the seed or disturbing the soil? Nat Rev Clin Oncol 8: 504-506.

Nguyen D X, Bos P D, Massague J. 2009. Metastasis: from dissemination to organ-specific colonization. Nat Rev Cancer, 9: 274-284.

Nicolson G L. 1988. Cancer metastasis: tumor cell and host organ properties important in metastasis to specific secondary sites. Biochim Biophys Acta, 948: 175-224.

Steeg P S. 2006. Tumor metastasis: mechanistic insights and clinical challenges. Nat Med, 12: 895-904.

Talmadge J E, Fidler I J. 2010. AACR centennial series: the biology of cancer metastasis: historical perspective. Cancer

Res,70: 5649-5669.

Waghorne C,Thomas M,Lagarde A,et al. 1988. Genetic evidence for progressive selection and overgrowth of primary tumors by metastatic cell subpopulations. Cancer Res,48: 6109-6114.

Weiss L,Ward P M. 1983. Cell detachment and metastasis. Cancer Metastasis Rev,2: 111-127.

Weiss L. 1977. A pathobiologic overview of metastasis. Semin Oncol,4: 5-17.

Woodhouse E C,Chuaqui R F,Liotta L A. 1997. General mechanisms of metastasis. Cancer,80: 1529-1537.

Yoshida K,Fujikawa T,Tanabe A,et al. 1993. Quantitative analysis of distribution and fate of human lung cancer emboli labeled with 125I-5-iodo-2'-deoxyuridine in nude mice. Surg Today,23: 979-983.

第13章 肿瘤诊断

诊断(diagnosis)一词最初源自于希腊文,是辨认和判断的意思。疾病诊断的过程基本上是通过全面、系统地询问病史以了解病情,详尽、细致地进行体格检查来发现体征,结合必要的实验室检查,以及其他特殊检查和各种先进的器械检查来收集各种必要的资料和数据,然后在科学辩证的基础上进行综合分析,以期得到尽可能符合疾病本质的结论。肿瘤的诊断步骤和方法基本上通过询问病史,结合患者的临床表现、体格检查、影像学检查、细胞/组织病理学等特殊检查,进行诊断和鉴别诊断。虽然肿瘤的诊断方法正在迅速发展,精确度正在不断提高,但肿瘤的最后诊断则取决于细胞病理学和组织病理学的检查结果。只有确定肿瘤的性质和发展程度,才能及早施行有效的治疗,提高肿瘤患者的生活质量。相反,错误或拖延的诊断结论极可能会导致治疗的延误或病情恶化,甚至危及患者的生命。肿瘤诊断的过程无论对医师还是对患者都具有重要的临床价值。

13.1 病史及查体

临床医生对疾病的正确诊断来自对患者病史(patients' history)的调查和对症状、体征检查(physical examination)结果的认识、分析和判断,这种感性认识的材料就是在诊断疾病时所收集的临床资料。临床医师通过对患者或知情人的系统询问而获取病史资料、了解疾病的历史和现状,是认识疾病的开始,也是诊断疾病的一个最重要的方法。因此,病史的完整性和准确性对于疾病的诊断举足轻重,能否通过问诊从患者那里获得准确的临床资料,直接影响到临床诊断和治疗的正确与否。

13.1.1 病史询问

同其他疾病的诊断过程一样,病史和查体也作为肿瘤诊断的最基本和最重要的手段。病史是患者从自身感受角度对疾病过程的描述,临床医师必须重视患者的主诉和患者回答病史询问的要点,以便采集到全面准确的病史。肿瘤患者的病史资料主要包括以下几个方面。

1. 现病史

现病史主要包括性别、年龄,主要症状的特点,原因与诱因,病程、病情的发展与演变,伴随症状,诊治经过和患病以来的一般情况。

不同性质的肿瘤有不同的好发年龄,上皮来源的癌多数发生在40岁以上的中年人及老年人。一些起源于淋巴、造血、神经及间叶组织的恶性肿瘤常发生在儿童及青少年。消化道肿瘤、肺癌等多发生在男性,乳腺癌主要发生在40岁以上的妇女。但是,随着工业化的进展及环境污染程度的增加,许多肿瘤发生的时间都在提前。

肿瘤患者主要症状表现为：①早期症状：多数肿瘤患者在早期阶段都会有些不同程度的疼痛、出血或出现异常分泌物及某些全身特异表现（如杵状指、肥大性骨关节病、类内分泌综合征等），但是由于早期症状表现轻微或缺乏特征性而往往被忽视。②中、晚期症状：主要表现为原发肿物及其引起的阻塞、压迫、破坏所在器官的结构与功能，以及晚期肿瘤转移所产生的相应症状，常伴有疼痛，以及病理性分泌物、发热、咳嗽、溃疡、黄疸、腹胀、腹泻、消瘦、贫血和恶病质等伴随症状。

肿瘤患者的病程时间长短根据肿瘤的良性或恶性的不同而不同。一般良性肿瘤生长缓慢，病程可达数年至数十年；而恶性肿瘤进展较快，病程短，未经治疗的原发性肝癌平均生存时间仅3~5个月。但是当良性肿瘤有突然迅速增大、变硬、固定、边界不清、溃烂和出血等表现时，要高度怀疑有恶性变的可能。

2. 既往史

既往史主要是了解患者既往的健康状况，以往曾患过什么疾病，特别是慢性疾病与肿瘤发生具有很高的相关性，如乙肝病毒（HBV）感染、酒精性肝硬化与肝癌、人乳头状病毒（HPV）感染与宫颈癌。有些恶性肿瘤可在慢性溃疡的基础上发展而成，如鳞状上皮癌可继发于皮肤溃疡、胃贲门癌可继发于食管炎等。

3. 个人史

个人史包括出生地、居住地区和居留时间，尤其要注意是否居住在肿瘤高发区；职业和工作条件，特别是有无长期接触工业毒物或致癌物质的情况；习惯和嗜好，有无长期大量吸烟和喝酒等不良的饮食习惯。

4. 婚育史

特别是女性患者的性生活习惯、分娩次数、妊娠流产等与某些生殖道肿瘤有关。

5. 月经史

如月经不规则、闭经或绝经后阴道出血要警惕子宫肿瘤的可能。

6. 肿瘤家族史

某些肿瘤可能具有遗传倾向，在询问病史时应注意患者的直系亲属中有无癌症患者及其死因。例如，家族性乳腺癌患者发生乳腺癌的可能性明显高于普通人。

因此，病史资料是临床医师做出正确诊断和及时有效地制订出治疗方案的重要依据，临床医生必须要掌握病史询问的方法和技巧，以获得全面、真实、准确的病史资料。

13.1.2 体格检查

体格检查（physical examination）是诊断肿瘤的最基本手段之一，常作为特殊检查前临床医师初步诊断的依据。在体格检查中，除一般内科检查外，还应特别注意皮肤黏膜、深浅部肿块和全身浅表淋巴结的情况。在检查中除了注意局部肿块的位置、大小、形状、质地、活动度、有无触痛、肿瘤表面温度等,还应特别重视肿瘤局部浸润的范围,肿块与周围神经、血管、骨关节、肌肉、筋膜及皮肤等组织器官的关系,有无区域淋巴结肿大及远处转移,有无胸腹腔积液等体征。当肿瘤侵及内脏器官时,可发生梗阻、出血、穿孔等情况,应做局部针对性的专科查体。例如,肺癌合并胸腔积液时,患侧叩诊浊音,语颤消失,听诊肺泡呼吸音明显减弱或消失;当肿瘤累及臂丛神经时,常出现上臂持续性烧灼样剧痛;纵隔肿瘤或纵隔转移瘤会导致纵隔浊音界增宽,常压迫上腔静脉引起头、面、颈、胸部肿胀,颈及上胸壁静脉怒张、气促或呼吸困难;结肠、直肠癌患者合并肠梗阻时,可听见阵发性肠蠕动亢进和高调气过水音;肿瘤压迫喉返神经引起声音嘶哑;压迫膈神经引起膈肌痉挛等。

早期乳腺癌不具备典型症状和体征,不易引起患者重视,常通过体检或乳腺癌筛查发现。约80%的中晚期乳腺癌患者常无意中发现乳腺无痛性肿块就诊,仅少数伴有不同程度的隐痛或刺痛。肿瘤累及腺体后引起乳头溢液,肿瘤侵犯Cooper's韧带后引起皮肤改变,肿瘤也可引起乳头回缩或抬高。乳头湿疹样癌,即Paget's病,引起乳头皮肤瘙痒、糜烂、乳晕异常等,肿瘤同侧腋窝淋巴结可有肿大,随着病情发展,淋巴结逐渐融合,并与皮肤和周围组织粘连,晚期可在锁骨上和对侧腋窝摸到肿大淋巴结。

13.2 实验室检查

实验室检查(laboratory examination)指通过在实验室对送检标本进行物理的或化学的检验,获得反映机体功能、脏器病理变化或病因等方面的资料,并与其他检查相配合以协助临床诊断和治疗。在临床实践中,实验室检查可提供重要的客观诊断依据,对于疾病的早期诊断起着非常重要的作用。由于疾病在早期阶段缺乏明显症状和体征,容易被患者所忽视,常通过实验室检查才能得到确诊。例如,血清甲胎蛋白、GP73蛋白标本检查有助于发现小肝癌,明显提高肝癌的生存率。实验室检查主要包括血常规、尿常规、便常规、血气分析、血电解质(钾、钠、氯、钙等)、肝功能、肾功能、血脂、心肌酶、甲状腺功能、血糖等检查项目。

1. 血常规检查

血常规检查通常包括红细胞(RBC)、血红蛋白(Hb)、白细胞(WBC)及白细胞分类计数、红细胞比容(HCT)及血小板(PL)等。血常规检查在全身体检中是最基本的项目,它的意义在于可以发现许多全身性疾病的早期迹象,诊断是否有贫血、是否有血液系统疾病、反应骨髓的造血功能等。例如,感染性疾病会使白细胞的数值和分类发生变化;某些肿瘤如白血病也可引起血常规部分数值的改变。

2. 尿常规检查

尿液检查在临床上是不可忽视的一项初步检查,也是泌尿外科疾病最常做的检查项目之一,可以筛检肾脏、输尿管、膀胱或尿道的病变。蛋白尿或尿沉渣中的有形成分对于提示肾脏早期病变至关重要。尿常规检查还因其具有非浸润性、标本容易取得、操作简单迅速、费用低的优点，广泛应用于实验室诊断。常见的尿液检查包括：尿的颜色、透明度、酸碱度、红细胞、白细胞、白细胞酯酶、亚硝酸盐、上皮细胞、管型、蛋白质、比重、尿酮体、尿胆原、尿胆红素、尿潜血及尿糖定性等。

3. 酶学检查

酶学检查是测定体液中的酶活性以判断病理过程的实验室诊断方法。酶是由生物体产生具有高度特异性的生物催化剂，在化学结构上属于蛋白质。生理情况下多数酶都在细胞内发挥作用，只有极少数酶分泌到细胞外作为体液或血液的组成成分行使其功能。当组织发生病变时，细胞通透性增加或细胞破裂使细胞内的酶进入到体液（包括血液、脑脊液、肠液、唾液及尿液等）中，尤其是血液中酶活性的变化往往能反映器官的病理变化。因此，酶学检查有助于诊断疾病、判断预后和观察疗效。

临床诊断常用的酶包括丙氨酸氨基转移酶(ALT)、天冬氨酸氨基转移酶(AST)、γ-谷氨酸转移酶(GGT)、单氨氧化酶(MAO)、肌酸激酶(CK)、乳酸脱氢酶(LD)、胆碱酯酶(CHE)、丙酮酸激酶(PK)、6-磷酸葡萄糖脱氢酶(G6PD)、异柠檬酸脱氢酶(ICD)、酸性磷酸酶(ACP)、碱性磷酸酶(ALP)、α-淀粉酶、胰蛋白酶、脂肪酶(LPS)和烯醇化酶(ALS)。

4. 肝功能检查

肝功能反映肝脏的生理功能状况。肝功能检查是通过各种生化实验方法检测与肝脏功能代谢有关的各项指标以反映肝脏有无疾病、肝脏损害程度和查明肝病原因、判断预后及鉴别黄疸病因等。由于肝脏功能多样，所以肝功能检查方法很多，但是每一种检测指标只能反映肝脏某一方面的某一种功能而并非是肝脏的全部功能。因此具体应该选择哪几项检查，应结合病史和临床症状来恰当地组合，避免片面性和主观性，才能够有助于肝功能的诊断及评价。

在临床诊断中，评价肝功能的检测指标有以下几项：①反映肝细胞损伤的指标以血清酶检测为主，包括 ALT、AST、ALP、GGT 等。ALT 和 AST 能敏感地反映肝细胞的损伤状态和程度。②反映肝脏分泌和排泄功能的检测指标包括总胆红素(Tbil)、直接胆红素(Dbil)、总胆汁酸(TBA)等。另外，GGT、ALP、5′-核苷酸(5′-NT)也能敏感地反映胆汁淤积情况，它们的升高主要提示可能出现了胆道阻塞方面的疾病。③反映肝脏合成储备功能的指标包括前白蛋白(PA)、白蛋白(Alb)、胆碱酯酶(CHE)和凝血酶原时间(PT)等，这些检查项目可以通过检测肝脏合成功能来反映其储备能力。④反映肝脏纤维化和肝硬化的指标，通常用白蛋白(Alb)、总胆红素(Tbil)、单氨氧化酶(MAO)、血清蛋白电泳来评价。除此以外，近年来在临床上较多地通过测定透明质酸(HA)、层黏蛋白(LN)、Ⅲ型前胶原肽和Ⅳ型胶原的血清含量来反映肝脏内皮细胞、储备细胞和成纤维细胞的变化，一旦它们的血清水平升高，常常提示可能存在肝纤维化和肝硬化。⑤反映肝脏肿瘤的血清标志物。目前甲胎蛋白依然是诊断原发性肝癌的常规生化指标之一，它在肝癌患者出现临床症状前 8 个月就已经升高。此外，甲胎蛋白(AFP)还能够用于监测肝癌手术疗效、术后随访。但是，最近的研究表明 GP73 蛋白与肝癌的相关性要优于 AFP，因此可以提高诊断的准确性，应同时进行 B 超、CT、MRI 和肝血管造影检查。另一个重要的肝癌诊断指标

是血清 α-L-岩藻糖苷酶（AFU），它对于原发性肝癌诊断的特异性在 90% 左右，因其与 AFP 测定之间良好的互补作用，越来越被公认为是肝癌诊断、随访和肝硬变监护不可或缺的手段。此外，肝脏肿瘤也会导致 GGT、ALP、亮氨酸氨基转肽酶（LAP）和 5'-NT 的升高。

5. 肾功能检查

肾功能检查是研究肾脏功能的实验方法，目的是了解肾功能的损伤状态、损伤程度和损伤范围（如单侧肾小球、肾小管或双侧均累及），借此做出诊断和制订治疗方案，观察肾脏功能的动态变化和判断预后。在临床上，肾功能检查是泌尿系统疾病的重要诊断方法，也是诊治其他系统疾病或严重感染、外伤、大手术时需要参考的一项常规检查项目。常用尿液显微镜检查、化学检查及血液的某些化学检查等指标来衡量肾功能的变化。肾功能检查项目包括尿素氮、尿酸、尿比重、尿沉渣镜检、尿肌酐、非蛋白氮定量及酚红排泄实验等。由于各种肾功能检查的原理和临床意义不尽相同，因此，在实际工作中，应根据不同的病情和具体条件，有目的性地选择应用。目前临床上常用的肾功能检查方法主要用于测定肾脏的泌尿功能，根据其检查重点的不同，可分为 4 类：①肾小球滤过功能检测包括内生肌酐清除率试验（Ccr）、血清内生肌酐、血尿素氮及非蛋白氮、甘露醇和靛蓝试验。其中 Ccr 是目前广泛应用的具有使用价值的方法，以判断肾小球滤过功能，是肾小球滤过率的临床最佳指标。②酚红（PSP）排泄试验用于检测肾小管功能。③昼夜尿比重试验（莫氏试验）用于测定肾小管浓缩及稀释功能。④核素肾图和 PSP 试验来研究肾脏血供情况及其分泌排泄功能和上尿路通畅情况。

6. 免疫学检查

恶性肿瘤的发生、发展、疗效和预后均与机体的免疫状态有密切关系，因而通过免疫学检查来确诊肿瘤的方法是有必要的。肿瘤免疫学检查是应用免疫学理论和技术检测肿瘤特异性或肿瘤相关性标志物，达到对肿瘤确诊及预后评估的目的。由于免疫学方法的特异、简便、快速和敏感等特点，肿瘤免疫学诊断已经成为肿瘤早期筛查、辅助诊断病情和预后判断的重要手段。

肿瘤标志物是指存在于肿瘤细胞的胞质中或胞膜上，或者由肿瘤细胞分泌的物质。这些物质不存在于正常成人组织而仅见于胚胎组织中，或者在肿瘤组织中的含量大大超过正常组织中的含量，它们的存在或量变可以提示肿瘤的性质，借以了解肿瘤的组织发生、细胞分化、细胞功能，以帮助肿瘤的诊断、分类、预后判断及治疗指导。对于肿瘤标记物的研究发展迅速，至今已发现有 80 余种，其中较为常用的有 30 余种，包括甲胎蛋白（AFP）、癌胚抗原（CEA）、异位激素、同工酶、中间丝蛋白、细胞膜标记及单克隆抗体所识别的某些肿瘤抗原决定簇等，它们分布于肝癌、结肠癌、胃癌、胰腺癌、肺癌、乳癌、胶质细胞瘤、恶性黑色素瘤、生殖器肿瘤、淋巴瘤、白血病及小儿恶性肿瘤中。

由于肿瘤标志物在体内的含量极少，要想在获取的体液或组织切片中检测到它们，就必须采用微量检测的技术。最常用的检测技术就是利用抗原抗体反应的原理发展而来的放射免疫技术、免疫荧光技术和免疫酶技术。其中，根据检测的灵敏度、实用性和安全性，首选免疫酶技术,它又包括酶联免疫吸附试验来检测体液中的肿瘤标记物和免疫组织化学技术来测定组织细胞中的肿瘤标记物。在免疫酶技术的基础上又发展了免疫金银染色法用于电镜下的观察,其灵敏度明显高于免疫组织化学技术。另外,还可以通过利用特异性的 DNA 或 RNA 探针与细胞中的 DNA 或 RNA 序列进行原位杂交(杂交组织化学)来分析是否含肿瘤或癌变的特定基因(如癌基因、病毒基因)的存在、测定肿瘤标记物的表达,这些方法可以与免疫电镜或流式细胞仪结合,进一步了解肿瘤细胞恶变程度,使肿瘤标记物的研究能够深入到亚细胞水平并且向定量化方向发展。

13.3　内窥镜检查

内窥镜(endoscope)是一种光学仪器,它可以经口腔进入胃内,或经人体其他自然腔道或手术做的小切口被送入体内,可直接观察到脏器内腔的病变,确定其部位、范围,并可进行照相、活检或刷片等处理,从而对体内疾病进行诊断。

随着现代化科学技术的发展,内窥镜经历了硬式内镜、纤维内镜、电子内镜和超声内镜(endoscopic ultrasonography,EUS)的发展过程。医用内窥镜按所到达的部位不同可以分为气管镜、胃镜、腹腔镜、胆道镜、尿道膀胱镜、阴道镜、神经内镜、耳鼻喉内窥镜、口腔内窥镜、牙科内窥镜、鼻窦镜、喉镜、关节镜等。内窥镜检查的优点在于成像清晰逼真,图像直观性强,操作方便,能进行全方位观察,不存在盲区。内窥镜对黏膜的观察是其他方法无法比拟的,同时还可以在病变部位采集组织标本进行病理学检查,显著提高诊断的准确性,对某些肿瘤的筛查及早期诊断具有重要的实用价值(图 13-1)。此外,对某些病变还可以进行内镜下的治疗,如息肉摘除、内镜下止血、内镜取异物等。因此内镜已经扩展应用到临床许多领域,从单纯的诊断技术转变成为诊断与治疗相结合的手段,许多内镜治疗已经部分替代了外科开腹手术治疗,成为微创手术的重要组成部分。

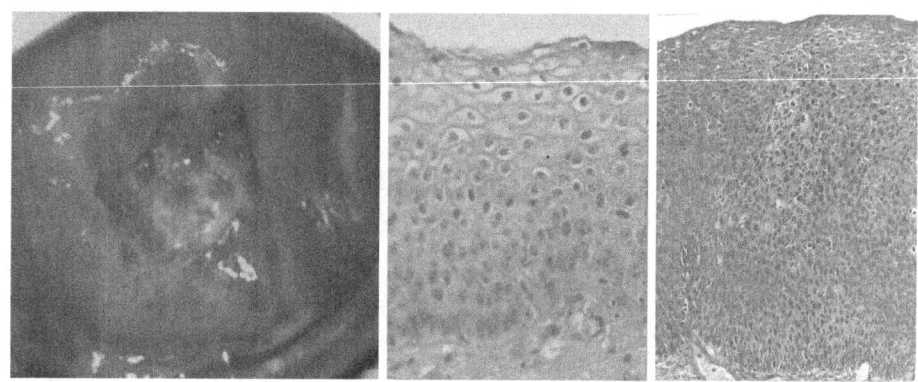

图 13-1　内窥镜在肿瘤筛查及早期诊断中的应用。宫颈癌早期筛查中内窥镜所见炎性宫颈伴局部溃疡(左图);病变部位活检标本组织病理学检查可见部分异性细胞占宫颈上皮下 1/3(中图),为宫颈 CIN1 期病变;部分异性细胞占据全部宫颈上皮(右图),为宫颈 CIN3 期病变(由法国 Lucien Frappart 教授提供)

在临床上,内镜检查主要应用于:①呼吸道疾病的检查,经支气管镜的肺活检及刷检、选择性支气管造影来检查肺癌、支气管癌；②胃肠道疾病的检查，如胃镜检查胃癌，食管镜检查食管癌、结肠镜检查直肠癌、乙状结肠癌等；③内镜下逆行胰胆管造影（endoscopic retrograde cholangio-pancreatography，ERCP）是诊断胰腺胆管疾病如结石、炎症、肿瘤等的标准；④颅内立体定位内窥镜活检来提高病理组织学诊断的准确性；⑤用于泌尿生殖道疾病的检查，如膀胱肿瘤、肾结核、肾结石、肾肿瘤、输尿管肿瘤、宫颈癌等；⑥应用超声内镜在直视下对消化道黏膜、消化道壁内病变及壁外邻近脏器进行观察和疾病的诊断，包括：对胰腺病变的诊断尤为突出；对十二指肠乳头癌诊断的准确率达 90%～100%，明显优于体外 B 超、CT、血管造影技术，并且能够判断病变范围及淋巴结转移情况；EUS 鉴别胃壁黏膜下肿瘤与壁外压迫的准确率达 95%～100%；EUS 对于肝外胆管癌的诊断准确率达 90% 以上，能够显示的最小病变为 10 mm×8 mm×8 mm，除能显示肝外胆管腔内病变外，还可以判断胆管癌的侵犯范围，正确率达 81%～83%，EUS 对胰腺癌、胆管癌及壶腹癌术前 T 分期的准确率达 82%～90%，N 分期为 59%～70%；内镜超声引导下的细针穿刺术能够明确病变的性质，如在胸腔内主要是明确伴随食管癌、非小细胞型肺癌的后纵隔肿大淋巴结的性质；在腹腔中用于判断胰腺肿物的性质和明确胃周淋巴结有无转移；在盆腔中判断盆腔肿大淋巴结的性质。

13.4 影像学检查

自伦琴于 1895 年发现 X 射线以后，在医学上 X 射线被广泛用于对人体进行检查和疾病诊断，形成了新的学科即放射诊断学（diagnostic radiology）。放射诊断学奠定了医学影像学（clinical imaging）的基础，医学影像学也称医学成像，泛指通过 X 射线成像（X-ray）、超声成像（ultrasound）、X 射线计算机断层扫描（CT）、核磁共振成像（MRI）和发射体计算机断层扫描成像[ECT，如单光子发射计算机断层扫描成像（SPECT）与正电子发射计算机断层扫描成像（PET）]、脑电图（EEG）、脑磁图（MEG）、眼球追踪（eye-tracking）、穿颅磁波刺激（TMS）等现代成像技术检查人体部位的过程。这些技术能使人体内部结构和器官形成影像，从而了解人体解剖与生理功能状况以及病理变化，以达到诊断的目的。由于在 20 世纪 70 年代迅速兴起的介入放射学（interventional radiology）能够在影像监视下采集标本或在影像诊断的基础上对某些疾病进行治疗，使医学影像学不仅扩大了对人体的检查范围，提高了诊断水平，并且还能够对某些疾病进行治疗。近年来医学影像学已成为临床医学的重要学科之一，因此，在临床工作中熟悉医学影像学的应用范畴和临床意义，选用合理的影像学检查方法，对疾病做出正确的诊断和制订有效的治疗方案，对于每一位影像科医生和临床医生来说是需要解决的问题。

13.4.1 超声成像检查

超声诊断（ultrasound diagnosis）可以采集人体内器官、组织、血管和血流的图像。超声成像的原理是指组成人体结构的各种组织和器官具有各自特定的声阻抗和衰减特性，因而产生了声阻抗和衰减特性的差异。当探头将超声波传送到体内，声波由表面到深部经过不同声阻抗和衰减特性的组织器官后，会产生不同的反射和衰减再返回至探头，然后超声系统将接收到的反射声波转换为二维图像，根据回声的强弱用明暗不同的光点依次显示在荧屏上，形成人体的断面超声图像，称之为超声声像图。人体器官表面有被膜包绕，被膜同其下方组织之间的声阻抗差大，形成了良好的界面反射，使声像图上出现完整而清晰的周边回声，从而显示出器官的轮廓，还可以根据周边回声来判断出器官的形状与大小。超声经过不同的组织器官后产生的内部回声可以是无回声、低回声或不同程度的强回声。

无回声 是超声经过的区域没有反射，成为无回声的暗区(黑影)。通常见于：①液性暗区，包括血液、胆汁、尿和羊水等，在病理情况下如胸腔积液、心包积液、腹水、脓液、肾盂积水，以及含液体的囊性肿物和包虫囊肿等；②衰减暗区如肿瘤；③实质暗区，如肾实质、脾等正常组织和肾癌及透明性变等病变组织都可表现为实质暗区。

低回声 实质器官如肝，内部回声为分布均匀的点状回声，在发生急性炎症出现渗出时，其声阻抗比正常组织小，透声增高，因而出现低回声区(灰影)。

强回声 ①较强回声：实质器官内组织致密或血管增多的肿瘤，声阻抗差大，反射界面增多，使局部回声增强，呈密集的光点或光团(灰白影)，如癌、肌瘤及血管瘤等；②强回声：介质内部结构致密，与邻近的软组织或液体有明显的声阻抗差，引起强反射，如骨质、结石、钙化，可出现带状或块状强回声区(白影)，由于透声差，下方声能衰减，从而出现无回声暗区，即声影；③极强回声：含气器官如肺、充气的胃肠，因与邻近软组织之间的声阻抗差极大，声能几乎全部被反射回来，不能透射，因而出现极强的光带。在临床上最常使用的几种超声检查技术包括 B 型超声、超声多普勒诊断(D 型超声诊断)和彩色多普勒血流显像(彩超)，其中 B 型超声是最重要的诊断方法。

超声诊断检查广泛应用于临床各领域，包括适用于各种先天性心脏病、心脏瓣膜病、心腔内肿瘤及血栓等循系统疾病的检查；超声心动图和多普勒检查能进行心内结构的探查，是了解心脏瓣膜运动情况的最佳影像学方法；超声多谱勒被首选用来对心脏收缩与舒张功能进行检测，并能对血管内血流流速及流量进行测定，评估左心室的射血功能，也可分析冠状动脉病理变化；此外，对肝脏的局灶性和弥漫性病变超声检查也是首选的影像学方法；对胆结石、胆囊壁息肉样病变、胆囊癌及胆管扩张的诊断既简便又准确；还能对胰腺、脾脏、肾、肾上腺、膀胱、前列腺、颅脑、眼、甲状腺、乳腺、卵巢、子宫等脏器及软组织的占位性病变做出诊断；对产科检查、观察胎儿已成为常规影像检查方法；在超声引导下还可以进行穿刺活检，以及微创和少创的各种治疗。

作为一种无创、简单、快速的方法，超声诊断检查亦可广泛应用于乳腺癌筛查和所有疑诊乳腺病变的人群，主要适用于年轻、妊娠、哺乳期妇女乳腺病，临床触及的肿块及可疑异常进一步评估临床及影像所见。在近年中国人群乳腺癌筛查中，超声检查的作用要明显优于其在西方妇女的乳腺癌筛查的作用。

13.4.2 X 射线成像检查

X 射线透视是指基于 X 射线的穿透性、荧光性和感光性的特点，以及人体组织之间的密度或厚度差异，透过人体组织的 X 射线在荧光屏上形成明暗或黑白对比不同的影像，简称透视。透视是常用的 X 射线检查方法，其主要优点是可以改变患者的体位和方向来进行观察,了解器官的动态变化如心和大血管搏动、膈运动及胃肠蠕动等,并可以立即得出观察结果;主要缺点是荧屏亮度较低,影像对比度及清晰度较差,难以观察密度与厚度差别较小的器官,以及密度与厚度较大的部位。例如,头颅、腹部、脊柱、骨盆等部位均不适宜透视;缺乏客观记录。

X射线平片是X射线穿透人体组织并携带人体信息在胶片上成像的方法。平片上呈现出的所有组织包括骨骼、软组织等都重叠在一起形成从黑到白不同灰度的整体成像。这些不同灰度的影像反映了人体组织结构的解剖及病理状态。有着良好自然对比的器官和组织应用X射线平片可以满足大多数常见疾病的诊断。而对于缺乏自然对比的组织或器官,可人为地引入一定量的在密度上高于或低于该组织结构的物质到器官内或周围间隙中使之产生人工对比以显影,称为造影检查,引入的物质称为造影剂(contrast-media)。造影检查的应用显著地扩大了X射线检查范围。因此,自然对比和人工对比是X射线检查的基础。X射线平片检查是目前应用最广泛的检查方法,其优点是成像清晰,对比度及清晰度均较好;显示的结构层次比较丰富,有利于整体上观察受检部位的组织结构,具有较高的空间分辨率;可作为客观记录,便于复查时对照和会诊。但其缺点是密度分辨率低,无法区别组织密度差别小的结构,在密度分辨率方面无法与CT、MRI相比;每一张X射线平片仅是一个方位和一瞬间的X射线影像,为建立立体概念常需要作互相垂直的两个方位摄影,如正位及侧位;对功能方面的观察,不及透视方便和直接。

X射线透视主要应用于胸部疾病的筛查及常规体检,可以观察肺的呼吸运动、心脏和大血管的搏动;用于对腹部病变的诊断,观察膈下是否有积气,以判断肠穿孔的可能性;依据肠腔积气、积液的情况判断胃肠道梗阻的位置及程度;利用X射线透视查看异物所在。此外,在进行胃肠道钡餐灌肠时必须应用透视,它除了观察胃肠道形态外还可以观察器官的活动,如胃肠道的蠕动与排空。

X射线平片常用于胸部先天畸形、创伤、异物、肿瘤、气胸、胸腔积液、胸膜粘连、钙化、隔疝、各种炎症(包括结核)、肺不张、肺气肿、肺水肿、肺梗死、肺纤维化等检查;平片还能判断肺血管改变所反映的心脏血流动力学变化,对某些疾病如肺静脉畸形引流、冠状动脉瘘、瓣膜病、缩窄性心包炎等,往往一张平片就能做出明确诊断。另外,可以对四肢进行拍片,看看骨骼肌肉系统的病变,如畸形、创伤骨折、骨代谢及发育异常所致骨质改变,骨肿瘤、化脓性骨髓炎、骨结核、类风湿性关节炎、强直性脊柱炎、骨退行性变、股骨头缺血坏死等;还可以用于胆道、泌尿系统结石的检查。

X射线造影多应用于选择性的血管造影,如脑血管造影,可以根据颅内病变造成的脑血管走行位置、分布、形态特点的变异,以及新生血管的出现等,对颅脑病变进行定性和定位诊断,并且也可以对于颅内占位性病变和脑血管疾病均有重要诊断价值和为脑血管疾病的治疗提供依据。冠状动脉造影仍然是诊断冠状动脉狭窄的重要手段。X射线造影还可以应用于泌尿生殖系统,如静脉尿路造影是诊断肾盂、肾盏、输尿管器质性病变和先天畸形的简单、廉价方法;生殖道的造影,如子宫、输卵管造影等,可对结核、肿瘤、畸形、外伤做出诊断。X射线造影还可对胆道、泌尿系统的结石进行判断。此外,通过钡剂对消化道进行造影,如食道钡透、上消化道造影、钡灌肠等,可以对异物(鱼刺等)、静脉曲张、溃疡、结核、肿瘤、畸形做出诊断,也可以对一些窦道、瘘管进行造影以检查其与组织之间的关系。

乳腺X射线摄影在乳腺癌筛查及早诊中具有重要作用。对于有乳腺肿块、硬化、乳头溢液、乳腺皮肤异常、局部肿痛或肿胀，筛查发现乳腺异常改变，良性病变的短期随诊，乳腺肿瘤治疗等，常进行双侧内外侧斜位及头足位X射线摄影，为使病灶显示效果更佳，必要时可开展局部加压摄影、放大摄影或局部加压放大摄影等。对35岁以下、无明显乳腺癌高危因素或临床查体未见异常的妇女，不建议进行乳腺X射线检查。

13.4.3 X射线计算机断层扫描

X射线计算机断层扫描（CT）成像的基本原理是用X射线束对人体某检查部位一定厚度的层面进行扫描，由探测器接受透过该层面的X射线，转变为可见光之后，由光电转换器将其变为电信号，再经模拟/数字转换器转为数字信号，输入计算机处理。图像形成的处理有如将选定层面分成若干个体积相同的长方体，称为体素。扫描所得的信息经计算机处理获得每个体素的X射线衰减系数或吸收系数，再排列成矩阵即数字矩阵，可存储于磁盘或光盘中。经数字/模拟转换器把数字矩阵中的每个数字转换成黑白不等灰度的小方块，即像素，并按矩阵排列，即构成CT图像，所以CT图像是数字化的重建断层图像。

CT图像是由一定数目、不同灰度的像素按矩阵排列所构成，这些像素反映的是相应体素的X射线吸收系数。也就是说，CT图像能够反映器官和组织对X射线的吸收程度，可以用组织对X射线的吸收系数来说明组织的密度高低程度，具有一个量的概念，用CT值来表示组织结构的相对密度，单位用Hu表示。水的CT值为0 Hu，人体中密度最高的骨皮质的CT值为+1000 Hu，空气的CT值最低为-1000 Hu。人体中密度不同的各种组织的CT值则位于-1000~+1000 Hu范围内。因此，与X射线图像所示的黑白影像一样，CT成像的黑影表示低吸收区，即低密度区，如肺部；白影表示高吸收区，即高密度区，如骨骼。虽然人体软组织的密度小，吸收系数接近于水，但由于CT具有较高的密度分辨力，所以能形成对比而成像。CT可以更好地显示出软组织构成的器官，如脑、脊髓、纵隔、肺、肝、胆、胰腺及盆部器官等，并且在良好的解剖图像背景上显示出病变的影像。CT检查技术可分为平扫、增强扫描、造影检查、特殊扫描和螺旋CT检查5种技术。CT图像为横断面断层影像，多层螺旋CT多平面图像重组技术（multi-planar reformation，MPR）可以将横断面图像重组，分别获得矢状和冠状位的MPR图像。与X射线平片相比，CT图像的空间分辨率低于前者，但其密度分辨率高，它可以显示平片不能发现的病变。普通平片是用二维图像显示三维结构，对重叠的结构常难以分辨，而CT则能较好地解决此问题，可以显示出人体的复杂结构。CT的主要缺点：①CT检查时骨的边缘如岩骨、枕内粗隆、枕骨等处可出现条纹状伪影，严重影响后颅凹的检查质量和对病变的诊断；②CT主要为横轴位断层，而做冠状位、矢状位和斜面断层重建的图像质量不佳。

当X射线胸片的诊断不满意时，可选用胸部CT检查。CT多用于检查肺部和纵隔肿瘤、肺内结节病变、肺内空洞、肺间质纤维化和气管、支气管病变等，其对肺癌的诊断不仅能发现潜伏癌，还可显示瘤体内部结构，以及肺门和纵隔有无淋巴结的转移。对纵隔肿瘤的检查，CT能确定肿瘤起源和分辨肿瘤内部结构，通过增强还可鉴别诊断和观察纵隔肿瘤与血管之间的关系。对胸膜增厚、胸膜间皮瘤及胸腔积液的诊断也较为容易和可靠。

CT对于显示脊柱、骨盆、腕、踝、足等部位的骨病、外伤、先天畸形和肿瘤都很有效,尤其是对于颅底、面部和鼻窦的骨折、骨质增生、破坏和病理钙化方面有其独特的优势;CT可以显示脑瘤、颅脑外伤、颅内出血、脑积水、感染、寄生虫病等病变。此外,CT以其良好的空间分辨率和密度分辨率,在腹部及盆腔实质脏器的检查中占有十分重要的地位。再加上注射碘造影剂后进行多个时相(动脉期、门脉期、实质期)增强扫描的优点,它对腹腔实质性脏器的癌肿、囊肿、血管瘤、门脉内癌栓、肿大淋巴结,以及胆管、胆囊等都能很好地显示。特别是在确定肿瘤的存在、位置、大小、肿瘤对邻近结构的侵犯,局部淋巴结的转移及其他器官的转移方面具有重要的诊断价值。CT检查是发现和鉴别肾脏肿瘤,显示结石(包括阴性结石)、输尿管周围、膀胱、前列腺和女性生殖器官病变的重要手段。CT还能进行癌瘤的病理分期,指导治疗及估计预后。现代CT(尤其是MSCT)对脑血管的三维重建可以得到满意的图像,在诊断动脉瘤及脑血管畸形上可替代脑血管造影。高速CT(EBCT)、多排CT(MSCT)可以精确评价心脏的运动功能。

13.4.4 磁共振

医学影像学中磁共振(MRI)成像技术原理是将人体置于特殊的磁场中,用无线电射频脉冲激发人体内氢原子核,引起氢原子核共振,并吸收能量。在停止射频脉冲后,氢原子核不能维持这种状态,将回复到磁场中原来的排列状态,同时释放出微弱的能量,氢原子核按特定频率发出射电信号,被体外的接受器收录,经电子计算机处理这些信号并使之能进行空间分辨,获得运动中氢原子核分布图像,这就叫做核磁共振成像。氢原子核从激化的状态回复到平衡排列状态的过程叫弛豫过程,它所需的时间叫弛豫时间。弛豫时间有两种,即T1和T2,T1为自旋-点阵或纵向弛豫时间,T2为自旋-自旋或横向弛豫时间。影响磁共振成像的因素包括:①质子的密度;②弛豫时间长短;③血液和脑脊液的流动;④顺磁性物质;⑤蛋白质。磁共振成像的灰阶特点是:磁共振信号越强,则亮度越大;磁共振的信号越弱,则亮度也越小,从白色、灰色到黑色。各种组织磁共振成像灰阶特点如下:脂肪组织、松质骨呈白色;脑脊髓、骨髓呈白灰色;内脏、肌肉呈灰白色;液体、正常速流的血液呈黑色;骨皮质、气体、含气肺呈黑色。MRI的空间分辨率和场强直接相关,临床使用的MRI磁场强度一般为0.15~3.0 T。在医学生理学方面常用的MRI成像方式包括磁共振血管摄影(MR angiography)、磁共振胆胰摄影(MRCP)、扩散权重影像(diffusion-weighted image)、扩散张量影像(diffusion tensor image)、灌流权重影像(perfusion-weighted image)、功能性磁共振成像(functional MRI,fMRI)等。

MRI成像特点:①多参数成像。一般的医学成像技术如普通放射、CT成像都使用单一的成像参数,而MRI是一种多参数的成像方法,它至少有4个"组织参数"包括T1、T2、N(H)和流速f(v),同时还与脉冲序列及参数有关,使MRI能获取更多有用的诊断信息。②高对比度成像。MRI对软组织结构显示非常清晰,选择适当的脉冲序列可使脊髓、骨髓、关节、韧带、脂肪、肌肉、肌腱等检查优于CT。③任意方位成像。MRI扫描在患者体位不变的情况下,通过选择梯度场进行横轴位、矢状位及任意方位成像,更有利于病变显示和立体定向。④MRI的T1和T2加权像图像可在一定程度上反映被检查部分的分子生物学和组织学特征,可以对人体能量代谢进行研究。T1和T2弛豫时间及其加权像本身能反映氢原子核群周围的化学环境,即生理和生化信息的空间分布。一般来说,T1加权像对正常解剖结构显示较好,T2加权像对病变的显示较为敏感。大脑灰质中的氢几乎都存在于水中,而白质中的氢大量存在于蛋白质内。所以两者在磁共振图像上出现明显对比。MRI对中枢神经系统的检查优于CT。⑤观察心脏和血管结构,不用造影剂也可进行非创伤性MRI和MR心脏电影检查,可对心脏动态和血流速度分析,利用流空效应诊断心脏、大血管病变。⑥无电离辐射,不会对人体造成任何损害。⑦MRI无骨伪影干扰,对于CT上易出现骨伪影的部位MRI图像质量显著优于CT。

MRI成像的局限性:①和CT一样,MRI也是影像诊断,很多病变单凭MRI仍难以确诊。②对肺部的检查不优于X射线或CT检查,对肝脏、胰腺、肾上腺、前列腺的检查不比CT优越。③对胃肠道的病变不如内窥镜检查具有更好的诊断价值。④对钙化灶和骨皮质病灶不够敏感,难以对骨质结构进行观察,对骨折诊断的敏感性不如CT及X射线平片。⑤图像易受多种伪影影响,MRI的伪影主要来自设备、运动和金属异物三个方面。⑥禁忌证多,装有心脏起搏器者严禁做MRI检查,体内留有金属异物和动脉瘤用银夹结扎的患者不宜接受MRI;危重患者不宜做;妊娠3个月内者除非必须,不推荐进行MRI检查。⑦MRI成像速度慢,检查所需时间较长。

MRI常用于诊断头颈部的脑肿瘤、脑缺血、脑出血、动静脉畸形、外伤、脱髓鞘及髓鞘形成障碍、痴呆、感染等疾病;对于脊椎的肿瘤、脊髓空洞症、椎间盘变性疾病、外伤、先天畸形有诊断价值;可对先心病、冠心病、肥厚性心肌病和扩张性心肌病、心血管系统的室壁瘤、夹层动脉瘤进行诊断;用于显示纵膈肿块、对肺癌分期;MRI胰胆管造影(MRCP)已广泛应用于临床,能显示梗阻远端管腔的形态,大大减轻了患者插管的痛苦;MRI在神经系统影像学检查中占有不可替代的地位,对脑白质病变、颅后窝病变、中线病变、颅底病变和脊髓病变是首选的诊断方法,并且对脑内低度星形胶质细胞瘤、神经胶质瘤、动静脉畸形和血肿等的诊断确认率极高;MRI可测量血管内血流流速和流量,精确评价心脏的运动功能;对早期缺血性损害可采用弥散加权灌注成像,如脑缺血、脑梗死,特别是急性脑梗死的早期诊断;MRI进行灌注功能的检查评价心脏、肝脏和肾脏等器官的血供和功能灌注的情况;对肿瘤良恶性的鉴别诊断:在恶性肿瘤的早期显示,对血管的侵犯以及肿瘤的分期方面优于CT;可观察关节的运动情况和了解关节内病变及软组织损伤;还可以用于观察组织代谢过程和功能的变化。

乳腺核磁共振成像(MRI)检查不仅作为乳腺癌诊断的常规检查项目,还可用于乳腺癌分期评估,确定同侧乳腺肿瘤范围,判断是否存在多灶或多中心性肿瘤。初诊时可用于筛查对侧乳腺肿瘤,同时有助于评估新辅助治疗前后肿瘤范围、治疗缓解状况,以及是否可以进行保乳治疗。

13.4.5 核医学

核医学是利用核素和核射线来诊断、治疗和研究疾病的一门新兴学科。它是核技术、电子技术、计算机技术、化学、物理和生物学等现代科学技术与医学相结合的产物。核医学可分为两类,即临床核医学和基础核医学。自20世纪70年代以来,随着单光子发射计算机断层(SPECT)和正电子发射计算机断层技术(PET)的发展,以及放射性药物的创新和开发,使核医学显像技术取得突破性进展。它同 CT、MRI、超声技术等相互补充,极大地提高了对疾病的诊断和研究水平,因此核医学是近代临床医学影像诊断领域中一个十分活跃的分支和重要组成部分,已经成为解决当今三大疾病(即心、脑血管疾病和肿瘤)的重要方法之一(图 13-2)。

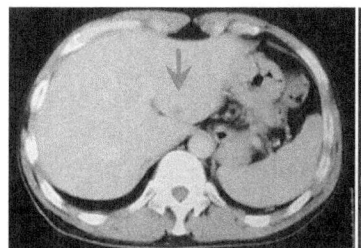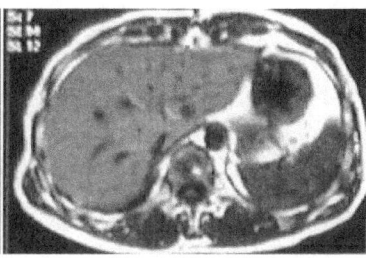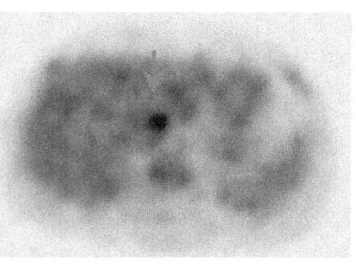

图 13-2　PET 在良恶性肿瘤鉴别中的应用。某男,57 岁,小细胞肺癌,肝内病灶。CT 所示病灶在 PET 检查中(右)代谢活性高(红色箭头),考虑为转移灶(由北京协和医院朱朝晖教授提供)(另见图版)

核医学诊断的机制是利用放射性核素标记的复合物作为示踪剂,通过病灶部位对示踪剂的摄取不同来了解病灶的功能代谢状态,从而对疾病做出正确诊断。^{18}F 被广泛用于标记葡萄糖、氨基酸、核苷、抗体等分子作为示踪剂,用以探查物质代谢、蛋白质合成和神经递质的功能活动。^{18}F-脱氧葡萄糖(^{18}F-FDG)是应用最广泛的示踪剂,被用来研究脑的葡萄糖代谢,它可以从体外对人体内的代谢物或药物的变化进行定量、动态检测,对诊断冠心病和脑部疾病方面具有重要的意义。由于恶性肿瘤对葡萄糖的利用率明显增加,^{18}F-FDG 能对大多数肿瘤较好地显像,因此被广泛应用于神经胶质瘤、脑转移瘤、脑内恶性淋巴瘤、垂体瘤和常见的头颈部肿瘤(如鼻咽癌)、甲状腺肿瘤、肺癌和消化系统、泌尿生殖系统肿瘤,以及其他恶性肿瘤如乳腺癌、黑色素瘤等各类肿瘤疾病的诊断。在治疗方面,放射性核素的施用旨在治疗疾病或者实现姑息性疼痛缓解,如碘-131 常常用于治疗甲状腺机能亢进和甲状腺癌(图 13-3)。

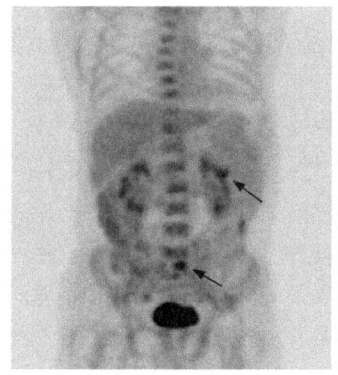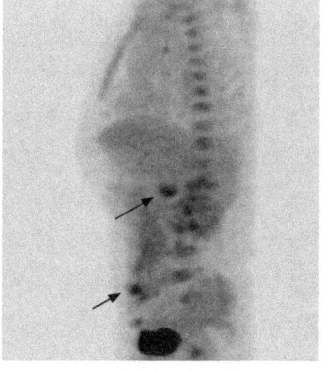

图 13-3　PET/CT 在肿瘤诊断方面的应用。某男,62 岁,消瘦 2 个月。血液实验室检查 CA199 和 CA242 高,B 超未找到异常病灶。PET/CT 发现胰腺尾部高代谢病灶(红色箭头),可能为胰腺癌,且已腹壁转移(由北京协和医院朱朝晖教授提供)(另见图版)

PET/CT 是将 CT 的经典形态学图像与 PET 的分子功能图像结合,信息互补,可提高肿瘤定性诊断的能力,鉴别良恶性肿瘤,增加肿瘤定位的准确性,可指导放疗计划靶区的设定,对治疗进行评估并监测肿瘤的复发。综上所述,各种影像学检查方法各有其特点及局限性,在临床工作中应根据病情需要有针对性地选择检查项目,既能解决临床问题,又能避免浪费和节省医疗开支。临床医生应根据患者病情需要有的放矢地选择不同的医学影像学检查方法,使其在不同疾病的诊断治疗中发挥最有效的作用。

13.5 病理学检查

病理学检查(pathological examination)是肿瘤诊断的一个关键步骤,包括活体组织病理学检查(biopsy)、细胞病理学检查(cytology)和尸体解剖(autopsy)。活体组织病理学检查是指从患者身体的病变部位取出小块组织(根据不同情况可采用钳取、切除或穿刺吸取等方法)或者将手术切除的标本制成病理切片,在显微镜下观察细胞和组织的形态结构变化,以确定病变性质,做出病理诊断,简称活检。活体组织病理学检查是诊断肿瘤常用的而且较为准确的方法。活检可以分为手术中施行的活体组织检查和常规组织病理学检查。

13.5.1 手术中施行的活体组织检查

手术中快速活体组织病理学检查(intra-operative examination)又称为手术中冰冻活检。一般是采用新鲜组织冰冻切片的方法进行诊断,是在施行手术的过程中,由临床医师提出申请,需要临床病理医师快速的对疾病做出诊断以确定手术方案的一种合作行为。手术中快速活体组织病理学检查的适用范围包括:①确定病变性质(如肿瘤或非肿瘤、良性肿瘤或恶性肿瘤等),以决定手术方案的标本;②确定恶性肿瘤的扩展情况,包括肿瘤是否浸润相邻组织、有无区域淋巴结转移等;③确定手术切缘有无肿瘤组织残留以决定是否需要扩大手术范围;④鉴定切除标本的组织类型,如甲状旁腺、输卵管、输精管及异位组织等。

与常规石蜡切片的病理诊断相比,快速冰冻切片的质量较差,因而导致了快速活检诊断存在更多的局限性和更多误诊的可能性(误诊率大约为5%)。在进行手术中快速活体组织病理学检查时,临床病理医师特别要注意快速活检的适用范围和不宜应用范围,包括:①涉及截肢和其他会导致严重致残的根治性手术切除标本要慎用手术中快速活检,其病变性质应该通过手术前常规活检、石蜡切片来确定病变性质以做出诊断;②疑为恶性淋巴瘤的活检组织不宜做术中快速活体组织病理学检查;③检材最大径不大于0.2cm的标本和电刀热效应严重灼伤的小块组织均不宜做术中快速活检;④能够在术前做常规活检的器官不宜应用术中快速活检;⑤脂肪组织、骨组织和钙化组织不能做术中快速活体组织病理学检查;⑥对于那些需要通过用石蜡切片来仔细观察计数核分裂像以判断良、恶性的软组织肿瘤,很难通过术中快速活检的方法做出确切的病理诊断;⑦需要根据肿瘤生物学行为特征而不是组织形态来判断的良、恶性肿瘤,不作为术中快速活检的指征;⑧已知具有传染性的标本(如结核病、病毒性肝炎、艾滋病等)不宜做术中快速活体组织病理学检查。

手术中快速活检的会诊意见及其签发通常要求病理医师在很短的时间内(一般在收到送检标本后 40min 内)根据对送检标本的巨检和组织块快速冰冻切片或快速石蜡切片的观察,向手术医生快速的提供参考性病理诊断意见。对于同一时间段内相继收到的多例患者标本或是同一例患者的多次标本,其发出报告的时间依次类推。对于疑难病变,可酌情延时报告。而对于难以即时快速诊断的病变(如病变不典型、交界性肿瘤病变或送检组织不足以明确诊断等),主检病理医师应向手术医师说明具体情况后再签发病理学诊断意见或告知需要,等待常规石蜡切片后才能进一步明确病理学诊断。

13.5.2 常规组织病理学检查

常规组织病理学检查也称为常规活检。常规活检的标本类型包括:①治疗性手术切除标本,是以治疗疾病或缓解症状为目的,通过手术切除的方式切下的病变组织,然后再进行病理学检查,进一步验证、补充或修正患者的术前诊断,同时确定疾病的广泛程度,这对于患者当前和后续治疗均具有重要意义;②诊断性手术切除标本,以诊断为目的部分或全部切除的病变组织供病理学检查,确定疾病诊断;③内镜活检标本,是通过可送入人体腔道内的窥镜在直观下用活检钳取出的病变组织,再进行病理学检查。内镜活检标本包括支气管黏膜活检、胃肠黏膜活检、膀胱黏膜活检、食管黏膜活检、胸腔镜及腹腔镜活检、阴道镜黏膜活检等。尽管内镜活检对于确定内部器官的病变性质和病因具有重要意义,并且有利于癌前病变的早期发现和疾病的早期诊断、早期治疗,但是由于内镜标本体积小,所取病变组织可能不具有代表性而会给定性诊断带来困难,因而常常需要在病变处多点取材,并且密切结合患者的临床表现综合判断;④手术刮出活检标本,一般多来源于子宫内膜刮出活检标本,刮出的活检标本应全部送检,做病理学检查对于判断子宫出血原因,诊断妊娠、子宫肿瘤和不育原因具有重要意义;⑤穿刺活检标本,主要来源于普通穿刺活检和 CT 或超声引导下的穿刺活检;⑥自然脱落排除标本比较少见,主要见于肠道幼年性息肉因蒂扭转而使息肉自然脱落排除。

临床医师采取标本后,应尽快将标本放置在盛有固定液(4%中性甲醛)的容器内,固定液至少为标本体积的 5 倍。对于需要做特殊项目检查(如微生物、电镜、免疫组织化学、分子生物学等)的标本,应按相关的技术要求进行固定或预处理。病理科应有专人验收常规活检申请单和送检的标本,病理医师只对病理科实际验收标本的病理学诊断负责。对于核验无误的标本,接下来工作就是对标本进行肉眼检查(巨检)、切取组织块(取材),将巨检和取材情况记录于活检记录单上。

依据有关临床资料和其他临床检查的完整性、送检标本的代表性、病理学检查手段的局限性和疾病发展的阶段性等因素可以将活体组织病理学诊断分为几种类型:①Ⅰ类病理学检查报告是指通过对送检标本的病理学检查可以对病变性质/疾病种类做出明确或基本明确的病理学诊断;②Ⅱ类病理学检查报告指不能完全肯定疾病名称/病变性质或者对拟诊的疾病名称、病变性质有所保留的病理诊断,临床医生不能将这类诊断视为明确的病理学诊断,需要进一步采取多种检查手段综合分析才能对疾病做出最后的明确诊断;③Ⅲ类病理学检查报告又称为描述性病理学检查报告,对于送检标本不能做出Ⅰ类或Ⅱ类病理学检查报告,而只能做出对病变的形态描述时,不足以诊断为某种疾病;④由于送检标本体积过小、破碎、固定不当、严重被挤压变形、被灼伤或干涸等因素导致不能做出病理诊断的称为Ⅳ类病理学检查报告(图13-4)。

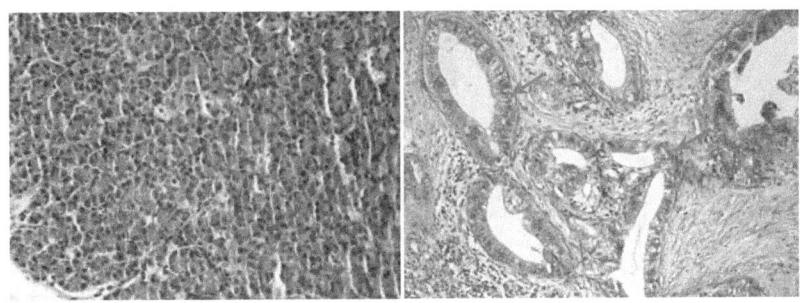

图13-4 胰腺癌的组织病理学检查。某女,64岁,阵发性上腹痛16年,发现胰腺颈部占位病变半年。血液实验室检查CA199和CA242高,B超检查见胰腺回声不均,可见多个片状低回声,胰头处低回声。CT检查胰腺颈部实性占位,远段胰管扩张,胰腺实质性萎缩,不排除恶性可能。手术后病理学检查显示,相对于正常胰腺组织(左),肿瘤细胞排列成不规则腺管状结构(红色箭头),结缔组织反应明显,炎细胞浸润,为导管型胰腺癌(由北京协和医院丛林、由磊副教授提供)(另见图版)

病理学诊断报告书的基本内容具体如下:①患者的基本情况,包括病理号、姓名、性别、年龄、送检医院或科室(住院或门诊)、住院号或门诊号、送检和验收日期等;②巨检病变和镜下病变要点描述(一般性病变和细小标本可酌情简述或省略);③与病理学诊断相关技术的检查结果;④病理学诊断类型的表述;⑤对于疑难病例或做出Ⅱ、Ⅲ类病理学诊断的病例,可酌情就病理学诊断及其相关问题附加建议(如进行其他有关检查、再做活检、科外病理学会诊、密切随诊或随访等)、注释和(或)讨论;⑥经过本病理科和(或)科外病理会诊的病例,可将各方病理会诊意见列于该例患者的病理学诊断报告书中。

13.5.3 特殊组织病理学检查

1. 免疫组织化学

免疫组织化学(immunohistochemistry)技术是肿瘤病理诊断中应用最为广泛的技术方法之一。其原理是利用抗原与抗体的特异性结合反应来检测和定位肿瘤组织或细胞中的某种化学物质的一种技术方法,主要用于检测肿瘤相关抗原(肿瘤分化抗原和肿瘤胚胎抗原),借以判断肿瘤的来源和分化程度,协助肿瘤的病理诊断和鉴别诊断、肿瘤预后的判定,以及指导临床对某些靶向治疗药物适用病例的筛选等。

目前常用的免疫组织化学染色方法按标记物的性质可以分为荧光法(荧光素标记)、酶法(辣根过氧化物酶、碱性磷酸酶等)、免疫金银及铁标记技术等。按染色步骤可以分为直接法(一步法)和间接法(二步、三步或多步法)。按结合方式可以分为抗原-抗体结合,如PAP法、标记的葡聚糖聚合物法(LDP)、亲和连接如ABC法、标记的链亲和素-生物素法(LSAB)等,其中LSAB法和LDP法是最常使用的染色方法。

免疫组织化学方法除可以用于判断肿瘤细胞的来源,在鉴别诊断中有重要作用,对肿瘤的生物学行为也有积极地意义。例如，检测细胞骨架的中间丝蛋白包括神经原纤维、胶质原纤维酸性蛋白(GFAP)、结蛋白、波形蛋白和角蛋白(cytokeratin,CK)。由于它们具有各自的生物化学和免疫学特性，并分别存在于不同类型的细胞中，具有相对的特异性，可用来协助诊断相应的神经细胞、神经胶质细胞、横纹肌和平滑肌、间叶组织和上皮细胞来源的肿瘤。利用激素和激素受体的特异性结合，还可以对乳腺癌等激素依赖性肿瘤的雌激素受体(PR)、孕激素受体(ER)的水平进行免疫组化测定。雌激素受体阳性者对于内分泌治疗的效果较好，预后也优于受体阴性的患者。而肿瘤组织细胞高表达与细胞增生相关的蛋白如 Ki67、cyclin D1 等，常对放疗或化疗敏感(图 13-5)。

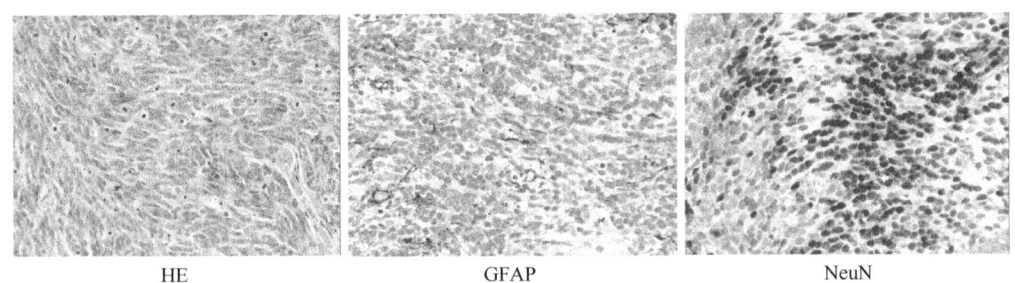

HE　　　　　　　　　GFAP　　　　　　　　　NeuN

图 13-5　免疫组织化学在肿瘤诊断中的应用。某男，12 岁，头痛数月，步态不稳就诊。CT 检查小脑侧叶占位性病变，术后组织病理学检查显示肿瘤细胞致密，排列不规则(左图，HE)，胶质细胞特异性标志物 GFAP 染色阴性，神经元特异性标志物(神经元核抗原 NeuN)染色阳性，确诊为小脑髓母细胞瘤(由北京协和医学院佟伟民教授提供)

2. 电子显微镜检查

电子显微镜检查到目前为止仍没有发现可以作为诊断肿瘤和恶性肿瘤的特异性超微结构改变，因此要鉴别有无肿瘤和区分肿瘤的良恶性仍然主要依靠光镜的观察。电镜应用在临床病理诊断中主要是透射电镜和扫描电镜，可用于多种疾病亚细胞结构病变的观察和诊断，在确定肿瘤细胞的组织来源和分化程度上可起重要作用。例如，鉴别分化差的癌及肉瘤；区分神经母细胞瘤、Ewing 肉瘤、胚胎性横纹肌肉瘤、恶性淋巴瘤及未分化小细胞癌。

在电镜下，癌细胞之间常见较多的桥粒连接或桥粒样连接，因而可与肉瘤相区别。神经母细胞瘤常见大量树突状细胞，在瘤细胞体及胞突中均可查见微管和神经分泌颗粒；Ewing 肉瘤的瘤细胞常分化差，胞质内细胞器很少，但以大量糖原沉积为其特点；胚胎性横纹肌肉瘤可见由肌原纤维和 Z 带构成的发育不良的肌节；恶性淋巴瘤细胞中可见发育不同阶段淋巴细胞的超微结构特点，不见细胞间连接、神经分泌颗粒，从而可与小细胞癌区别。

3. 流式细胞术

流式细胞术(flow cytometry,FCM)是利用流式细胞仪进行的一种单细胞定量分析和分选的新技术，目前已广泛用于肿瘤研究，特别是应用于瘤细胞 DNA 含量和倍体分析，癌基因、抑癌基因的检测，细胞凋亡的研究，以及细胞毒功能检测等。许多资料表明，实体恶性肿瘤的 DNA 大多为非整倍体或多倍体，所有良性病变都是二倍体。检测异常 DNA 含量不但可作为恶性肿瘤的标志之一，也可反映肿瘤的恶性程度及生物学行为。

4. 图像分析技术

病理形态学的观察基本上是定性的，缺乏精确而更为客观的定量标准。图像分析技术的出现弥补了这个缺点。随着电子计算机技术的发展，形态定量技术已从二维空间向三维空间发展，对于病变中组织、细胞或细胞器等的二维和三维结构进行定量或半定量分析。由于用于诊断病理学的图像分析技术是对病变形态进行定性分析的一种量化性补充，为病理学诊断提供参考性信息，因此它不能做出独立的病理学诊断报告。计算机图像分析技术包括图像采集、图像处理和图像分析三个步骤。在肿瘤病理方面，图像分析主要应用于核形态参数的测定，用以区别肿瘤的良恶性、癌前病变和癌、肿瘤的组织病理分级及判断预后等，还可以用于 DNA 倍体的测定和分析、显色反应（如免疫组织化学染色）的定量测定和细胞涂片中恶性肿瘤细胞的自动筛选等。

5. 分子生物学技术

大量临床及基础研究表明肿瘤是遗传性疾病。这些遗传变异包括基因融合和大片的缺失、基因扩增、基因突变及表观遗传学改变。可以说肿瘤是多阶段、多基因突变的结果。由于肿瘤是一种异质性极大的疾病，根据病理形态和临床分期等诊断为同一种癌，从分子水平可分为许多分子亚型，不同分子亚型则必须应用不同的靶向药物进行治疗。

目前，重组 DNA 技术、荧光原位杂交技术（FISH）、PCR 技术、DNA 序列分析、生物芯片等新技术在肿瘤的基因分析和基因诊断上已广泛应用。例如，对恶性淋巴瘤，利用 Southern 印迹杂交技术和 PCR 方法，可以对样本淋巴组织中是否存在单克隆性的增生做出判断，从而协助形态学诊断。例如，临床病理相同的乳腺浸润性导管癌，只有 *HER2* 免疫组化染色过表达、*HER2/neu* 基因 FISH 扩增患者可进行 Herceptin 靶向治疗。另外，在肺腺癌中已发现有 *Kras*、*EGFR*、*FGFR4*、*HER2* 等基因突变，在临床上需相应的治疗方案。因此在病理报告单上注明用分子诊断技术检测出的分子改变，对临床靶向治疗极为重要。这些技术还被用于肿瘤的易感性预测、病因和发病学研究（图 13-6），以及肿瘤疗效的监测和预后判断等方面。

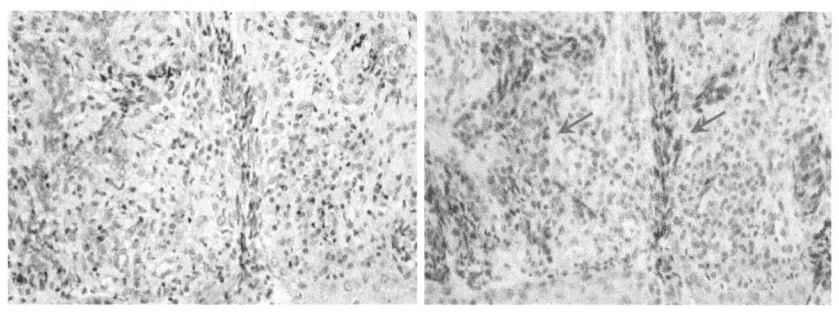

图 13-6 原位杂交在检测 EBV 病毒中的应用。某女，40 岁，鼻咽部肿物，鼻腔镜活检病理低分化癌（左图）。结合家族史，进行 EBV 病毒原位杂交，显示肿瘤细胞 EBV 高表达，提示低分化鼻咽癌（右图，箭头。由北京协和医学院佟伟民教授提供）

13.5.4 细胞学检查

细胞病理学检查(cytological examination)是指通过对患者病变部位自然脱落、刮取和穿刺抽取的细胞进行涂片和病理形态学的观察,以便对疾病做出定性诊断,可为临床医师诊断疾病提供重要参考依据。细胞病理学检查目前主要应用于肿瘤的诊断,也可用于某些疾病的检查和诊断,如内部器官炎症性疾病的诊断和激素水平的判定等。用于细胞学检查的标本必须新鲜,取材后应尽快送至病理科(或细胞病理学室)。病理科核验检材无误后,应尽快进行涂片和染色。

肿瘤细胞与正常细胞一样有不断脱落的现象,但是癌细胞生长迅速,细胞之间的黏合力较低,所以癌细胞的脱落较正常细胞快。又因为癌组织表面常由于供血不足,易发生坏死与脱落,因此细胞学检查的标本可以是来自呼吸道、消化道、泌尿道、生殖道等分泌、排泄物中的脱落细胞,通过作细胞涂片检查来找到癌细胞。细胞学检查也可以是通过粗针或细针经穿刺抽取的体腔积液、心包腔、关节腔、脑脊髓膜腔液体、囊肿的囊液中的脱落细胞和体表或内脏实体肿瘤的细胞,还可以是经各种内窥镜刷取或刮取细胞进行涂片检查,或经细针吸取(fine needle aspiration,FNA)细胞学技术(针外径 0.6~0.9 mm)直接或在 B 超或 CT 引导下穿刺吸取出全身各组织器官病变处的细胞,再将这些细胞直接或经离心沉降等方法处理后涂片、固定、染色,在光镜下进行细胞学检查,通常主要是对以下几种类型的肿物进行诊断以判定有无肿瘤细胞、是良性还是恶性:①乳腺、甲状腺、淋巴结、前列腺、皮下软组织和骨等浅表组织肿物;②肺、胸膜和纵隔等胸腔肿物;③肝、胰、肾、肾上腺、腹腔内、腹膜后和盆腔内等腹腔肿物;④颅内肿物。细针吸取细胞学技术的禁忌证包括:难以控制的咳嗽、肺动脉高压症、进行性肺气肿、出血性体质及有"晕针史"的患者。另外,手术切除的新鲜组织还可以直接印迹于载玻片上,染色后进行细胞学检查,更适合于观察星形胶质细胞瘤的突起,淋巴瘤等肿瘤细胞的形态。

细胞病理学检查的优点是对患者损伤小或无损伤、涂片制作简单、取材范围广、经济、安全和出结果快,可重复多次检查,常有较高的阳性率[主要用于区别良、恶性肿瘤,如对许多肿瘤诊断的阳性率可达(70%~90%)],更适合于大规模肿瘤筛查。但是,细胞病理学检查也存在其局限性,如假阴性率高(一般为 10% 左右)、需要临床医师多次送检或做活检等其他检查以降低假阴性率。而在非恶性肿瘤患者的相关标本中查见了"恶性肿瘤细胞"导致假阳性率出现,通常低于 1%。这就要求病理医师尽可能做活体组织病理学检查,并且应密切联系患者的临床资料确定诊断。另外,细胞学检查主要应用于对肿瘤病变的良性或恶性做出初步的定性诊断,并不适合于用来判定肿瘤分类、分型和浸润、转移的状态。细胞病理学诊断表述的类型通常分为两种。一种是直接表述性诊断,适合于穿刺标本的细胞病理学诊断报告。依据镜下观察到的实际情况对于某种疾病/病变可以做出肯定性(Ⅰ类)、不同程度意向性(Ⅱ类)、提供形态描述性(Ⅲ类)细胞学诊断,或者是不能做出细胞学诊断(Ⅳ类)。另一种类型称为间接分级性诊断,应用于查找恶性肿瘤细胞,可分为:①Ⅰ级,未查见恶性肿瘤细胞;②Ⅱ级,查见核异质细胞,又可再分为轻度核异质细胞(Ⅱa)和重度核异质细胞(Ⅱb);③Ⅲ级,查见可疑恶性肿瘤细胞;④Ⅳ级,查见高度可疑恶性肿瘤细胞;⑤Ⅴ级,查见恶性肿瘤细胞。

13.5.5 尸体病理学检查

尸体解剖检查(简称尸检)是对死者体表、体腔、内部脏器、组织细胞进行全面的病理学检查,其中包括法医解剖和疾病患者的尸体解剖。病理医师用病理解剖学的方法先检查体表的表现和改变,然后取出死者的脏器,用肉眼观察各脏器有无病理改变,再用病理组织学方法,把病变组织制成切片,加以染色后,用显微镜观察病变的组织学改变,必要时辅以分子生物学、电子显微镜、细菌或病毒培养等手段进行检查,再根据尸检发现的病变,结合临床和实验室材料以期明确死者的主要疾患、伴随疾患和死亡原因。主要疾患是引起死亡的基础疾病,是直接死亡原因的根本所在。直接死亡原因常常是主要疾患的合并症,如脑出血常常是高血压病患者的直接死亡原因。尸检还为研究疾病的病因学、发病机制和疾病的转归提供系统的检查材料,对于具体地观察疾病的病理变化、理解各个脏器病变的相互联系、掌握疾病的临床病理联系具有重要意义,是病理学研究不可替代的领域。此外,法医尸检可协助判断死因、死亡时间,判断是暴力伤亡还是病死、是他杀还是自杀等,是处理各种案件的重要依据。尸检对死者家属也常是有利的,若死者被确定死于传染病、遗传病或某些肿瘤等,家属可以及早采取一些预防措施。尸检对促进医学的发展提高临床诊断和治疗水平有着重大的作用。因此,世界上许多先进国家(如英国、美国等)常以法律形式将死后尸检定为制度以推动本国的医学发展。

13.6 肿瘤分期

肿瘤分期(classification of tumor)通常只针对于恶性肿瘤。它是一个评价体内恶性肿瘤的数量和位置的过程。肿瘤分期是根据个体内原发肿瘤及播散程度来描述恶性肿瘤的严重程度和受累范围。了解疾病的程度,可以帮助医生制定相应的治疗计划并了解疾病的预后和转归。同时,肿瘤分期也为医生在讨论患者的病情时提供了一种通用的语言。另外,详细了解疾病的分期信息也有助于为具体患者制定出更为有针对性的临床试验方案。在诊断恶性肿瘤时,国际统一的恶性肿瘤临床病理分类——TNM 分类法可用以记录恶性肿瘤病变范围及对照治疗效果。

1. "TNM"分期系统中各字母的含义

TNM 分期系统是目前国际上最为通用的分期系统,首先由法国人 Pierre Denoix 于 1943~1952 年提出,后来美国癌症联合委员会(AJCC)和国际抗癌联盟(UICC)逐步开始建立国际性的分期标准,并于 1968 年正式出版了第 1 版《恶性肿瘤 TNM 分类法》手册。目前它已经成为临床医生和医学科学工作者对于恶性肿瘤进行分期的标准方法。

根据肿瘤的解剖学范围所提出的 TNM 分期系统是建立在"T"、"N"、"M"三个要素的基础之上的。"T",Tumor(topography),代表原发肿瘤的范围;"N",Lymph Node,代表区域淋巴结转移的存在与否及范围;"M",Metastasis 代表远处转移的存在与否。三个大写字母后可分别通过接数字或小写字母来对原发部位、淋巴结转移及远处转移的情况进行具体的描述。

2. TNM 通用定义

不同肿瘤的 T、N、M 有不同的定义,但它们有一个基本一致的通用定义。

分期符号	临床意义
TX	原发肿瘤的情况不能确定,X 代表未知
T0	没有存在原发肿瘤的证据,0 代表没有
Tis	早期肿瘤没有播散至相邻组织(原位癌),is 代表 *in situ*(原位)
T1~4	原发肿瘤的体积大小和/或原发肿瘤的范围递增,数字越大,肿瘤累及的范围或程度越大
NX	区域淋巴结转移情况不明,X 代表未知
N0	没有区域淋巴结受累(淋巴结未发现肿瘤),0 代表没有
N1~3	区域淋巴结受累程度递增,数字越大,淋巴结转移的程度越大
MX	远处转移存在与否不能确定
M0	没有远处转移(肿瘤没有播散至体内其他部分)
M1	有远处转移(肿瘤播散至体内其他部分)

需要注意的是,直接侵犯淋巴结归属淋巴结转移,区域淋巴结之外的任何其他部位的淋巴结转移则归属远处转移。例如,肝癌的肝门淋巴结(N)与左锁骨上淋巴结(M);胃癌的胃周淋巴结(N)与膈肌转移(M)。此外,一些主要分级还进一步可以分出亚分级,如 T1a、T1b、N2a、T2b 等,以便更加详细地描述病例的特征。不同系统、不同部位的恶性肿瘤的 TNM 分期系统各不相同,因此 TNM 分期中 T 后面及 N 后面不同字母和数字的含义在不同肿瘤中所代表的意思不同。TNM 分期中,T、N、M 确定后就可以得出相应的总的分期,即 Ⅰ 期、Ⅱ 期、Ⅲ 期、Ⅳ 期等。有时候也会与字母组合细分为 Ⅱa 或 Ⅲb 等。Ⅰ 期的肿瘤通常是相对早期的肿瘤有着相对较好的预后,分期越高意味着肿瘤进展程度越高。例如,

乳腺癌的分期:

原发肿瘤(T)

TX	原发肿瘤不能确定
T0	原发癌瘤未查出
Tis	原位癌(导管、小叶原位癌及未查到肿块的乳头湿疹样癌)
T1	肿瘤最大直径≤2cm
T1mic	微小浸润癌,最大直径≤0.1cm
T1a	肿瘤最大直径>0.1cm,但≤0.5cm
T1b	肿瘤最大直径>0.5cm,但≤1.0cm
T1c	肿瘤最大直径>1.0cm,但≤2.0cm
T2	肿瘤最大直径>2cm,但≤5cm
T3	肿瘤最大直径>5cm
T4	无论肿瘤大小,直接侵及皮肤或胸壁(肋骨、肋间肌、前锯肌)

区域淋巴结(N)

NX	区域淋巴结不能确定
N0	区域淋巴结无转移
N1	同侧腋窝淋巴结转移,可活动
N2	同侧腋窝淋巴结转移,固定或彼此融合,或与周围组织相连
N3	有同侧锁骨下淋巴结转移伴或不伴有腋窝淋巴结转移

远处转移(M)

MX	远处转移无法评估
M0	无远处转移
M1	有远处转移

根据以上情况进行组合,可把乳腺癌分为以下几期:

0 期:TisN0M0

Ⅰ期:T1N0M0

Ⅱ期:T0～1N1M0,T2N0～1M0,T3N0M0

Ⅲ期:T0～2N2M0,T3N1～2M0,T4 任何 NM0,任何 TN3M0

Ⅳ期:包括 M1 的任何 TN

脑肿瘤的 TM 分期

T	原发肿瘤
TX	原发肿瘤不能确定
T0	未发现原发肿瘤

幕上肿瘤(位于小脑幕以上的肿瘤,包括颅前窝、颅中窝、大脑半球、鞍区、侧脑室及第三脑室内的肿瘤)

T1	肿瘤最大径≤5cm,局限在一侧
T2	肿瘤最大径＞5cm,局限在一侧
T3	肿瘤侵犯或侵占脑室系统
T4	肿瘤越过脑中线,侵犯对侧脑半球或侵犯幕下

幕下肿瘤(位于小脑幕以下的肿瘤,包括小脑半球、桥小脑角、小脑蚓部、第四脑室内和桥延脑等处的肿瘤)

T1	肿瘤最大径≤3cm,局限在一侧
T2	肿瘤最大径＞3cm,局限在一侧
T3	肿瘤侵犯或侵占脑室系统
T4	肿瘤越过脑中线,侵犯对侧脑半球或侵犯幕上
M	远处转移
MX	远处转移不能确定
M0	无远处转移
M1	有远处转移
G	组织病理分级
GX	分化程度不能确定

G1	高分化
G2	中分化
G3	低分化
G4	未分化
R 分类	用 R 表示治疗后有无残留肿瘤
RX	残留肿瘤有无不能确定
R0	无残留肿瘤
R1	显微镜下有残留肿瘤
R2	肉眼可见残留肿瘤

脑肿瘤的临床分期：
ⅠA 期 G1T1M0
ⅠB 期 G1T2T3M0
ⅡA 期 G2T1M0
ⅡB 期 G2T2T3M0
ⅢA 期 G3T1M0
ⅢB 期 G3T2T3M0
Ⅳ　期 G1T4M0
　　　G2T4M0
　　　G3T4M0
　　　G4 任何 TM0
　　　任何 G 任何 T M1

3. TNM 分期

TNM 分期包括 cTNM 与 pTNM 两种类型：① TNM 临床分期（cTNM）。cTNM 是临床医师通过物理诊断、影像学检查、病理活检等诊断资料，在临床治疗前做出的诊断。目前很多肿瘤的治疗不仅仅依靠手术，手术前的治疗作为标准治疗方案已经应用于多种肿瘤。那么相对准确的术前临床分期对于临床医生筛选需要接受术前治疗的病例提供了重要信心。例如，目前直肠癌治疗已经步入了以手术为主综合治疗的新阶段。新辅助治疗的出现尽管对于远期生存的影响还不明确，但选择性提高了括约肌保留率，并且减少了局部复发率。准确的术前临床分期有助于选择合适的患者接受术前新辅助治疗，避免过度治疗或是治疗不足的情况。②病理分期（pTNM）：只能针对于接受手术切除肿瘤或者探查肿瘤的病例。病理分期是综合了临床分期和手术结果所做出的，它对于判断患者的预后和制定术后辅助治疗的策略至关重要。

（李　睿　佟伟民）

主要参考文献

陈杰，李甘地. 2005. 病理学. 北京：人民卫生出版社.

陈盛祖. 2007. PET/CT 技术原理及肿瘤学应用. 北京：人民军医出版社.
弗莱彻(美), 回允中译. 2009. 肿瘤组织病理学诊断. 北京：北京大学医学出版社.
高春芳. 2010. 实验室诊断新技术与临床. 北京：人民军医出版社.
郝希山, 魏于全. 2010. 肿瘤学. 北京：人民卫生出版社.
孔祥泉, 杨秀萍, 查云飞. 2009. 肿瘤影像与病理诊断. 北京：人民卫生出版社.
王斌全, 赵和平. 2006. 肿瘤学概论. 北京：军事医学科学出版社.
吴晨希, 朱朝晖, 李方, 等. 2011. 分子影像：转化医学的重要工具和主要路径. 生物物理学报, 27(4)：327-334.
张勇. 2011. 医学影像学检查的应用范畴. 现代医药卫生, 27(22)：3440-3442.
Bosman F T, Carneiro F, Hruban R H, et al. 2010. WHO Classification of Tumors of the Digestive System. Geneva：WHO Press.
Dabbs D. 2006. Diagnostic Immunohistochemistry. 2nd. Churchill livingstone：Elsevier.
Stewart B W, Kleihues P. 2003. World Cancer Report. Lyon：IARC Press.

第 14 章 肿 瘤 治 疗

14.1 肿瘤外科治疗

14.1.1 肿瘤外科治疗的历史

肿瘤的外科治疗,是指采用外科手术切除的方法治疗良性及恶性肿瘤。早在 3000 年前,埃及就已经出现手术治疗肿瘤,这使得手术治疗成为最古老的治疗肿瘤的方式。但早期的手术缺少麻醉剂,患者在手术过程中非常痛苦,同时由于抗生素的缺乏,很多患者术后死于严重感染。1809 年,美国医生 Mcdowell 等手术切除了 10.2kg 的巨大卵巢肿瘤,患者术后存活了 30 年,这标志着现代肿瘤手术治疗的开始。19 世纪 40 年代,Warren 和 Morton 医生首先采用乙醚麻醉以及稍后防止细菌感染的石炭酸的应用,促进了外科手术的飞速发展,肿瘤手术治疗的例数以惊人的速度增长。伴随外科手术技术的不断提高,肿瘤切除的手术方式也由最初的单纯肿瘤切除术发展为联合切除肿瘤组织与清扫区域引流淋巴结的肿瘤根治术。1890 年,Halsted 等首次创立了乳腺癌根治术,患者获得了较好的疗效。这是个里程碑的事件,它促进了其他肿瘤根治术术式的诞生,如 1904 年 Young 等成功进行了前列腺癌根治术、1906 年 Werthei 等首次报道了宫颈癌根治术以及 1908 年 Miles 等首次报道了经腹、会阴直肠癌根治术等。自此,肿瘤根治术成为了肿瘤患者的主要治疗方式,这些经典的术式有的现在还在广泛使用。20 世纪以来,随着现代科技的飞速发展,激光手术、冷冻手术、腔镜微创手术、机器人手术等新的手术技术正不断推出,这些先进的手术治疗技术为肿瘤患者提供了新的治疗选择。

事实证明,作为外科学的一个重要分支,肿瘤手术治疗的地位已经无可替代。目前,肿瘤的手术治疗已经成为大多数实体肿瘤最有效的治疗手段,约有 60% 的肿瘤以手术治疗为主。同时,肿瘤手术在肿瘤的预防、诊断、器官重建与康复方面也有重要意义。

随着对肿瘤分子生物学的不断认识,以及肿瘤放疗、化疗、内分泌治疗、分子靶向治疗等治疗手段的不断发展,肿瘤手术治疗也在不断地更新完善。肿瘤手术治疗联合其他治疗已成为实体肿瘤治疗的主流疗法。手术前的新辅助及术后辅助治疗极大地提高了肿瘤患者的生存。此外,术前新辅助治疗,以及术后辅助放、化疗的使用也促进了手术方式的改变,手术范围在不断缩小。最典型的例子是乳腺癌的手术治疗,由最初的乳腺癌根治术发展到扩大根治术,再发展到改良根治术。如今,临床上对早期乳腺癌患者往往采取乳腺部分切除术(乳腺癌保乳手术),并且在手术之后加以放疗,患者预后也非常理想。这些术式的进步在提高患者疗效的同时,也极大地提高了生存质量。

肿瘤手术治疗经过 200 多年的发展,在肿瘤治疗方面的地位已不可替代。如今,伴随其他治疗方式的进步及肿瘤分子生物学的发展,肿瘤手术治疗联合其他治疗方法的综合治疗已经成为目前肿瘤治疗的主流,越来越多的患者会从这种手术为主的综合治疗中获益。

14.1.2 肿瘤根治性手术

所谓肿瘤根治性切除术(radical resection),是指尽可能切除全部肿瘤组织,清扫邻近区域的引流淋巴结,争取达到"根治"患者的目的。根治性手术对肉瘤而言称为广泛切除术(extensional resection),即广泛切除肉瘤所在组织及部分邻近深层软组织。这一根治性切除手术原则最早在18世纪被提出,然而直到乙醚麻醉的使用,根治性手术才成为现实。Halsted 在19世纪后期最先进行了乳腺癌根治术,并于1894年公布了接受乳腺癌根治术的50名患者的预后情况,乳腺癌根治术使患者的局部年复发率从60%降低到6%,这对乳腺癌的治疗有革命性的意义。因此他提出乳腺癌的转移遵循固定的模式,即从乳腺转移到局部引流淋巴结,这就是著名的 Halsted 模式,一直沿用到20世纪后期。直到1980年,Fisher 等提出:乳腺癌是全身的系统性疾病,扩大切除范围的根治术并不能提高患者的预后。同时,他们提倡保乳治疗,并强调多学科综合治疗及前哨淋巴结活检阴性的患者不进行腋窝淋巴结切除。自此,乳腺癌的术式也由最初的扩大根治术发展为改良根治术和保乳手术。乳腺癌治疗的 Halsted 模式和 Fisher 模式都促进了我们对肿瘤根治性手术的认识,推动了肿瘤根治性手术的发展。

实体肿瘤患者在未发现明确的肿瘤远处转移灶及淋巴结转移时,只要患者的身体情况允许,一般都可以对他们实施肿瘤根治性手术。而肿瘤根治性手术的最低标准是切缘无肉眼可见的肿瘤组织,并且病理证实无肿瘤细胞的残留,一般切缘至少应距肿瘤组织3~5cm 以上。对早期实体肿瘤患者肿瘤组织容易进行最大限度的切除,治疗效果非常明显,手术切除治愈的希望最大,如早期的乳腺癌、甲状腺癌、宫颈癌等手术后5年生存率可达90%。因此,根治性手术是实体肿瘤早期患者最佳的治疗方法。

采取根治性手术时,应遵循"两个最大"原则——最大限度地切除肿瘤组织和最大限度地保留正常组织,这是一对矛盾的原则,但对患者是最有利的。对于发生局部浸润的肿瘤,如胃幽门恶性肿瘤侵及肝脏左叶、十二指肠、胆管等邻近器官时,应将所有的肿瘤组织一并切除,同时切除适量的正常组织,最大限度地减少肿瘤细胞。肿瘤根治性手术的另一重要方面是区域淋巴结的清扫,即对肿瘤组织周围的引流淋巴结进行清扫,主要是为了尽可能降低肿瘤的淋巴道转移,同时还可以对清扫的淋巴结进行病理检查,以确定肿瘤的TNM 分期,预测患者的预后,同时为患者下一步的治疗提供指导。目前很多肿瘤的淋巴结清扫的范围和数目都存在争议,主要原因是目前很多肿瘤的淋巴转移途径不清楚、同种肿瘤的不同病理类型可能具有不同的淋巴结转移情况,因此很多医院肿瘤根治术时淋巴结清扫很不规范,严重影响患者的预后。在手术过程中,应根据患者术前的 CT、彩超、MRI 的检查,以及术中病理结果等因素来综合确定淋巴结清扫的范围和数目。此外,对于某些肿瘤如皮肤基底癌,主要表现为局部浸润,很少发生淋巴道转移,因此手术时不需进行区域淋巴结清扫;而胃癌和乳腺癌会经常出现淋巴结转移,手术过程中应格外注意。

随着人们对美观和生活质量要求的不断提高,根治性手术因为创伤较大有时很难被患者接受。同时新的手术器械、手术技术的诞生,以及放疗、化疗、激素治疗、分子靶向治疗等治疗措施的出现,手术治疗联合其他治疗方法能使患者获得非常好的疗效,使得缩小手术切除范围成为可能。一些损伤较小、保留正常组织多的术式应运而生，如乳腺癌改良根治术和保乳手术、保留肛门的直肠癌根治手术等。这既提高了患者的生活质量，又提高了患者的疗效，现在已被越来越多的医生和患者接受。

14.1.3 肿瘤姑息性手术

所谓肿瘤姑息性手术(palliative surgery)，是指为了减轻晚期肿瘤患者的症状和痛苦，提高患者的生活质量，防止严重并发症的发生(如肺不张、大出血等)的发生，同时为放、化疗创造条件，延长患者的寿命而进行的外科手术。随着现代治疗手段的提高，预计将会有70%以上的肿瘤患者面临姑息治疗，而姑息性手术治疗是姑息治疗的重要组成部分。姑息性手术大多时候是为了缓解患者的症状和痛苦，提高他们的生活质量，对于恶性肿瘤患者临床常用的是姑息性肿瘤切除术。

姑息性肿瘤切除术一般包括对肿瘤原发灶或转移灶进行全部或部分切除，与肿瘤根治术相比，姑息性手术不要求肿瘤切缘没有肿瘤细胞的存在。它的主要目的是为了便于晚期肿瘤患者进行后续的放疗或化疗，以及减少一些不良并发症的发生。对于晚期的肠道肿瘤的患者，由于肿瘤组织侵及肠壁血管，导致患者失血较多，同时肿瘤易造成肠道梗阻甚至穿孔，严重威胁患者的生存。通过姑息性手术切除患者的部分病变肠段，可阻止不断出现的失血、缓解梗阻症状。对于老年中心型肺癌患者有时由于患者身体状况较差、肿瘤已进入晚期等原因无法进行根治性手术，而肿瘤组织又沿着气道腔内生长，堵塞了患者的气管或支气管，导致患者呼吸较差，严重影响患者的生活质量，威胁患者的生命，此时可以采用纤维支气管镜引导微波组织烧灼肿瘤组织的姑息性手术治疗方法，患者可以获得较好的疗效。此外，对于巨大的卵巢肿瘤、软组织肉瘤、Burkitt淋巴瘤等体积较大的肿瘤，实际情况不允许手术完全切除肿瘤组织。经常采用手术方法切除部分肿瘤，减少肿瘤负荷，为后续的放疗或化疗创造有利的条件，这种手术往往被称为减积手术(debulky operation)。巨大的卵巢肿瘤、Burkitt淋巴瘤在术后采取化疗或放疗均能获得较好的疗效，而软组织肉瘤，如横纹肌肉瘤等一般在术后采取放疗，进一步杀伤肿瘤细胞。虽然手术无法治愈晚期肿瘤患者，但减积手术后联合放疗、化疗等其他治疗，同样能明显延长患者的生存时间。

除此之外，针对晚期肿瘤患者还有其他的一些姑息性手术，如为了缓解晚期胃、胰腺和十二指肠恶性肿瘤患者并发的胃十二指肠梗阻症状而采用的内吻合转流手术、支架扩张手术、造瘘术；用于控制因肿瘤侵犯大血管而并发急性大出血的血管结扎术等。姑息性手术对晚期肿瘤患者的意义巨大，不仅减少了晚期患者梗阻、大出血等并发症，提高了患者的生活质量，延长了晚期患者的寿命，同时还为特殊类型肿瘤的综合治疗奠定了良好的基础。

14.1.4 肿瘤的器官保留及重建手术

由于对肿瘤治疗观念的改变和患者对生存质量要求的提高，肿瘤的手术治疗范围趋向缩小，患者的术后形体效果得到重视。随着其他治疗方式的发展，减小手术切除范围、保留肿瘤器官逐渐成为可能。加之现代外科技术水平的提高，尤其是显微外科技术，以及分子免疫学、手术器械、材料的发展,肿瘤切除术后对器官的修复重建水平也有了很大进步。

典型的代表是乳腺癌的治疗。目前乳腺癌的手术治疗已经从单一的疾病治疗目的发展为疾病治疗与形体、心理及社会医学治疗相结合。由于乳腺癌多学科综合治疗手段的进步,术后患者的生存率不断提高。术式由最初的扩大根治术,到改良根治术,再到现在的保乳手术,手术的切除范围在不断地缩小,更多的乳腺组织得到保留,患者对术后的形体效果越来越满意。事实也表明,乳腺保乳手术联合放疗,患者每年的复发率只有$1\%\sim2\%$。

某些肿瘤的患者根治性手术后会出现严重的外形缺陷,尤其是头颈部肿瘤、乳腺癌、骨盆肿瘤等。为恢复患者的美容效果,患者的术后重建尤为重要。术后重建一般包括自体移植和假体再造。伴随皮瓣移植和假体再造技术的发展,乳腺癌患者术后重建已广泛应用。研究表明,乳腺癌患者术后即刻假体再造与行改良根治术的患者相比,疗效并无显著差异,而前者可以使患者获得良好的美容效果,对患者的心理打击也相对较小。

舌癌是口腔颌面部常见的恶性肿瘤,同侧颈淋巴结清扫、半舌以上切除是手术根治的常见方法。术后患者舌功能严重障碍,语音不清,患者生活质量降低,失去日常社交能力。近20年,在舌癌根治术后,采用各种带蒂或游离肌皮瓣移植重建舌的外形和功能,已取得较大成功。舌修复重建后舌功能恢复较好。常见的皮瓣包括胸大肌皮瓣、斜方肌皮瓣、胸锁乳突肌皮瓣等。骨盆是由血运丰富的松质骨构成,周围组织疏松。骨盆肿瘤体积常较大,侵及范围广泛,同时骨盆周围解剖结构复杂,周围存在许多重要的器官,因此肿瘤切除后会造成较大的结构缺损。近些年,由肿瘤的切除和结构重建两部分构成的保肢手术逐渐发展,术后阴道和膀胱的重建越来越多。

值得注意的是,对于肿瘤患者而言,治疗对他们是最重要的,只有在满足肿瘤根治性切除范围的要求时,才能适当的减小手术的切除范围,进一步进行重建手术。切记不可为了保证良好的器官外型,而过少的切除肿瘤组织。器官保留及重建术的实施在充分尊重患者意愿的同时,需全面衡量手术的利弊,对于晚期、恶性程度较高的肿瘤患者一般不建议。

14.2 肿瘤化学药物治疗

14.2.1 化学药物治疗的概况

尽管在几个世纪前人们就开始使用化学物质或细菌疫苗治疗肿瘤,但真正意义上的使用化学药物治疗肿瘤起源于20世纪40年代。1942年,耶鲁大学的Gilman和Philips率先使用氮芥(nitrogen mustard,NH_2)治疗淋巴瘤患者,并取得了较好的疗效,从此推开了化学药物治疗肿瘤的大门;紧接着在1948年,Farber使用叶酸类似物氨甲蝶呤(methotrexate,MTX)治疗小儿急性淋巴细胞白血病患者,并成功缓解了他们的症状;1952年,Elion和Hitchings发现6-巯基嘌呤(6-mercaptopurine,6-MP)具有抗癌作用,他们因此而获得了1988年的诺贝尔生理学或医学奖;而具有广谱抗癌作用的环磷酰胺(cyclophosphomide)和 5-氟尿嘧啶(fluorouracil,5-FU)的合成将化学药物治疗肿瘤更向前推进了一步。20 世纪 60 年代，研究人员通过联合使用多种化疗药物成功治疗了儿童急性淋巴细胞白血病和霍奇金病患者，开始了联合化疗的历程。而在 70 年代，顺铂(cisplatin,cDDP)明显提高了睾丸生殖细胞癌的治疗效果，进一步促进了人们寻找新的化学药物治疗肿瘤。经过不懈的努力，目前已经有 5% 左右的恶性肿瘤能够被化学药物治愈，如滋养细胞肿瘤、睾丸生殖细胞肿瘤、儿童神经母细胞瘤等。此外，化疗药物联合手术或放疗会明显延长患者生存时间的肿瘤包括多发性骨髓瘤、成人急性淋巴细胞白血病、乳腺癌、非小细胞肺癌等。

辅助化疗(adjuvant therapy)，即在局部放疗或手术治疗前后采取化学药物治疗。术前辅助化疗也称为新辅助化疗，可以降低肿瘤的分期，增加肿瘤手术切除机会，同时还可以指导术后的辅助化疗。而术后辅助化疗可以有效控制亚临床的微小病灶，提高肿瘤的治愈率，延长患者的生存时间。目前已经证实辅助化疗对乳腺癌、结直肠癌、卵巢癌、非小细胞肺癌等患者疗效显著。

肿瘤化疗药物经过这么多年的发展，已经形成了一个庞大的体系，针对不同的肿瘤我们可以选择不同作用机制的抗癌药物，甚至联合选择多种化疗药物进行联合化疗，以减少化学药物对机体的不良反应，提高对患者的疗效。

14.2.2 化疗药物的分类及作用原理

目前临床使用的化疗药物有很多种，具体的每种化疗药物具有不同的抗肿瘤机制，而且随着人们对肿瘤和化疗药物的不断认识，一些化疗药物新的抗癌机制可能会被逐渐发现。我们根据化疗药物的不同来源、化学结构，以及主要的作用机制将化疗药物分为以下几类：烷化剂和铂类化合物、抗代谢类药物、抗生素类抗肿瘤药物、抗有丝分裂药物、拓扑异构酶抑制剂及其他。

1. 烷化剂和铂类化合物

烷化剂(alkylating agent)是高度活泼的有机分子，虽然烷化剂的结构各异，但都具有活泼的烷基基团。烷基化有双功能的(包含两个烷基基团)或者单功能的(包含一个烷基基团)。双功能的烷化剂能够直接与 DNA 分子中鸟嘌呤碱基上的 N_7 和腺嘌呤碱基的 N_3 形成交联，或在 DNA 分子和蛋白质之间形成交联，引起细胞 DNA 损伤修复和转录发生异常，产生细胞毒作用，导致细胞结构破坏而死亡。烷化剂药物杀伤肿瘤细胞具有以下两个显著特点：首先，这些药物杀伤肿瘤细胞的剂量反应曲线是陡峭型的，没有平台期，说明烷化剂药物的使用剂量越大，杀伤的肿瘤细胞越多，但这同时也增加了烷化剂的毒性反应；其次，烷化剂的细胞毒作用是没有细胞周期特异性的，对处于不同细胞周期细胞的杀伤作用差别不大，属于细胞周期非特异性药物。

常用的烷化剂类化疗药物主要包括氮芥类的氮芥(nitrogen mustard)、环磷酰胺(cyclophosphamide,CTX)、异环磷酰胺(iphosphamide)、马法兰(L-sarcolysinum)、苯丁酸氮芥(amboclorin)、亚硝基脲类的卡氮芥(carmustine)、环己亚硝基脲(lomustine)、福莫司汀(fotemustine)、磺酸酯类的白消安(busulphan)、氮丙啶类的塞替哌(thiotepa)、丝

裂霉素 C(mitomycin C)。

氮芥(NH_2)为双功能烷化剂的代表,是第一个用于肿瘤化疗的药物。关于氮芥有一个有趣的故事:第二次世界大战时,德国军队最早将芥子气炸弹用于战争,因为芥子气可以对人的皮肤和肺造成损伤,而氮芥比芥子气毒性更大,但从未被用于战争。1943 年 12 月 2 日在意大利的巴里港,一场空袭摧毁了盟军 17 艘船只,其中包括一艘装有氮芥炸弹(防止化学战争)的运输船,船员和士兵落水后很快受到氮芥污染的海水的损伤,出现皮肤烧伤及其他脏器受损的症状,事后存活的伤员出现骨髓增生异常、淋巴细胞减少。鉴于氮芥对淋巴细胞的毒性作用,耶鲁大学的研究人员受到这一事件的启发,他们想知道氮芥是否会缓解淋巴肿瘤患者的症状。第二次世界大战后他们宣布成功使用氮芥缓解了动物和人体淋巴瘤的症状。至此,第一个用于肿瘤治疗的化学药物诞生。此后,许多氮芥衍生物及其他烷化剂类药物不断出现,目前已被广泛用于临床。环磷酰胺是氮芥的衍生物,与其他烷化剂不同的是,它是一种无活性的前体药物,包含两个烷基基团,进入体内后首先在肝脏中经微粒体细胞色素 P450 氧化酶系统活化为 4-羟环磷酰胺才具有抗肿瘤活性。环磷酰胺在临床中使用很广泛,主要与其他药物联合应用来治疗白血病、肺癌、乳腺癌、宫颈癌、Ewing 肉瘤、淋巴瘤、肾母细胞瘤等。亚硝基脲类药物是一类可溶性化疗药物,能够穿过血脑屏障,进入脑内肿瘤组织内部,常用于中枢神经系统恶性肿瘤的治疗,另外也用于急性淋巴细胞白血病、淋巴瘤、黑色素瘤、多发性骨髓瘤等的治疗。白消安是临床常用的磺酸酯类烷化剂,属双功能烷化剂,常用于慢性粒细胞白血病的治疗。噻替派是一种氮丙啶类药物,与常见的烷化剂相比,具有迟发的血液毒性。大剂量的噻替派对表浅的膀胱癌、晚期卵巢癌、乳腺癌、浸润性少突神经胶质细胞瘤、Ewing 肉瘤具有较好的疗效。

另一组可与细胞 DNA 产生交联、用于肿瘤治疗的药物是铂类化合物。铂类抗肿瘤化合物的发现完全是个意外,20 世纪 60 年代,研究人员在许多与肿瘤生物学没有任何关系的试验中通过铂电极将电流传输到细菌菌液中,以观察细菌细胞对电流的反应。实验发现电流经过后细菌停止了分裂,但是很快又恢复正常,事实上这个反应不是由电流引起的,而是由包含在铂电极中的另一个意外反应造成的:培养液中的氯化铵盐与铂电极中的铂反应生成了含氮的铂类化合物——顺氯氨铂,它可以抑制细菌细胞的分裂。之后,顺氯氨铂阻止细胞分裂的能力在肿瘤细胞中成功进行了验证。1972 年,顺氯氨铂被批准用于治疗人类肿瘤的实验。目前,顺氯氨铂(商品名叫顺铂,*cis*-platinum,DDP)是治疗肿瘤疗效较好的药物之一,已经成为部分肿瘤治疗的主力军,而且新近合成的顺铂衍生物具有更强的抗肿瘤作用。铂类化合物进入细胞后,经过一系列的中间反应,与 DNA 双链形成交叉连接,引起细胞 DNA 损伤修复和转录发生异常,产生细胞毒作用,导致细胞结构破坏而死亡。常见的铂类药物有最初的顺铂、卡铂(carboplatin)及草酸铂(oxaliplatin,乐沙定)。顺铂是第一个用于临床的铂类化合物,目前用于联合治疗多种恶性肿瘤,如睾丸癌、卵巢癌、宫颈癌、肛管癌、子宫内膜癌等。但顺铂毒性反应较大,主要体现在肾毒性、耳毒性及呕吐等。鉴于顺铂较重的毒性反应,目前第二代铂类抗肿瘤药物卡铂以及第三代的草酸铂已经成功开发出。这两种药物抗肿瘤机制与顺铂相似,但毒性反应相对较轻,患者更易接受。

2. 抗代谢类药物

抗代谢类药物分子结构与细胞正常代谢途径中的中间产物结构非常相似。正因为这种相似性,使得这些药物能替代正常代谢途径中的相关产物,与细胞正常代谢的关键酶相结合,成为这些关键酶的作用底物,干扰细胞内正常的代谢过程,影响细胞的存活。常用的抗代谢类药物主要干扰了细胞内 DNA 的正常合成与损伤修复过程。因为 DNA 合成是在细胞分裂的 S 期进行,因此抗代谢药主要对处于 S 期的细胞产生毒性作用,属于细胞周期特异性的化疗药物。抗代谢药物目前主要包括叶酸类似物如甲氨蝶呤(methopterin,MTX)、嘧啶类似物如 5-氟尿嘧啶(5-fluorouracil,5-FU)、嘌呤类似物如 6-巯基嘌呤(6-mercaptopurine,6-MP)、核糖核苷酸还原酶抑制剂羟基脲(hydrea)等。

抗代谢类药物能够治疗肿瘤最早是 20 世纪 40 年代由 Farber 发现的。Farber 当时主要研究白血病患儿的营养需求状况,他最初认为维生素治疗可以帮助患儿战胜疾病,于是他为每位患儿提供了多种维生素进行治疗,包括维生素 B 和叶酸等。但出人意料的是,当给患儿服用一段时间叶酸后,患儿白血病病情进展更快。虽然这不符合治疗的初衷,但这为 Farber 提供了一个有趣的想法:如果过多的叶酸可以刺激白血病肿瘤细胞的生长,那么阻断叶酸补充及其代谢可能会抑制肿瘤的生长。因此,Farber 决定使用叶酸类似物治疗部分患者,这种叶酸类似物是叶酸的化学衍生物,它可以替代叶酸分子,阻断叶酸正常代谢途径。当他用氨蝶呤(aminopterin)治疗白血病较重的患儿后,那些患儿很快获得缓解,甚至基本恢复到了正常状态。但是患儿病情的缓解只是暂时的,可正是这短暂的缓解为研究人员带来了兴奋,激起了他们寻找其他比氨蝶呤作用更持久的抗代谢化疗药物。

不久之后发现了另一种叶酸衍生物——甲氨蝶呤,它能够有效地与二氢叶酸还原酶(DHFR)结合,并且抑制它的活性。二氢叶酸还原酶能够催化二氢叶酸转化为四氢叶酸,而后者在细胞 DNA 碱基正常合成中有重要作用。因而甲氨蝶呤通过抑制二氢叶酸还原酶的活性,引起细胞内的二氢叶酸增加,抑制了嘌呤和胸腺嘧啶核苷酸的合成,进而干扰细胞内 DNA 的正常合成与损伤修复。此后,甲氨蝶呤开始被用于临床,并表现出对绒癌较强的疗效。在 20 世纪 50 年代甲氨蝶呤用于临床之前,绒癌是致命的恶性肿瘤,而甲氨蝶呤使用后绒癌的治愈率提高到了 90%。甲氨蝶呤目前已经被用于多种实体肿瘤及白血病的治疗,包括乳腺癌、膀胱癌、卵巢癌、横纹肌肉瘤、骨肉瘤、小细胞肺癌等。

DNA 分子中其他含氮碱基的类似物也可用于肿瘤的治疗。DNA 分子中含有两种类型的碱基,分别是单环复合物嘧啶(包括胞嘧啶和胸腺嘧啶)和双环复合物嘌呤(包括腺嘌呤和鸟嘌呤)。许多嘌呤类似物和嘧啶类似物目前已被用于肿瘤的治疗。常见的嘧啶类似物有 5-氟尿嘧啶(5-FU)、吉西他滨(gemcitabine)、阿糖胞苷(arabinosylcytosin,Ara-C),嘌呤类似物包括 6-巯基嘌呤(6-MP)、6-硫鸟嘌呤(6-TG)。这些类似物与 DNA 分子中正常碱基非常相似,它们能与体内参与正常 DNA 合成及损伤修复过程的关键酶稳定结合,成为这些酶的作用底物,进而干扰细胞正常的生理过程。5-氟尿嘧啶(5-FU)在体内转化为氟脲嘧啶脱氧核苷(FdUMP)后抑制胸苷酸合成酶,进而阻止尿嘧啶脱氧核苷转变为胸腺嘧啶脱氧核苷,干扰 DNA 的合成;吉西他滨经细胞摄取后,可转化为三磷酸吉西他滨(GEM-TP)和二磷酸吉西他滨(GEM-DP)两个活性代谢产物，GEM-TP 竞争性抑制三磷酸脱氧胞嘧啶，导致 DNA 链延伸终止，DNA 破碎、细胞死亡；阿糖胞苷(Ara-c)抑制 DNA 聚合酶，干扰核苷酸掺入 DNA 从而阻止 DNA 的合成，而 6-巯基嘌呤(6-MP)、6-硫鸟嘌呤(6-TG)，它们能阻断次黄嘌呤转化为腺嘌呤核苷酸而抑制核酸的合成。目前嘌呤和嘧啶类似物主要用于治疗白血病和淋巴瘤，同时 5-氟尿嘧啶对其他肿瘤也有较好疗效。

除了以上叶酸类似物、嘌呤类似物和嘧啶类似物外，还有核糖核苷酸还原酶抑制剂羟基脲、喷司他丁(covidarabine)等抗代谢药。羟基脲主要通过抑制核糖核苷酸还原酶，使 DNA 合成终止、阻止 DNA 损伤修复，特异地对 S 期细胞产生细胞毒作用，目前被广泛用于慢性髓性白血病和白细胞增多性急性白血病的治疗，同时还作为生物化学调节剂增强 5-FU 的效果。喷司他丁目前确切的作用机制还不清楚，但是已知它可以抑制细胞内的腺苷脱氨酶，使得三磷酸脱氧腺苷在细胞内聚集，最终使核糖核苷酸还原酶活性受到抑制，主要用于毛细胞白血病的治疗。

3. 抗生素类抗肿瘤药物

许多用于治疗肿瘤的烷化剂和抗代谢药物是在实验室中以治疗为目的合成的。经过几个世纪的探索，人们发现自然存在的生物体也能产生具有治疗疾病功能的药物。最有名的经典实例是青霉素，青霉素是一种由真菌产生的物质，它是第一个被证实能够有效控制感染的抗生素。青霉素是一种抗生素，而所谓的抗生素是指由某种微生物产生或是化学合成能够杀死或抑制其他微生物或细胞生长的物质。抗生素一般被认为是抵抗细菌的药物，但是有些抗生素能够杀死肿瘤细胞。目前发现链霉菌除了能够产生具有抗结核和抗严重感染作用的链霉素外，还能产生其他具有抗肿瘤作用的抗生素，如表柔比星、柔红霉素、丝裂霉素以及博来霉素。虽然这些抗生素抗肿瘤的机制不完全相同，但它们的作用靶点均为细胞 DNA 分子。

蒽环类(anthracycline)药物属于抗肿瘤抗生素中的一大类，是联合化疗方案中常用的抗癌药物，它们经常被用于辅助或新辅助化疗。尽管蒽环类药物对肿瘤的疗效显著，但到目前为止，它们的确切作用机制还不清楚。但现在已知它们的作用靶点均为细胞 DNA 分子，与 DNA 结合后，形成稳定复合物，抑制 DNA 复制与 DNA 依赖的 RNA 合成。同时蒽环类药物还可能通过抑制拓扑异构酶Ⅱ，阻碍 DNA 复制与转录，以及螯合铁离子之后促进能够破坏 DNA 和细胞膜的自由基的生成。常用的蒽环类化疗药物包括阿霉素(adriamycin, ADR)、柔红霉素(daunomycin, DAM)、表阿霉素(epirubicin)、去甲柔红霉素(idarubicin)、米达蒽醌(mitoxatrone)等。阿霉素是使用最广的蒽环类药物，是广谱的抗肿瘤药物，目前多用于治疗白血病、淋巴瘤和实体瘤。另外，阿霉素可以与多种药物联合使用，用于辅助化疗或新辅助化疗治疗乳腺癌、骨肉瘤等；而柔红霉素是最早的蒽环类药物。

放线菌素 D 即更生霉素(actinomycin D, Act-D)是最早用于肿瘤治疗的抗生素，它与 DNA 结合后可以嵌入相邻的鸟嘌呤-胞嘧啶碱基之间，阻断 DNA 依赖的 RNA 合成；另外，它还可以通过自由基中间产物抑制拓扑异构酶Ⅱ。目前放线菌素 D 主要用于儿童实体肿瘤的治疗,如 Ewing 肉瘤、横纹肌肉瘤和肾母细胞瘤。

丝裂霉素(mitomycin)是一种 DNA 交联剂,它的作用机制与烷化剂相似,可以烷基化 DNA 腺嘌呤的 N_6 及鸟嘌呤的 O_6 和 N_7,引起交联以及加合物的形成,主要与其他化疗药联合治疗乳腺癌、肛管鳞状细胞癌、肺癌等。

博来霉素(bleomycin,BLM)可以与铁的复合物嵌入 DNA 分子,引起 DNA 单链和双链断裂,它是一种广谱抗肿瘤药,因其化疗机制与其他类型化疗药物没有重叠,经常用于联合化疗。博来霉素对恶性淋巴瘤,以及头颈部、皮肤、食道、肺、宫颈等处的鳞癌疗效较好。

4. 抗有丝分裂药物(微管蛋白抑制剂)

微管是一种具有极性的细胞骨架,是由 α、β 两种类型的微管蛋白亚基形成的微管蛋白二聚体组成的长管状细胞器结构。它是细胞骨架的重要成分,与细胞支持和运动有关。它可维持细胞形态,辅助细胞内运输,并与其他蛋白质共同装配成纺锤体、中心粒等重要结构。

植物来源的抗有丝分裂药物,如来自于太平洋紫杉醇树皮的紫杉醇可以损坏构成有丝分裂纺锤体的微管蛋白,使细胞分裂发生异常。目前抗有丝分裂药物主要分为长春花碱类和紫杉醇类。长春花碱类药物主要是长春花类植物的生物碱,如长春花碱(vinblastine,VLB)、长春新碱(vincristine,VCR)、长春碱酰胺(vindesine,VDS)、失碳长春花碱(vinorelbine,VRL)等,能够特异地与 β 微管蛋白亚单位结合,阻止微管的组装,使细胞分裂停止于有丝分裂的中期。而紫杉醇类药物如紫杉醇,即泰素(taxol)、泰素帝(taxotere)能促进微管双聚体的装配,阻止其微管蛋白去多聚化,使微管蛋白稳定,促进异常微管蛋白束的形成。虽然长春花碱类和紫杉类药物作用机制相反,但它们都会导致细胞有丝分裂过程中纺锤体遭到破坏、细胞不能正常分裂,因此它们是细胞周期特异性抗癌药物。临床上紫杉类药物主要用于乳腺癌、卵巢癌、宫颈癌、前列腺癌、非小细胞肺癌、肉瘤、头颈部鳞癌的治疗,长春花碱类药物主要用于白血病、淋巴瘤、脑肿瘤、乳腺癌和前列腺癌的治疗。

5. 拓扑异构酶抑制剂

拓扑异构酶(topoisomerase)是指通过切断 DNA 的一条或两条链中的磷酸二酯键,然后重新缠绕、封口来更正 DNA 连环数,阻止 DNA 双链过多扭转的酶,主要包括拓扑异构酶Ⅰ和拓扑异构酶Ⅱ。使用化学药物破坏两种酶中的一种对化疗有重要意义。目前临床常用的拓扑异构酶抑制剂大部分是从植物中提取的,包括来源于盾叶鬼臼植物的鬼臼毒素类药物和中国喜树的喜树碱类药物。鬼臼毒素类的典型代表药物是表鬼臼毒素吡喃葡糖苷(etoposide,VP16-213)、表鬼臼毒噻吩糖苷(teniposide,VM-26),主要能与拓扑异构酶Ⅱ、DNA 分子形成三元复合物,抑制断裂 DNA 的重新连接反应,进而阻断细胞周期,导致细胞死亡。表鬼臼毒素吡喃葡糖苷在临床上主要用于治疗白血病、淋巴瘤、卡波西瘤和睾丸癌,而表鬼臼毒噻吩糖苷主要与阿糖胞苷联合治疗难治性白血病。

喜树碱类药物主要有托泊替康(topotecan)、依立替康(irinotecanpto,CPT-11),主要抑制拓扑异构酶Ⅰ,阻止 DNA 链的分裂,导致不可逆的 DNA 复制缺陷,阻断细胞周期进程,导致细胞死亡,同时也可干扰 DNA 的合成。因此这类药物在拓扑异构酶Ⅰ高表达的肿瘤疗效较好,而且这类药物的效果具有时间依赖性。依立替康主要用于治疗对 5-FU 无效的大肠癌患者,托泊替康主要用于治疗对顺铂无效的卵巢癌患者。

6. 其他

除以上几大类化学治疗药物外,还存在一些其他作用机制的化疗药物如促分化剂和左旋天冬酰胺酶(L-asparaginase)。

促分化剂是促进细胞获得特殊的结构和功能特征的一类药物。当促分化剂作用于细胞后,会降低细胞分裂增殖的能力,细胞分裂减少,细胞向正常表型发展。目前已经用于临床的促分化剂的典型代表是维甲酸(retinoic acid),它是维生素 A(视黄醛)的一种衍生物,可用于急性早幼粒细胞性白血病的治疗。

左旋天冬酰胺酶通过水解细胞的左旋天冬酰胺,抑制蛋白质的正常合成,导致细胞死亡,此药对缺乏天冬酰胺合成酶的细胞比较敏感。值得注意的是,此药在与 MTX 合用时,只有 MTX 在左旋天冬酰胺酶之前使用,才有协同细胞毒作用,目前主要用于急性淋巴细胞白血病的诱导分化。

目前常用的肿瘤化疗药物根据其作用机制不同分为以上几种,它们对不同肿瘤患者的敏感性不同,因此一般推荐采用联合化疗方案,如常见的乳腺癌联合化疗方案——CMF 方案(环磷酰胺、甲氨蝶呤、氟尿嘧啶)和 CAF 方案(环磷酰胺、阿霉素、氟尿嘧啶)等,使患者获得较大的疗效。

14.2.3 肿瘤术前及术后辅助化疗

辅助化疗(adjuvant therapy),即在局部放疗或手术治疗前后采取化疗,最初只用于部分乳腺癌患者,目前已经有充分理论和实验依据支持使用辅助化疗。由于许多肿瘤在术前已经超出了手术可切除范围,在远处形成了微小转移灶;而且一旦原发肿瘤手术切除后,残留的肿瘤细胞会迅速增殖,此时它们对化疗药物敏感性也相应增加;同时,微小转移灶体积较小,耐药的肿瘤细胞比例也相应较低,因此术后辅助化疗能获得非常好的疗效,能有效地控制亚临床的微小病灶,提高肿瘤的治愈率。术前辅助化疗又称为新辅助化疗(neoadjuvant chemotherapy),是指在手术或放射治疗前使用化学药物进行全身治疗。由于在术前有些肿瘤临床分期较高,体积较大,手术或放疗很难完全根除,采用术前化疗能够使肿瘤缩小,降低肿瘤分期,增加肿瘤的根除机会;同时也可减少手术过程中肿瘤细胞的播散机会,最大限度地消灭可能存在的微小转移灶;另外,术前化疗药物的使用可以作为体内药物敏感试验,指导后续的化疗。值得注意的是,术前化疗也有一定风险,即如果术前化疗失败,可能就错过了肿瘤最佳的手术或放疗根除机会,因此,在临床中我们要仔细甄选最可能有效的化疗方案,提高术前化疗的成功率。

14.2.4 化疗药物的不良反应

使用化疗药物治疗肿瘤的最终目的是在不损伤正常细胞的前提下尽可能地损伤或抑

制肿瘤细胞的增殖。然而除了激素治疗和促分化剂等对少数部分肿瘤特异性较强外,大部分化疗药物一般通过抑制DNA正常复制、损伤DNA分子或阻止细胞分裂来杀伤肿瘤细胞,但这同样对正常分裂的细胞产生有害作用。而且,由于化疗药物可在血液中循环,它们可以对体内任何处于分裂期的细胞造成损伤。例如,化疗引起的脱发就是因为血液中的化疗药物作用于正在分裂的头发滤泡细胞系引起的。与放疗相比,化疗很难将药物聚集到身体某个特定的位置,因此化疗造成的不良反应往往更严重。肿瘤化疗常见的不良毒性反应根据发生时间的长短可分为近期毒性反应和远期毒性反应。

1. 近期毒性反应

近期毒性反应包括骨髓抑制、消化系统毒性反应、肝功能损害、肾和膀胱毒性、神经毒性、过敏反应、局部毒性、脱发等。

骨髓抑制 化疗药物造成的最严重的毒性反应就是骨髓的毒性反应。与放疗一样,化疗损伤骨髓中正在分裂的细胞会引起患者出现不同程度的白细胞减少、血小板降低,以及贫血等不良反应。目前除了甾体类激素、博来霉素、左旋天冬酰胺酶外,大部分化疗药物会造成不同程度的骨髓抑制。尤其是亚硝脲类、甲基苄肼和丝裂霉素可引起长达6~8周的严重延迟性骨髓抑制,严重威胁患者的生命健康。因此在使用化疗药物时要定期监测患者的血液学各项指标,当出现较严重的骨髓抑制时,可以使用粒细胞集落刺激因子和粒细胞单核细胞集落刺激因子促进骨髓中造血干细胞的分化和粒细胞的增殖分裂,提高机体的粒细胞水平;当血小板下降较多时,可以使用促血小板生成因子或输注血小板;当患者出现严重贫血时,可以为患者输注红细胞或使用促红细胞生成素,减轻化疗药物对患者造成的骨髓毒性反应。

消化系统毒性反应 由于大部分化疗药物会对患者胃肠道正在分裂的细胞产生毒性作用,因此恶心和呕吐是抗癌药物引起的最常见的毒性反应。尤其以大剂量的顺铂、氮芥、环磷酰胺、阿糖胞苷、放线菌素D造成的胃肠道反应更严重。当出现较严重的恶心、呕吐时,可以使用5-HT3受体拮抗剂,如恩丹西酮、格拉司琼、拉莫司琼等缓解患者的症状。博来霉素、5-氟尿嘧啶、甲氨蝶呤、阿霉素、白消安会损伤口腔上皮,导致患者出现口腔溃疡、舌炎等黏膜疾病,黏膜疾病可因其他感染或损伤而加重。因此患者必须经常清理口腔,及时治疗,以减轻口腔的不良反应。另外,某些化疗药物如5-氟尿嘧啶和依立替康,会对患者肠道造成急性损伤,导致肠道功能紊乱,患者易出现严重的腹泻,大大降低了患者的生活质量,同时有可能继发水电解质失衡,威胁患者的生命,当出现严重腹泻时应及时治疗。此外,对于老年患者和服用长春新碱类药物的患者还易出现便秘等不良反应,化疗过程中根据患者的身体情况及便秘的严重程度采取相应的缓解措施。

肝功能损害 肝脏是代谢化疗药物的主要器官,因此在化疗过程中肝脏的损伤是不可避免的,左旋天冬酰胺酶、大剂量甲氨蝶呤、6-巯基嘌呤、硫唑嘌呤、阿糖胞苷等均会对肝脏产生损伤,导致肝细胞性功能障碍、药物性肝炎、静脉闭塞性肝病等急性肝损伤,以及慢性肝纤维化、脂肪变性等慢性肝损伤。肝损伤后会导致蒽环类和长春碱类药物代谢发生障碍,进一步损伤肝脏,形成恶性循环,甚至可能使潜在的病毒性肝炎迅速恶化,引起急性或亚急性肝坏死,威胁患者的生命,因此化疗过程中应定期监测患者的肝功能,选择合适种类、合适剂量的化疗药物。

肾和膀胱毒性 化疗药物及其代谢产物主要经肾脏、膀胱排泄,会对肾脏和膀胱产生较重的毒性反应。某些化疗药如顺铂,可直接损伤肾实质,导致肾功能异常,血清尿素氮升高、肌酐清除率降低,甚至引发急性肾衰竭;而另一些药物如大剂量的甲氨蝶呤,从尿排泄时可堵塞肾小管,因此大剂量使用这些药物时应及时水化、利尿治疗。另外对化疗非常敏感的肿瘤如白血病、儿童肾母细胞瘤、神经母细胞瘤等,化疗后在短时间内有大量肿瘤细胞死亡,应注意急性肿瘤溶解综合征的预防和处理。此外,大剂量的环磷酰胺和异环磷酰胺会引起出血性膀胱炎,化疗时应同时使用巯乙磺酸钠进行预防。

某些化疗药物如蒽环类、博来霉素、丝裂霉素、环磷酰胺、赫赛汀、贝伐单抗等会对患者心脏造成严重损伤,导致患者出现充血性心力衰竭、心律失常、心肌缺血等。蒽环类药物最大的毒性反应就是心脏毒性,也是最常引起心脏毒性的化疗药物,主要表现为蓄积性心毒性,因此当患者使用阿霉素单独治疗时终生累计总剂量应$<550\ mg/m^2$,联合化疗时$<450\ mg/m^2$,有放疗病史或心脏病史的患者应酌情减少使用剂量,定期监测患者的心脏状况,出现不良反应时应对症治疗,同时减少药物剂量。

神经毒性 长春碱类药物、顺铂、草酸铂、紫杉醇等化疗药物会引起末梢神经炎、自主神经病变、颅神经病变等神经毒性反应,当出现这些神经毒性时应停药对症治疗。

过敏反应 左旋天冬酰胺酶、博来霉素、紫杉醇等都是非常容易引起过敏反应的药物。对于接受紫杉醇和博来霉素患者,尽量使用皮质醇激素或抗组胺药物预防、缓解过敏反应。

局部毒性 许多化疗药物具有较强的毒性,如蒽环类、氮芥丝裂霉素等易引起不同程度的血栓性静脉炎,一旦溢出静脉易造成局部组织坏死。因此推荐采用中心静脉导管或深静脉留置导管给药。当药物出现外溢时应采用相应的措施解救,如硫代硫酸钠可作为氮芥的解毒剂,局部注射透明质酸和热敷可减轻长春碱类药物外溢引起的损伤。

脱发 脱发是比较常见的化疗毒性反应,在心理上会对患者产生不良的影响,因此应尽可能延缓、减轻患者的脱发,同时给予患者心理安慰。

2. 远期毒性反应

远期毒性反应包括致癌、不育和致畸。

致癌:目前已经证实烷化剂和亚硝脲类药物在使用数月或数年后会有明显的致癌作用,如在化疗2年后出现非淋巴细胞白血病等。因此在选择化疗方案时应考虑患者的年龄、药物的致癌风险,选择合适的化疗药物。

不育、致畸:许多化疗药物,尤其是烷化剂和亚硝脲类药物,会对男、女的生殖系统和内分泌系统产生不良影响,导致患者不育或胚胎畸形。在选择化疗药物时,尤其是年轻的肿瘤患者应该慎重,避免较长时间的化疗。

14.3 肿瘤放射治疗

14.3.1 放射治疗概况

放射治疗就是使用低线能能量传递(LET)射线 X 射线、γ 射线,或其他高线能能量传递射线如质子、中子、重粒子射线杀死肿瘤细胞,达到治疗肿瘤的目的。放射治疗已有一个多世纪的历史,1895年伦琴首次发现X射线,1896年便用X射线治疗了第一例乳腺癌患者,开创了肿瘤放射治疗的先河。紧接着在1898年居里夫妇发现了镭,并用于恶性肿瘤的治疗。1922年,Coutard等使用分次放疗治疗喉癌获得了成功,自此放射治疗逐渐被用于恶性肿瘤的治疗。经过100多年的飞速发展,肿瘤放射治疗已经成为肿瘤三大治疗方法之一,有50%~70%的肿瘤患者须接受放射治疗。在过去的100多年里,放射设备经历了飞速的发展:1913年X射线管研制成功,使得射线的质和量能够被控制;20世纪30年代出现了高压X射线治疗机;50年代,钴-60远距离治疗机和加速器研制成功,它所产生的射线穿透力更强,标志着深部恶性肿瘤可以进行放射治疗;而在70年代诞生的中子治疗机,进一步提高了放射治疗对患者的疗效。伴随计算机技术、影像技术的发展,一批新的放射治疗技术已经诞生,如三维适形放疗(3-dimensional conformal radiation therapy,3-DCRT)、调强适形放疗(intensity modulated radiation therapy,IMRT)、立体定向放疗(stereotactic radiotherapy,SRT)、立体定向放射手术(stereotactic radiosurgery,SRS)等,这些新的治疗技术全程都接受计算机控制,能对复杂、不规则靶区进行精确合理的照射,不仅提高了放射治疗的疗效,同时也减少了放射对正常组织的不必要损伤。而现在术中放疗的使用也日趋增多,它能显著降低肿瘤的局部复发率。此外,开始于50年代的质子射线放疗系统,在过去的20年里发展较快,质子和带电重粒子射线对肿瘤治疗的治愈率更高、副作用更小、精确度极高,是非常有效的适形放射治疗方法。

随着对肿瘤生物学行为分子机制的不断了解,以及放射生物学、放射物理学的发展,放射治疗的方法也在不断的发生变化,从20世纪70年代每天照射一次、每周照射5天的常规分割放疗(conventional fractionated radiation therapy,CFRT)到现在的每日照射一次以上的非常规分割放疗(altered fractionated radiation therapy,AFRT),具体包括超分割放疗(hyperfractionated radiation therapy,HRT)和加速超分割放疗(hyperfractionated accelerated radiation therapy,HART),使患者获得了更好的疗效。在放射治疗肿瘤的过程中,放射增敏剂(radiosensitizer)和放射保护剂(radio-protector)的应用无疑对放疗是个巨大的进步。嘧啶类似物、某些化疗药物(如博来霉素、硝基咪唑等)均能提高射线对肿瘤细胞的杀伤作用,提高放疗疗效;而放射保护剂能在一定程度上保护正常组织细胞,减少不良反应的发生。

伴随肿瘤多学科综合治疗理念的提出,放疗已不再单独用于肿瘤的治疗,而是越来越多地联合化学药物治疗、手术治疗、热疗等。放疗联合化疗可以提高对肿瘤的杀伤作用,同时可以减少耐药细胞的产生,减少放疗的剂量和化疗药物的毒性反应。而手术后对残留的肿瘤细胞加以放疗可以最大限度地杀死肿瘤细胞,减少复发和潜在的转移。另外,放疗联合热疗也能提高抗癌疗效。经过100多年的发展,放疗的疗效已经毋庸置疑,放疗的地位亦不可替代。目前对放疗比较敏感的肿瘤有鼻咽癌、喉癌、精原细胞癌、霍奇金淋巴瘤、淋巴瘤、前列腺癌等。此外,放疗能显著降低乳腺癌保乳手术后的局部复发率。

14.3.2 放射治疗的基础理论

1. 放疗常用的放射线类型

治疗用的放射线一般有两大类：第一类是低线性能量传递（liner transfer energy，LET）射线，如 X 射线、γ 射线及电子线；第二类是高线性能量传递射线，如中子、质子、重粒子等。X 射线是最常用的放疗射线，对于低电压和中电压的 X 射线相对能量较低，主要集中在皮肤表面和皮下组织，而高电压的 X 射线集中在皮肤表面和皮下组织的能量相对较少，可以保护皮肤。线性能量传递（LET）是描述射线性质的一种物理量，表示沿次级粒子径直单位长度上能量转换，也就是放射线在某一距离内所释放出能量的多少。与低 LET 射线相比，高 LET 射线产生的生物效应较强，对氧的依赖性较小，会对肿瘤细胞造成致死性损伤，因此能够杀伤更多的肿瘤细胞，治疗肿瘤的疗效也相对较好。

2. 射线对细胞内大分子的影响

射线照射到细胞后，可以损伤细胞内的生物大分子，进而导致细胞内许多重要的生理过程受阻，其中尤以 DNA 分子的损伤最为严重。射线诱导的细胞内大分子损伤的机制在不同的射线中是不同的。射线电离辐射对细胞的损伤主要有直接作用和间接作用。直接作用是指粒子或光子的能量被 DNA 等生物大分子直接吸收，导致碱基破坏、单链和双链断裂、氢键破坏及交联的出现，进而细胞的功能受损。而间接作用是指辐射产生的能量能作用于细胞内的水分子或其他大分子产生羟基等自由基团，进而对细胞内的大分子造成损伤。一般而言，射线对细胞的损伤主要是由间接损伤引起的。

DNA 分子是细胞内的重要遗传物质，是细胞增殖、遗传的基础。放射线照射到细胞后，产生的高能自由基对 DNA 分子的损伤包括：DNA 碱基损伤、DNA 单链断裂（single strand break）、DNA 双链断裂（double strand break）及 DNA 交联，其中以 DNA 双链断裂对细胞的影响最大，细胞容易死亡。DNA 双链断裂一般是因为 DNA 分子受到两个以上的自由基攻击，导致两条链同时断裂，或者分两次断裂但断点相距较近。一般高能的射线如中子、重粒子等照射，或射线剂量较大时细胞内 DNA 双链断裂的比例就大，细胞更容易死亡。当 DNA 分子断裂后，细胞将启动一系列反应对 DNA 进行损伤修复，尽可能地维持细胞基因组的稳定性，延长细胞的存活时间。常见的 DNA 损伤修复机制包括碱基切除、非同源末端连接、同源重组等，对于 DNA 双链断裂以同源重组修复为主。如果在短时间内细胞能准确地修复 DNA 的损伤，细胞便能继续存活；反之，细胞将会死亡，或将 DNA 损伤遗传到子代细胞中。放射线除了通过自由基对 DNA 分子直接造成损伤外，还可以抑制 DNA 分子的合成，阻止细胞的增殖。

射线也能破坏蛋白质分子的重要结构，如射线会使蛋白质肽键、二硫键等发生断裂以及还原基团被氧化，使蛋白质分子之间，以及蛋白质分子与 DNA 分子之间易发生交联，进而细胞内蛋白酶、蛋白膜受体等功能也会发生异常，导致细胞内的生理活动无法正常进行，细胞容易死亡或恶变。此外，射线会使细胞中蛋白质代谢发生紊乱，蛋白质的合成受到抑制，分解增强。

射线对生物膜中的脂质分子也能造成严重的损伤,射线产生的自由基通过一系列的后续反应,可使脂质分子过氧化,导致脂质分子的功能发生异常。例如,细胞膜的磷脂双分子层受到破坏,会使细胞膜的通透性、流动性、微黏度等发生改变,而镶嵌在磷脂双分子层中的受体、离子通道、酶等也不能发挥正常的生理作用,导致细胞损伤更加严重,促进细胞的死亡。

另外,射线照射细胞后产生的直接效应和通过电离产生的自由基等的间接效应,对细胞内其他分子也会造成严重损伤,使得细胞内的正常代谢活动发生紊乱,进而导致正常细胞或肿瘤细胞受损、死亡。射线对大分子损伤的程度与射线的种类和剂量、细胞的状态、氧含量、组织的耐受性等多种因素有关。

3. 放射线损伤对细胞的效应

1) 放射对细胞的影响

(1) 细胞放射损伤后的修复：细胞受到射线照射后会产生致死性损伤(lethal damage, LD)、亚致死性损伤(sublethal damage, SLD)及潜在致死性损伤(potential lethal damage, PLD)。LD的细胞往往很难修复,细胞一般趋向凋亡。当细胞出现SLD和PLD时,细胞会启动一系列的损伤修复过程,如果细胞损伤修复能力强,细胞能在短期内修复损伤,则细胞继续进行分裂或正常的生命活动。如果细胞不能完成修复,细胞损伤尤其是PLD很可能转化为LD。

(2) 放疗过程中细胞周期的再分布：细胞周期是指细胞从上一次分裂结束开始,到下一次分裂终了所经历的过程。细胞周期一般分为G_1、S、G_2、M期,有部分细胞进入休眠状态,称为G_0期。射线对不同细胞周期细胞损伤的敏感性不同,体外研究表明,处于M期的细胞对射线损伤最敏感,G_2期的细胞也比较敏感,而G_1、S期细胞敏感性相对较差,尤其是S晚期。因此放疗过程中,处于M期和G_2期的细胞最先被杀死。分割放疗过程中,因为损伤的细胞需修复细胞内的损伤,所以会出现G_2/M期阻滞,导致细胞群产生分裂时相同步化。当损伤修复后,阻滞会消失,细胞周期继续进行。因此在放疗过程要熟悉不同细胞的修复能力及修复时间,使更多细胞在对射线敏感的阶段被杀死。

(3) 肿瘤细胞的再增殖：放疗过程中细胞的再增殖能使正常细胞的数量得以恢复,但对于肿瘤细胞而言,再增殖是某些肿瘤放疗效果较差的根源。正常情况下,处于分裂期的大部分肿瘤细胞会被射线杀死,细胞数量大大减少,但同时由于接触抑制的缓解及某些促分裂因子的分泌,刺激了原本很少分裂的细胞进入分裂状态,呈现出加速再增殖,导致肿瘤细胞的数量增加,有可能导致放疗的失败。

2) 放射损伤的细胞效应

(1) 细胞死亡：包括间期死亡和增殖死亡。

间期死亡(interphase death)：当细胞受到致死放射剂量的射线照射时,往往超过100Gy,细胞会因为损伤严重而不能分裂,在有丝分裂的间期内就会死亡。一般在放疗过程中,很难达到100Gy,但是对于某些放疗敏感的肿瘤细胞,如精原细胞癌细胞、霍奇金淋巴瘤细胞等,放射剂量不需达到100Gy时,它们也能发生间期死亡。

增殖死亡(proliferative death)：是细胞在分裂过程中发生的死亡。细胞出现较严重的 DNA 损伤时,如 DNA 双链断链,如果细胞无法修复,受损 DNA 便不能完成复制,细胞进入下个分裂周期后将无法进行分裂,导致细胞死亡。对于某些细胞虽然能勉强继续分裂,但由于细胞 DNA 损伤没能完全修复,损伤在子代细胞中聚集,细胞基因组不稳定,常在分裂几代后细胞死亡。此外,放疗会导致细胞染色体的损伤,使得细胞在分裂过程中更容易死亡。因为这种有丝分裂死亡只在细胞分裂的过程中出现,分裂比较旺盛的细胞比很少分裂甚至不分裂的细胞对放疗更敏感。这种差别也使得增殖分裂较快的肿瘤比增殖分裂较慢的肿瘤对放疗更敏感,同样也可以保护肿瘤组织周围不分裂或分裂不太旺盛的正常组织细胞免受放射线的损伤。

(2) 子代细胞畸变:放射导致的细胞 DNA 损伤如果不是很严重,或是细胞的 DNA 损伤修复能力较强,细胞会把损伤遗传到子代细胞中,最典型的是细胞 DNA 损伤后发生的基因突变易遗传到子代细胞中。

(3) 存活:当细胞受到照射的射线剂量较少、细胞损伤较轻或细胞修复能力较强时,细胞能正常进行分裂,子代细胞无异常,细胞正常分裂生存。另外,对于已失去增殖分裂能力的细胞、处于 G_0 期的细胞(如心肌细胞、肝细胞),即使受到照射后 DNA 发生损伤,由于这些细胞很少发生分裂甚至不分裂,损伤并不会明显表现出来,细胞还能正常发挥自己的功能,形态没有异常。

3) 影响肿瘤细胞放疗疗效的因素

很多肿瘤患者接受放疗后获得了较好的预后,但是同时我们也发现,不同肿瘤的不同患者接受放疗所获得的疗效差别很大,究其原因就是不同患者肿瘤细胞的放射敏感性不同。目前已知的影响肿瘤细胞放射敏感性的因素有以下几种。

(1) 细胞的类型:不同组织肿瘤细胞对放射的敏感性不同,与细胞的分裂状态密切相关。某些组织的细胞分化较差,分裂活跃,组织不断更新,组织中处于分裂期的细胞比例较高,它们对放射就比较敏感,如生殖细胞肿瘤、淋巴细胞肿瘤等。一部分组织的细胞分化较好,已经失去了分裂的能力,几乎不分裂,这些组织对放疗的敏感性往往较差,如神经元细胞等,因此不同组织细胞类型是决定肿瘤放疗敏感性最重要的因素。

(2) 细胞所处的周期:前面已经介绍,处于不同细胞周期的细胞对射线损伤的敏感性不同,处于 M 和 G_2 期的细胞对射线损伤比较敏感,而 G_1、S 期细胞敏感性相对较差,尤其是 S 晚期。放疗过程中,如果肿瘤细胞处于 M 和 G_2 期的细胞比例较大,那么肿瘤组织接受放疗的疗效较好;反之疗效较差。

(3) 氧含量:氧含量高的肿瘤组织,放疗后产生的自由基也较多,存活时间也较长,放疗能杀伤更多的肿瘤细胞。缺氧的肿瘤细胞对放射的敏感性相对较差。这同时也是氧能提高组织放射敏感性的重要原因。

(4) 射线照射的剂量:照射剂量的大小也是决定肿瘤放射敏感性的重要因素,低剂量射线对细胞的损伤较轻,细胞通过自身的修复能较好地恢复。而大剂量的放疗对细胞造成的损伤很难修复,细胞容易停止分裂,进而死亡。

14.3.3 放射治疗在临床中应用

放射治疗目前已成为许多肿瘤的首选疗法。放疗的原则是最大限度地杀灭肿瘤细胞,同时最大程度地保护正常组织器官,尽量降低放疗引起的不良反应。是否对患者采取放射治疗取决于患者肿瘤的病理类型、肿瘤分期、患者的身体情况等因素。

按照放射线源与患者躯体的位置关系,一般将放射治疗分为外照射和内照射。外照射(external beam radiotherapy),也称远距离照射,指在治疗时,射线发射装置如 X 射线机、^{60}Co 治疗机、加速器等在距离人体 30~100 cm 时,集中照射人体某一靶区,这是临床最常用、最主要的放射治疗方式。

内照射,也称近距离照射(brachytherapy),是相对于远距离照射而言的,指将放射源直接置于被照射组织内或者被照射组织周围的自然腔隙内,进行近距离照射,进而有效地杀伤肿瘤组织,用于肿瘤的治疗。

根据放疗的目的,放疗一般分为根治性放射治疗、综合治疗和姑息性放射治疗。

1. 根治性放射治疗

某些对放射治疗敏感、单独采用放疗能有效控制的肿瘤,以及处于手术无法切除部位的肿瘤一般首选根治性放射治疗,如鼻咽癌。鼻咽癌是放射根治性治疗最典型的例子,由于鼻咽癌所处的位置比较特殊,周围有许多重要的解剖结构,如颅底、口咽、脊髓、颈动脉等,手术治疗基本不太可能;而且鼻咽癌多为低分化鳞癌,对放射治疗中度敏感,周围组织对放射耐受剂量较大,因此鼻咽癌首选的治疗方法就是放射治疗。事实也证明,放疗后鼻咽癌患者的生存率较高,5 年生存率可达 60% 以上。

2. 综合治疗

大部分肿瘤很难通过单独放疗获得根治,而放疗联合手术治疗、化学药物治疗、内分泌治疗、靶向治疗等治疗方法后,能显著提高患者的预后。

放疗联合手术治疗:毋庸置疑,手术治疗还是许多能手术切除的实体瘤的首选治疗方法。放疗联合手术治疗目前已经成为许多实体肿瘤的首选治疗方案。某些对放疗非常敏感的实体肿瘤,如果肿瘤体积较大,可在手术治疗前先采用放疗对肿瘤进行照射,缩小肿瘤的体积,降低肿瘤的分期,减小手术的难度、切除范围及副损伤。术中放疗也可使患者获益,即在手术中使用大剂量的、较低能量的射线照射肿瘤部位,可有效地杀伤肿瘤细胞,同时能保护正常组织,减少不良反应。而术后辅助放疗能杀死残留的肿瘤细胞,减少肿瘤的复发率。术后放疗照射的范围应包括阳性手术边界、残留的病灶、已经发生转移的淋巴结区域等。典型代表是精原细胞癌,临床上一般先采用手术切除肿瘤,术后加以放疗,能使患者获得非常好的疗效,Ⅰ期患者的 5 年生存率可达 98% 以上。

放疗联合化疗:研究表明放疗联合化疗的最终效应往往大于两者单独使用时的效应,能提高肿瘤的局部控制率,减少肿瘤远处转移。同时放疗联合化疗能减少放疗射线的剂量,进而减少放疗的急性和后期并发症。放疗和化疗联合应用的方式包括同时使用和序贯使用,其中序贯使用的临床治疗效果较好。小细胞肺癌一般在早期就已发生转移,手术很难达到治愈的目的。庆幸的是,小细胞肺癌对放疗和化疗都比较敏感,最新的研究表明联合使用 DDP+VP16+异环磷酰胺(IFO)及加速超分割放疗治疗,患者的 5 年生存率可达 30%。而霍奇金淋巴瘤和非霍奇金淋巴瘤对放疗很敏感,只有联合化疗后才可获得更好的疗效。采用化疗联合放疗局部照射治疗未转移前列腺癌患者的 5 年生存率可达 75%～90%。

放疗联合手术治疗、化疗：目前联合使用这三种治疗方法的治疗方案在临床中使用较多。患者治疗后的疗效也非常显著。大多用于儿童肿瘤的治疗，如肾母细胞瘤等。乳腺癌的治疗也是目前综合治疗的典型，对于选择保乳手术的早期乳腺癌患者，术后联合辅助化疗和放疗，进一步杀死残留的肿瘤细胞，防止肿瘤的复发转移。这种联合治疗使患者获得满意外型的同时又得到了良好的疗效。

放疗联合热疗：热疗(hyperthermia)一方面能通过提高肿瘤组织的局部温度，直接杀死肿瘤细胞；另一方面，与放疗合用时能增加肿瘤组织对放疗的敏感性，进而提高放疗的疗效。而且热疗在放疗之后同样也能提高肿瘤组织对放疗的敏感性，提示我们热疗能够干扰肿瘤细胞的修复过程。对于身体易触及的肿瘤如乳腺癌、黑色素瘤等，热疗联合放疗能取得非常好的疗效。但是对于身体内部组织不易触及的肿瘤，放疗联合热疗的治疗效果有限。

3. 姑息性放射治疗

对于晚期肿瘤患者，如已发生脑转移、肺转移、骨转移等远处转移时，虽然放疗、手术治疗或化疗已经不可能治愈肿瘤，但放疗能够缓解肿瘤转移引起的并发症。例如，发生骨转移的晚期肿瘤患者经常出现难以忍受的疼痛，患者的生活质量大大降低，采用放疗对局部骨转移灶进行照射，可以使 80% 左右患者的疼痛得到缓解，同时可以预防病理性骨折等不良并发症的发生。肺癌晚期患者的肿瘤病灶或者其他肿瘤的肺转移灶会造成上腔静脉压迫综合征，此时如果无法手术治疗，放疗是缓解该症状最好的方法。对于晚期直肠癌患者，患者常因疼痛、出血、肠梗阻等症状使得生活质量大大降低，采取姑息性放疗可缩小肿瘤体积，解除梗阻、缓解疼痛、防止大出血，大大改善了患者的预后。

4. 对良性肿瘤和其他疾病的治疗

目前放疗不仅用于恶性肿瘤的治疗，也经常用于一些良性肿瘤和疾病的治疗，如肾脏和心脏移植后排斥、血管瘤、硬纤维瘤、瘢痕疙瘩等，并取得较好的疗效。

14.3.4　放射治疗的不良反应

对患者进行放射治疗时，放射线会对正常组织中分裂活跃的细胞造成损伤，引起许多不良反应，这限制了放疗射线的剂量。一般将放疗引起的不良反应分为全身不良反应和局部不良反应。对于接受放疗的患者，虽然放射线主要集中在患者的肿瘤组织及周围邻近的器官，但是患者在接受放疗过程中躯体其他部位所接触到的射线量远高于未接受放疗的普通人群。放射线会对患者身体其他部位正常分裂的细胞造成损伤，如放疗损伤患者的消化道上皮细胞，会导致恶心、呕吐、腹泻、食欲减退等不良反应；放疗损伤骨髓中的分裂细胞会导致多种血细胞减少，如白细胞、红细胞、血小板，使得患者易发生感染、贫血、凝血功能差。另外，患者还可出现头晕、头痛、失眠或嗜睡等症状。这些不良反应的严重程度主要取决于患者所患肿瘤的位置、放射线的剂量、对放疗的敏感程度。如果肿瘤组织对放疗相对敏感,那么只需较少剂量的射线照射,患者的不良反应相对较轻;反之,患者的不良反应就较重。此外还与患者的身体状况和耐受性有关。当出现这些全身不良反应时,应对症治疗;当患者不能忍受时,应适当调整放疗的方案。

局部的不良反应是患者在放疗过程中,由于射线集中照射肿瘤组织,肿瘤周围的正常组织因此也受到较大量的射线,造成放射损伤,并引起相应的临床症状,一般称为放射性损伤。根据放射性损伤出现时间的不同,一般将其分为急性放射性损伤和后期放射性损伤。前者指放疗开始3个月内发生的损伤,而后者则是3个月后发生的损伤。常见的放射性损伤包括放射性皮肤损伤如皮肤红斑、脱皮、急性放射性肺炎、急性放射性肝损伤、放射性脊髓炎等。放射线局部照射后由于各组织和器官的耐受剂量不同、患者个体的耐受差异会引起不同个体、不同部位程度不同的放射性损伤,因此在放射治疗过程中,应随时观察患者出现的放射反应,给予对症和支持治疗。

皮肤损伤是常见的放射性损伤,这种损伤具有持久性、潜在性和进行性特征。当患者受放射线照射时,首先是照射部位毛细血管反射性扩张,皮肤会出现红斑;接着,分裂比较旺盛的皮肤基底生发层细胞首先受到损伤,甚至死亡,而那些成熟的不再分裂的鳞状上皮细胞则不会发生死亡。当放射线继续照射时,由于生发层细胞无法增殖分裂出新的细胞,同时成熟上皮细胞逐渐角化脱落,患者会出现脱皮症状;进一步照射,会导致患者血管内皮细胞损伤、微循环障碍、进行性的微血管堵塞,皮肤出现坏死溃疡,甚至"焦痂",而且伤口不易愈合。当出现严重的皮肤放射性损伤时应及时治疗,尽最大可能减轻损伤的程度。

放射性肝损伤(radiation induced liver injury,RILI)又称放射性肝病,是由于肝癌或消化道肿瘤放疗过程中,肝组织受到一定剂量的放射线照射,肝细胞发生一系列生理、病理变化,引起肝组织损伤,其损伤严重程度取决于肝脏受照体积、剂量及患者肝脏本身的功能状态等综合因素。放射性肝损伤的主要病理改变是肝静脉闭塞征,持续长时间放射性肝损伤会导致肝硬化。在损伤早期,患者的肝功能检查会出现异常,如血清胆红素、ALT、AST等均会升高;而损伤后期,患者会表现出AKP升高、静脉阻塞。放射前尽量纠正患者的肝功能不全、营养不良等异常,避免使用对肝脏有损伤的药物。同时,尽量采用三维适形放射治疗或IMRT、IGRT,以减少不必要的射线。放射性肝损伤重在预防,使肝脏受照射线剂量控制在合理的范围内,当患者确诊放射性肝损伤时,应积极采取治疗。

放射性肺损伤(radiation pneumonitis,RP)是胸部放射治疗中最常见并发症,严重制约放射剂量及患者的生活状态,常规放疗患者放射性损伤的发病率占30%左右。放射性肺损伤的症状和体征与一般肺炎类似,主要表现为咳嗽、咳痰、发热、胸痛、气急等,严重者会有高热、胸闷、呼吸困难,可因并发急性心肺功能衰竭而死亡。急性期损伤通常在放疗开始后2周至3个月出现,症状较轻者可自行缓解,而后期损伤症状较重,常表现为肺纤维化。目前临床用于放射性肺损伤治疗的常用药物是糖皮质激素。放射性肺损伤预防比治疗更有效,放射治疗前应尽量预防感染、避免使用对肺有损伤的药物,对于高龄、有肺部慢性疾病的患者,不宜进行大剂量的放疗。

放射性脑脊髓损伤(radiation emanative myeloencephatic lesion)是放疗最严重的后遗症之一,脊髓肿瘤及头颈部肿瘤的放疗都会对脑和脊髓造成损伤。临床及实验均表明脑、脊髓放射耐受程度与个体差异、放射总剂量、分割剂量、次数、间隔时间、照射体积等因素相关。损伤后临床表现复杂,但主要表现是颅内压增高;其次是功能性神经的损伤,包括视神经、动眼神经、听神经等。对于出现症状的患者应及时治疗,充分减压,加以脱水药物、激素、神经营养药物治疗。

放射性不良反应是制约临床放射治疗的主要因素,尤其是放射性损伤,它们有可能引起器官不可逆永久损伤,给患者带来极大痛苦。对于这些不良反应和损伤,预防比治疗更加重要。在放射损伤出现前应采取多种预防措施,同时根据患者的身体情况制定合理的放疗方案;放疗过程中要密切监视患者的身体情况,一旦出现较重的不良反应时应及时治疗;而且,由于后期放射性损伤的可能也比较大,所以放疗后要对患者进行密切随访,及时对可能出现的损伤进行合理治疗。

14.4 肿瘤内分泌治疗

14.4.1 肿瘤内分泌治疗概况

因为大部分化疗药物不仅可以阻止肿瘤细胞 DNA 复制和细胞分裂,同时它们也会对正常分裂的细胞造成影响,引起一定的毒性反应。当肿瘤来源于激素依赖的组织时,我们可以采用一种毒性反应相对较低的治疗方法,即内分泌治疗。目前,内分泌治疗法已经成为肿瘤治疗的重要手段,广泛用于激素依赖性肿瘤如乳腺癌、前列腺癌、卵巢癌、子宫内膜癌、甲状腺癌等的治疗。

肿瘤的内分泌治疗最早可以追溯到 19 世纪末期,1896 年英国学者 Beatson 报告 2 例晚期乳腺癌患者切除卵巢后症状缓解,这是最早的关于乳腺癌内分泌治疗的报道。而 1939 年 Loeser 等报道了雄激素对转移性乳腺癌患者的较好疗效,进一步证实了内分泌治疗对乳腺癌的良好疗效。20 世纪 40 年代 Charles Huggins 基于早期对动物的观察研究,认为前列腺细胞的增殖主要依赖于一种类固醇激素,即雄激素。为降低这些前列腺癌患者体内的雄激素水平,Huggins 切除了这些患者的睾丸,并且使用雌激素加以辅助治疗。治疗效果令人非常满意,超过半数的前列腺癌患者身体出现好转,肿瘤缩小。这些治疗的成功使人们逐渐认识到内分泌治疗的良好疗效,开创了前列腺癌内分泌治疗的先河。50 年代研究人员发现使用大剂量的糖皮质激素可有效缓解急性淋巴细胞白血病患者的病情,缓解率达 60%。紧接着在 60 年代,子宫内膜癌通过内分泌治疗也获得了较好的疗效,这进一步扩大了内分泌治疗肿瘤的范围。随着 20 世纪后 50 年分子生物学的飞速发展及技术水平的提高,人们对肿瘤有了新的认识。60 年代雌激素受体的发现,阐明了激素与乳腺癌发生发展的密切关系,揭示了激素通过受体发挥作用而产生生物学效应的原理,为内分泌治疗奠定了理论基础,进一步推动了肿瘤的内分泌治疗。70 年代,雌激素类似物他莫昔芬(tamoxifen)的问世对乳腺癌的治疗是重大的里程碑,极大地提高了激素受体阳性的乳腺癌患者的生存率。80 年代,芳香化酶抑制剂的问世为绝经后乳腺癌患者的治疗提供了新的选择。目前二代、三代的芳香化酶抑制剂已成功使用,并显示出更好的疗效。促黄体激素释放激素类似物(luteinizing hormone-releasing hormone agonist,LHRHa)作为一种卵巢、睾丸去势药物对前列腺癌、绝经前乳腺癌、卵巢癌患者效果明显。内分泌治疗目前已经成为这些肿瘤患者重要的治疗方法。除此之外，随着针对前列腺癌患者雄激素受体(androgen receptor,AR)的拮抗剂、甲状腺癌患者促甲状腺素(thyrotropic-stimulating hormone,TSH)抑制药物的不断推出，内分泌治疗在肿瘤治疗中的作用越来越大。

从理论上来讲，只要是激素依赖性肿瘤，一般都可以用内分泌疗法进行治疗。内分泌治疗具有给药方便、不良反应少、疗效持久等优点，对于激素依赖性肿瘤的患者是非常理想的选择。

14.4.2 肿瘤内分泌治疗的临床应用

根据治疗的方式不同，一般将内分泌治疗分为去势治疗、抗激素治疗、全激素阻断治疗。去势治疗是内分泌治疗的基础，也是最早使用的方法，在19世纪末期就已经使用。所谓去势治疗就是用手术、放射、药物等方式破坏分泌某些激素的器官，以减少或消除人体内激素的水平，进而抑制肿瘤细胞的生长。去势治疗一般可分为：①手术去势，即手术切除内分泌器官治疗某些肿瘤，如睾丸切除治疗前列腺癌、卵巢切除治疗乳腺癌；②药物去势，即采用促黄体激素释放激素类似物（LHRHa）来抑制体内下丘脑-垂体-性腺（肾上腺）轴的作用，进而降低体内的激素水平；③放射去势，这种方法目前使用较少，即采用放射线破坏垂体、睾丸、卵巢等器官，降低体内的激素水平。对于晚期或已发生转移的激素依赖性恶性肿瘤，可采用内分泌治疗，延缓肿瘤生长，延长患者寿命。因为内分泌治疗对激素依赖性肿瘤独特的治疗效果，故其可以单独或联合手术治疗、放疗、化疗对激素依赖性肿瘤进行综合治疗。在手术或放射治疗后，内分泌治疗可以进一步清除可能残留的微小转移灶，有效提高患者的生存率，降低复发率；同时，在术前采用新辅助化疗的同时也可联合内分泌治疗。

1. 乳腺癌的内分泌治疗

目前研究发现乳腺癌的发生、发展过程与内分泌有着非常密切的关系。乳腺上皮细胞的正常增殖主要由雌激素刺激，对于大部分乳腺癌细胞的增殖同样也受雌激素的刺激，抑制雌激素活性可以有效地减少乳腺癌细胞的增殖。目前临床已通过检测肿瘤组织的雌激素受体(estrogen receptor,ER)和孕激素受体(progesterone receptor,PR)的状况来筛选出能够使用内分泌治疗的患者。目前用于乳腺癌患者的内分泌治疗药物主要有三类：①抗雌激素类药物：他莫昔芬(tamoxifen)是雌激素受体拮抗剂的典型代表，是目前最常用的乳腺癌内分泌治疗药物，其主要作用机理是它与正常的雌激素有非常相似的化学结构，雌激素受体阳性的乳腺癌患者服用他莫昔芬后，他莫昔芬可以和雌激素竞争与雌激素受体 α(estrogen receptor α,ERα)相结合，进而阻止雌激素受体的活化，阻断信号向肿瘤细胞内传导，进而抑制乳腺癌细胞的增殖。他莫昔芬对乳腺癌患者的疗效取决于雌激素受体状态，ER阳性的患者疗效较好。同时，ER阳性乳腺癌患者化疗后加用他莫昔芬治疗比单用化疗或他莫昔芬治疗效果好。他莫昔芬也具有预防对侧乳腺癌的作用。但是，因为他莫昔芬的类雌激素作用，患者会有发生子宫内膜癌和深静脉血栓的风险，临床使用时应注意预防。②芳香化酶抑制剂：从20世纪80年代，第一代芳香化酶抑制剂氨基导眠能,到现在第三代芳香化酶抑制阿那曲唑的广泛应用,芳香化抑制剂逐渐显示出对绝经后乳腺癌患者不可替代的疗效。绝经后乳腺癌患者体内的雌激素主要来源于肾上腺,以及肝脏、脂肪等组织所含的雄烯二酮,它们经芳香化酶作用,转化为雌二醇和雌激素。芳香化酶抑制剂可以抑制芳香化酶的活性,减少停经后乳腺癌患者体内的雌激素。最初的芳香化酶抑制剂氨基导眠能因为特异性较差,副作用强,已经被淘汰。目前临床常用的是第三代芳香化酶抑制剂阿那曲唑(anastrozole)、来曲唑(letrozole)、依西美坦(exemestane),这类药物对绝经后乳腺癌患者的疗效非常显著。而且,已有较多临床试验表明,对于雌激素受体阳性的绝经后患者,第三代芳香化酶抑制剂疗效超过了传统的他莫昔芬,因此这类药物具有广泛的应用前景。③促黄体激素释放激素类似物(LHRHa):这类药物是卵巢去势药物,LHRHa 与 LHRH 分子结构相似,可与 LHRH 竞争性结合 LHRH 受体,下调脑垂体的 LHRH 受体,抑制 LHRH 对腺垂体释放促性腺激素的激动作用,进而减少卵巢雌激素的分泌,降低患者体内的雌激素水平。目前主要使用的 LHRHa 类药物有诺雷德(zoladex),它们对绝经前乳腺癌患者的疗效显著,另外,LHRHa 类药物联合他莫昔芬或芳香化酶抑制剂类药物疗效更加显著。④孕酮类药物:包括甲孕酮(medroxyprogesterone acetate,MPA)、甲地孕酮(megestrol acetate,MA),其主要机理是通过孕激素反馈抑制下丘脑-垂体-肾上腺轴,减少雄激素,降低患者体内的雌激素水平,适用于卵巢切除后或绝经后患者。

2. 前列腺癌的内分泌治疗

Huggins 采用睾丸手术去势疗法治疗前列腺癌患者开创了前列腺癌内分泌治疗的先河,促使人们对前列腺癌内分泌治疗的探索。睾酮在前列腺组织内可经 5α-还原酶的作用生成双氢睾酮(DHT),它可促进正常前列腺细胞和前列腺癌细胞的生长,主要受下丘脑-垂体-性腺轴的调节。目前前列腺癌患者内分泌疗法主要包括以下几类。①睾丸去势治疗:睾丸去势治疗可以在很大程度上降低患者体内的雄激素水平,常用的包括手术去势和药物去势疗法。手术去势主要是双侧睾丸切除术,切除后患者体内的雄激素水平可降至原来浓度的 5%~10%,达到 10ng/ml,较好地抑制前列腺癌细胞的生长。药物去势指采用药物使患者体内的睾酮浓度下降到去势水平,达到抑制前列腺癌细胞增殖的目的,这类药物主要包括雌激素和促黄体激素释放激素类似物(LHRHa)。雌激素可直接作用于前列腺癌细胞的 ERβ 促进癌细胞的凋亡,同时还可通过下丘脑水平的反馈调节,减少LHRH 和 LH 的释放,最终使体内睾酮水平降低。但大剂量雌激素会有心血管毒性反应,小剂量疗效较差,目前较少用于治疗。LHRHa 类药物如抑那通(enantone,leuprolide)使睾丸去势的机理与使卵巢去势的机理相似,主要是抑制 LHRH 对腺垂体释放促性腺激素的激动作用。②抗雄激素治疗:雄激素受体(androgen receptor,AR)是位于前列腺上皮细胞上的蛋白受体,它可以与内源的雄激素结合,传递刺激细胞分裂的信号,促进前列腺细胞的增殖。雄激素受体拮抗剂作用于 AR,可阻断各种来源的雄激素作用。氟他米特(flutamide)和比卡鲁胺(bicalutamide)是这类雄激素受体抑制剂抗癌药物的代表。③$5\alpha$-还原酶抑制剂:此类药物能阻断睾酮转化为双氢睾酮(DTH),用于前列腺癌的治疗及预防,代表药物有非那雄胺(保列治)。④其他:糖皮质激素,可抑制肾上腺促皮质激素

(ACTH)的分泌,进而抑制雄激素、雄甾烯二酮、脱氢异雄甾酮及去氢异雄酮的分泌,达到治疗前列腺癌的目的。此外,细胞色素P450依赖酶抑制剂酮康唑也能在一定程度上缓解前列腺癌患者的病情。

3. 妇科肿瘤的内分泌治疗

妇科肿瘤的内分泌治疗指子宫内膜癌和卵巢癌的内分泌治疗,常用的治疗药物有孕激素、他莫昔芬、促黄体激素释放激素类似物(luteinizing hormone-releasing hormone agonist,LHRHa)及芳香化酶抑制剂等。

4. 甲状腺癌的内分泌治疗

甲状腺主要受下丘脑-垂体-甲状腺轴的自身调节,其中垂体分泌的促甲状腺素(thyrotropic-stimulating hormone,TSH)最为重要,可影响甲状腺生理活动的诸多方面,尤其是甲状腺激素的合成与分泌,TSH在甲状腺的发育中起主要作用。TSH可促进甲状腺毛细血管和纤维母细胞而非滤泡细胞的增生。抑制TSH的分泌可减少TSH对残余甲状腺癌组织的刺激,抑制肿瘤细胞的生长和复发。甲状腺素能够反馈抑制垂体分泌TSH。甲状腺乳头状癌和滤泡状癌须接受终身的甲状腺素治疗,既可以纠正甲状腺次全切除和全切除后引起的甲状腺功能低下,同时更主要的是抑制TSH的分泌,阻止肿瘤细胞的增殖。目前常用的TSH抑制药物有甲状腺片和左旋甲状腺素钠。甲状腺片的主要成分是甲状腺素,而左旋甲状腺素钠主要成分是T_4左旋体,可在周围组织中脱碘形成T_3和反T_3进而发挥作用。

5. 其他

肾上腺产生的类固醇激素-糖皮质激素能够抑制淋巴细胞增殖。强的松是人工合成的糖皮质激素,也可以减缓淋巴细胞的增殖,经常被用于淋巴瘤和淋巴细胞白血病的治疗。

内分泌治疗的最大优势是不良副反应少,因为它们只对激素依赖的细胞具有特异的杀伤作用,对正常细胞影响较小。这种特异性同样也是一种限制——内分泌治疗只对起源于激素依赖组织的肿瘤有疗效,即使是源于这些组织的肿瘤,内分泌治疗也未必都有效。例如,部分乳腺癌患者表现出雌激素受体的阴性,前列腺癌患者表现出雄激素受体阴性,因此内分泌治疗对这些患者就没有效果。内分泌治疗为激素依赖性肿瘤的患者提供了新的治疗选择和良好的疗效,新的、特异性更强、毒副作用小的新一代内分泌治疗药物的不断问世,将会使更多的患者受益。

14.5 肿瘤靶向治疗

14.5.1 肿瘤靶向治疗概况

直到20世纪80年代,探索新的肿瘤治疗方案仍然集中在阻断DNA合成、干扰细胞分裂的化疗药物上。尽管许多化疗药物具有良好的抗癌效果，但是因为这些化疗药物的选择性较差，损伤肿瘤细胞的同时，对正常分裂细胞也带来了程度不等的毒性反应，这无疑限制了它们的疗效。在过去 30 年，对肿瘤各种行为的分子机制和信号通路有了更透彻的了解，某些一旦突变或过量表达就能促使肿瘤形成的基因的发现，使分子靶向治疗成为可能。越来越多将细胞内重要分子作为治疗靶点的新药被开发研究，成功应用于临床，并获得良好的疗效，如赫赛汀和格列卫等。

所谓靶向治疗(targeted therapy)，就是将靶向药物与对促进肿瘤形成和发展有重要作用的蛋白质相结合，抑制这些蛋白质的功能，进而减缓肿瘤细胞的增殖和浸润转移，达到治疗肿瘤的目的。目前广泛使用的细胞毒类细胞周期特异性抗肿瘤药物，虽然能特异地杀死处于某一时期的肿瘤细胞，但同时也对处于分裂期的正常细胞造成了巨大损伤，因此不能称为靶向治疗药物。最近 20 年进行的靶向药物研究主要是将参与肿瘤细胞分裂、分化、凋亡、迁移、浸润、血管生成、淋巴转移，以及全身转移等重要细胞活动的细胞通路中的关键蛋白作为靶点，寻找可能会与这些靶点特异结合，并且抑制其功能的特异性药物，进而达到治疗肿瘤的目的。

现在比较热门的研究靶点主要包括以下几类：①酪氨酸激酶，它可催化酪氨酸的磷酸化过程，激活相应的反应底物，进而引起信号转导通路的激活，促进细胞的生长、增殖、分化、凋亡等。在人类的一些肿瘤细胞中也存在酪氨酸激酶的过表达，如慢性髓性白血病(chronic myeloid leukemia, CML)肿瘤细胞中的 Bcr-Abl 酪氨酸激酶、胃肠道间质瘤(gastrointestinal stromal tumor, GIST)中的 c-kit 酪氨酸激酶，以及正常细胞和肿瘤细胞中都存在的人表皮生长因子受体(erbB)酪氨酸激酶等；②促进血管生成的相关分子，肿瘤血管的生成与肿瘤浸润转移的恶性行为密切相关，已发现几十种调节因子可促进肿瘤血管的生成，如血管内皮细胞生长因子(vascular endothelial growth factor, VEGF)、血小板衍生生长因子(platelet-derived growth factor, PDGF)、转化生长因子(transforming growth factor, TGF)等；③细胞周期中相关激酶，在细胞周期中有重要促进作用的激酶如周期素依赖性相关激酶(cyclin-dependent kinase, CDK)、Aurora 激酶等；④泛素蛋白酶体；⑤基质金属蛋白酶(matrix metalloproteinase, MMP)；⑥其他，如法尼基转化酶、组蛋白去乙酰化酶(histone deacetylase, HDAC)、mTOR 激酶，以及肿瘤细胞内发生异常的信号转导通路如 Ras-MAPK、Jak-STAT、Wnt 和 PI3K-Akt 通路。上述靶点的分类只是暂时的，随着新对肿瘤分子生物学机制更深入的了解，将会有更多的重要分子成为靶向治疗的新靶点。

目前已经批准使用的靶向治疗药物主要包括单克隆抗体类和小分子类药物。前者的典型代表是赫赛汀，即曲妥珠单抗(trastuzumab)，是一种人源化抗 HER-2/erbB-2 抗体，用于治疗 HER-2 蛋白过表达的乳腺癌患者。小分子抑制剂的典型代表药物是格列卫(gleevec)或伊马替尼(imatinib)，它属于小分子物质，能够与慢性粒细胞白血病促癌基因 *BCR-ABL* 的产物 Bcr-Abl 蛋白相结合。这种蛋白质具有异常的酪氨酸激酶活性，而且只在肿瘤细胞中出现，格列卫与其结合后能抑制它的功能，有效地控制慢性髓细胞白血病患者的病情。

肿瘤的分子靶向治疗是非常有前景的一类抗癌药物，伴随着 1998 年赫赛汀正式治疗

HER-2/erbB-2 高表达的乳腺癌患者,以及 2001 年格列卫正式被批准用于治疗干扰素耐药的慢性粒细胞白血病之后,相继有众多肿瘤分子靶向药物的诞生,如埃罗替尼、贝伐单抗、替西罗莫司等。分子靶向药物以其独特的优势和疗效,在肿瘤治疗中的作用日渐显著。

14.5.2　肿瘤抗体药物的靶向治疗

利用抗体能与抗原分子发生特异性紧密结合的特性,我们可以将单克隆抗体与肿瘤细胞增殖、转移等重要信号通路上的某种蛋白质相结合,通过直接激活抗体依赖的细胞毒作用,激活补体途径、抗独特型效果,或者通过与细胞膜受体结合启动膜介导的生长控制作用。第一个被批准用于治疗肿瘤患者的单克隆抗体是赫赛汀,即曲妥珠单抗,它能够与细胞表面 HER-2 受体结合,并且使其失活,抑制肿瘤细胞的增殖。这种受体由 *HER-2* 基因编码,有 25% 的乳腺癌患者 *HER-2* 基因扩增或 HER-2 蛋白过度表达,产生过多的 HER-2 受体,最终使得信号通路过强的被激活。当 HER-2 受体过表达的肿瘤患者接受赫赛汀治疗时,赫赛汀抗体会与 HER-2 受体结合,受体刺激细胞增殖的能力就会被阻断,肿瘤细胞的生长便减缓或停止。赫赛汀适用于 HER-2 受体高表达的乳腺癌及 HER-2 受体阳性的胃癌患者。研究表明,赫赛汀联合其他化疗药物能有效提高对患者的疗效。

除了赫赛汀之外,目前已经被批准用于肿瘤靶向治疗的单克隆抗体药物还有利妥昔单抗、西妥昔单抗、贝伐单抗、帕尼单抗等。它们对 B 细胞淋巴瘤、结直肠癌、头颈部肿瘤、非鳞癌非小细胞肺癌的治疗有重要意义。

利妥昔单抗能够与 B 细胞淋巴瘤细胞的 CD20 抗原发生特异的结合,通过激活抗体依赖的细胞毒作用、补体途径、诱导细胞凋亡等方式杀伤淋巴肿瘤细胞,已被批准用于低度恶性 B 细胞淋巴瘤的治疗。利妥昔单抗联合其他化疗药物也能提高对恶性淋巴瘤的疗效。

西妥昔单抗能够与细胞表面表皮生长因子受体发生特异结合,抑制酪氨酸激酶活性,阻断细胞内信号转导途径,从而抑制肿瘤细胞的增殖,促进肿瘤细胞的凋亡,同时可减少基质金属蛋白酶和血管内皮生长因子的产生。目前这类药物主要用于转移性结直肠癌、头颈部肿瘤的治疗。值得注意的是,对与 *K-RAS* 基因发生突变的患者不能从西妥昔单抗治疗中获益,只有 *K-RAS* 基因野生型的患者才能获得较好的疗效,因此在使用西妥昔单抗治疗时,检测 *K-RAS* 基因的状态,筛选出对西妥昔单抗治疗有效的患者。

贝伐单抗(bevacizumab),即阿瓦斯汀(avastin)是美国第一个获得批准上市的抑制肿瘤血管生成的药。贝伐单抗通过鼠源单抗的互补决定区与人血管内皮生长因子(VEGF)结合并阻断其生物活性,减少微血管生成并抑制肿瘤细胞的增殖。虽然现在还没有贝伐单抗单药治疗结直肠癌的疗效结果,但已有试验表明贝伐单抗联合其他化疗方案能提高晚期大肠癌和非小细胞肺癌患者的总生存时间。

14.5.3　肿瘤小分子药物的靶向治疗

除了单克隆抗体能特异的与靶点相结合外,通过实验室设计、合成的小分子抑制剂也能够与特定的分子结合并使其失活。与单克隆抗体不同,这种小分子非常小,它能够进入细胞,与细胞内的蛋白质相结合。第一个已经被批准使用的小分子靶向药物是格列卫(伊马替尼),它能与慢性粒细胞白血病的促癌基因 *BCR-ABL* 的产物具有酪氨酸激酶活性的 Bcr-Abl 蛋白相结合,并且抑制它的功能。慢性粒细胞白血病的发生与 t(9;22)染色体易位有关,易位的结果是 9 号染色体上的部分 *ABL* 基因与 22 号染色体上的 *BCR* 基因融合,共同位于 22 号染色体上,成为 Philadelpia 染色体。而有 90% 的 CML 患者可检出该染色体。因为 *BCR-ABL* 源于两个不同基因 DNA 的融合,*BCR-ABL* 会编码结构异常的蛋白 Bcr-Abl 酪氨酸激酶。它只存在于肿瘤细胞中,因此 Bcr-Abl 酪氨酸激酶是理想的治疗靶标。格列卫刚开始用于治疗慢性髓细胞白血病时,疗效非常显著。处于早期阶段的 CML 患者使用格列卫治疗 6 个月后,超过 50% 的患者得到缓解。不幸的是,晚期 CML 患者经常发生 *BCR-ABL* 基因突变,使得 Bcr-Abl 酪氨酸激酶的结构发生改变,进而对格列卫产生耐药。能够克服格列卫耐药的其他小分子药物目前也已经开发出,但是它们在成为治疗药物之前要经过很长时间的检测。此外,胃肠道间质瘤(GIST)细胞中的 *c-Kit* 基因发生突变,导致 c-kit 酪氨酸激酶的形成。格列卫同样也可以抑制 c-kit 酪氨酸激酶的活性,进而治疗胃肠道间质瘤。

小分子靶向治疗药物除格列卫之外,目前已经批准使用的还有吉非替尼、埃罗替尼、索拉菲尼等,这些药物为非小细胞肺癌、肾癌、肝癌患者的治疗提供了新的选择。吉非替尼和埃罗替尼,它们都是表皮生长因子受体酪氨酸激酶的抑制剂,对 *EGFR* 基因突变的晚期非小细胞肺癌和胰腺癌疗效较好。而索拉菲尼是小分子酪氨酸激酶抑制药物,已被美国食品药品监督管理局批准用于转移性肾癌、肝细胞癌及对格列卫耐药的胃肠道间质瘤的治疗。

肿瘤的分子靶向治疗是非常有前景的治疗方式,随着人们对肿瘤分子基础了解的不断深入,相信今后会识别出更多的治疗靶点,开发出更有效的治疗药物,让更多的患者受益。

14.6 基于表观遗传学的肿瘤治疗

14.6.1 基于肿瘤表观遗传的肿瘤治疗

表观遗传(epigenetics)是指在不改变基因组核苷酸序列的情况下,产生可遗传的基因表达水平的改变,其主要调节方式包括 DNA 甲基化、组蛋白翻译后修饰,以及非编码 RNA。现代分子生物学认为细胞中基因的表达主要受两种因素的调控:一种是遗传调控,另一种是表观遗传调控。在表观遗传学这一学科兴起之前,人们对基因转录的研究主要集中于遗传调控。遗传调控主要研究基因组 DNA 所携带的信息,即基因转录的"范本"。而表观遗传学主要的研究内容是通过 DNA 甲基化、组蛋白翻译后修饰,以及非编码 RNA 的共同作用,调节基因在何种生理、病理条件下,在何种组织器官中转录。遗传调控与表观遗传调控往往在两个层次上协同作用,共同维持细胞的正常功能。

表观遗传学在研究肿瘤的发生发展中发挥着重要的作用。经过大规模临床病理标本分析,肿瘤组织中的表观遗传调控往往会出现异常。在肿瘤细胞中,一些抑癌基因的启动子区通常呈现DNA高甲基化、组蛋白低乙酰化,导致抑癌基因异常沉默。根据肿瘤细胞的这一特点,人们设计了一系列的小分子药物,希望通过表观遗传的途径来治疗肿瘤。下文将以DNA去甲基化药物和组蛋白去乙酰化酶抑制剂为这一类药物的代表来介绍肿瘤的表观遗传治疗。

1. 引起DNA去甲基化的核苷类似物

DNA甲基化是表观遗传调控基因表达的一种重要形式。在DNA序列中,经常存在一些富含CpG二核苷酸连续序列的区域,这些区域称为CpG岛。DNA甲基化即是在CpG岛中胞嘧啶第5位碳原子上的氢被取代为甲基。CpG岛通常位于基因的启动子区,在启动子区的DNA甲基化可通过阻碍转录因子与DNA结合从而抑制基因转录。

根据肿瘤细胞的这一特点,临床上已将DNA去甲基化药物纳入治疗方案。目前应用较多的药物有地西他滨(5-aza-2′-deoxycytidine)和阿扎胞苷(azacitidine)。地西他滨是阿扎胞苷的脱氧产物,鉴于前者疗效较后者好且副作用相对较小,下文以地西他滨为主,介绍DNA去甲基化药物的作用机制与临床应用。

1) DNA去甲基化药物的作用机制

A. 激活相关抑癌基因

地西他滨是细胞中胞嘧啶核苷的类似物。其结构差异在于地西他滨碱基上第5位由碳原子变为氮原子(图14-1)。地西他滨进入细胞后,经过脱氧胞苷激酶的作用加上磷酸基团,成为5-aza-dCTP。由于化学结构相似,5-aza-dCTP可部分取代三磷酸脱氧胞苷(dCTP)掺入到DNA中。由于DNA甲基转移酶无法将甲基基团转移到氮原子上,故地西他滨掺入部分的DNA无法发生甲基化。随着DNA的不断复制,原先带有甲基化标记的DNA被不断"稀释",不带甲基化标记的DNA不断增加,即发生了DNA去甲基化。随着DNA的去甲基化,一些原先异常沉默的抑癌基因被打开。这些抑癌基因经过转录、表达后,可以通过抑制细胞周期、促进细胞凋亡、加强细胞间黏附,促进相关受体表达、调节免疫等方面发挥抗癌作用。

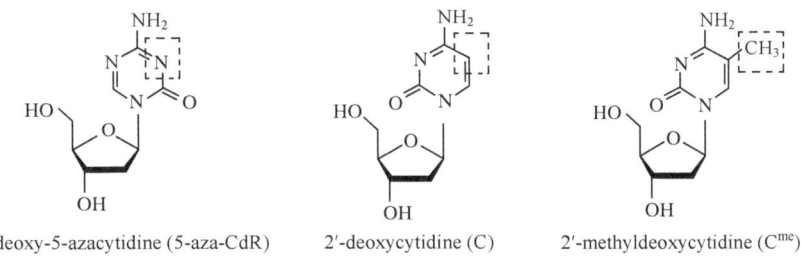

图14-1 地西他滨、脱氧胞苷和5-甲基脱氧胞苷化学结构

在正常细胞中,细胞的有丝分裂会受到细胞周期检验点的调控。如果DNA复制不完全或者DNA损伤,则会进入细胞周期阻滞状态,有丝分裂暂停以修复DNA。如果DNA得以修复完成,则细胞脱离阻滞状态,重新进入细胞周期进行有丝分裂。如果DNA损伤过于严重,难以修复,则细胞发生凋亡。大多数肿瘤细胞中,细胞周期的调控会出现异常。*p16*、*p15*、*p57*等细胞周期依赖性激酶抑制因子(cyclin-dependent kinase inhibitor，CDKi)的启动子区通常发生 DNA 高甲基化,使上述基因低表达,导致细胞周期检验点失去功能、细胞不断增殖,以及 DNA 复制错误的不断积累。经过地西他滨处理,基因启动子区 DNA 发生去甲基化后,$p15$、$p16$ 等基因可以重新表达。P15、P16 可以共同作用,抑制 Cyclin D 与细胞周期依赖性激酶 4/6(cyclin dependent kinase 4/6,CDK4/6)结合,使 Rb 磷酸化水平降低,E2F 不能与 Rb 脱离,导致 E2F 无法促进细胞周期的前进(cell cycle progression)。通过这一过程,P15、P16 可以促使肿瘤细胞发生细胞周期阻滞,减慢分离速度。除此之外,地西他滨还可以通过增加肿瘤细胞对凋亡的敏感度而发挥抑癌作用。通过 DNA 去甲基化,DAPK1、RASSF1A、XAF1 等凋亡促进因子表达上调,使得肿瘤细胞更易通过凋亡途径死亡。另外,经过地西他滨的处理后,肿瘤黏附相关分子——钙黏蛋白 E 和 H(E-cadherin,H-cadherin)启动子区去甲基化,基因表达水平升高。钙黏蛋白 E 和 H 可增强细胞间的黏附性,抑制肿瘤细胞扩散转移。另外,地西他滨还可以通过上调一些细胞表面受体的表达水平,使肿瘤细胞对外来信号更加敏感,从而发挥抑制肿瘤生长的作用。在乳腺癌中,地西他滨可通过上调雌激素受体,使肿瘤细胞对选择性雌激素调节剂的治疗更加敏感。在头颈部鳞状细胞癌中,地西他滨可上调 β_2 维甲酸受体,使得全反式维甲酸的治疗更加有效。

B. 引起 DNA 损伤

除了通过 DNA 去甲基化途径,地西他滨也可以通过引起 DNA 单链损伤来阻滞肿瘤细胞生长,杀伤肿瘤细胞。由于地西他滨化学结构与脱氧胞嘧啶结构相似,但第 5 位的碳原子被氮原子取代,所以在其掺入 DNA 后容易引起碱基间的不完全配对,进而导致 DNA 单链损伤。这种损伤会引发碱基切除修复(base excision repair,BER)。地西他滨被切除后,会在 DNA 上留下缺口,这一缺口可被 RPA 覆盖,进而启动 ATR 途径,引起 P53 的磷酸化并启动 P21,导致细胞周期阻滞、细胞凋亡,从而实现抗肿瘤的作用(图 14-2)。

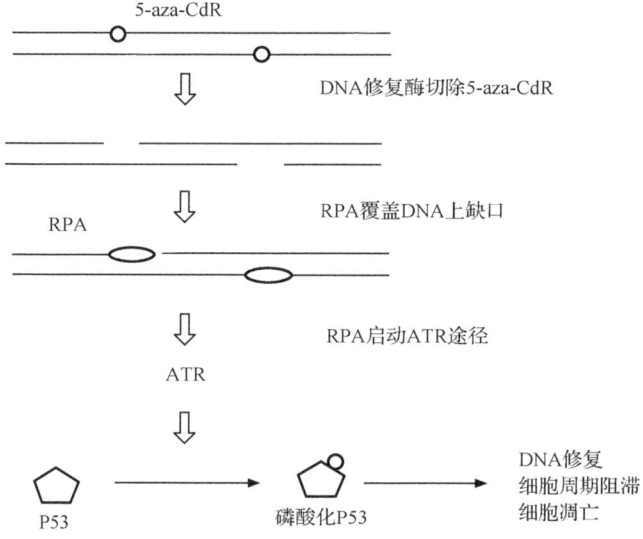

图 14-2 地西他滨引起的 DNA 损伤修复过程

2) DNA去甲基化药物的临床应用

目前,地西他滨和阿扎胞苷已被FDA批准用于骨髓异常增生综合征(myelodysplastic syndromes,MDS)的治疗。该病主要表现为髓系细胞分化及发育异常,导致造血功能衰竭,较高风险向急性骨髓性细胞白血病(acute myelogenous leukemia,AML)转化。经过检测发现,MDS患者细胞中的一些抑癌基因启动子区CpG岛通常高甲基化,造成抑癌基因表达水平较低,如细胞周期调节基因 *p15*、*p16*、凋亡相关基因 *DAPK1*、*RIL*,细胞黏附与迁移基因 *CDH1*、*CDH13* 等。地西他滨和阿扎胞苷可以通过DNA去甲基化而提高这些抑癌基因的表达水平,抑制肿瘤细胞增殖。

2. 组蛋白去乙酰化酶抑制剂

核小体是由146bp DNA缠绕在组蛋白八聚体上形成的。在组蛋白N端尾部,可以带有乙酰化、甲基化、磷酸化等翻译后修饰。这些修饰可以通过占位作用和电荷作用调节组蛋白与DNA结合部分的二级结构,从而影响基因转录、DNA损伤反应等一系列生物学功能。

目前,在组蛋白的几种翻译后修饰中,乙酰化修饰研究得较为广泛。随着研究的进展,人们发现了两类参与乙酰化修饰调节的酶。其中一种能够将乙酰化基团加到蛋白质上的酶称为组蛋白乙酰化转移酶(histone acetyltransferase,HAT),另一种能够将乙酰基从蛋白质上移去的酶称为组蛋白去乙酰化酶(histone deacetylase,HDAC)。自从1996年Rundlett、Yang等首次发现了HDAC1的去乙酰化功能,目前已经有越来越多的去乙酰化酶被发现。这些酶根据在细胞内分布区域及结构域的不同,分成了如下几大类:Ⅰ类(HDAC1、HDAC2、HDAC3、HDAC8),ⅡA类(HDAC4、HDAC5、HDAC7、HDAC9),ⅡB类(HDAC6、HDAC10),Ⅲ类(SIRT1~7),Ⅳ类(HDAC11)。

乙酰化修饰酶的底物主要分为组蛋白和非组蛋白两类。当作用底物为组蛋白时,HAT可以从转录水平促进基因表达,其机制如下:HAT可以使组蛋白中的一些赖氨酸加上乙酰基团,乙酰基可以中和赖氨酸所带电荷,使之与DNA的结合变的松散,导致转录因子易于与DNA结合,从而促进基因转录。与HAT相反,HDAC可以使组蛋白上乙酰化基团减少,使组蛋白与DNA结合得更为紧密,导致转录因子等转录相关蛋白不易于与DNA结合,进而使得基因转录水平下降。

除组蛋白底物外,乙酰化修饰酶还有许多非组蛋白底物,如P53、FOXO1、Tubulin等。非组蛋白的乙酰化修饰可以通过空间占位效应及电荷效应影响蛋白质-蛋白质相互作用的亲和力,或改变蛋白质的稳定性从而影响细胞的一系列生物学功能。

1) HDAC抑制剂的作用机制

经过大量临床病理标本的检测,肿瘤细胞中HDAC通常为高表达。为此,人们设计出一系列小分子化合物来抑制HDAC的功能,期望发挥抗肿瘤的作用。这一类小分子化合物称为组蛋白去乙酰化酶抑制剂(HDAC inhibitor),该类化合物通过与HDAC活性中心结合而抑制其活性。HDAC的活性受到抑制后,会导致组蛋白乙酰化水平升高,促进基因转录,故可以激活被异常关闭的抑癌基因,从而发挥抗癌作用。

根据现有研究可以发现,HDAC抑制剂主要通过促进肿瘤细胞凋亡、抑制肿瘤血管生成这两方面发挥抑制肿瘤作用。在使用 HDAC 抑制剂后,可以促使凋亡相关基因 *BMF* 和 *BIM* 的表达。并且,细胞死亡信号受体表达也会升高,如 Fas、TNF-α、TRAIL 等,以接受更多的凋亡信号,促使肿瘤细胞凋亡。此外,抑制 HDAC 的功能还可以减少肿瘤的血管新生。HDAC 抑制剂可以增加血管新生转录因子 HIF-1α 的乙酰化水平,促使其降解,从而抑制肿瘤细胞的血管新生功能。

2) HDAC 抑制剂的临床应用

目前,HDAC 抑制剂中的 Vorinostat 已被 FDA 批准应用于治疗皮肤 T 细胞淋巴瘤 (cuetaneous T cell lymphoma CTCL)。Vorinostat 在 400mg/L 的剂量下可获得较好的疗效,该药可通过诱导肿瘤细胞分化、凋亡而实现抗癌作用。其具体分子生物学机制是 Vorinostat 可以使磷酸化的 STAT3 定位于细胞质,抑制 STAT3 转录功能,从而降低原癌基因 *c-Myc* 的转录水平,以发挥抑制肿瘤细胞增殖的作用。

3. 药物的联合应用

由于表观遗传药物治疗肿瘤有着良好的疗效,所以目前已有多种药物联合应用的治疗方案正处于 Ⅰ/Ⅱ 期临床试验中。这种联合应用的一类组合为 DNA 去甲基化药物和 HDAC 抑制剂的联合应用,如地西他滨和缩酚酸肽(depsipeptide)。由于 DNA 去甲基化药物和 HDAC 抑制剂都可以提高基因转录活性,故两种药物可以协同作用于在肿瘤细胞中被异常关闭的基因,使基因启动子区的 DNA 去甲基化,组蛋白乙酰化水平升高,基因转录增多。除此之外,一些单一药物无法开启的基因也可以在两种药物联合作用后提高其转录水平。有研究发现,在结肠癌细胞系 RKO 中,HDAC 抑制剂或地西他滨单独应用虽然可以激活基因 TIMP3、MLH1 的转录,但是基因的转录水平极低。在两种药物联合使用后,TIMP3、MLH1 的转录水平得以极大提高。

另一种药物联合应用的方式是 HDAC 抑制剂与维甲酸(retinoic acid,RA)联合应用。在急性早幼粒细胞白血病(acute promyelocytic leukaemia,APL)中,骨髓及其他造血组织中有大量白血病细胞无限制地增生,并进入外周血液,而正常血细胞的制造被明显抑制,这一疾病患者血液中会异常表达维甲酸受体融合蛋白。在正常情况下,维甲酸受体(retinoic acid recetor,RAR)在细胞内可作为转录因子,在生理浓度的 RA 条件下,RAR 可与 HAT 结合后作用于基因的启动子区,引发转录起始,诱导细胞分化。在缺乏 RA 时,RAR 可与 HDAC 形成复合物,结合于下游基因的启动子区,使基因转录抑制。在 APL 中,维甲酸受体融合蛋白虽然有结合下游基因启动子区的能力,但是生理浓度的 RA 无法使维甲酸受体融合蛋白与 HDAC 脱离,造成基因持续的转录抑制,大量细胞阻滞在未分化状态中。在多数病例中,单独大剂量应用 RA 可诱导白血病细胞分化。但是,少数患者的 RAR 与早幼粒细胞白血病锌指蛋白(promyelocytic leukaemia zinc finger,PLZF)形成 PLZF-RAR 融合蛋白,RA 对这种病例的疗效并不十分理想。针对这种情况,HDAC 抑制剂与 RA 联用一方面可以通过 RA 促使 RAR 与 HDAC 脱离;另一方面,HDAC 抑制剂可以抑制 HDAC 的活性,减少基因转录抑制。两种药物共同作用,促使细胞分化相关基因表达。

14.6.2 自噬与肿瘤治疗

1. 自噬的发生过程

在真核细胞中存在两大水解系统,分别为泛素-蛋白酶体途径(ubiquitin protease pathway,UPP)和溶酶体途径(lysosomal pathway),它们共同维持细胞的合成-降解平衡,对细胞的正常生长发育起重要作用。自噬(autophagy)是真核细胞中普遍存在并高度保守的一种溶酶体依赖性的降解途径,它主要调节细胞内胞质团块、长寿蛋白,以及多余或异常细胞器的降解,使细胞内物质循环利用。

自噬的发生是一个多步骤的过程,大致可以分为:启动阶段、自噬泡形成阶段及降解再利用阶段。正常情况下,mTOR复合物通过抑制ULK1复合物的活性使自噬处于抑制状态;饥饿时,mTOR复合物的活性受到抑制,使得ULK1发生去磷酸化而被激活,启动自噬的发生。自噬泡的形成又具体可分为成核和延伸两个步骤。在自噬泡成核的过程中,PI3KC3复合物起到了至关重要的作用。PI3KC3复合物由PI3KC3、p150、Beclin1和Atg14L组成,其中PI3KC3磷酸化磷脂酰肌醇形成的PI3P是自噬泡形成所必需的,它能招募其他自噬必需蛋白的聚集。Beclin1则对PI3KC3的活性起到了重要的调节作用,例如,Bcl2、UVRAG等通过与Beclin1相互作用抑制PI3KC3的活性,Bif-1和BNIP3通过抑制Bcl2与Beclin1的相互作用能促进PI3KC3复合物的活性,Ambra1与Beclin1相互作用能上调PI3KC3复合物的活性。在自噬泡膜延伸形成完整自噬泡的过程中,需要Atg12-Atg5·Atg16L结合系统及Atg8-PE(即LC3Ⅱ)结合系统,前者由Atg7、Atg10催化形成,后者由Atg7和Atg3催化形成,并且这两种结合系统存在相互依赖的关系,其中一种受损会影响另一种复合物的正常形成,从而抑制自噬的发生。自噬泡形成后通过与溶酶体的融合将其内容物降解掉,融合的发生需要LAMP2、RabGTP酶、UVRAG等分子的作用。p62作为自噬特异性降解分子,通过与LC3的结合将胞质中的泛素化蛋白聚集物带到自噬泡中降解,这是细胞清除自身垃圾的一种方式。

2. 自噬与肿瘤发生发展

近年来研究发现,自噬对肿瘤意义重大,在肿瘤的产生、维持和发展过程中起不同作用。通过对自噬相关基因的研究表明,自噬能抑制肿瘤的发生,当自噬缺陷时,容易发生肿瘤;而当肿瘤发生后,遇到代谢压力或者治疗刺激时,肿瘤细胞内的自噬系统会帮助肿瘤细胞抵御外来刺激,维持其继续生长,可能导致癌症的进一步恶化。因此在临床治疗肿瘤时,自噬具有很大的研究意义。

在癌症与自噬关系研究中,最为关键的一步是Beclin1的发现。Beclin1被发现后,人们才慢慢将自噬与肿瘤建立起联系。研究发现,*Beclin1*纯合缺失的小鼠会在胚胎发育阶段死亡,而*Beclin1*杂合缺失的小鼠则多发肿瘤,如脑肿瘤、卵巢肿瘤、前列腺癌、乳腺癌等。Beclin1稳定转染的MCF7细胞株,胞内自噬泡数量增加,体外增殖能力及恶性表型下降,并且在裸鼠中肿瘤形成能力降低。很多肿瘤细胞中,可见*UVRAG*的杂合缺失;尤其在胃癌里,常见*UVRAG*的移码突变,可见*UVRAG*也是肿瘤抑制相关基因。Bif-1作为自噬的正性调控因子,其缺失能使小鼠更易发生肿瘤。通过在小鼠体内的实验证实,由 *ATG7* 缺失所导致的自噬缺陷能够引起肝脏中肿瘤的发生,如果同时将 *p62* 敲除,肿瘤大小远小于 *p62* 未敲除的 *ATG7* 缺失小鼠,这可能提示 p62 对肿瘤的发生起到正性作用,而自噬恰是因为能够特异性降解 p62 才消除了由 p62 聚集所带来的恶性信号。自噬不仅能降解蛋白质,还能清除受损细胞器,如线粒体和过氧化物酶体,从而降低细胞中 ROS 水平,维持染色体的稳定性,这也可能是自噬抑制肿瘤的机制之一。慢性炎症被认为是肿瘤发生的危险因子之一,并且许多肿瘤都伴随炎性反应。研究发现,受损的自噬会导致代谢性应激并使凋亡缺陷的细胞发生坏死,伴随坏死释放的炎症因子则可以为肿瘤细胞提供一个前增殖环境,可见正常的自噬是细胞维持自身平衡的前提。另外,在肿瘤发生早期,增强肿瘤细胞自噬水平也可以帮助机体有效识别肿瘤细胞,进而通过免疫反应将其清除。

尽管自噬对肿瘤的发生有抑制作用,然而也有不少证据显示一旦肿瘤形成,自噬在肿瘤细胞的生长、散播和转移过程中将对其起到保护作用。肿瘤由于脉管系统发育不完全,可能出现缺氧状态,从而激活 HIF-1α,活化的 HIF-1α 上调下游蛋白 BNIP3 诱导自噬的发生,以帮助细胞存活。由于肿瘤细胞生长增殖速度快,其对营养和能量的需求也很高,肿瘤过度生长使得整个肿瘤处于一个低营养微环境之中,这时肿瘤细胞中的自噬将以较高水平发生,通过对细胞内的蛋白质的降解为同化作用或者能量的产生提供必要的氨基酸池,从而达到维持肿瘤在恶劣环境下继续生长的能力。自噬能避免肿瘤细胞失巢凋亡现象,即当癌细胞与肿瘤微环境分离时所发生的细胞死亡,这也进一步阐释了肿瘤转移的可能机制。

上述这些科研成果为以自噬为靶点治疗肿瘤提供了可能,在肿瘤发生的早期,可以通过设计自噬诱导剂增强机体自噬水平,从而清除可能导致肿瘤发生的身体垃圾,及时阻断肿瘤的发生;如果肿瘤已经形成,则可以通过设计自噬抑制剂靶向抑制肿瘤细胞的自噬,同时配伍其他抗癌药物,就可以减弱肿瘤细胞在不良环境中的生存能力,从而增强对癌细胞的杀伤力;另外,对肿瘤细胞自噬的抑制也为阻断肿瘤的迁移提供了可行的治疗措施。

3. 以自噬为靶点的肿瘤治疗

由于自噬是一个多步骤生理过程,细胞中存在很多精细的调节系统使它准确有序地进行,这为临床设计抗肿瘤药物提供了可靠的作用靶点。下面我们将从自噬发生过程的不同阶段来具体阐述以自噬为靶点的药物治疗。

首先,在自噬的起始阶段,细胞主要通过 PI3KC1/AKT/mTOR 通路来调节自噬的水平,并且 mTOR 作为细胞中能量和营养状况的感受器,是自噬最直接的调节器。在正常情况下,肿瘤抑制因子 TSC1、TSC2 抑制 mTOR 的活性。临床研究发现,在肿瘤发生发展过程中,经常伴随 TSC1、TSC2 的异常突变或缺失,以及癌基因 PI3KC1、AKT 的频繁激活,因此 mTOR 可以作为肿瘤治疗的一个靶点。目前发现的 mTOR 抑制剂有经典的雷帕霉素及其衍生物 CCI-779、RAD001、AP23573 等。虽然雷帕霉素因免疫抑制作用而最终未能成为抗肿瘤药,但 CCI-779、RAD001 等已进入了治疗转移性肾癌、乳癌等的Ⅲ期临床研究阶段。由于激活 PI3KC1 是 mTOR 活化必不可少的环节,因此也有针对 PI3KC1 的抑制剂,如 PI-103、GDC-0941 等。

自噬泡形成过程中的关键因子是 PI3KC3 和 Beclin-1,这两者也是调节自噬的主要靶点。PI3KC3 的经典抑制剂是 3-甲基腺嘌呤,此外还有渥曼青霉素、LY294002 等。Beclin-1 是重要的抑癌基因,目前临床上针对 Beclin-1 的药物有他莫昔芬和三氧化二砷,两者都通过上调 Beclin-1 激活自噬发挥抗肿瘤作用,他莫昔芬还可以抑制 AKT,产生协同效应。

自噬泡形成后只有与溶酶体融合并被溶酶体内水解酶降解掉才能为细胞提供养料,因此,自噬泡与溶酶体的融合至关重要,目前已知的融合抑制剂主要有巴伐洛霉素 A1、氯喹、羟氯喹等。另外,也可以通过抑制溶酶体内的蛋白酶来抑制自噬泡的降解,从而阻断肿瘤细胞的营养供给。主要的抑制剂有 E64d、pepstatinA,前者主要抑制木瓜蛋白酶家族,后者主要作用于天冬氨酸蛋白酶。

除了上述机制较为清楚的药物治疗外,目前临床上已经广泛使用的其他抗癌药物也可诱发自噬,如治疗卵巢癌的白藜芦醇,这也为研究抗癌药物作用机制提供了线索。相信随着对自噬研究的不断深入,更有效的、以自噬为靶点的抗癌药物也会逐渐进入人们的视野。

(解云涛 朱卫国)

主要参考文献

Anscher M S, Vujaskovic Z. 2005. Mechanisms and potential targets for prevention and treatment of normal tissue injury after radiation therapy. Semin Oncol,32(2 Suppl 3):S86-91.

Baylin S B. 2005. DNA methylation and gene silencing in cancer. Nat Clin Pract Oncol,2 Suppl 1:S4-11.

Bishton M, Kenealy M, Johnstone R, et al. 2007. Epigenetic targets in hematological malignancies: combination therapies with HDACis and demethylating agents. Expert Rev Anticancer Ther,7(10):1439-1449.

Deans A J, West S C. 2011. DNA interstrand crosslink repair and cancer. Nat Rev Cancer,11(7):467-480.

Druker B J, Tamura S, Buchdunger E, et al. 1996. Effects of a selective inhibitor of the Abl tyrosine kinase on the growth of Bcr-Abl positive cells. Nat Med,2(5):561-566.

Fisher B, Costantino J P, Wickerham D L, et al. 1998. Tamoxifen for prevention of breast cancer: report of the National Surgical Adjuvant Breast and Bowel Project P-1 Study. J Natl Cancer Inst,90(18):1371-1388.

Fu D, Calvo J A, Samson L D. 2012. Balancing repair and tolerance of DNA damage caused by alkylating agents. Nat Rev Cancer,12(2):104-120.

Griffiths G, Hall R, Sylvester R, et al. 2011. International phase III trial assessing neoadjuvant cisplatin, methotrexate, and vinblastine chemotherapy for muscle-invasive bladder cancer: long-term results of the BA06 30894 trial. J Clin Oncol,29(16):2171-2177.

Halsted W S. 1894. The Results of Operations for the cure of cancer of the breast performed at the Johns Hopkins Hospital from June, 1889, to January, 1894. Ann Surg,20(5):497-555.

Huggins C, Hodges C V. 1972. Studies on prostatic cancer. I. The effect of castration, of estrogen and androgen injection on serum phosphatases in metastatic carcinoma of the prostate. CA Cancer J Clin,22(4):232-240.

Hurwitz H, Fehrenbacher L, Novotny W, et al. 2004. Bevacizumab plus irinotecan, fluorouracil, and leucovorin for metastatic colorectal cancer. N Engl J Med,350(23):2335-2342.

Jo E K, Shin D M, Choi A M. 2012. Autophagy: cellular defense to excessive inflammation. Microbes Infect,14(2):119-125.

Kavallaris M. 2010. Microtubules and resistance to tubulin-binding agents. Nat Rev Cancer,10(3):194-204.

Kuendgen A, Lubbert M. 2008. Current status of epigenetic treatment in myelodysplastic syndromes. Ann Hematol, 87(8):601-611.

Lane A A, Chabner B A. 2009. Histone deacetylase inhibitors in cancer therapy. J Clin Oncol, 27(32):5459-5468.

Lindemann R K, Gabrielli B, Johnstone R W. 2004. Histone-deacetylase inhibitors for the treatment of cancer. Cell Cycle, 3(6):779-788.

Mathew R, Karp C M, Beaudoin B, et al. 2009. Autophagy suppresses tumorigenesis through elimination of p62. Cell, 137(6):1062-1075.

McPherson K, Steel C M, Dixon J M. 2000. ABC of breast diseases. Breast cancer-epidemiology, risk factors, and genetics. BMJ, 321(7261):624-628.

Minucci S, Pelicci P G. 2006. Histone deacetylase inhibitors and the promise of epigenetic (and more) treatments for cancer. Nat Rev Cancer, 6(1):38-51.

Mizushima N, Komatsu M. 2011. Autophagy: renovation of cells and tissues. Cell, 147(4):728-741.

Nitiss J L. 2009. Targeting DNA topoisomerase II in cancer chemotherapy. Nat Rev Cancer, 9(5):338-350.

Ogino S, Meyerhardt J A, Irahara N, et al. 2009. KRAS mutation in stage III colon cancer and clinical outcome following intergroup trial CALGB 89803. Clin Cancer Res, 15(23):7322-7329.

Pegram M D, Lipton A, Hayes D F, et al. 1998. Phase II study of receptor-enhanced chemosensitivity using recombinant humanized anti-p185HER2/neu monoclonal antibody plus cisplatin in patients with HER2/neu-overexpressing metastatic breast cancer refractory to chemotherapy treatment. J Clin Oncol, 16(8):2659-2671.

Risbridger G P, Davis I D, Birrell S N, et al. 2010. Breast and prostate cancer: more similar than different. Nat Rev Cancer, 10(3):205-212.

Siena S, Sartore-Bianchi A, Di Nicolantonio F, et al. 2009. Biomarkers predicting clinical outcome of epidermal growth factor receptor-targeted therapy in metastatic colorectal cancer. J Natl Cancer Inst, 101(19):1308-1324.

Smyth J F, Gourley C, Walker G, et al. 2007. Antiestrogen therapy is active in selected ovarian cancer cases: the use of letrozole in estrogen receptor-positive patients. Clin Cancer Res, 13(12):3617-3622.

Vergote I, Trope C G, Amant F, et al. 2010. Neoadjuvant chemotherapy or primary surgery in stage IIIC or IV ovarian cancer. N Engl J Med, 363(10):943-953.

Yoo C B, Jones P A. 2006. Epigenetic therapy of cancer: past, present and future. Nat Rev Drug Discov, 5(1):37-50.

第15章 癌症预防

影响癌症发病率的三大类因素是遗传因素、环境(获得性)因素和人类自身生活习性。遗传因素源于我们的父母,这是不能更改的,我们只能通过研究的深入和检测技术的革新尽早发现并作出一定的预案;而环境因素和人类自身生活习性具备被修正的潜力,可以通过改变我们的生存环境、生活习性及行为方式进行预防。非遗传性因素包括烟草使用、营养不均衡、缺乏运动、超重/肥胖、某些感染因素、某些医学治疗、过度的太阳光照射,以及与存在于空气污染物、食品、水和土壤中的致癌物接触等。很多环境中的致癌因素都是人类自身的行为直接或间接的产物。例如,氡是土壤和岩石中的天然致癌物,但是职业性的氡暴露通常发生在地下矿井里,以及在氡辐射高的地区通风欠佳的地下室等场所,我们完全可以通过自身的行为调整避免或减少在这种场所的活动,或者有针对性地增加防护措施。

研究显示,在美国,环境因素和人类自身生活习性致癌占癌症发病和癌症死亡的75%~80%,而遗传因素致癌仅占20%~25%。如前所述,大部分非遗传因素导致的癌症都是可以预防的。虽然遗传因素不可以被修正,但是随着分子生物学技术的飞速发展,越来越多的癌基因和抑癌基因被鉴定,并可以在实验室内监测与肿瘤发生、发展相关的基因突变,我们已经可以提前预知某个个体的肿瘤易感性,提前做出一些预防性措施。例如,遗传性家族性乳腺癌易感基因 *BRCA1* 突变的携带者可以在 25 岁以后实施双侧乳房的预防性切除。随着 DNA 测序技术的进步和成本下降,"每个人基因组测序耗费一千美元"的年代完全有可能在近期实现,这样的"基因组身份证"或"健康风险身份证"将帮助我们提前知道是否携带某种癌症易感基因的遗传性变异,从而有意识、有目的地采取行动预防癌症的发生及对癌症患者采取个性化治疗。由此看来,超过 75%~80% 的癌症发病和死亡是可以预防的,而且这一比例肯定将随着我们对癌症生物学的更深入认识和研究技术的发展而进一步提高。

预防癌症的手段主要有三种:避免接触或使用致癌物质;如果接触或使用了致癌物质,则采用相应手段阻滞肿瘤的发生发展;对易感人群采取阻断肿瘤发生、发展的预案。许多预防癌症的想法是根据流行病学的研究而来,分析病患的资料可发现生活方式或是接触一些环境危险因子的确与特定癌症的发生概率相关。越来越多的证据显示,根据流行病学研究所提出的建议而做出的生活方式或环境的改善,确实可以让癌症发病率和死亡率降低。对于癌症高风险人群,如有家族病史的人进行基因检测,可做较深入仔细的检查分析。确定有癌症相关基因突变的人,可借助预防性的手术等手段来降低患癌概率。

15.1 避免吸烟可以预防癌症

吸烟损害人体健康,与癌症的关系极为密切。世界卫生组织宣布:在发达国家里,有

1/4 的癌症是由吸烟引起的；65 岁以内死亡的人群中，死于肺癌的吸烟者占 90%。香烟点燃后产生的烟雾中主要含有烟焦油、尼古丁、一氧化碳、氢氰酸和丙烯醛等。烟焦油中含有很多致癌物质，其中主要是 3,4-苯并芘。动物实验证明，把含有苯并芘的烟焦油滴到老鼠的气管里，就可以使老鼠得肺癌；把烟焦油反复涂抹在动物的皮肤上，可以诱发皮肤癌。香烟中还含有砷，也是致癌物质，含量比一般食物高 50 倍。据分析，每支香烟含镉 1.4 微克，吸烟的人每日吸入的镉比不吸烟的多 29 倍。镉是毒性很强的重金属元素，可长期积存在人体内，是引起睾丸癌的重要因素之一。香烟还含有一种叫甲基肼的致癌物质，每 20 支烟中含有 3 毫克，这种物质能引起大肠癌。在大量吸烟的人尿里，含有一种叫氨基酚的致癌物质，而膀胱癌患者的尿里也可发现这种物质，这说明吸烟与膀胱癌有一定关系。烟雾里还含有放射线钋 210，如每日吸 30 支烟，相当于接受 300 次 X 射线胸透的放射线量（中国抗癌协会，2012）。

30% 的癌症可归"功"于吸烟，特别是肺癌、喉癌、口腔癌、食道癌，还可致膀胱癌、胰腺癌和肾癌。长期吸烟者的肺癌发病率比不吸烟者高 10～20 倍，喉癌发病率高 6～10 倍，食管癌高 4～10 倍，胰腺癌高 2～3 倍，膀胱癌高 3 倍，血癌危险性增加 1.78 倍。如果每日吸烟 25 支以上，12% 的人会发生肺癌。全世界大部分国家的 90% 肺癌是吸烟引起的，我国每 10 万人中有 35 人患癌症。吸烟开始年龄越早，肺癌发生率与死亡率越高。若将不吸烟者肺癌死亡率设为 1.00 时，15 岁以下开始吸烟者其死亡率为 19.65，20～24 岁为 10.08，25 岁以上为 4.08。吸烟是导致肺癌的主要原因，只要停止吸烟，90% 的肺癌得以预防。如果吸烟逐年下降，那么在若干年后，癌症特别是肺癌的发生率和死亡率就会随之下降。吸烟妇女患宫颈癌和卵巢癌相对危险度高，前者比不吸烟者高 4.4 倍，后者为不吸烟者的 2.8 倍。家庭中被动吸烟比无被动吸烟者发生宫颈癌的相对危险度高 2.5 倍。吸烟 20 年以上妇女患乳癌危险增加 30%，吸烟 30 年以上者这一危险增加 60%。吸烟者癌症发病比不吸烟者早 8 年。

被动吸烟的危害性与主动吸烟的危害性没有区别。2006 年美国卫生总署发布了一份关于被动吸烟的综合性报告，报告中称：二手烟中含有超过 7000 种的化合物，其中至少有 69 种是致癌的；每年有 3400 名非吸烟成年人死于被动吸烟所导致的肺癌死亡；二手烟每年导致 46 000 名非现行吸烟者死于心脏病；被动吸烟导致非吸烟成年人的咳嗽、喘息、胸闷及肺功能降低。

当前，吸烟已成为世界性的社会公害，严重地威胁着人类的健康。2003 年 5 月世界卫生组织通过《烟草控制框架公约》（以下简称《公约》），是卫生领域第一部国际法。2003 年 11 月，我国签署《公约》，2006 年 1 月《公约》在我国正式生效。但是，7 年过去了，我国在控烟工作方面的进展非常有限。首先，这与各级政府对烟草工业税的暧昧有很大的关系。其实，在 2010 年吸烟导致的直接医疗费用达到 664 亿元，如果加上生病和过早死亡导致的其他间接费用，这已经超过烟草工业所带来的经济价值。其次，一些国际上证明有效的控烟措施尚未得以实施，公众对吸烟的危害普遍缺乏正确认识，存在严重的思想与观念上的误区。因此，大力开展对公众的健康教育，使之深刻认识吸烟的严重危害尤为必要。

在美国，1/5 的死亡是因为烟草使用而导致的，或者说每年有 44 万多人的死亡与烟草直接相关；此外，还有约860万人遭受吸烟相关的慢性疾病的折磨，如慢性支气管炎、肺气肿、心血管疾病。在我国，吸烟民群众健康的影响尤为严重。我国吸烟人群逾3亿，另有约7.4亿不吸烟人群遭受二手烟的危害；每年因吸烟相关疾病所致的死亡人数超过100万，如对吸烟流行状况不加以控制，至2050年每年死亡人数将突破300万，成为人民群众生命健康与社会经济发展所不堪承受之重。

在美国，30%的癌症死亡源于吸烟，80%的肺癌死亡归咎于吸烟；男性和女性吸烟者得肺癌的危险性分别是非吸烟者的23倍和13倍；吸烟同时增加罹患下列部位癌症的危险性：鼻咽、鼻腔鼻窦、唇、口腔、咽、喉、肺、食道、胰腺、宫颈、卵巢、膀胱、胃、结直肠及急性髓性白血病；吸烟也是心脏病、脑血管疾病、慢性支气管炎和肺气肿的主要原因，与胃溃疡相关；吸用清淡型或低焦性香烟得肺癌的概率与吸用普通香烟得肺癌的概率没有区别。

吸烟者的平均预期寿命减少了10～17.9年。如果每天吸20支烟，烟龄40年，那么每吸一支烟，则预期寿命减少18～32分钟，远比吸一支烟的时间长！

吸烟是个人的行为与爱好，但是，不在公共场合或有其他非吸烟者活动的场所吸烟是个人的一种负责任行为。个人戒烟和公共场合禁烟是最为经济、最为有效的癌症预防手段，民众和政府的共同干预是癌症预防成功的关键！

15.2 合适的饮食和运动可以预防癌症

在美国，每年大约1/3的癌症死亡归咎于营养不均衡、缺乏运动、超重或肥胖。维持健康的体重、经常运动和食用健康食谱在癌症预防方面与戒烟/禁烟同等重要。健康饮食和运动是维持理想体重的根本基础。

美国癌症协会建议的理想体重：只要不是体重过轻，尽可能地瘦身；在人生的任何阶段，避免超重；对于超重/肥胖的人来说，哪怕是一点的减肥对健康都有益处。亚洲人最好将身体质量指数（BMI）控制在18.5～22.9。BMI计算方式为体重（千克）÷身高^2（米^2）。BMI在22.9～28属于超重；BMI在28及以上属于肥胖。

为达到理想体重，养成一种积极运动的生活方式是第一道门槛。每天流汗30分钟是最经济实惠的防癌方法。不需练出6块腹肌、不一定要跑马拉松，只要每天运动30分钟、每周5天即可。健走、跳舞、骑单车、爬楼梯，各种运动都可以。运动可以调整血液中睾固酮与雌激素，保护女性对抗与荷尔蒙相关的癌症，如卵巢癌、子宫内膜癌。加拿大研究发现女性若有规律、适度运动可降低30%罹患卵巢癌风险。运动的另一个好处是促进肠蠕动，减少粪便积存停留在肠内的时间，降低罹患大肠癌风险。脂肪细胞会制造并释放荷尔蒙，可能促进癌细胞生长。研究已证实食道癌、胰脏癌、肠癌、停经后乳腺癌、肾脏癌和子宫内膜癌都与超重有关，即使体重略为超重，也会增加罹患这类癌症的风险。

健康饮食是维持理想体重不可或缺的手段。健康饮食包括：多食用植物食品，少食用加工的肉制品或红肉；保证食品多样化，食谱广不仅可满足机体所需的各种营养素，而且还能抑制有害致癌物质；喝含酒精的饮料一定要适量，过度饮酒有损健康，口腔、咽喉、食管和肝脏的癌与喝酒过量有关，喝酒多同时又抽烟的患癌症的危险性更大；避免摄入过多胆固醇，低脂肪饮食可以减少患乳腺癌、前列腺癌、结肠癌和直肠癌的危险性；食用含有足够淀粉和纤维素的食物,应该多吃水果、蔬菜、全谷类食品、豆类及其制品。以增加淀粉和纤维素的摄入量,这样可降低结肠癌和直肠癌;避免吃过多的糖。

概括起来,日常生活防癌要点包括:
- 每天坚持至少 30 分钟的中等强度以上的运动。
- 不吃发霉的粮食及其制品。花生、大豆、米、面粉、植物油等发霉后,可产生黄曲霉素,是一种强烈的致癌(特别是肝癌)物质。
- 少吃或不吃熏制或腌制的食物,如熏肉、咸肉、咸鱼、腌酸菜、腌咸菜等,这些食物中含有一种可能导致胃癌和食道癌的化学物质。
- 炒菜或油炸食品时,因油锅太热产生许多对人体有害的油烟,所以炒菜油温不能太高,不能让油锅冒油烟,尽量少用煎、炒、油炸、熏烤的烹调方法,提倡多用蒸、煮、凉拌、水氽、煲汤等烹调方法。
- 避免吃被农药污染的蔬菜、水果和其他东西。
- 多吃新鲜蔬菜和水果,吃饭不要过饱,控制肉类食物摄入量,控制体重,这样可以减少癌症的发病率。
- 饮用新鲜、清洁的水,不喝过烫的水,不吃过热、过硬、烧焦或太咸食物。
- 不要经常吃有可能致癌的药物,如激素类药物、大剂量的维生素 E 等。
- 不吸烟。香烟中的焦油等物质是导致肺癌等多种癌症的致癌因素。
- 不酗酒,特别是不饮烈酒;如果饮酒的话,限制摄入量。浓度高的酒精会刺激口腔、食道壁和胃壁的上皮细胞并引发癌变。同时吸烟与喝酒会大大增加致癌的机会。
- 不接触或少接触大烟囱里冒出的黑烟,被它污染的空气里含有少量的致癌物质。
- 不能用洗衣粉擦洗餐具、茶具或洗食物。
- 不要用有毒的塑料制品(聚氯乙烯)包装食物。
- 不要过度晒太阳。阳光中的紫外线可导致皮肤癌,并可能降低人体的免疫力。
- 不论是否装有空调设备,封闭式环境的空气污染相当严重。通风的房子则对人体健康有益。装空调的房间,也必须每天开窗 1～2 小时。
- 装潢中不要用放射性的岩石和矿砂作为建筑材料,不用含有苯、四氯化碳、甲醛、二氯甲烷等致癌物质的建筑材料。在空气流通的情况下进行室内装修。装修完后,要把室内的油漆味、胶水味、新家具的气味经开窗排放出去,待通风 30 天左右后才能安全住人。
- 在厂矿、车间等工作的人员下班后,首先应洗手或洗澡,不要把工作服带回家中。
- 添新衣也应注意是否有甲醛之类的污染物。购买织物服装后,先用清水洗涤后再穿最好。

总之,"管住口、迈开腿"是健康生活方式的保障,可以有效预防癌症。

15.3 接种肿瘤疫苗预防癌症

环境因素是致癌的主要因子。鉴定触发癌变的确切环境因子,确定这些因子在肿瘤发生发展过程中的作用,在此基础上开发相应的手段来干预这些过程,这是从基础研究到临床应用的征服癌症的过程。传染性媒介是环境因素致癌的重要组成部分,致癌性的传染性媒介包括细菌如幽门螺旋杆菌、病毒如乙型肝炎病毒(HBV)、人乳头状瘤病毒(HPV)和 EB 病毒(Epstein-Barr virus,EBV)、寄生虫如血吸虫(表 15-1)等,这些病原体的感染每年造成了超过 100 万例的癌症。预防接种疫苗在成功预防传染性病原体引起的良性疾病上已有悠久的历史,同样地,开发针对致癌性的传染性病原体的疫苗也构成征服癌症的一部分。现已有针对 HBV 和 HPV 的疫苗在临床使用,针对细菌病原体幽门螺旋杆菌的疫苗也在临床实验中。

表 15-1 致癌性传染性病原体

病原体	肿瘤类型	每年全球病例
细菌		
幽门螺旋杆菌	胃癌,胃淋巴瘤	603 000
病毒		
人乳头状瘤	子宫、肛门、阴道等癌肿	561 000
乙肝病毒	肝癌	330 000
丙肝病毒	肝癌	195 000
人免疫缺陷病毒	卡波西氏肉瘤、非霍奇多淋巴瘤	102 000
8 型人类疱疹病毒	卡波西氏肉瘤	66 000
EB 病毒	鼻咽癌、霍奇金淋巴瘤/非霍奇金淋巴瘤	113 000
人 T 淋巴细胞病毒 1	成年 T 细胞白血病	3 000
寄生虫		
血吸虫	膀胱癌	11 000
肝吸虫	胆管癌	2 000

致癌性传染性病原体从感染到癌变的过程长达数年到数十年。针对它们的疫苗在临床上分为三类:用于防止感染或急性病期的预防性疫苗、用于处理已经感染但还没有恶变的治疗性疫苗,以及用于处理已经形成恶性肿瘤(而且该肿瘤还依赖于传染性病原体的存在)的治疗性疫苗。一种理想的疫苗应该能有效地防止感染和治疗感染引起的恶性病变,同时减少向非感染人群的传播。

据估计,全世界有 3.5 亿的 HBV 携带者,HBV 造成每年约 100 万人的死亡,其中超过 1/3 是因肝癌致死的。HBV 感染导致肝癌短的在 5~10 年,长的至少 20~30 年。持续感染而导致的慢性炎症和反复的细胞再生显然是癌变的主要原因,但其确切机制还没有完全被阐明。HBV 疫苗是针对致癌性传染病病原体疫苗的原型。HBV 疫苗的开发是基于 HBV 只有一种血清型及机体免疫产生的中和性抗体直接靶向 HBV 的表面抗原(HBsAg)。HBsAg 疫苗于 1981 年在美国投入临床使用,减少成人感染率在 95% 以上、幼儿感染率在 85% 以上,并能有效减少 HBV 相关的肝癌的发生。

HPV 能诱发皮肤和黏膜的良性乳头状瘤。HPV 感染在性生活活跃的女性中非常常见,但是大多数的感染是自限性。HPV 基因型超过 100 种,其中只有少数基因型是致癌性的,HPV-16 最常见,HPV-18 其次。致癌性 HPV 感染是宫颈癌的主要病因。70% 的宫颈癌是由于这两种 HPV 中的一种感染所致的。这些病毒的 E6 和 E7 编码的蛋白质分别使抑癌蛋白 p53 和 RB 失活,从而驱动癌变。在发达国家,由于宫颈涂片筛查的普及,绝大多数的宫颈癌能得到早期诊断和有效治疗。但是,由于这种筛查及随访的成本高而未能在欠发达国家普及,宫颈癌依然是许多发展中国家女性的首要癌症之一。HPV 疫苗是基于其编码的主要结构蛋白 L1 可以刺激机体产生中和抗体,从而对病毒攻击可以起到保护作用。由默克公司和葛兰素史克公司生产的 HPV 疫苗分别于 2006 年和 2009 年被美国 FDA 批准并进入临床使用。默克的 HPV 疫苗对 HPV-6、HPV-11、HPV-16、HPV-18、HPV-31 有效,而葛兰素史克的 HPV 疫苗对 HPV-16、HPV-18、HPV-31、HPV-33、HPV-45 有效。这些疫苗对降低宫颈癌的发病率还有待长期随访的结果。

幽门螺旋杆菌感染全球近一半的人口,诱发慢性胃炎,与十二指肠溃疡、胃溃疡、胃癌、胃淋巴瘤密切相关。绝大多数的幽门螺旋杆菌感染是没有症状的,但是,数十年的持续感染可能导致胃癌,每年全球有超过 60 万例的胃癌是由于幽门螺旋杆菌感染而导致的。原则上来说,用抗生素加上质子泵抑制剂可以根治幽门螺旋杆菌感染,但是,高费用和耐药性使得这一策略不能在所有人中实施,开发幽门螺旋杆菌疫苗成为必要。到目前为止,针对单一抗原的幽门螺旋杆菌疫苗在临床试验中的效果令人失望,针对多抗原的幽门螺旋杆菌疫苗还在研发中。

15.4 定期体检可以早期发现癌症

癌症发现得越早,治愈的可能性越大(表 15-2)。例如,对于常见的乳腺癌或前列腺癌,如果得到早期诊断(癌灶局限于原发部位),其 5 年相对存活率达到 100%。但是,癌症早期症状往往不明显、不特异、不典型,而定期的体检是早期发现癌灶的最重要、最有效的策略。美国癌症协会(www.cancer.org)发布了早期检测多种癌症的指南。

表 15-2 美国 2002~2008 年期间不同分期癌症的 5 年相对存活率 (单位:%)

癌症	所有的	局部	区域	远处	癌症	所有的	局部	区域	远处
乳腺(女性)	89	98	84	24	卵巢	44	92	72	27
结直肠	64	90	70	12	胰腺	6	23	9	2
食道	17	38	20	3	前列腺	99	100	100	28
肾脏	71	91	64	12	胃	27	62	28	4
喉	61	76	42	35	睾丸	95	99	96	73
肝	15	28	10	3	甲状腺	98	100	97	54
肺及气管	16	52	25	4	膀胱	78	70	33	6
皮肤黑色素瘤	91	98	62	15	宫颈	68	91	57	16
口咽	61	82	57	35	子宫	82	95	67	16

乳腺癌早期检测的策略包括:40 岁以上的女性每年进行 X 射线检查乳房和临床乳房检查;对于 20~40 岁的女性,每 3 年做一次临床乳房检查;妇女应该学会对乳房进行自我检查,应该知道自己的乳房正常的外观和感觉,一旦有异常情况就及时就诊;有些妇女因为她们的家族史、遗传倾向或某些其他因素,除了用 X 射线检查乳房外,还应该做磁共振

成像检查(在美国,不到2%的妇女属于这一范畴);与医生讨论你的家族史及是否应该更早开始额外的检查。

50岁以上的男性和女性应进行以下的检查以利于早期发现大肠癌和息肉:每年1次的大便隐血或免疫化学试验检查;每5年1次的乙状结肠镜或对比钡灌肠或CT结肠成像检查,每10年1次的结肠镜检查;有些人因为他们的个人史或家族史而应使用不同的筛选时间表。

宫颈癌筛查应在21岁开始。对21～29岁的妇女,应每3年进行1次巴氏试验,HPV检测不应该用在这个年龄组,除非宫颈抹片检查结果异常。对30～65岁的妇女,每5年应该有一次宫颈抹片检查和HPV测试,这是首选的方法,但它也可以每3年做1次宫颈抹片检查。对于曾定期进行宫颈癌测试而且结果正常的65岁以上的妇女,不再做宫颈癌筛查。对于有严重宫颈癌前变异的女性应连续进行测试至少20年,即使在这期间年龄已经超过65岁。对已接种HPV疫苗的妇女仍然应该按照她的年龄组进行筛查。

所有妇女在更年期时,应当被告知有关子宫内膜癌的风险和子宫内膜癌的症状,任何的阴道意外出血应就诊;有些妇女因为她们的个人病史可能需要考虑每年进行子宫内膜活检。

对于20岁以上的人应该有定期的体检,体检应包括癌症相关的检查。

15.5 了解预防方法和个人的患癌风险有助于预防癌症

本章节已经介绍了预防癌症的基本手段,尤其是避免接触香烟、注意饮食、加强运动等能有效预防癌症。毫无疑问,对这些预防方法的了解并在个人的生活中实施将有助于癌症预防。

癌症遗传咨询是医生根据个体的癌症家族史和DNA测定结果来评估个体的患癌风险,并提出预防性的干预手段,包括预防性的手术治疗。如果一个人有下列的情形之一,就有必要就遗传性癌症综合征的可能性开展遗传咨询:早发癌症(例如,45岁前患乳腺癌,50岁以前患结肠和子宫癌);多位同方家系成员患同一种癌症;家庭成员中有已知是单基因突变诱发的多种癌症(例如,乳腺/卵巢/胰腺;结肠/子宫/卵巢;结肠癌/息肉/硬纤维瘤/骨瘤);一个人有多部位原发癌灶(例如,乳腺/卵巢;结肠/子宫;同时性/异时性多原发结肠癌;多于15个胃肠息肉;多于5个错构瘤或幼年性息肉);种族(例如,乳腺癌/卵巢癌综合征的犹太血统);非同寻常的癌症/良性肿瘤(例如,男性乳癌;髓样甲状腺癌;视网膜母细胞瘤;甚至一个皮脂腺癌或腺瘤);病理诊断(例如,乳腺髓样癌和三阴乳腺癌在遗传性乳腺和卵巢癌中的比例明显高;带有微卫星不稳定性或免疫组化异常的结肠癌往往增加遗传性结肠癌综合征的风险)。

癌症的风险评估为遗传性癌症综合征基因突变携带者提供更早和更积极的监控、化学预防或预防性手术。例如,*BRCA1/2*基因突变携带者患乳腺癌的风险较正常人增加5～10倍,因此,对这些携带者每年做乳腺专科乳腺临床检查、乳腺的核磁共振成像检查;服用他莫昔芬或雷洛昔芬(evista),以期减少患乳腺癌的风险;预防性乳房切除术则是最为彻底的预防手段,美国著名演员安吉丽娜•朱莉因携带*BRCA1*致病性突变基因而在她 37 岁时做了双侧乳腺预防性切除。

总而言之,为确保自己和家人健康长寿,您可以通过以下 5 件事来有效预防癌症:
- 避免吸烟;
- 合理的饮食;
- 常做运动;
- 定期体检;
- 了解您患癌的个人风险和预防方法。

(许兴智　朱卫国　詹启敏)

主要参考文献

赫捷,赵平,陈万青. 2012. 2011 年中国肿瘤登记年报. 北京:军事医学科学出版社.

中华人民共和国卫生部. 中国吸烟危害健康报告 2012.

American Association for Cancer Research. 2013. AACR Cancer Progress Report 2012.

American Cancer Society. 2013. Cancer Facts & Figures 2013.

DeVita V T, Lawrence T S, Rosenberg S A, et al. 2011. Cancer: Principles and Practice of Oncology. 9th edition. Lippincott Williams & Wilkins Press.

Hanahan D, Weinberg R A. 2011. Hallmarks of cancer: the next generation. Cell, 144:646-674.

International Agency for Research on Cancer, World Health Organization. GLOBOCAN 2008 (http://globocan.iarc.fr).

Jemal A, Bray F, Center M M, et al. 2011. Global cancer statistics. CA: A Cancer Journal for Clinicians, 61:69-90.